NEW 調理と理論

第二版

山崎清子
島田キミエ
渋川祥子
下村道子
市川朝子
杉山久仁子
米田千恵
大石恭子
共著

同文書院

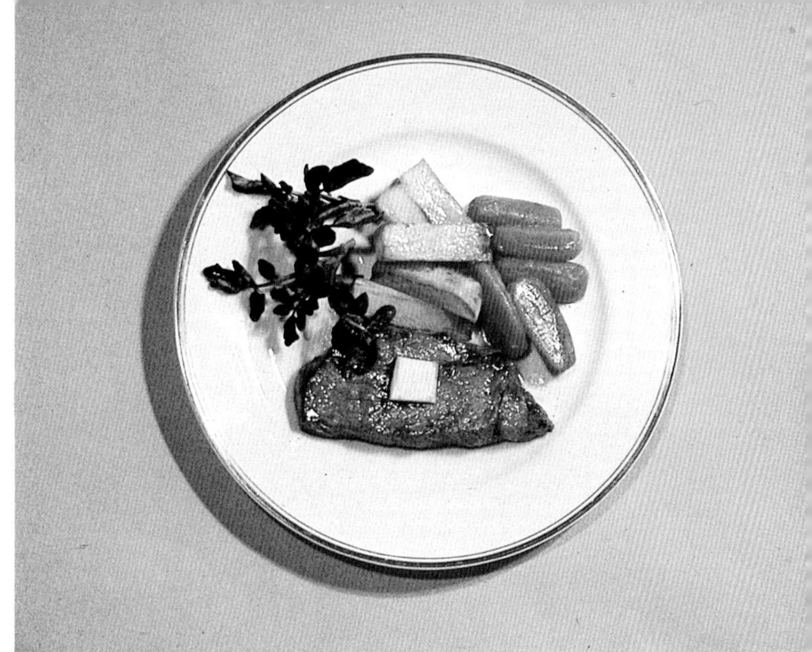

ビーフステーキ

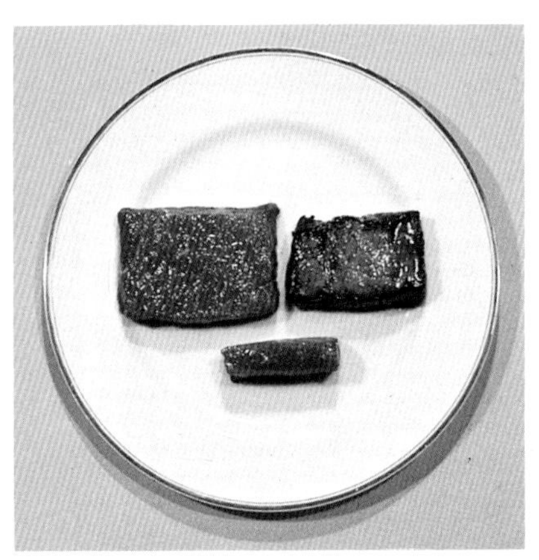

肉の加熱による変化

生　　Rare

肉の内部の状態

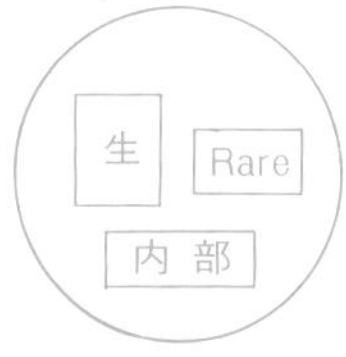

①ホワイトソース
（小麦粉濃度８％）
②ホワイトルーを用いたスープ
（小麦粉濃度３％）

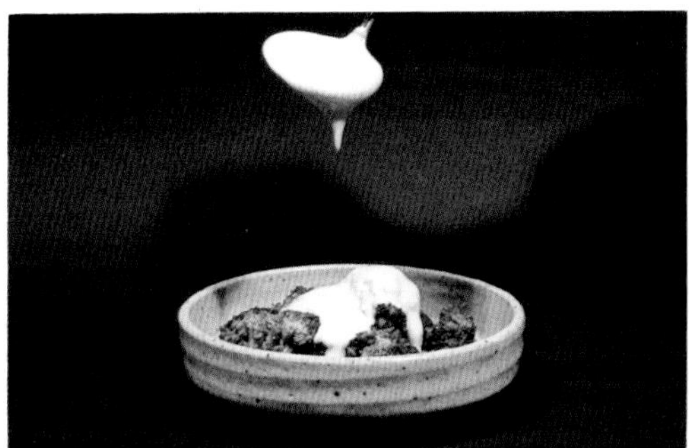

①

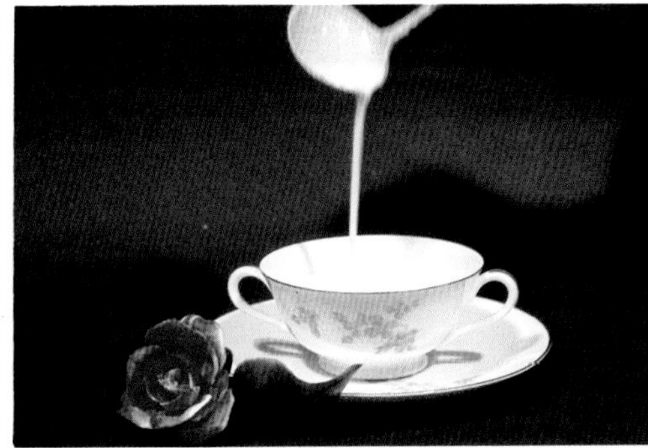

②

①

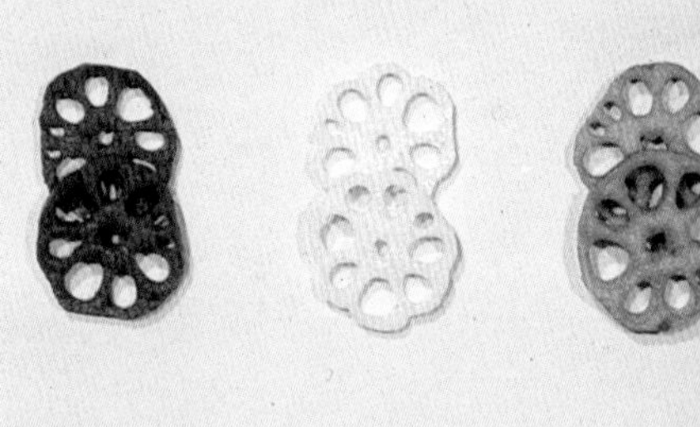

②

野菜の調理による色の変化

①コマツナ

味噌汁中で加熱

左より5分　10分　15分

②レンコン

左より　生で切ったまま放置

酢を加えて煮たもの

水だけで煮たもの

③ナ　　ス

左より　生　揚げたもの　煮たもの

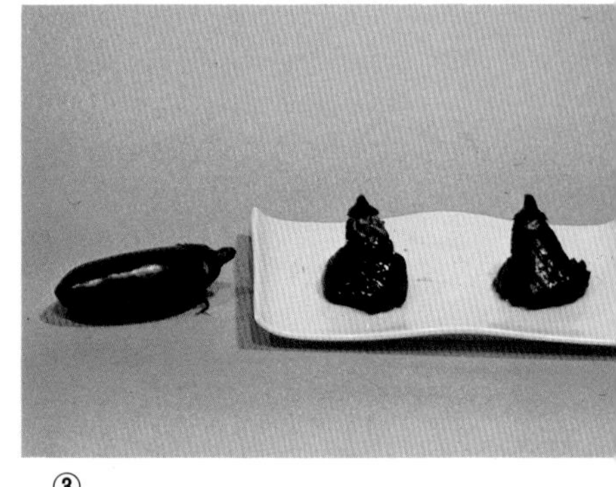

③

カスタードプディングとカラメルソース

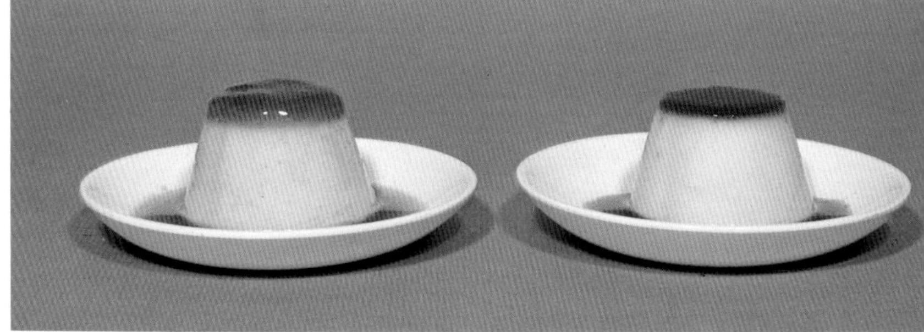

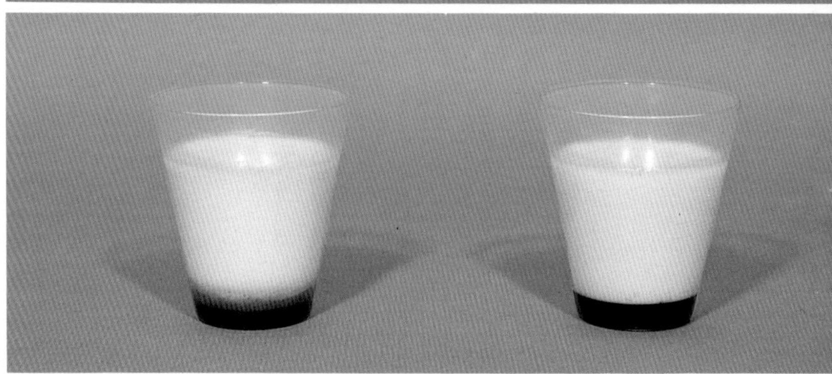

60％濃度のカラメルソースを用いたもの　　　80％濃度のカラメルソースを用いたもの

☆表紙の写真はホットケーキの焼き色134ページ参照

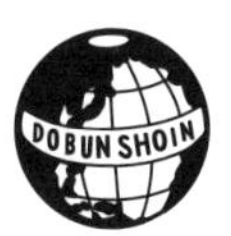
DOBUN SHOIN

NEW 調理と理論　第二版　序

本書は，昭和 42 年（1967 年）に故山崎清子先生と故島田キミエ先生が執筆・刊行された，調理を理論的に理解し調理技術を習得するために書かれた草分け的な著書『調理と理論』を出発点としている。大学教育で食物関連の専門領域を学ぶときには，食材を最終的に人が食べる形態（食べ物）に変化させる「調理」は欠かせない専門領域の一つである。調理の技術は長い歴史を持ち，積み重ねられた経験によって作り出されているが，その裏には科学的な合理性があるものが多い。食に関する周辺の科学が進歩する中で，近隣学問分野の理論を学び，科学的な調理の基礎理論の上に立って調理技術を習得することが調理に関わる教育では必須である。本書を作られた先生方は，「調理学習は理論に基づいて，その要点を把握することが，調理技術を身につける近道である」と語っておられる。

必要な基礎理論を解説し，実際の調理技術と結び付けたのが本書である。初版刊行以来，既に 55 年余の時を経ており，多くの方々にご利用いただいている。この間，食の環境も変化し，周辺の科学も進歩し，調理に関する研究も盛んにおこなわれるようになったことから，途中から下村，渋川が加わらせていただき，何回か改訂を重ねてきた。平成 15 年（2003 年）には，若手の調理学の研究者にご協力いただいて資料を収集して改訂作業を行い，『新版　調理と理論』を刊行した。さらに大妻女子大学名誉教授・市川朝子氏や横浜国立大学教授・杉山久仁子氏に加わって頂いて，内容の全面的見直しを行って平成 23 年（2011 年）に『NEW 調理と理論』を刊行している。

以来，10 年余が経過し，新しい食環境の変化（食材料の変化，料理のグローバル化，流通の変化，調理機器や道具の変化など）を盛り込むことや関連の研究成果を組み入れるために，また，前回の改訂で十分でなかった点などの修正も含めて今回改訂をおこなった。

改訂にあたっては，先達の故山崎・島田両先生の思いを尊重し，研究成果は基本的なものを残した上で，新しい知見を加えた。基礎的な理論は各章の前の部分にまとめ，個別の調理に関する研究結果は，代表的な調理例を記述した部分に入れるようにした。今回の作業に当たっては，千葉大学教授・米田千恵氏と和洋女子大学准教授・大石恭子氏に加わっていただいた。改訂作業の全体の流れは全員で相談し，具体的な作業は章ごとに分担したが，原稿は全員で読みあって意見交換するという編集方針をとった。

改訂作業が一段落して見直すと, まだまだ不十分な点も多い。是非, 読者の方々のご批判を賜りたい。

これまでも多くの方々が, 参考書としてご活用してくださっていることに心から感謝し, 今後も, 調理理論的裏づけがある調理技術を実践してくださる方が多くなることを願っている。私共は, 故山崎・島田両先生から本書のお仕事を引き継がせていただいたことを大変光栄に思い, 感謝している。そして, 改訂作業に当たっていただいた若手の方々には将来を託したいとの思いがある。

最後に本書の改定に同意いただいた, 同文書院宇野文博社長, また複雑な編集方法のため, 従来からの編集担当の方々には大変ご負担をおかけした。とくに, 精力的, 緻密に編集作業に当たってくださった志水邦朗氏に御礼を申し上げる。

令和３年１月

渋川　祥子
下村　道子

序（調理と理論　初版発行に寄せて）

調理は食品処理の最終段階である。その適否が食べもののうまさに影響するところは極めて大きい。方法は千差万別である。あるいは千差万別のように見える。たしかに調理の方法は調理原料の種類，状態を把握してこれを最もうまく食べさせるためそれぞれの材料について考慮をめぐらさねばならず，この考慮は訓練と経験とによって生れるものといってよい。食膳にならべられる食べもののように綜合性を貴ぶものはその判断が五感という綜合的感覚で行われるからである。

しかし，いわゆる徒弟制度の如く藉すに年月を以てし，その間の経験と見聞とによって知識と技術とを拓くような方法を採らずとも，先人の経験知識を基に事柄の系列化を行い，これを系統的に会得する方法によれば，遙かに短時日に先人の域に到達し，更に発展への途に進むことが可能である。科学はこのような方法によって進歩したものといえよう。

調理の如く微妙にして複雑なる変化を伴うものを系列化することはなかなか困難であるので，従来敢えてこれを行うことが躊躇されていたが，食品をとり巻くさまざまの学問が進展したことによって，漸く不完全ながらも調理を系列化することが可能になってきた。そして外国においても少いながらこのような本が現れるに至っている。

食べものは民族，地域により独自なものが多い。且つ食べものに対する評価は民族，地域によりかなり相違している。従って外国の書を以て直ちに特異な食べものが多く味覚的にも発達しているわが国を律することはできず，日本人の手に成る調理に関する科学的記述の書が待望されていたのである。この本は正にその書といってよく，これまでに出版された似て非なる調理学の本とは異るし，また数多い料理の本とも一線を劃している。

著者の山崎清子，島田キミエ両女史は共に東京女高師を卒業後四十年の永きに亙り食べものの扱いを学び且つこれを教えてこられたこの途のベテランであって，今豊富なる経験と深い学識とを基にこの本ができあがったことは食べものを学ぶものの福音であると思う。

この本を一つの段階として若い方々が更に一層の発展を計られんことを願う。

昭和42年1月

櫻井芳人

初版の序

おいしいものを食べたいという願望は，古今東西を問わず万人に共通するところであろう。

おいしく調理するためには，調理技術を知らなければならない。調理技術の習得には，従来は，多くの経験と熟練とを必要とし，経験を重ねている間に，各食品に適する取り扱い方や調味のし方，配合のよい食品の取り合わせ方など，手際のよい調理技術を体得したのである。この点，その道の達人の調理技術を科学的にみると，驚くべき合理性を見出すことが多い。

経験はもとよりたいせつであるが，理論に基づいて調理の要点を会得すれば，より能率的に適確に調理技術を身につけ，さらに応用・創作の能力ものばすことができることは明らかである。

新制大学発足以来，とくに調理の実験的研究が行なわれるようになり，食品の調理性や，調理に際しておこりやすい失敗の原因や，調理中における現象についての疑問がしだいに解明されてきた。

また一方では，食品やこれに関連する学問の研究者および食品工業の関係者によっても，調理加工による食品の生物的または物理化学的変化や原理が明らかにされ，さらに官能検査法も進歩し，調理の理論づけに大きな役割を果たしている。

これらのことが，直ちに調理の実際に生かされてこそ，調理学の進歩が一層促されるのではなかろうか。

私たちは，かねてから調理学習は理論に基づいて，その要点を把握するのが，調理技術を身につける近道であり，学校における調理学習の真のあり方であると信じて，理論と密着した調理書の出版を計画していたが，実際にはかなりむずかしく，また多忙のためその実現には至らなかった。

ところが，はからずも桜井芳人先生のご推薦があり，同文書院社長宇野正昭氏の懇請を受けたので，浅学非才も顧みず本書に手をつけたしだいである。

調理を分類すると手法別，食品別，様式別，対象別などになるが，本書は第１章において手法別に概論を述べ，第２章以下を食品別に分類し，食品と手法を組み合わせて記述した。そして本書には現在までの調理学の研究成果をできるだけ盛り込み，その学術的水準を示し，調理学の研究者や実際調理に携わる方々の参考になるようにつとめた。

以下若干，本書の記述様式について述べると，

各章に取り上げた調理は，代表的・基礎的なもので，現在の食生活の実情に即して，和風・洋風・中国風などの各様式のものを適宜取り入れた。

植物名，動物名は大体片仮名とし，加工しているものは平仮名を用いた。

調理の材料・分量は１人分を基準とし，やむを得ないもののみ数人分とした。

分量は，体積または重量で示し，割合は大部分％で示した（体積と重量の関係は巻末の表を参照)。

料理名は，一般的に用いられるものを先に出し，適宜，英・仏・中国料理名を併記した。中国料理名は，1959 年全国人民代表大会で可決採用された発音表記法によった。

以上のようにしてでき上がってみると，理論づけのできていないところや不統一なところも多く，また思わぬ誤りを犯しているところもあるのではないかと懼れている。希わくば，読者の方々のご高教とご叱正をいただき，今後さらに新しい知見を加え，よりよく本書を訂正していく所存である。

終わりに栄養・食糧学会の泰斗桜井芳人先生から身に余る序文を賜ったことは感激にたえず，ここに厚く御礼申し上げるしだいである。

また資料として著書・文献を引用させていただいた諸先学諸氏の学恩に対し，厚く謝意を表するとともに，私たちのわがままを快く通して下さった宇野正昭氏，ならびに本書の編集に際して，献身的努力を続けられた高橋正次氏に深く感謝するものである。

昭和 42 年２月

このたび部分的改訂とともに「第 14 章　食物の味」を増補した。これには大妻女子大学下村道子氏にご協力いただきました。ここに感謝申しあげます。

昭和 48 年２月

今回，「三訂日本食品標準成分表」により改訂しました。

昭和 56 年２月

著　者　識

NEW 調 理 と 理 論

目　　次

図 表 一 覧

第1章　調理の意義・目的と調理方法

第2章　穀類の調理

第3章　いも類の調理

第4章　砂糖の調理

第5章　でんぷんの調理

第６章　豆類の調理

第７章　獣鳥肉の調理

第8章　魚介類の調理

第 9 章　鶏卵の調理

第10章　油脂を用いた調理

第 11 章　牛乳・乳製品の調理

第 12 章　野菜・果物の調理

第 13 章　寒天・ゼラチン・カラギーナンの調理

第 14 章　海藻・きのこ類の調理

第 15 章　飲み物の調理

★各調理掲載ページにはインデックスをつけています。

第１章　調理の意義・目的と調理方法

第１節　調理の意義と調理法および分類
第２節　食べ物のおいしさ
第３節　加熱調理
第４節　非加熱調理
第５節　調味料

第１章　調理の意義・目的と調理方法

第１節　調理の意義と調理法および分類

１．調理の意義と目的

食べ物を食べることは第一義的には栄養摂取のためであるが，それだけではなく，生活に潤いを与え，リズムをつくり，食事を一緒にすることによって人間関係を良くしたり，精神的安定を得られるなど，人間生活全体を豊かにするものである。したがって調理することは，豊かな生活をつくることに直結する。

人間は植物，動物を食糧とするが，それら食品素材は調理操作を加えないと食べ難く食用にならないものが多い。調理とは，食品素材の栄養効果を高め，衛生的に安全なものとし，味や香り，口ざわりを良くし，食欲を高めるように外観を良くして，おいしく食べられるように加工することである。

調理は，人間の歴史と共に古くから行われ，それぞれの国や地域で特色のある料理をつくり，食習慣をつくってきた。これらは食文化として私たちの生活の中に定着している。調理はそれらの食文化を支える技術でもある。調理技術は，栄養や食品の知識の上に調理操作の科学性を理解した上で行われるべきものである。

食品は，それぞれ成分的な特性を持っているので，それを生かすような加工をする必要がある。たとえば，でんぷんを多量に含む米やいもなどは，加熱によってでんぷんを糊化させることによって消化吸収が良くなり栄養効果が高まると同時に，味覚的にはおいしいと感じられるようになる。したがって，でんぷんを主成分とする食品を調理する場合には加熱調理を行うことが多い。魚や肉，卵などのたんぱく質性の食品は，消化吸収や味覚の面では必ずしも加熱の必要はない。しかし，加熱によって細菌による食中毒などを避け衛生的な安全性を増すことができるし，加熱による成分の変化で味や口ざわりを変化させることもできる。また，成分的な問題だけでなく，大豆のような硬くて食べにくいものを吸水させたり加熱したり，あるいは，すりつぶしたりして食べやすく消化の良いものに変えることもある。

このように調理技術には理論的裏づけがあり，それらを理解することで，その習得も効果的に行われるものと考えられる。

２．調理方法の分類

調理は，加熱調理と生食調理に大別される。また，ほとんどの調理において調味操作がある。その他，表1－2に示すような操作が組み合わせて行われる。

表1－1　加熱調理の分類

調理法	加熱法	熱媒体	主な特徴
煮　る ゆでる	水の中で加熱する	水	100℃までの温度 食品の水分が蒸発しない
蒸　す	蒸気の中で加熱する	水蒸気	100℃までの温度 食品の水分が蒸発しない
焼　く 直火焼き 熱板焼き オーブン焼き	熱源にかざしたり，フライパン，オーブンなどで加熱する	空気または金属板等	100℃～200℃で加熱する 食品の水分が蒸発する
揚げる	油の中で加熱する	油	150～200℃で加熱する 水分が蒸発し，油が吸収される

表1－2　加熱操作以外の調理操作

	種　類	主な操作例
1	計　量	体積，重量をはかる。温度，時間をはかる。
2	洗　浄	流し洗い。撹拌洗い。ふり洗い。もみ洗い。
3	浸　漬	もどす（吸水膨潤）。浸す（吸水膨潤，アク抜き，変色を防ぐ，塩出し，調味料の浸透）。
4	解　凍	もどす（冷凍食品を解かす）。
5	切　断 粉　砕 磨　砕	切る。きざむ。皮をむく。魚をおろす。削る。 裏ごしにする。つぶす。 野菜をおろす。する。
6	撹　拌 混　合 混ねつ	かき混ぜる。泡立てる。 混ぜ合わす。混ぜる。 こねる。練る。
7	圧　搾 ろ　過	絞る。握る。押す。 こす。
8	伸　展	のばす。
9	成　形	切る。包む。ねじる。結ぶ。握る。巻く。丸める。型に入れる。
10	冷　却 凝　固 凍　結	冷ます。冷やす。 冷やして固める。加熱して固める。 凍らす。
11	盛りつけ	盛りつけ。盛り合わせ。

第2節　食べ物のおいしさ

1．食べ物のおいしさに関する要因

食べ物は，栄養が充足され，安全であり，おいしいと感じるものでなければならない。そのおいしいと感じる感覚には，個人差があるものの，ある程度の標準的な味がある。世界的に通用する味，国ごとの独特の味，地域で好まれる味，家族だけが満足する味などその味の基準には共通性と個別性が存在する。しかし，おいしいと感じるのは人である。その感覚が生じるのは食べ物という物質を食べたことによるものであり，人と食物との接点でおいしさが生じるのである。

したがって，おいしさの発現には，食物にある特性と食べる人がもつ特性がある。さらに，食物にある特性には，化学的な要因，物理的な要因があり，食べる人がもつ特性には，人の生理的要因とその人の環境や歴史的要因，教育，情報などが関連しているので，表1－3に示すように分類することができる。

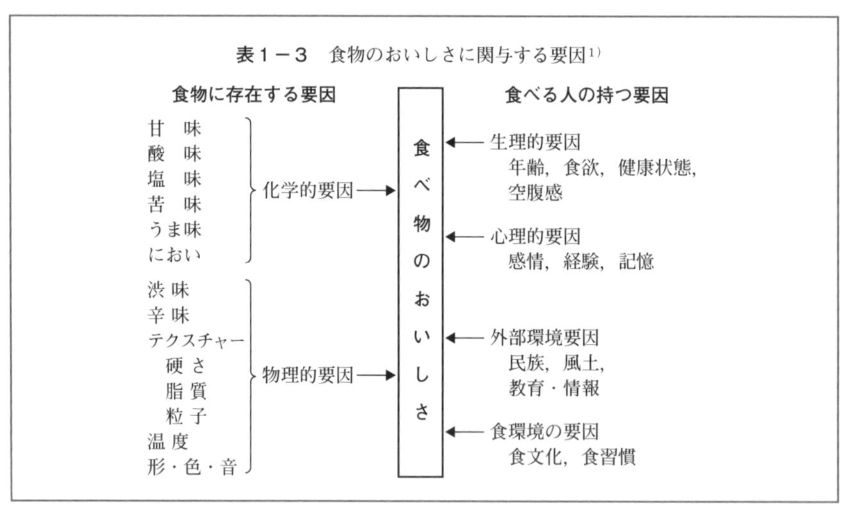
表1－3　食物のおいしさに関与する要因[1)]

（1）化学的要因

食物にある化学的要因として味とにおいがある。味は，食べ物を口中に入れたとき，あるいはかみ砕いたとき，成分は唾液にとけ出しイオンになって舌の味細胞で感知

1）小俣靖：おいしさと味覚の科学，35，日本工業新聞社（1986）をもとに改変作成

される。においは食べ物から発する揮発性成分あるいは，かんだとき砕けて発する揮発性成分が鼻腔の嗅上皮で感知される感覚である。

1）味

基本的な四原味は，Henningが分類した甘味，酸味，塩味，苦味であり，これにうま味を加えて五味とする。このうち甘味と塩味は生理的に要求される「生理的な味」であり，酸味と苦味は，主として嗜好に関係する「趣味の味」ともいわれている。その他，辛味，渋味などがあげられるが，辛味は温覚と痛覚が一緒になった味で，渋味は収斂味と苦味の複合した物理的性質をもつので，ともに物理的な味とされている。

①　甘　味

炭水化物のうち，単糖類，二糖類の大部分は程度の差はあるが，甘味をもっており，なかでもショ糖は日常の調理に用いられる甘味物質としてもっとも重要なものである。その他，甘味を呈する化合物には，アルコール，グリコールおよびその誘導体を含む脂肪族の－OH化合物，アルデヒド，アミノ酸などがある。いろいろな甘味物質の甘味度は測定者によって多少異なっているが，各種甘味物質の甘味度と糖の存在する物質を表1－4に示した。

表1－4　各種甘味物質の甘味度（ショ糖を1.00として）[1]

種　類	Watsonの測定値	Beisterの測定値	糖の存在する物質
ショ糖	1.00	1.00	砂糖
ブドウ糖	0.49	0.74	果実
果糖	1.03～1.50	1.73	果実，はちみつ
乳糖	0.27	0.16	乳汁
麦芽糖	0.60	0.33	麦芽飴

また，甘味物質には，糖アルコールのソルビトール（ショ糖の甘味度を1.0として，0.5～0.7），マルチトール（同，0.8），その他，アスパルテーム（同，200.0），ステビア系甘味料（同，100～400，平均250）などがある[2]。

六単糖は立体配位によって甘味が異なる[3]。果糖はβ型がα型の3倍の甘味をもち，水溶液中において平衡になり，高温にするとα型になり，甘味は低下する。ブドウ糖は，水に溶かすとしだいにβ型が増加し平衡状態になり，ブドウ糖の甘味度

$$\text{果糖}\quad \alpha\text{-D-Fructose}\ (\text{甘味弱}) \underset{\text{高温}}{\overset{\text{低温}}{\rightleftharpoons}} \beta\text{-D-Fructose}\ (\text{甘味強})$$

$$\text{ブドウ糖}\quad \alpha\text{-D-Glucose}\ (\text{甘味強}) \underset{\text{低温}}{\overset{\text{高温}}{\rightleftharpoons}} \beta\text{-D-Glucose}\ (\text{甘味弱})$$

1）吉川誠次：食品の官能検査法，23，光琳書院（1965）
2）河野友美：コツと科学の調理事典（第3版），109～110，医歯薬出版（2002）
3）都築洋次郎：糖類，213，岩波全書（1954）

はα型の方が強く，β型はα型の2/3程度である。

糖類のほかに甘味のあるものは，アミノ酸のアラニン，グリシンなど，ペプチドにも甘いものがあり，その他，天然の食品に含まれているものでは，キシロース（木材質），ベタイン（エビ，カニ，イカ），フィロズルチン（甘茶）などがある[1]。

また，甘味は他の味に比べて，かなり広い濃度範囲において快感を与えることが知られている。したがって，調理におけるショ糖濃度が表1－5のようにさまざまであっても，各食物はそれぞれにおいしく感ずる。しかし，他の呈味物質は濃度によって好まれる範囲があるので，図1－1に各味の代表的物質の濃度による快，不快に感ずる例を示した。

表1－5　甘味食物のショ糖濃度[2]

食品名	ショ糖分％
飲み物(紅茶,コーヒー)*	3～8
甘酒	12～15
アイスクリーム	12～18
汁粉	25～30
水ようかん	20～30
あわ雪かん	20～50
練りきり，あんもの	30～50
練りようかん	40～60
ジャム	40～70
ミルクキャラメル	75
金玉糖	75～80
氷砂糖	100

＊ショ糖を加えないこともある

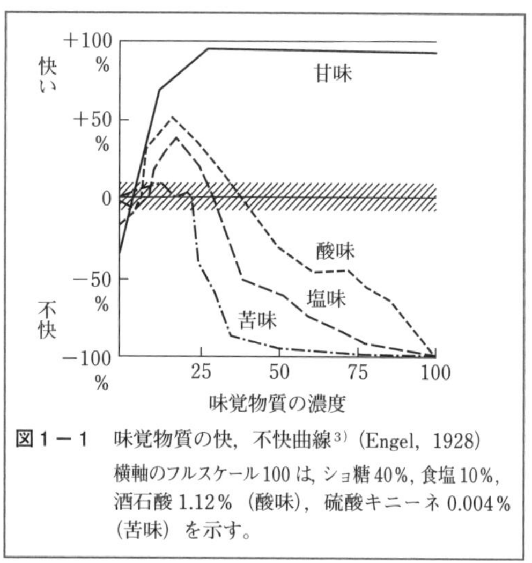

図1－1　味覚物質の快，不快曲線[3]（Engel, 1928）
横軸のフルスケール100は，ショ糖40％，食塩10％，酒石酸1.12％（酸味），硫酸キニーネ0.004％（苦味）を示す。

② 酸　味

酸味は各種酸の解離によって生ずる水素イオンが水中に存在するときの味である。たとえば，酢酸は水溶液中において，

$$CH_3COOH \rightleftharpoons CH_3COO^- + H^+$$

のように解離しており，このH^+によって酸味を感ずる。酸味の強さは，H^+濃度だけでなく，その酸が緩衝能をもつかどうかによって，また解離によって生ずる陰イオンの影響によっても異なる。食品に含まれる有機酸には快い酸味を感ずるものが多く，食品自体に含まれるもの，あるいは発酵によって生じたものがある。各食品に含まれる有機酸の呈味比，所在を表1－6に示す。

1) 小幡弥太郎：食品の色香味，211 － 214，技報堂（1961）
2) 松元文子：調理のための食品成分表 四訂，190，柴田書店（1983）に一部加筆
3) 栗原堅三：食品工業，13 (8)，62（1970）

表1－6　食品中の有機酸

名　称	構　造　式	呈味比[1]	所　在
酢　酸	CH_3COOH	1.15～1.39	食　酢
乳　酸	$CH_3CHOHCOOH$	0.91～0.96	漬物類，筋肉
コハク酸	$HOOC \cdot CH_2 \cdot CH_2COOH$	1.12～1.16	清酒，酢，貝肉
リンゴ酸	$HOOC \cdot CH_2 \cdot CHOHCOOH$	1.28～1.37	りんご
d-酒石酸	$HOOC(CHOH)_2COOH$	1.41～1.47	ぶどう
クエン酸	$HOOC \cdot CH_2-C(OH)(COOH)-CH_2COOH$	1	うめ，柑橘類
L-アスコルビン酸（ビタミンC）	$\overline{CO-C(OH)=C(OH)-C}H(-O-)-CH(OH)-CH_2OH$	0.46～0.48	野菜，果実

③　塩　味

塩味は，食塩が水中において，

$$NaCl \rightleftharpoons Na^+ + Cl^-$$

に電離することによって生ずる陽イオン（Na^+）と陰イオン（Cl^-）の組み合わせによって生じるほかに，KCl や $MgCl_2$ なども塩味を有する。

また食塩は濃度によって違った味を感ずるといわれ，0.02～0.03％では甘味を感じるといわれる[2]。一般の食品中に含まれるおよその食塩量を表1－7に示した。

表1－7　食品中の食塩分

食品名	食塩分％
食パン	1.3
味つけ飯	0.5～0.7
一般の汁物	0.7～0.8
一般の煮物	1.0～1.2
バター	1.9
発酵バター	1.3
味噌（甘）	6.1
味噌（辛）	10～13
たくあん漬	7～9
つくだ煮類	6～10
塩　辛	10～15
醤　油	12～16

④　苦　味

苦味は味の中で本能的に警戒心を伴う味とされ，非常に低濃度で感知できる。苦味物質としては，硫酸マグネシウム（$MgSO_4$）などの無機塩類からキニーネのような有機化合物の複雑な窒素化合物まであり，毒性のあるアルカロイドなども含まれる。食品中に含まれるものとして，茶やコーヒーのカフェイン，タンニン（渋味をもつ），ココアのティオブロミン，さらにビールの爽快な苦味となるホップの雌花成分であるフムロン類，柑橘類の苦味としてフラバノン配糖体のナリンギンがある。マーマレードの苦味は，夏みかんのナリンギンによるもので，果物中では結合状態にあり，そのままでは苦味を感じないが，

1）古川秀子，佐宗初美，前田清一，二宮恒彦：有機酸の呈味について，食品工業学会誌，16，63－68（1969）より計算

2）小原正美：食品の味，28，光琳書院（1967）

加熱すると遊離されて苦く感じるようになる[1]。これらの苦味成分は，食品の独特な味を構成するのに役立ち，嗜好上重要なものである。アミノ酸やジペプチド類の中にも苦味を呈するものが多い[2]。

⑤　うま味

うま味を四原味の総合された味であるとか，風味増強物質とする考え方も古くはあったが，うま味を一つの味とした方が適当であるという考え方が定着し，世界的に「うま味：umami」として通用するようになった。1908年池田菊苗によってこんぶのうま味成分としてグルタミン酸のナトリウム塩が，1913年小玉新太郎によってかつお節のうま味成分としてイノシン酸のヒスチジン塩が研究され，さらに1960年国中明によってグアニル酸のうま味が確かめられた。またうま味には相乗効果があることが知られるようになり，グルタミン酸ナトリウム（mono-sodium glutamate, MSG），イノシン酸（inocinic mono-phosphate, IMP），グアニル酸（guanylic mono-phosphate, GMP）は調味料として広く用いられている[3]。うま味を感ずる物質にはアミノ酸系と核酸系，その他があり，アミノ酸系には，L-グルタミン酸，L-アスパラギン酸などが，核酸系には5′-イノシン酸，5′-グアニル酸などがある。これ

表1－8　うま味物質と閾値[4]

名　　称	構　　造	閾　値
L-グルタミン酸	HOOC・$(CH_2)_2$・CH(NH_2)COOH	0.03％
L-アスパラギン酸	HOOC・CH_2・CH(NH_2)・COOH	0.16％
コハク酸	HOOC・$(CH_2)_2$・COOH	0.055％
5′-イノシン酸ナトリウム*	（下図）	0.025％
5′-グアニル酸ナトリウム*	（下図）	0.0125％

```
 OH
   \           （プリン塩基）〔注〕
    C
  //6 \      7
 N1    5C－N
 |     ‖    \\ 8
 |     ‖      CH             （リン酸）
 |     ‖     /                 ONa
*RC2   4C－9N（リボース）        |
  \\ 3 /    |      5′            |
    N       |   O    CH2－O－P＝O
            | 1′/   \ 4′         |
            C        CH         ONa
            H \ H  H /
             2′C－C 3′
               |  |
               OHOH
```

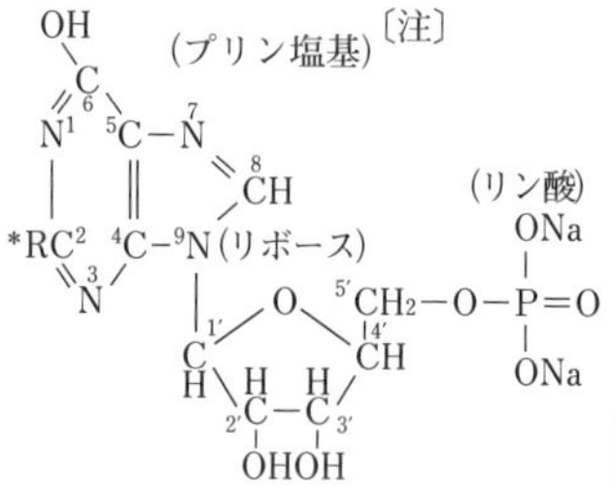

*R：－H（5′- イノシン酸ナトリウム）
*R：－NH_2（5′- グアニル酸ナトリウム）

＊プリン塩基にリボースがつき，その5′の位置にリン酸がついていることが必須条件で，2′や3′にリン酸がついてもうま味はない。

1）高田亮平：食物の風味と調味料，52，光生館（1965）
2）福家真也：おいしさの科学（山野善正，山口静子編）51－56，朝倉書店（1994）
3）山口静子監修：うま味の文化・UMAMIの科学，6－7，丸善（1999）
4）小原正美：食品の味，29，38a，光琳書院（1967）

らはたんぱく質や核酸の重要な構成要素で動植物界に広く分布している。うま味物質の化学構造と閾値を表１－８に示した。

コハク酸は清酒に含まれ，うま味とこくを与えており，また貝類のうま味でもある。玉露のうま味はテアニンといわれている。その他，ペプチド類は醸造食品，肉エキスなどのうま味であり，味を整え，食品にこくを与えるものとして重要である。煮干しだし汁にペプチドを添加するとうま味が強くなり，まろやかで好ましい味になる[1)]。

⑥　こく味

口中で咀嚼して味わう食品の味は，単独のものは少なくさまざまな味が互いに影響し合った総合的な味である。一種類では味を感じないが，主たる味に深みを持たせ，あるいはなんとなくおいしさが強くなる，というものがある。このような物質をこく味物質という。うま味や塩味の溶液に厚み（thickness），持続性（continuity）を持たせる物質で，にんにく抽出液にある含硫化合物のアイリン，グルタチオンや豆乳中のγ-グルタミルペプチド，オリゴ糖などがこく味を与える[2)]。ほかにも，たまねぎ，ゴーダチーズなどにも存在するという。

⑦　その他の味

食品は一般に弱酸性であるが，こんにゃく（pH11～12）や卵白（pH ８～９）など pH の高い食品もある。これらのぼけたような味をアルカリの味といっている。

またエチルアルコールは，かすかな芳香と刺激性のある甘味を有しているが，焼けつくようなアルコール独特の味があり，酒のおいしさの要因である。この味は，アルコール飲料を長期間保存すると減少し[3)]，まろやかな味になる。その原因は，アルコール分子と水分子の会合や，共に含まれるアミノ酸，糖類，酸類との間に起こる化学的変化によるものとされている。

金属の味といわれるものは，缶詰の缶の金属の味，鉄分の多い水などに感じられる味で，金属片を舌にのせたとき感ずる冷感覚である。

２）においの要因

においは揮発する化学物質が鼻の粘膜に与える刺激によって起こされる感覚であり，非常に微量でも感知されるために，食物を口に入れる前に感知し，味にも影響する重要な要因の一つである。たとえばスカトールは空気１ℓ中に 4×10^{-10}mg 程度の少量であっても感じる[4)] ほどである。

吸物椀の蓋をとったときの香気は，椀種の魚などに含まれるビタミン B_1 と，こんぶなどのだしより出るグルタミン酸ナトリウムの反応によってできたものといわれ[5)]，食欲をそそる香りである。うなぎのかば焼き，焼魚のにおいも調理によって発する

1）石井克枝：ペプチドの呈味に及ぼす影響，日本調理科学会誌，29，45 － 51（1996）
2）松村康生･柴田雅之：大豆中のコク味付与成分に関する研究，日本家政学会誌，70，849-856，(2019)
3）五十嵐脩，小林彰夫，田村真八郎編：丸善食品総合辞典，505，丸善（1998）
4）河村洋二郎：食欲の科学，62，医歯薬出版（1972）
5）小幡弥太郎：食品の色香味，120，技報堂（1964）

香気で，加熱調理，とくに焼き物の好ましい焦げの香りは，食欲を大いにそそるものである。また，西洋においては肉類などに多くの香辛料が使われ，日本においても発酵性の調味料が古くより使われてきたことは，食品のもつ好ましくないにおいを改良し，おいしくしようと工夫してきたものにほかならない。

においが味に影響する例として，天ぷらが重いとか軽いとかいわれるが，これには，におい成分が大いに関係しており，アルデヒド類のヘキサナール，オクタナール，2・4デカジエナールを10^{-6}～10^{-2}Mの範囲で添加した油は，まずく重い感じになることが認められている。サラダ油だけでは「さらりとして口に残らない」ものが，アルデヒドの添加によって「口に残る，べたつく，ねっとりする」へと変わり，ごくわずかのにおい成分が，あたかも油の粘度が異なるかのような感覚を与えるということもある[1)]。また，果物やジュースに含まれる特有の香りはエステル類などで，この香りが果物のおいしさに寄与している。

（2）物理的要因

日常摂取する食品は，飲み物を除けば固体，半固体のものが多い。食べたときの口腔内の触感覚，皮膚感覚によってひき起こされる味覚，すなわち物理的な味が嗜好の対象として考えられる。たとえば肉を評価するときの基準として，まず，やわらかさ・硬さが，次に味，多汁性となり，パンについてはフレーバーよりもテクスチャーの方が選択の基準になるといわれている[2)]。これら食品のテクスチャーは化学的な味に劣らずおいしさを決める重要な要因である。

1）硬　さ

食品を手にとったとき，口に入れたとき，かみ砕いたときに感じられる物理的特性をテクスチャーといい，おいしさに関与する要因としては重要である。ポテトチップス，せんべい，ビスケットなどのような固体食品は，もろさ，硬さがおいしさを決める重要な要素であり，寒天ゼリー，ゼラチンゼリー，豆腐や動植物の各組織はゲルとしての硬さのほか，多汁性，粘性，弾力性などを評価する。

固体食品の場合，大きさ，形も味に影響し，せんべいを大きいままでかりかり食べる場合と，細かく砕いて粉にした場合とでは，おいしさが違う。ある硬さと大きさがあって，パリッと砕ける快感が必要である。それぞれの食品では適度な硬さのものが好まれ，あまり硬すぎるのもおいしくない。魚肉ムースでは硬すぎてもやわらかすぎても好まれない[3)]。

液体は口に入れるとほとんど瞬間的に広がり，味を感じるが，固体は口に入れたとき，まず大きさ，形状，硬さ，やわらかさ，ざらざらさ，べたべたさなどのテクスチャー

1）島田淳子：揚げ物の味に関する油の要因，調理科学，1（1）20－26（1969）

2）Samuel A. Matz：Food Texture，5－6，The Avi Publishing Company,Inc.（1962）

3）下坂智惠ほか：サケ肉ムースのかたさにおよぼす材料の影響，日本家政学会誌，40，815－819，（1989）

表1－9　寒天ゼリーにおける硬さと甘味の嗜好関係[1]

	砂糖濃度（%）		20	30	40	50	60	70
破断力（g）	0～500	好んだ人数（%）	26	36	18	14	7	—
	500～1,300		13	24	29	25	9	—
	1,301～3,700		—	13	23	29	30	5

著者注：砂糖濃度が高くなると硬さが大になり，硬さを寒天濃度だけでは区分できないので木屋式硬度計によって破断力を測定し，その硬さ（破断力）によって区分したもの

を味わい，次にだ液中に溶出した成分の味を感じる。したがってテクスチャーは，味の感度に影響し，硬さによって味の感じられ方が違うようなことが起こる。やわらかい食品と同じように味を感ずるためには，硬い食品は味を濃くすることが必要になってくる。たとえば，寒天ゼリーの硬さと甘味による嗜好関係[1]についてみると（表１－９），やわらかいゼリーでは甘味が弱いものが好まれ，硬いゼリーでは甘味の強いものが好まれた。またうま味についても（表１－10），やわらかいゲルの方が味を強く感じている[2]。

表1－10　ゲルの種類による硬さとうま味の関係[2]
（化学調味料 0.07%，食塩 0.5%）

ゲル原料の種類と濃度%		うま味を強く感じた人数
寒天 0.5		18***
寒天 1.0		2
コーンスターチ 5.0		17**
コーンスターチ 10.0		3
寒天 0.5	コーンスターチ 3.0	17**
寒天 0.5	コーンスターチ 7.0	3
卵白 50.0		15*
卵白 80.0		5

*5%，**1%，***0.1%の危険率で有意差あり

2）コロイド粒子

コロイドは1nm～1μm（場合によっては10μm）の粒子が他の溶液の中に分散しているもので，マヨネーズ，牛乳，しるこなど，食品にはコロイド状のものが多くある。コロイド粒子は溶液中でそれ自体が触感に関与して物理的な味となる場合と，他の呈味成分に影響する場合とがある。薄くず汁はすまし汁と味や感触が異なっており，糊化でんぷんのコロイドとしての触感によるものである。味噌汁とすまし汁については，糖量と食塩量を同じにしても，まったく異なった味で，味噌汁の方が濃く感じるのもコロイド粒子によるものであろう。

また，牛乳において，ホモジナイズしたものは，脂肪球が小さく分散し，粘度がやや高くなり，風味が良くなる。すなわち口ざわりがなめらかで濃厚感が出てくる[3]といわれ，粒子の大小によって味に影響する例である。

1）松元文子，風間文子：甘味固形食物のかたさと甘さの関係，家政学雑誌，16，338－341（1965）
2）坂口りつ子，松元文子：食品の触感とうまみとの関係についての基礎的研究，家政学雑誌，20，24－28（1969）より抽出
3）小原正美：食品の味，183，光琳書院（1967）

表1－11　マグロの部位と季節による脂肪含量の変動[1)]

月	赤　身 脂肪(%)	と　ろ 脂肪(%)
1	2.7	36.02
3	1.01	28.25
4	0.47	12.45
6	0.31	12.12
7	0.41	5.32
9	0.76	17.80
10	1.90	28.28
11	2.04	27.94

3）脂　質

脂質は，それ自体はほとんど味をもたないが，食品の口あたり，硬さ，すなわちテクスチャーに影響する。食品中の脂肪の粒子の大きさ，口中につくられる油膜の厚さ，乳化性など脂質の性質によるものと，脂質の多少や存在の仕方によって食品の性質を変化させる場合とがある。油脂の触感は融点によることが大きく，チョコレートやバターは，常温では固体で，口の中に入れたとき，速やかに溶ける。一般に動物の脂肪は融点が高いので，加熱して温度の下がらないうちに食べなければ，食味が低下する。動物油脂の融点は，およそ30～50℃にあり，植物性油脂では，カカオ脂が32～39℃で，大豆油は－7～－8℃，オリーブ油は0～－6℃である。

また，魚類は季節によって脂肪含量が変化し，部位によっても異なるが，脂肪の含量およびその分布の仕方によって味が異なることはよく知られている。マグロの赤身と「とろ」の脂肪含量と季節による変化を表1－11に示した。

ハンバーグステーキで合挽肉を用いるのは，価格の点ばかりでなく，豚肉の脂肪によってテクスチャーを良くするためである。牛肉の赤身肉だけを使ったものは焼いても形があまり変わらず，収縮も少ないが，ぱさぱさした感じでおいしくない。牛肉の霜ふり肉のおいしさも，脂肪量とともに分布の仕方によるものである（p.228参照）。

4）温　度

食品の温度は物理的な味の一種とも考えられる。四原味のうち，酸味のほかは温度に左右されやすく，甘味は体温付近でもっとも強く感じられ，塩味と苦味は温度が低い方が強く感ずる（図1－2）。そのためにコーヒーは冷めると苦く，

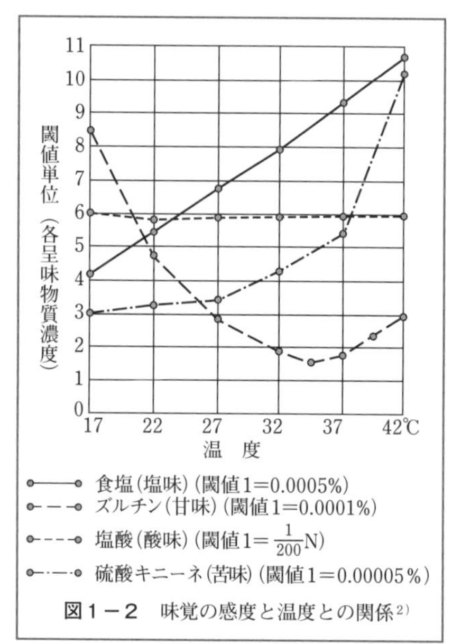

図1－2　味覚の感度と温度との関係[2)]

1）金田尚志：基礎調理学Ⅱ，調理科学講座2（下田吉人編），64，朝倉書店（1962）
2）小俣　靖：美味しさと味覚の科学，194，日本工業新聞社（1961）一部加筆

表1－12　各食物の飲食適温度[1)2)]

種　　類	適温(℃)
温めた牛乳	40
酒のかん	50～60
湯豆腐 茶わんむし	60～65
一般飲み物 スープ 紅茶 コーヒー	60～65
かゆ	37～42
酢の物	20～25
冷やっこ	15～17

体温 ±25 ～ 30℃

表1－13　気温と飲み物の嗜好温度の関係[3)]

種類＼気温	15℃	25℃	35℃
ビール	10℃	10℃	6℃
サイダー	10	6	2
水	10	6	2

スープは塩辛く感じるようになってくる。調理したとき，高い温度のものを味見し，温度が下がってから食べると味のバランスが崩れるようなことも起こるわけである。

食物は一般に体温を中心として，± 25 ～ 30℃が飲みかげん，食べかげんの温度とされ（表1 － 12)，また体温に近いとおいしくなく，水で 25℃，30℃に温まったもの，味噌汁，コーヒーで 40℃くらいに冷めたものは，おいしくない[2)]。しかし，温めた牛乳，かゆは，特別な飲み物，食べ物と考えられる。

気温とビール，サイダーの嗜好温度との関係（表1 － 13）については，気温が高くなるとビールよりサイダーの方が低温のものが好まれる。ビールは食前または食事中に飲むので，食物の一種としての味を楽しむということもあり，サイダーの場合は，ビールの２倍の二酸化炭素を含み，ビールより一層清涼感が要求されるためである。実際に味がわかるのは，12 ～ 13℃が限度といわれ，それより低い温度を好むのは冷感を好むのであって，水の場合も味というより冷たさが快さになっているらしい。水に二酸化炭素が溶けるとわずかに酸性を呈するが，加圧下で水に溶解させると，その水は口に含んだとき特有の刺激を与え，冷感と爽快味になる。

5）泡（あわ）

泡を含むホイップクリーム，アイスクリーム，メレンゲ，マシュマロ，パン，スポンジケーキ，はんぺんなどの多くの食品は，食べたときに感じる物性に泡の影響が大きく，泡によって成り立つ食品ともいえる。泡は粘度の高い液体や固体食品の中に分散しており，食べたときに独特の食感を与える。ホイップクリームやメレンゲなどでは空気の泡がソフトな感覚を与え，固体食品のパンやはんぺんでは，泡が膨化して全体で軟らかく感じられる。パン生地のバッターやすり身生地の中に作られている気泡が加熱によって膨化するとともにその周囲に存在するでんぷんが糊化することによってしっかりと泡を保護し，安定にし，食品全体として弾性とやわら

1）松元文子：食品成分表，84，柴田書店（1966）
2）住江金之：味の物理性，日本醸造協会誌，59，463 － 466（1964）
3）鈴木　了，佐武憲二：ビール，清涼飲料，水の最適飲用温度について，日本醸造協会誌，64，551 － 554（1969）

かさを味わうことができる[1][2]。

ビールでは，泡もおいしさの要因であり，グラスの液面上に広がる泡の層は二酸化炭素ガスが逃げるのを防ぎ，香りの揮発にも関連しているという[3]。

6）辛　味

辛味物質は，味覚神経を刺激し，だ液の分泌を盛んにし，食欲を増進させるものである。口腔内全体を刺激して生ずる温覚と痛覚の複合した物理的な味でもある。また，香辛料は香りをもつ辛味物質も多く含み，肉や魚のにおいをカバーするために古くから調理に用いられてきた。

天然の辛味物質を含む食品とその成分を表1－14に示した。

表1－14　辛味物質を含む食品と辛味成分[4]

辛味の性質	食品と辛味成分
芳香性辛味 上品な辛味と芳香性	肉桂―桂皮アルデヒド しょうが―ジンゲロン オールスパイス―オイゲノール
無臭性辛味 含窒素化合物できわめて強い辛味	こしょう―シャビシン ピペリン とうがらし―カプサイシン さんしょう―サンショール
刺激性辛味 含硫化合物で鼻に抜けるような刺激臭をもっている	からし―アリルイソチオシアネート p-オキシベンジルイソチオシアネート わさび―第2級ブチルイソチオシアネート ね　ぎ―ジアリルジサルファイド にんにく―ジアリルジサルファイド たまねぎ―ジアリルジサルファイド

7）渋　味

収斂性の刺激で，舌の粘膜のたんぱく質を凝集させるような物質によって，ひき起こされる感覚である。強い場合には不快となるが，弱いときには，味に深みをもたせ，独特の風味となる。茶やワインにおけるタンニンの渋味は欠くことのできない要素である。身欠きにしんの不快な渋味は，不飽和脂肪酸の酸化物のためとされている。

えぐ味は，渋味に苦味の加わった味で，山菜などのアクの味である。たけのこ，

1）畑江敬子：泡をくうお話　36，建帛社（2017）
2）黒沼有里，下村道子：はんぺんの物性に及ぼす卵白，山芋と添加物の影響，日本調理科学会誌，169－175（2019）
3）畑江敬子：おいしさと泡，24，光生館（2019）
4）高田亮平：食物の風味と調味料，44，光生館（1965）

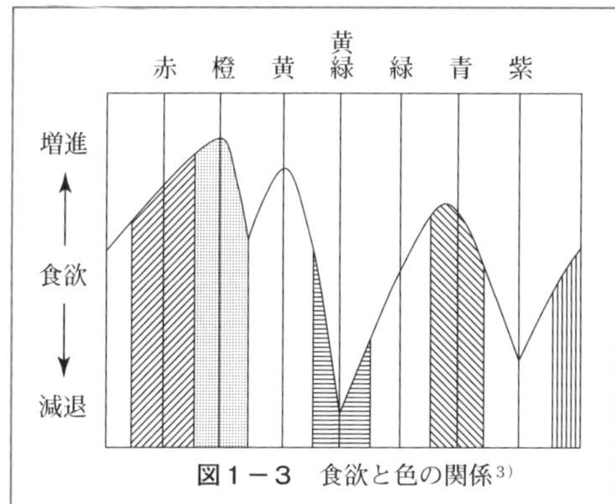

図１－３　食欲と色の関係[3)]

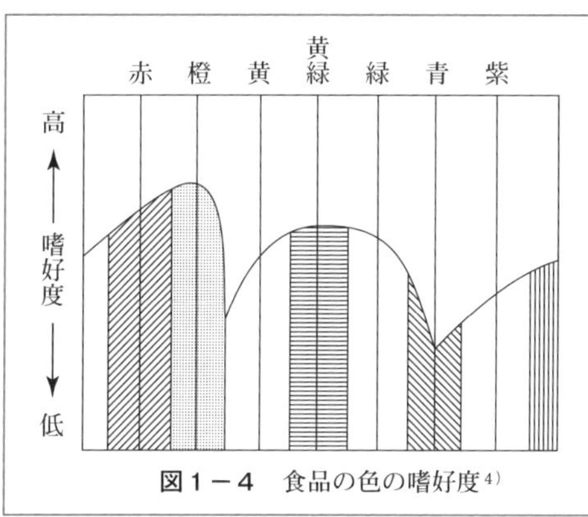

図１－４　食品の色の嗜好度[4)]

さといものえぐ味は，チロシンから生成したホモゲンチジン酸とされており[1)]，その他，渋味を呈するものにタンニン，サポニン，アルカロイド，グルコシド，有機酸，無機塩類などがある。

（3）心理的・生理的要因

1）色　彩

色彩そのものは物理的要因でもあるが，それによってひき起こされる食欲は，心理的，生理的なもので，複合要因になる。食べる人がもっている習慣的なものである。

暗いところで食物を食べたり，目隠しされて食べたとき，味も香りも違いがないのに，なぜかおいしくない。視覚も広義の味に関与していることがわかる。色彩のイメージは習慣によって固定しているものが多く，バターは黄色で，りんごは赤く，なすは紫色であって，これらがほかの色では一瞬奇異な感じで食欲は起こらない。食品の主体となる色は橙色，黄色，白色[2)]でこれらの色に対する調和とコントラストの良いのが，赤色や緑色である。この赤，緑は，最近は野菜ジュースなど，それだけで食品とするものもあるが，毒々しいとか，病的，恐怖などというイメージであった。これは組み合わせて利用すると効果的な色である。実際に調理の彩りとして，つけ合わせに用いられることが多い。一般に色の感じとして，黄や赤は温かさを感じさせる。

Birrenは，色彩によって食欲を増進させるものと，減退させるものがあり，橙，赤，黄色は食欲を増進させ，黄緑や紫は食欲を減退させるとしている（図１－３）[3)]。しかし，すべての食品にこれがあてはまるわけではなく，ケーキやチョコレートに色をつけたものは好まれても，パンに色をつけたものは，好まれなかったといわれ，

1）小原正美：食品の味，32，光琳書院
2）納富則夫：食品の色彩と形態，調理科学，4，204 － 209（1971）
3）Faber Birren：Color & Human Appetite , Food Technology, May 553 － 555（1963）
4）川染節江：食品の色彩嗜好に関する年齢および男女間の変動，日本家政学会誌，38，23—31（1987）

紫色の食品ではグレープジュースでは好まれるが，コンソメやソースでは，好まれない。

Birrenの調査はアメリカにおけるもので，日本においては，川染節江が18～20歳の男女を対象として食品の色と嗜好との関係を調べている[1)]（図1－4）。日本人は黄色，黄緑色，緑色には果物，野菜を連想し，アメリカ人より嫌悪感は少なく，好まれている。Birrenは，食品だけでなく，レストラン，家庭の食卓においても，じゅうたんや壁の色，テーブルクロスやナプキンの色についても，配慮がなされなければならないと述べている。レストランなどにおいては，壁の明るいローズ色は食欲を増進させ，白い皿は清潔感を感じさせるという。

2）形　態

食物の形や盛りつけは伝統的な要素が強く，食欲に関係しているものである。なだらかな丸みのあるものや，整然とした方形，菱形，六角形などのバランスのとれたものは，一般に安定した感じを与える。コロッケではたて，よこの比は，5：3に近いものがおいしくみえる[2)]といい，食物を皿に盛ったとき，皿の大きさと，食物の量とは美的な割合で構成されなければならない。白い肉皿にポークカツレツと数種のつけ合わせを盛るとき，皿の残った白い部分の面積に対し，「カツレツ＋つけ合わせ」の面積比は3：2が良いという[3)]。またつけ合わせとして，キャベツのせん切り，ほうれんそうのソテー，カリフラワーのソテー，にんじんのグラッセなどを使ったとき，カツレツ対つけ合わせの比は，つけ合わせが一品のときは，10：5～6で，2品および3品のつけ合わせのときは，それぞれ10：5：3，10：5：3：2であったという[3)]。これらは時代とともに変化する可能性もある。

また食品の形は，習慣的に生活に結びついた形態があり，食品のもつ性質以上に意味が込められているものがある[4)]。すなわち，祈りの形である。正月のおせち料理の中には，めでたい，縁起が良いとする形のものが多く，たとえば，にんじんのねじりうめ，末広にんじん，鶴の子いも，松かさいか，亀甲しいたけ，さらに床の間にかざる鏡もちなどであり，ももの節句の菱もち，月見の団子などもある。このように食品の形や色は，化学的な味覚や物理的な感触の前に視覚にうったえ，心理的に影響するものである。

世界各地にはそれぞれ伝統食が存在している。これは長い間の生活の中で，その地にもっとも適した結果として残されているものと考えられる。各地方に産出する食材を用いて合理的な調理法で整えられ，盛り付けなどがなされてきたもので，形態的な要素をも含めて，食文化として伝えられているものが多い。

1）川染節江：食品の色彩嗜好に関する年齢および男女間の変動，日本家政学会誌，38，23―31（1987）
2）河野友美：調理科学，14，化学同人（1971）
3）武藤八恵子：調理技術の評価に関する試案（第三報）盛付け，日本家庭科教育学会誌，13，55－63（1972）
4）納富則夫：食品の色彩と形態，調理科学，4，204－209（1971）

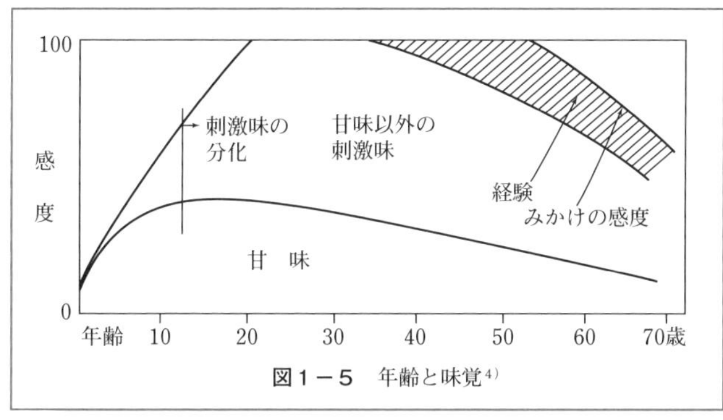

図１－５　年齢と味覚[4)]

3）年　齢

味覚は，季節，社会的環境，年齢などによって変化する。文明が進むにつれて，一般に食物の色は白く，フレーバーは穏やかで，テクスチャーはやわらかいものを好むようになるといわれる[1)]。また，未開の地では，甘いものを好み，味覚も分化していないが，文明の進んだ土地では味覚の感度が高く，酸味や苦味に鋭敏になる[2)]。かつては，食品の保存のために，多量の食塩を用いる必要があったが，低温保存の方法が発達してその必要がなくなると，塩味よりも，他の味，とくに酸味などを好むようになったといわれる。

性別でも味の感度や嗜好が異なり，一般に酸味については女子の方が鋭敏である[3)]。アルコール類は男子の方が好み，甘味は女子の方が好む率が高い。

味覚の感度は年齢によって変化し，子どもは甘味に対しての感度が高い。年齢による味覚の変化を図１－５に示した[4)]。幼少の頃は味覚が分化していないが，成長するにつれて分化し，さまざまな味を認識できるようになる。そして，壮年期を過ぎて老年になると味覚が衰えるが，訓練によって，あるいは経験的に，感度を保持できるといわれる。

4）栄養状態

栄養状態によっても，嗜好は変化するといわれる。ラットにおいてたんぱく質が欠乏した状態では，グリシンやスレオニン，食塩を好み，飼料中のたんぱく質含有量を増加させると食塩に対する好みが低下する。すなわち，たんぱく質摂取量が生体欲求量を下回ると食塩を好むようになるという[5)]。

労働条件によっても，嗜好が異なり，汗を流す筋肉労働に従事する人は塩分を，精神的労働に従事する人は甘味に対する嗜好が強い。一時的な身体状況，すなわち，空腹，飢餓，満腹，渇きによって嗜好は変わるが，空腹感は全身の栄養不足に起因しており，とくに胃の収縮と血中の糖濃度の減少によって起こるので，吸収の早い

1）Samuel A. Matz：Food Texture，6，The Avi Publishing Company,Inc.（1962）
2）西丸震哉：ネコと魚の出会い，267，経済往来社（1970）
3）前田清一，中尾俊：各種酸類の酸味について（第１報）味覚試験による閾値の測量，家政学雑誌，14（3），149－154（1963）
4）西丸震哉：現代ホーム百科，3，49，学習研究社（1966）
5）鳥居邦夫，二宮くみ子，河野一世：調理とおいしさの科学（島田・下村編），78－79，朝倉書店（1993）

糖分，甘味などの摂取は空腹感を抑える。平常は甘味類を好まなくても，空腹時に欲するのは生理的な要求である。

（4）環境的要因

食事をするときの小環境と食べる人がこれまでに経てきた歴史的環境，生活している社会の状況による社会的環境などの大環境が食べるとおいしいという判断に影響する。たとえば，次のように分類することもできる。これらは前項（3）心理的・生理的要因との関連が深く，区別できないことも多い。主に長期的要因をあげた。

1）食事環境

食事の雰囲気，一緒に食べる人との人間関係，食卓の設定，食事の盛りつけやサービス，その他の要素がある。先に色彩の項で述べたように，食品や皿の色，食事室の色によって食欲が左右されることもある。大きな食事環境として，たとえば日常の食か，特別の食かによって状況は異なり，その目的に合った設定がおいしさに影響する。

2）食習慣

これまでに家族とともに，あるいは地域の人々とともにおいしいと食べてきたものは，慣れ親しんだ味であり，違和感は少ない。食文化が嗜好に与える影響は大きい。テクスチャーでは，もちや小豆あんなどのように東洋では好まれていても西洋ではあまり好まれないものもある。においについて，同じ発酵食品でもナチュラルチーズと味噌のように地域で好みが異なるものでも，慣れてくると好むようになる場合も多い。

3）宗　教

日本の仏教徒は，過去には獣肉を食べない習慣があったが，明治時代以降このような習慣はほとんどなくなった。しかし現在でも，仏事の際には肉類，魚類は一時的に食べないこともある。イスラム教徒は，イスラム法で許された食品をハラール食品として食べており，法の受け取り方によって，その程度に差が見られる。宗教的な信念は変えにくく，食べてはならない食品を禁忌食品としている。動物の種類が限られている場合は他の食品で代替している。

4）情　報

健康に対する情報が非常に多く発信されており，ダイエットやメタボリックシンドロームなどの情報に対する反応が速い世代は，それらが嗜好と結びついて習慣となることもある。これらは次の世代の教育に影響することも考えられる。

5）気候・風土

かつて，食材となる産物は気候風土に合ったものがその地でつくられてきた。しかし現代では，外国から輸入される食品も多くなってきて，輸送のためのエネルギーが必要になる。それゆえ，その地で生産・消費される地産地消は環境保護の面からも望ましい。これまでの食文化は，それぞれの地域で環境に合わせて育んできたものであり，これらが食習慣となって受け継がれていることが好ましいのであるが，経済的，社会的条件によって変化していくこともある。

2．味覚の伝達と感度

（1）味覚器官

味覚の受容器は高等動物では，口腔内にのみあり，幼児・小児では口蓋，咽頭，舌の下部や表面など口腔内に広く存在し全体で味わっている。成人するにつれて一部退化するが，舌には残るとされている。舌の表面に，乳頭とよばれる小さな突起があり，茸状（じじょう）乳頭，葉状（ようじょう）乳頭，有郭（ゆうかく）乳頭に分類される[1]。これらの中には多数の味蕾（みらい）が存在し，成人は舌全体で約１万個といわれる。味蕾は50 μｍくらいの円形で，これに紡錘形の味細胞が含まれる。この味細胞の突起に各種の呈味物質が，だ液や水に溶けて作用すると電気信号が神経線維に発生し，脳に伝わって味の感覚をひき起こす。

味細胞は，甘，酸，苦，塩などそれぞれの味の受もちが決まっているようだが，必ずしも１種類の味だけではなく，２種またはそれ以上の味に反応するものもある。そして，５～15個の味細胞が一つの味神経に連絡している。

舌の部分により，味の感じ方が多少違い，甘味は舌の先端で強く，酸味は両舌縁部で，苦味は舌根部で，塩味は舌の先から舌縁部にかけて強く感じるようである。

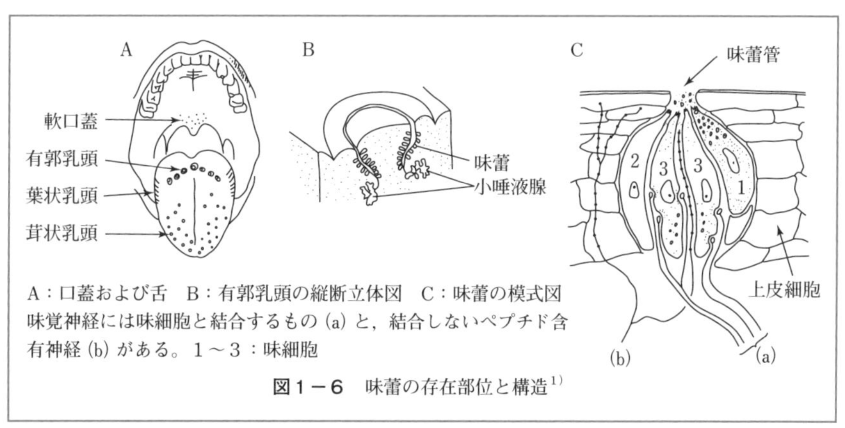

A：口蓋および舌　B：有郭乳頭の縦断立体図　C：味蕾の模式図
味覚神経には味細胞と結合するもの (a) と，結合しないペプチド含有神経 (b) がある。１～３：味細胞

図１－６　味蕾の存在部位と構造[1]

1）山本　隆：味覚，おいしさの科学（山野善正・山口静子編），10，朝倉書店（1994）一部加筆

(2) 味の感度

味の感度は人によって異なり，訓練によって変わってくる。いろいろな物質の水溶液について，ごく薄い溶液からだんだん濃度を高めていき，その物質の味を感じる最小の濃度をその物質の閾値（刺激閾）といい，次の２種類がある。

① 検知閾値—純水と異なる何らかの味があると感じられる最小濃度

② 認知閾値—物質そのものの固有の味を感じることができる最小濃度

〔備考〕

閾値以上のある濃度 (R_0) で，わずかに濃度を変えた２種の溶液 ($R_0 - \varDelta R$ と $R_0 + \varDelta R$) において，濃いとか，うすいとか識別できる最小の濃度差をその濃度における弁別閾という。弁別閾が大きいと味の差がわかりにくく，弁別閾が小さいと味の差がわかりやすいことになる。濃度を高くして，それ以上は感覚的に変わらないか，または味が質的に異なったものになる場合，その値を刺激頂という。刺激 R_0 が一般的に中程度のときは，$\varDelta R / R_0 =$ constant というウェーバーの法則が成り立つ。

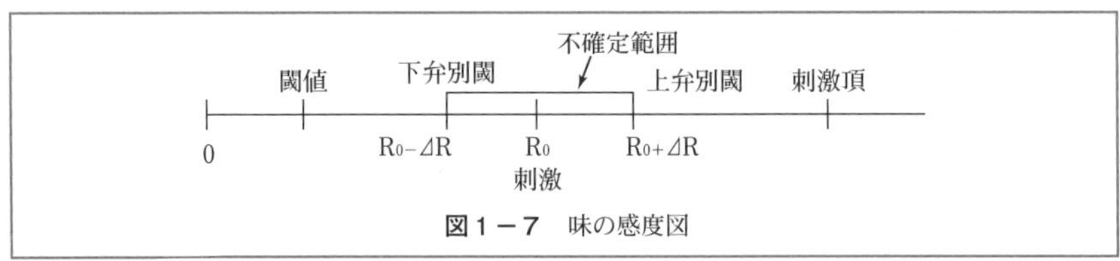

図１－７　味の感度図

3. 味覚の変動性

食物では，純粋な味だけのものはほとんどなく，多くの味を混ぜ合わせて味わうことの方がはるかに多い。

２種以上の呈味物質を混合したときには，これらの間には味の複雑な相互作用が起こり，互いに影響し合うことがある。それぞれ単独の場合よりも強くなったり（相乗効果），一方を顕著にし（対比効果），打ち消し合ったり（相殺効果または抑制効果）するようなことが起こる。

(1) 相乗効果

同種の味をもつ２種以上の呈味物質を混合したとき，それぞれの味の強さ以上に強くなる場合で，このような例が，甘味やうま味について知られている。ごく薄いショ糖溶液とサッカリン溶液を合わせたとき，混合液の甘味はさらに強くなり，合成甘味料，アミノ酸などの多くの甘味物質の間に相乗効果があるといわれている[1)]。

アミノ酸系のうま味物質であるグルタミン酸ナトリウム（MSG）と核酸系の5′-

1) 山口静子：味の基本的性質，おいしさの科学（山野善正・山口静子編），104，朝倉書店（1994）

イノシン酸（5′-IMP）の間に強い相乗効果がみられる（図1－8）。昔からだしをとるのに，こんぶとかつお節を使っており，効果的な方法といえる(p.31，汁物の項参照)。

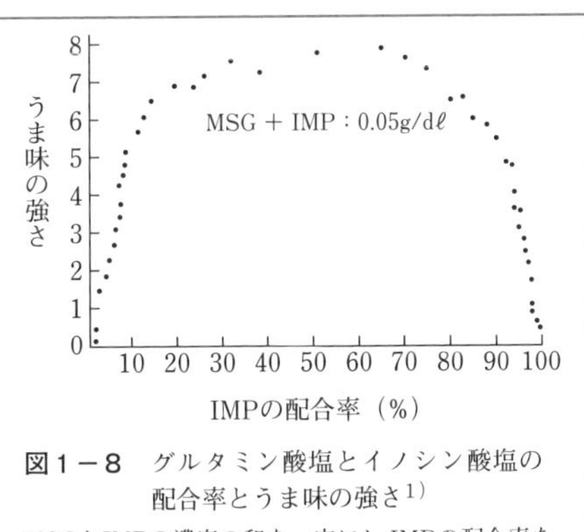

図1－8　グルタミン酸塩とイノシン酸塩の配合率とうま味の強さ[1)]

MSGとIMPの濃度の和を一定にし,IMPの配合率を0%から100%まで変化させた場合を示す。

一般に行われている方法でとっただし汁とその煮汁に閾値以下の濃度であるMSGや5′-IMPを添加して，その効果を調べたのが表1－15である。一般に動物性食品の煮汁には5′-IMPが含まれているので，MSGを添加するとうま味が強く感じられ，植物性食品にはグルタミン酸が比較的多いので，5′-IMPを添加するとうま味が強くなる。化学調味料の添加は，天然だしの不足を補うのに効果があるが，食品自体に含まれているグルタミン酸ナトリウム，核酸関連物質の含有量によって，その効果に違いがみられる。

（2）対比効果

しるこやあんに少量の食塩を加えることによって，甘味が強められ，味がひきしまってくることは,よく知られている。少量の異なる呈味物質を加えることによって,主なる味が強まる現象を対比効果という。水ようかんの場合,あん10%,寒天0.8%で,砂糖濃度20～45%にしたとき，砂糖重量の0.3%程度の食塩を加えた方が，甘味が強く感じられ，好まれた[2)]。うま味と塩味についてもスープをつくるとき，だし汁だけで味わうより，少量の食塩を加えることによって，うま味を強く感じ，味のよしあしがはっきりする。このような二種の異なった味を混合した場合は，同時対比である。甘いものを食べた後では,酸味のある食品を食べると酸味をより強く感ずる。これを経時対比という。牛乳と塩せんべいを一緒に食べると牛乳は甘く，甘いクッキーと一緒のときは牛乳に塩味を感ずる。

（3）抑制効果（相殺効果）

2種の呈味物質を混ぜたとき，その一方または両方の味が弱められる場合である。レモン汁にシロップを加えたり,夏みかんに砂糖をつけると,酸味が弱められ,コーヒー

1）Yamaguchi, S.: The synergistic taste effect of monosodium glutamate and disodium 5'-inosinate, J Food Sci 32, 473 － 478,（1967）一部改変

2）小野小夜子，菅原すみ，松元文子：調理に関する味付問題－蔗糖に対する食塩の味覚に及ぼす影響－，家政学雑誌，18，213 － 216（1967）

表1－15　だし汁・煮汁中に添加した閾値以下の MSG と5′-IMP の効果[1]

種類	だしの種類	MSGの効果	IMP Na_2の効果
軟体動物	スルメイカ	◎	△
	マダコ	◎	
	アサリ	◎	
	サザエ	◎	
	アワビ	◎	
調理用だし	牛すね肉	◎	△
	鶏肉とスルメ	○	◎
	鶏骨	○	◎
	魚	◎	◎
	かつお削節	◎	○
	貝柱	◎	◎
	しいたけ	◎	◎
	こんぶ	×	◎
	ふせだし（しいたけ・こんぶ・かんぴょう）	×	◎
	小豆	○	◎
	じゃがいも	○	◎
その他動物性だし	クルマエビ	◎	◎
	素干しサクラエビ	◎	◎
穀類	白米	△	○
	スイートコーン	◎	◎

種類	だしの種類	MSGの効果	IMP Na_2の効果
豆類	白いんげん	◎	◎
	大豆	◎	◎
根菜類	ごぼう	◎	◎
	れんこん	○	◎
	かぶ	○	◎
	だいこん	◎	◎
	にんじん	◎	◎
	さといも	◎	◎
	さつまいも	◎	◎
葉菜類	ほうれんそう	○	◎
	はくさい	◎	◎
茎菜	キャベツ	◎	◎
	アスパラガス（缶詰）	◎	◎
	ねぎ	△	◎
果菜	かぼちゃ	◎	◎
	トマト	×	◎
	なす	○	○
	さやいんげん	○	◎
乾実	くり	○	◎
きのこ	しめじ	◎	◎

添加効果の大きさ，◎：大，○：中，△：小，×：効果なし

（池田）

に砂糖を加えると苦味が弱められる。これらの現象を抑制効果または相殺効果という。また食品の中の塩味は，うま味成分であるMSGや5′-IMPを加えることによってやわらげられ，「塩なれ」とよばれる呈味上の変化を生ずる。

調理では昔から「隠し味」といわれる調味方法があるが，これはごく少量の異なった呈味物質を加えることによって，味を良くする方法である。甘・酸・苦・塩の各味を呈する水溶液に，閾値以下の別の呈味物質を加えたとき起こる味の変化である。ショ糖液に酸やカフェインを加えると甘味が弱められ，クエン酸液にショ糖，食塩を加えるといずれも味を弱め，苦味も食塩を加えると弱められるという[2]。

すし飯の酸味などはこの例であろう。隠し味として，少量の異なる味の調味料を使う方法は，味にまるみをもたせ，やわらかい味に仕上げるためのものである。

1）福家眞也：うま味─味覚と食行動─，食品科学（河村洋二郎編），71，共立出版（1993）一部改変
2）木下サキ：味覚検査から見た味の相互作用及び「かくし味」について，熊本女子大学学術紀要，20，30（1968）

第3節　加熱調理

1．加熱調理の意義と伝熱の基礎

(1) 加熱調理の意義

多くの食品は，熱源からの熱を伝えたり，電子レンジによる食品の発熱を利用したりして食品の温度を上げ，加熱調理を行う。加熱による効果は，①食品の成分や組織に変化を起こす（でんぷんの糊化，たんぱく質の変性，油脂の融解，水分の増減，水溶性成分の溶出，組織の軟化など），②食品の安全性を向上させる（病原性微生物の殺菌，有害成分の溶出など），③栄養効果の向上（消化吸収率の上昇など），④風味の向上（食感の変化，香気成分や着色物質の生成，調味料・香辛料の浸透・付与，不味成分の除去など）などである。

(2) 伝熱の基礎

加熱は，熱源からのエネルギーを得て温度が上昇することであり，多くの場合は発熱体（熱源）があり，その熱を食品に伝える。電子レンジや通電加熱（ジュール加熱）の場合は，エネルギー源からのエネルギーが食品内部で発熱する。

熱は高温側から低温側に伝わるが，その伝わり方（伝熱）には，対流伝熱，伝導伝熱および放射伝熱の3種類がある。

対流伝熱は，被加熱物（食品）が流体（水や空気など）の中にあり加熱されるときに生じる現象である。温度の上昇した流体が軽くなり上に上がり，温度の下がった流体が下にさがって起こる対流によって，被加熱物（食品）の表面に熱が伝わる。その伝わり方は，流体の性質や流れの速さ，流体の温度と食品の表面温度の差によって決まる。流体の性質としては，空気より水の方が伝わりやすく（熱伝達率が高く），流れは速い方が伝わりやすく，温度差は大きい方が多くの熱が移動する。

伝熱工学的には次の式で表わされる。

伝わる熱量＝熱伝達率×表面積×温度差

$$Q = hA(T_1 - T_2)$$

Q：伝熱量（W）　h：熱伝達率（熱伝達係数ともいう）（W／(m^2・K)）

A：固体の表面積（m^2）　T_1：流体の温度（K）　T_2：固体の温度（K）

また，蒸し加熱のように蒸気を利用する場合には，被加熱物の温度が100℃より低い時には，表面で蒸気の凝縮が起こり，そのときの凝縮熱（潜熱）が食品表面に伝えられる。食品表面が100℃以上になった場合は，対流伝熱で伝わる。

伝導伝熱は，固体の中を温度の高い方から低い方へ熱が移動する現象である。食品の熱の伝わりやすさは，熱伝導率であらわされるが，食品の熱伝導率は金属に

表1－16　熱伝達率の概略値[1]（W/(m²・K)）

自然対流	ガス	3～29
	水	120～700
	水の沸騰	1,200～23,000
強制対流	ガス	10～120
	粘性流体	60～580
	水	580～1,200
	蒸気の凝縮	1,200～12,000

比較して1/100～1/1,000である。このため，距離が長くなると温度上昇に時間がかかる。食品の大きさによって加熱の時間が変わることになる。伝わる熱量は次式で表される。

伝熱量＝熱伝導率×断面積×温度差／距離

$$Q = kA\ (T_1 - T_2)\ /\ \Delta x$$

Q：伝熱量（W）　k：熱伝導率（W／（m・K））

T_1：高温側の温度（K）　T_2：低温側の温度（K）

A：断面積（m^2）　Δx：距離（m）

放射伝熱は，熱源から放射される赤外線（可視光より波長の長い電磁波，輻射熱）を被加熱物（食品）が受け，発熱することで温度が上昇する伝熱法である。熱源温度と被加熱物表面温度の4乗の差で伝熱量が決まる効率の良い伝熱法である。伝熱量は下の式で表される。式の中の，総括放射到達率には，それぞれの面の放射率が含まれる。

伝熱量＝ステファンボルツマン定数×表面積×総括放射到達率×各面の温度差の4乗の差

$$Q = \sigma A \phi_{1,2}「T_1^4 - T_2^4」$$

Q：伝熱量（W）　A：表面積（m^2）　σ：ステファンボルツマン定数

$\phi_{1,2}$：総括放射到達率（両面の表面状態，両面の位置関係などで定まる値）

T_1，T_2：食品表面と熱源の温度（K）

赤外線は，光と同様に空間を直進し，他の物質に当たると吸収されるものと，反射されるものと，透過するものがある。通常の気体は，ほとんどの赤外線が透過し，液体や固体には吸収されて熱に変わる。すべての赤外線エネルギーを吸収する固体を仮定して黒体といい，黒体はすべての吸収したエネルギーを放射する。放射率とは，ある物体の放射エネルギーを黒体と比較した値をいい，放射率は表面状態や温度によって変わるその物体固有の値である。金属の研磨面，例えばアルミニウムの研磨面は0.05程度と低い値を示すが，非金属は1に近いものが多い[2]。その他，総括放射率には放射の角度（熱源と食品の位置関係），赤外線の波長などが含まれていて，この値によって，加熱のされ方は変わってくる。すなわち，放射率の高い物質

1）飯田嘉宏：計測と制御，11，232（1979）

2）日本機械学会編：伝熱工学資料改訂第5版，161－162（2009）

表1－17　各物質の熱伝導率（W/（m・K））

	物質名	温度(℃)	熱伝導率	備考
金　　属	銅[1]	27	398.0	
	アルミニウム[1]	27	237.0	
	鉄[1]	27	80.3	
	ステンレス（18-8）[1]	27	16.0	
	チタン[1]	27	21.9	I8 - 8
非金属固体	ガラス板[1]	27	1.10	ソーダガラス
	天然ゴム[1]	20	0.13～0.16	
	ポリエチレン樹脂[1]	27	0.34	
	陶器[1]	27	1.0～1.6	
	木材（杉）[1]	27	0.069	
	木綿[1]	27	0.059	水分0％
液　　体	水[1]	100	0.677	
	水[1]	20	0.60	
	エチルアルコール[1]	27	0.166	
気　　体	空気[1]	27	0.044	
	空気[1]	14	0.047	
	炭酸ガス[1]	20	0.015	
	蒸気[1]	100	0.025	
食　　品	牛肉（赤身・もも）[2]	17.4	0.429	繊維に並行　水分78.7％
	豚肉（赤身・すね）[2]	19.0	0.453	繊維に並行　水分75.1％
	鮭[2]	3.9	0.502	水分73.0％
	オリーブ油[3]	28.9	0.168	
	きゅうり[2]	28	0.598	水分95.4％
	にんじん[2]	28	0.605	水分90.0％
	バナナ[2]	27	0.481	水分75.7％
	りんご[2]	25	0.596	水分88.6％
	チーズ（チェダー）[2]	20	0.310	水分37.2％
	白パン[2]		0.064～0.072	

(黒いざらざらした面など）の方が赤外線を多く出し，その面に平行に向き合っている場合によく加熱されることになる。

なお，遠赤外線とは，赤外線のうち波長の長い（3 μm 以上の）部分をいう。

　調理の加熱法（電子レンジ加熱以外）は，上記の熱の伝わり方を利用しているが，主な調理法と伝熱の関係は表1－18に示すとおりである。

1）日本機械学会編：伝熱工学資料改訂第5版，281 － 327（2009）
2）木下誠一，渋川祥子編：食品加熱の科学，59，朝倉書店（1996）
3）日本熱物性学会編：熱物性ハンドブック，449，養賢堂（1990）

表1－18　加熱調理法と伝熱法および特徴

調理法	主な伝熱法	熱媒体	特　徴（温度など）
煮　る ゆでる	対流伝熱	水	100℃までの温度 食品の水分が蒸発しない
蒸　す	蒸気の凝縮熱 対流伝熱	水蒸気	100℃までの温度 食品の水分が蒸発しない
焼　く 直火焼き	放射伝熱 対流電熱		熱源の温度は～800℃ 食品の水分が蒸発する，焦げができる
熱板焼き	伝導伝熱	フライパン 陶板など	150～200℃ 食品の水分が蒸発する，焦げができる
オーブン焼き	対流伝熱 放射伝熱 伝導伝熱	空　気 庫壁から 天　板	150～300℃ 食品の水分が蒸発する，焦げができる
揚げる	対流伝熱	油	150～200℃で加熱する 水分が蒸発し，油が吸収される

（3）電子レンジ加熱

電子レンジ加熱は，食品自身が発熱する加熱法であり，熱源が他に存在する場合と大きく異なる。

電子レンジ加熱は，マグネトロンから発せられるマイクロ波によって食品が加熱される（p.45，図1－16参照）。マイクロ波を物体に照射すると，吸収されて発熱するもの（食品など）と，反射するもの（金属）と，透過するもの（紙，陶磁器，プラスチックなど）がある。食品は，マイクロ波を吸収し，その振動に合わせて食品成分の分極した分子が激しく動くことによって発熱する。マイクロ波はさまざまな分野で利用されるため，電子レンジに使用できる波長は2,450MHzと決められている。

マイクロ波は物質に浸透しながら吸収され，熱に変わる。発熱の仕方は，その物質の誘電損失率によって異なり，この値が高いものは発熱するが，値の低いものは透過する。浸透する深さは，マイクロ波が吸収されながら浸透していくので，半減する深さとしてあらわされる。食品に浸透する深さは，温度や食品の種類にもよるが水の半減深度から考えて，5～7cm程度であると考えられる。損失率の低い物質は，吸収されにくいので，浸透度が深く，すなわち透過することになる。おもな物質の誘電損失率と半減深度は表1－19に示すとおりである。

食品は水を含んでおり発熱しやすいので，マイクロ波が吸収された部位で発熱する。マイクロ波はマグネトロンから発射されて庫内で攪拌され，金属の庫壁で反射されて食品の四方八方から照射される。このため，一般の加熱法と異なり，内部も外側もほぼ同時に加熱されることになる。電子レンジでの加熱は，俗に中からの加

表1－19　主な物質の誘電損失係数と電波の浸透の深さ[1)]*

物質名	誘電損失係数	半減深度**
空　気	0	∞
テフロン®・石英・ポリプロピレン	0.0005～0.001	10m前後
氷・ポリエチレン・磁器	0.001～0.005	5m前後
紙・塩化ビニール・木材	0.1～0.5	50cm前後
油脂類・乾燥食品	0.2～0.5	20cm前後
パン・米飯・ピザ台	0.5～5	5～10cm
じゃがいも・豆・おから	2～10	2～5cm
水	5～15	1～4cm
食塩水	10～40	0.3～1cm
肉・魚・スープ・レバーペースト	10～25	1cm前後
ハム・かまぼこ	40前後	0.5cm前後

*　2,450MHzで測定された文献値，または文献値をもとにした計算値。
**入射した電波が半分に減衰する距離。

熱といわれ，実際に食品の外側と内側の温度を測定すると外側の温度の方が低い現象がみられるが，これは，電子レンジの庫内空気温度はマイクロ波の照射では上昇しないため，温度の上がった食品は温度の低い空気で囲まれることになり，食品の表面から放熱するためである。

電子レンジ加熱は，他の加熱法のように熱源からの伝熱ではなく，食品が発熱する点で他の加熱法と異なるが，食品の発した熱は伝導伝熱や対流伝熱で温度の低い部分に伝わり均一化される。この加熱法は，再加熱，煮る，茹でる，蒸すなどの調理法に応用できるが，加熱むらができやすいことから，短時間加熱して攪拌する，余熱を利用するなど工夫が必要である。（p.423，カスタードクリームの調理参照）

電子レンジ加熱の特徴をまとめると以下の通りである。

①　短時間で加熱できる。加熱時間は（食品の）量にほぼ比例する。
②　容器（金属以外）に入れたまま加熱できるので，再加熱に便利である。
③　食品の表面に焦げ目がつかないなど，従来の加熱方法とは異なる。
④　水分が蒸発しやすい。
⑤　食品自身が発熱するため，電子レンジの周辺の温度は上がりにくい。

（4）通電加熱

通電加熱は，食品の両端に電極をつけ，通常使われる50～60Hzの電気を通すと電気抵抗によって食品が発熱し加熱される。一般の調理では使われていないが，一部の加工食品で利用されている。

1）肥後温子：食品加熱の科学，渋川祥子編，147，朝倉書店（1996）

2．加熱調理法

(1) 煮　物

1）加熱の仕方：煮物は，約100℃の煮汁の中で食品を加熱する方法である。熱は煮汁からの対流で食品の表面に伝わり，表面に伝わった熱は，内部へ伝導で伝えられる。煮汁が少なく，食品が煮汁で覆われていない場合は，食品の上部は蒸気で蒸される状態になる。煮汁を上部にいきわたらせるために，落とし蓋をする場合もある。

食品を煮るための時間は，食品の大きさや，期待される味のしみ込み方によって違う。食品の大部分は100℃を超えることはないが，下部の鍋底に接触している部分は，水分がなくなり温度が高くなり，焦げの原因となることもある。火加減は，沸騰するまでは強火にすることが多いが，煮汁が沸騰してからは，火を弱め，沸騰が継続する程度に保つ。加熱が終わってから，余熱を利用することもある。

2）調味：調味料を含む汁の中に入れるので，煮ている間に調味成分は中に浸み込み，食品からは水溶性の成分が煮汁へ溶出する。煮汁が少ない場合には，煮汁に浸かっている部分と上部では調味料の浸み込みに大きな差が出るので，煮ている途中で上下を返したり，上から煮汁をかけたりする必要がある。また，落とし蓋や紙蓋をすると，汁が蓋の裏側を伝わって広がり，材料の上に調味料をふりかける役目をするので，味の均一化を図ることができる。なお，落とし蓋には，材料を上から押さえ，煮崩れを防ぐ役目もある。図1－9はじゃがいもを煮たとき，途中で上下を裏返したときの味のつき方を示すものである。全加熱時間の2/3の時点で裏返したとき，上下に均一に味がついていることがわかる。表1－20に落とし蓋，紙蓋をした場合の効果を示した。落とし蓋や紙蓋をすると上下の味の差が小さくなる。

加える調味料の量は，煮上がったとき汁がほとんど残らない場合は，材料に対する割合で考え，煮汁の多い煮物の場合には，材料と煮汁を合わせたものに対する割合で考えるとよい。

3）煮汁の量：煮汁の量は，食材の種類やでき上がりに汁が残る料理かどうかによって違う。葉菜類や魚は，含まれる水分が多く，加熱によって水分が出るし，短時間の加熱でよいので，煮汁は少なくてよい。穀類や豆類，乾物はあらかじめ吸水させてから煮るが，加熱中にも吸水

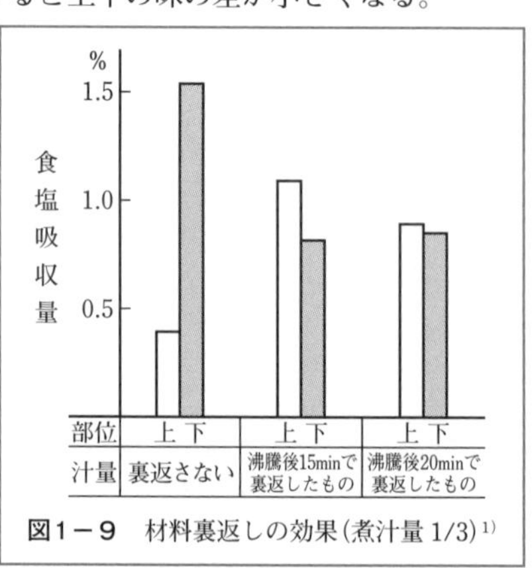

図1－9　材料裏返しの効果（煮汁量1/3）[1]

1）松元文子，板谷麗子，田部井恵美子：調味料の食品への浸透について（第2報），家政学雑誌，12，391（1961）

表1－20　落とし蓋，紙蓋によるじゃがいもの吸塩量[1]（%）

	上半（A）	下半（B）	B－A
普通に煮る（裏返しなし）	0.57	1.23	0.66
落としし蓋	0.60	0.93	0.33
紙蓋（日本紙）	0.66	1.00	0.34
紙蓋（セロファンの小穴をあけたもの）	0.67	1.11	0.44

が起こり，加熱時間も長いので，煮汁は多くする。また，一般の煮物では，煮終わったときにほとんど汁が残らないように煮るが，煮物の種類によっては，煮汁を多く残す場合もある。とくに，卓上で煮ながら食べる鍋物の場合は，煮汁を多くし，次々に材料を入れながらほどよく煮えたところで食べる。この場合，上部の開口部の広い熱容量の大きい鍋（たとえば土鍋）を使用する。

具体的な食品の種類と煮汁の量および調味料の割合を，表1－21に示した。また，煮物の種類と鍋物の種類を表1－22と表1－23に示した。鍋ものは，現在は洋風，中華風，韓国風など多くの種類があり，鍋ものの汁用の調味料が多く市販されている。

（2）ゆで物

沸騰水中で加熱する操作で，熱の伝わり方や水溶性成分が溶出する点は，煮物と同じであるが，一般的に調味をしない。場合によって塩を加えることもあるが，これは味つけのためではなく，変色を防いだり，ゆで上がりを良くするためである。ゆでてそのまま食べる場合と他の調理法の下ごしらえとして行う場合がある。

表1－21　食品の種類と煮汁の量および調味料の割合（煮汁の量，調味料は材料の重量に対する％）

食品	食品の水分（%）	だし汁または水の量（%）	調味料（%）				備考
			塩	醤油	砂糖	その他	
魚類	70～80	20		8～12	0～3	酒 5	
葉菜類	92～97	0～10	1	3	0～3		
いも類	70～80	30～50	a 0 b 1.5 c 1	8 0 3	0～0.5		洋風の場合はこしょうを併用する
根菜類	79～96	30～50	a 1.5 b 0 c 1.5	0 8	5～10 5～10	酢 10	洋風の場合はこしょうやバターを併用する
肉類｛軟 肉類｛硬	65～74	0～20 30～50	1.5	8～12	0～5	酒 5	
豆類 ―乾―	13～16	あらかじめ浸漬後 200	0.8	（4）	30～35		あらかじめ浸漬してから加熱する

1）松元文子，板谷麗子，田部井恵美子：調味料の食品への浸透について（第2報），家政学雑誌，12，391（1961）

表1－22　煮物の種類（調味の仕方と煮方の違いによる）

種　類	方　法　と　例
湯煮またはゆで煮	加熱するだけを目的として熱湯の中でゆでる。吸い物椀種，あえ物の材料に用いることが多い。
白煮 青煮	塩と砂糖で調味料の色がつかないように煮上げる。うど，ふき，さやえんどうなど。
塩煮	塩または塩とこしょうを用いる。
醤油煮	醤油で味をつけ，食品によっては砂糖，酒やみりんを用いることもある。煮方によって，次のような種類に分けられる。
a1 煮しめ	根菜類などの野菜を，形を崩さず煮汁の残らないように味を十分しみ込ませて煮上げる。
a2 煮つけ	煮しめより短時間に煮上げるので煮汁は少なくする。魚を煮る場合に多く用いる。
b うま煮	野菜や鶏肉，魚，貝類の上質のものを煮しめより甘味をきかせて煮上げる。食品の取り合わせ，色，形などの調和も良くする。
c 照り煮	砂糖や醤油の煮汁を煮たて，その中に，すでに加熱した食品を加えてさっと煮上げる（ごまめ）。
d 炒め煮	少量の油を熱して材料を炒めてから調味して短時間に煮上げる。
e つくだ煮	保存を目的とし，調味を濃厚にして水分が少なくなるように煮上げる。
f くず煮	長時間煮ると，硬くなったり，口ざわりが悪くなる食品や短時間煮たのでは味がしみにくい食品を煮る場合，煮汁に，でんぷんを加えて「あん」にし，食品の表面にかける。吉野煮，桜煮ともいう。
砂糖煮	甘味を主とした煮物で，砂糖の味をひきたてるために塩や醤油を，ごく少量用いる場合もある。煮豆や「きんとん」の煮方である。
酢煮	酸味を主とした煮物で塩，砂糖を配合する。れんこん，うど，ごぼうなどに用いる。
味噌煮	味噌味を主としたもので砂糖，酒や少量の醤油を用いることもある。生臭味や脂肪の多い魚，または肉などに用いる。
いり煮	調味して加熱しながら，かき混ぜて水分を蒸発させる。でんぶ，おから，ある種のいり卵。
含め煮	食品が十分浸る程度の煮汁の中で煮る。ある程度，やわらかくなったら火からおろして余熱と調味料の拡散を利用して食品の中まで味を浸透させる。煮崩れしやすいもの，長く煮ると色の悪くなるものなどに応用する。いも類，くりなど。
煮込み	比較的大切りにした食品に，これが十分浸るくらいのだし汁を入れて調味し弱火でゆっくり煮込む。おでん，ロールキャベツ，シチューなどは代表的なものである。
鍋物	たっぷりのだし汁または調味した汁の中で煮ながら食べる。

表1－23　鍋物の種類

だし汁に味をつけないで煮て調味料（醤油や二杯酢など）で薬味を添えて食べる	湯豆腐，ちり鍋，水炊き
汁物より，やや濃い目の味をつけて汁とともに食べる	寄せ鍋，はくさい鍋，火鍋子
濃厚な味の煮汁で実だけをさっと煮て食べる	すき焼き，かき鍋
煮物より濃いめの味の汁の中で長時間煮て食べる	おでん

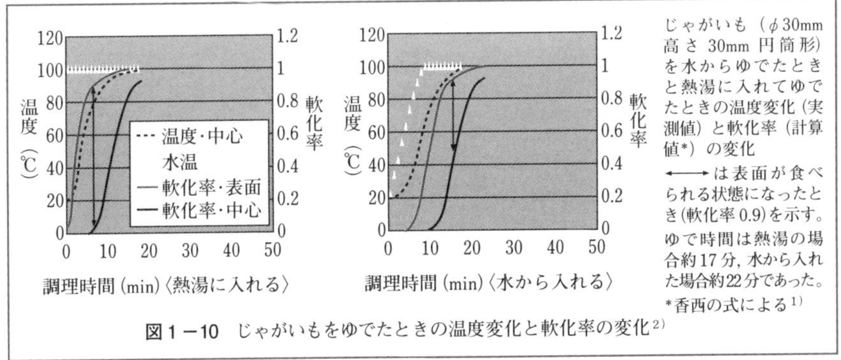

じゃがいも（ϕ30mm 高さ 30mm 円筒形）を水からゆでたときと熱湯に入れてゆでたときの温度変化（実測値）と軟化率（計算値*）の変化

←→は表面が食べられる状態になったとき（軟化率0.9）を示す。

ゆで時間は熱湯の場合約17分，水から入れた場合約22分であった。

*香西の式による[1)]

図１－10　じゃがいもをゆでたときの温度変化と軟化率の変化[2)]

ゆでる操作の目的は，①不味成分の除去（アク抜き），②組織の軟化，③脱水，④色を良くする，⑤たんぱく質を凝固させる，⑥殺菌する，などである。

たっぷりの水の中で加熱するが，目的によって水から食品を入れて加熱する場合と，沸騰させてから入れる場合がある。

湯を沸騰させてから材料を入れる場合：素早く加熱したい場合で，めん類や緑色の葉菜をゆでるときである（野菜の色の項参照）。

水から材料を入れる場合：食品の外部と内部の温度差を少なくしてゆでたい場合で，じゃがいものゆで加熱などがその例である。沸騰水に入れた場合は，表面温度が早く上がるためやわらかくなり，中心がやわらかくなるまでに高温に保つ時間が長くなるため，煮崩れの原因になる。水からゆでるとゆで時間はかかるが，外部と中心の温度差が比較的小さく，硬さの差も小さくなる。図１－10にじゃがいもの実験結果を示した。それぞれ矢印のところで表面は食べられる硬さになっているが，熱湯に入れた場合は，中心との硬さの差がより大きいことがわかる。

また，組織の硬いものやアクの強いものは軟化を促進するため，灰や重曹を加えてアルカリ性にした水でゆでることもある。

（3）汁　物

1）汁物の種類とだし

うま味成分を多く含む食品（「だし」）を水中で加熱して，そのうま味成分を浸出した汁，すなわちだし汁を主体とした調理である。汁物の種類を表１－24に示した。また，だしになる材料（かつお節，煮干，こんぶ，肉類など），と主なうま味成分，だしの取り方の概略を表１－25に示した。だし汁のうま味成分には，アミノ酸系物質や核酸関連物質，有機酸，有機塩基などがあり，アミノ酸系の代表的なものはグルタミン

1）香西みどり：野菜の加熱による軟化速度と硬化現象，日本調理科学会誌，30，63（1997）

2）辰口直子，渋川祥子：有限要素法を用いたゆで加熱の最適加熱条件の推定，日本家政学会大会研究発表要旨集，54，164（2002）

表1－24　汁物の種類

種　類	和　風	洋　風	中国風
澄んだ汁	吸い物 清まし汁 潮　汁	Potage Claire（ポタージュ クレール）（仏） 日本では一般にコンソメという*	清湯（チンタン） 川湯（チュンタン）
でんぷんでとろみをつけた汁	薄くず汁 （吉野汁ともいう）		燴湯（ホエイタン）　薄いとろみ 羹湯（ゴンタン）　濃いとろみ
濁った汁	味噌汁 かす汁 すり流し汁 とろろ汁	Potage lies（ポタージュ リエ） 野菜やいもなどでとろみをつけた Potage Pur'ee（ポタージュ ピュレ），魚や肉などのピュレとソースでとろみをつけた Potage cr'eme（ポタージュ クレーム）などがある	奶湯（ナイタン） 動物性材料からとった葷湯（ホウンタン）の濁ったものや牛乳を加えたもの
その他	けんちん汁 さつま汁 のっぺい汁	チャウダー ブイヤベース ボルシチ	

*フランスの Consomm'e は，濃厚な澄んだスープをいう

酸ナトリウム（MSG）であり，核酸関連物質としては，5′-イノシン酸（IMP），5′-グアニル酸（GMP），有機酸としては，コハク酸が主な呈味成分である（p. 8 参照）。

2）だし汁の取り方

日本料理では主としてかつお節とこんぶが使用されている。

① かつお節

かつお節は，カツオ（鰹）を切断し，煮熟，焙乾，カビつけにより製造される。焙乾までの工程のものを荒節といい，さらにカビつけの工程を経て本枯節となる。製造工程中にうま味成分や特有の香りが生成される。かつお節のうま味成分は核酸関連物質としてはイノシン酸，アミノ酸系としては，ヒスチジン，グルタミン酸ナトリウム，アラニンなどである。

かつお節のだしの取り方は，水の２～４％の量の削り節を沸騰水に入れ，１分間加熱，３分間静置して上澄みを取ったものが美味とされている[1]。これを一番だしという。この抽出方法でかつお節に含まれていた核酸関連のうま味成分（5′-リボヌクレオチド）は100％近く溶出するとされている[2]。かつお節を多く使いすぎる（８％）と渋味が強くまずくなる。また，薄く削ったものと粉にしたかつお節の浸出量には差がなく，きわめて短時間に浸出されるので長く加熱する必要はない。

1）吉松藤子：煮出汁の研究（第１報）鰹節の煮出汁について，家政学雑誌，５，359 － 361（1954）
2）吉松藤子，澤田祐子：煮出汁の研究（第４報）鰹節煮出汁の5′-リボヌクレオチドについて，家政学雑誌，16，335 － 337（1965）

表1－25　だし汁の材料とその取り方

<table>
<tr><th></th><th>材　料</th><th>使用量%</th><th>主な
うま味成分</th><th>だ し 汁 の と り 方</th></tr>
<tr><td rowspan="5">和
風</td><td>かつお節</td><td>一番だし
2～4</td><td>IMP
ヒスチジン</td><td>1．水が沸騰したら，かつお節を入れ，約1分加熱後火をとめ，かつお節が沈んだら上澄みを取る。
2．90℃の湯に入れて加熱沸騰後，直ちに火をとめて上澄みを取る。これらを一番だしという。</td></tr>
<tr><td>かつお節
一番だしの
だしがら</td><td>二番だし
4～8</td><td>同　上</td><td>一番だしを取ったかつお節に半量の水を加えて3分沸騰を続けて火をとめる。かつお節が沈んだら上澄みを取る。これを二番だしという。</td></tr>
<tr><td>こんぶ</td><td>2～5</td><td>MSG</td><td>1．水にこんぶを入れて30～60分浸出する(加熱しない)。
2．急を要する場合は80℃になったらこんぶを入れて沸騰直前にこんぶを取り出す。
3．こんぶを15時間水浸し，こんぶを引き上げて，80～85℃に加熱し，粘り物質が浮き上がったら除く。</td></tr>
<tr><td>かつお節
こんぶの
混合だし</td><td>1～2
1～2</td><td>IMP
・
MSG</td><td>1．水にこんぶを入れ沸騰直前にこんぶを取り出し，かつお節を入れ，沸騰したら火をとめ上澄みを取る。
2．こんぶを30～60分水浸したあと，こんぶを取り出して火にかけ，沸騰したら，かつお節を入れ，再び沸騰したら火をとめて上澄みを取る。</td></tr>
<tr><td>煮　干</td><td>3</td><td>IMP</td><td>1．30分水浸後98℃で1分加熱。p.34参照。
2．煮干しを水から入れて火にかけ，沸騰したら2～3分煮て火からおろす。小さく裂くか，粉末にする方がうま味成分の浸出はよい。</td></tr>
<tr><td rowspan="2">洋
風</td><td>牛のすね肉
にんじん
たまねぎ
セロリ
香　草
塩</td><td>30～40

20

0.5</td><td>MSG

IMP

有機塩基</td><td>鍋に角切りまたはひき肉にしたすね肉と，でき上がりの2倍の水を加えて30分浸出させ，火にかけて徐々に加熱し，沸騰したら火を弱め，上に浮くアクをすくいとる。1時間くらい煮たあとで大きく切った野菜と塩，香草を加えて90～95℃を保つようにして，さらに1時間煮る。もめんまたはネルの布で静かにこし，表面に浮いている脂肪を清潔な紙で吸いとる。</td></tr>
<tr><td>鶏の骨
牛のすね肉
野　菜
香　草</td><td>30
20
20～30</td><td>同　上</td><td>鶏の骨（1羽分約150 g）は内臓をきれいに除き，適宜に切って，さっと熱湯をくぐらせてから加える。その他は上と同じ。</td></tr>
<tr><td>中
国
風</td><td>老鶏肉
豚　肉
(脂肪の少ない肉)
ね　ぎ
しょうが
酒</td><td>20
20

3
0.7
2</td><td>同　上</td><td>鶏は，骨つきのまま3～5 cmに切り，脂肪をとる。豚肉もぶつ切りにする。ねぎは10cmくらいに切り，しょうがはたたきつぶす。鍋に鶏肉と豚肉とでき上がりの2倍の水を入れて火にかけ沸騰前に弱火にしてねぎ，しょうが，酒を入れて1～2時間煮て，浮き上がるアクや脂肪を取る。およそ半量に煮つまったら，火をとめ，布きんでこし，浮いた脂肪は紙で吸いとる。</td></tr>
</table>

表1－26　一番だしと二番だし

	水の２％使用		水の４％使用	
	一　番	二　番	一　番	二　番
カ　ツ　オ　節（g）	20	だしがら	40	だしがら
水　　　　（mℓ）	1,000	500	1,000	500
総 窒 素* mg/100mℓ	388	61	670	85
アミノ態窒素**　〃	118	15	135	18

*　総窒素：うま味成分は窒素を含んでいるので，窒素量がうま味成分量の一つの目安となる
**アミノ態窒素：アミノ酸に含まれる窒素の量

一番だしをとったあとの「だしがら」にもとの半量くらいの水を加えて２～３分沸騰させて火から下ろして静置した上澄みの二番だしは，一番だしの約15％程度の浸出率である[1)]。

②　煮　干

煮干は，イワシを食塩水でゆで，乾燥させたもので，古くからだしの材料として使われている。イワシの種類は多く，主にカタクチイワシやマイワシが使われている。よび名も全国的には多種類あり，地域により「じゃこ」「だしじゃこ」「いりこ」などとよばれている。

煮干のだしの取り方については多くの研究があり，以下のことがいわれている。かつお節と違い，常温の水でうま味成分を浸出させると不味成分の溶出が抑えられて風味の良いだし汁になる。うま味成分である，5′-リボヌクレオチドやエキス分の溶出量は，水浸出よりも加熱した方が多くなるので短時間で浸出される。十分に抽出するためには，水浸出では１時間くらい，沸騰させる場合は10分くらい必要である。組み合わせた方法として，30分水浸出後98℃で１分加熱したものが味も香りも良いとされている。使用量は水の２～３％で，丸のままより，半身に裂いたり，さらに細かく粉末にした方が浸出量は多くなる。

これらを裏づける結果の主なものを示す。5′-リボヌクレオチドを測定した結果[2)]では，２％の使用量で水浸出５分では20％，30分で38％，60分で51％，30分水浸出の後15分沸騰で84％の浸出率となる。また，浸出方法とうま味成分である窒素化合物の量を測定した結果[3)]を表１－27に示した。エキス分の経時的な変化は図１－11に示すような結果がある[4)]。

③　こんぶ

1）吉松藤子：煮出汁の研究（第１報）鰹節の煮出汁について，家政学雑誌，５，359（1954）
2）吉松藤子：煮干しのだし汁，調理科学，9，188－191（1976）
3）伊東清枝，角田信子：家政学雑誌，16，16（1965）
4）平田裕子ほか：煮干しだし汁の嗜好性および溶出成分に及ぼす調製条件の影響，日本家政学会誌，40，891（1989）

表1－27　煮干しだしの取り方と溶出する旨味成分量の違い[1)]

（だし汁 100mℓ 中の mg 数）

	浸　出　方　法	S.N* (mg)	F.N** (mg)
A	水より入れて，99℃以上で5分間加熱	78	1.7
B	30分水浸後，98℃以上で1分間加熱	146	2.8
C	20時間水浸後，98℃以上で1分間加熱	156	1.3
D	20時間水浸	56	1.3
E	水より入れて，99℃以上で1分間加熱	61	2.1

煮干しの全窒素量は 101.7mg/g，煮干し3g 使用。

*S.N は水溶性窒素量　**F.N はホルモール態窒素量（アミノ酸に含まれる窒素量）

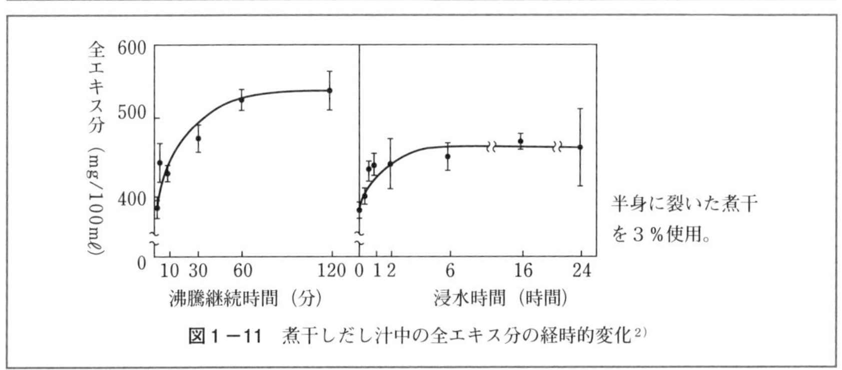

図1－11　煮干しだし汁中の全エキス分の経時的変化[2)]

こんぶは，寒冷地の海で取れたこんぶを乾燥させたもので，産地によってこんぶには種類が多く，それぞれ特徴があるが，いずれもうま味成分（アミノ酸，とくにグルタミン酸，および核酸系物質など）を多く含み，それを抽出してだし汁を取る。取り方の一般的な方法は，表1－25に示した通りであり，低温長時間か，高温短時間が常法である。抽出温度が高く，時間が長くなるにしたがって抽出される物質の量が増え，うま味物質も増えるが，それが必ずしもおいしさにつながらない。こんぶはうま味物質の他に粘質物（アルギン酸やフコイダンなど）を含み，これらは可溶性の食物繊維として生理効果のある物質としては注目されているが，粘りが出るため，だし汁としては好まれないためでもある。

こんぶだしの取り方の，温度（10℃から100℃まで）と時間の関係およびその好みについての実験があり，こんぶ（利尻こんぶ2等）を水の4％使用した場合，おいしいと評価されただしは，汁中のグルタミン酸の量が 30mg/100ml であり，その抽出条件は，10℃で60分，10℃から100℃までになるように5分加熱，100℃で5

1）伊東清枝，角田信子：味噌汁の調理について（第4報），家政学雑誌，16，16－18（1965）

2）平田裕子ほか：煮干しだし汁の嗜好性および溶出成分に及ぼす調製条件の影響，日本家政学会誌，40，891（1989）

分の3方法だったとの結果を得ている[1)]。

④　その他のだし

最近は，その他の魚の干物，たとえば，サバ，アジ，トビウオなどを原料としただしも使われている。

(4) 蒸し物

蒸し物は，水を沸騰させて蒸気を発生させ，蒸気の中で食品を加熱する調理である。蒸気が冷たい食材に当たると潜熱（539cal/g，2.25kJ/g）を放出して水に戻り，そのときに放出される熱が食品の表面に伝わるので，初期は効果的に加熱することができる。食材の表面が100℃に達してからは，常圧で蓋をした場合は，蒸気の充満した100℃での対流加熱となる。蒸気の液体に戻った水は食品の表面に付着し，乾燥した食品はこの水を吸収するが，水分の多いものは水滴となって落下する。同時に，脂肪や水溶性成分の一部も溶け出すこともある。しかし，ゆで加熱に比較して，水に浸からないので水溶性成分の流失が少ないし，食材の水の吸収も少ない。

蓋をずらして蒸気量を減らすことによって温度を低めに保つこともできる。

一般に使用されている蒸し器は，水を入れる部分と食品を置く部分があり，穴の開いた板（中敷）で上下に仕切られている。下の水を入れる部分で沸騰して発生した蒸気は中敷の穴を通って食品を入れた上の部分に入る。鍋の中に中敷を入れる構造や二段・三段に分かれているものがある。木製や竹製のせいろや中華の蒸籠（チョンロン）(p.127，図2－21参照）もある。長時間の蒸し加熱を行う場合には，多量の水が必要であるが，短時間の蒸し調理の場合には，一般の鍋で蒸し板（中敷）やざるを利用して鍋の底に少量の水を入れて使うこともできる。

蒸し加熱は，次のような特徴があげられる。①蒸し器内は，水蒸気の対流は起き

表1－28　蒸し物の蒸し方による分類

蒸　し　方	例
100℃の温度を保ちながら加熱する場合	まんじゅう類，団子・もち類，蒸しカステラ・蒸しパン類，冷や飯，いも類，魚・貝類，肉類，燉菜（ドンツァイ）（スープ蒸し）など
100℃の温度を保ちながら，ふり水または，きりをふく場合	こわ飯，硬くなった冷や飯やパン類，まんじゅう・もち類
85℃～ 90℃を保つために弱火にしたり，蓋をずらして温度調節をしながら蒸す場合	卵豆腐，茶わん蒸し，カスタードプディングなど

1）松本仲子，加藤尚巳，甲田道子，菅原龍幸：こんぶだし汁の成分と嗜好，日本家政学会誌，40，883－889（1989）

るが，水の中と違って食品が動くことがないため，かた崩れが起こらない。②流動性のものを容器に入れて加熱することができる。③水溶性の成分が水の中に溶けることがない。加熱中においしい汁の出るものは，器に入れて蒸せば，これを利用することができる。④水がなくならない限り，焦げることはない。⑤蒸している途中で調味することはほとんどなく，あらかじめ調味しておくか，加熱後に調味する。

蒸し物を加熱の仕方によって分類すると，表1－28のようになる。

（5）焼き物

焼き物は食品を高温で加熱する調理で，直火焼きと間接焼きがある。直火焼きは，熱源に食品をかざして加熱する方法であり，間接焼きは，フライパンや鉄板，陶板などにのせて焼く熱板焼きと，オーブンを使用して焼くオーブン焼きなどがある。

食品の表面は，150～250℃くらいの高温になるので水分は蒸発して乾燥し，温度が上昇してアミノ・カルボニル反応などが促進されて焦げ色や風味が生じる。アミノ・カルボニル反応は，アミノ酸のアミノ基と糖のカルボニル基が反応して褐色物質メラノイジンが生成され，その過程で良い香りが生成される反応である。この反応は，温度が高い方が進みやすいので，食品表面で起きることが焼き物調理の特徴である。内部は表面からの熱伝導によって加熱され，水分があるため，温度は100℃以上になることはなく，外部と内部の温度差が大きくなる。

1）直火焼き

熱源に食品をかざして加熱するが，熱源からの熱のほぼ80％程度が放射伝熱で食品に伝えられ[1)]，そのほかは，周囲の熱せられた空気による対流伝熱で加熱される。串や網を使用したときには，わずかではあるが，そこからの伝導伝熱によっても熱が伝わる。

直火焼きは炭焼きがおいしいといわれているが，一般の家庭ではガスこんろやIHヒーター附属のグリルを使用する。ガスこんろのグリルの場合は，炎で金網などを加熱して,赤熱した網から出る放射熱で加熱され,IHのグリルの場合は，ヒーターからの放射熱を利用している。ガスこんろの炎を使うときには，こんろの上に魚焼き網をのせてガスの炎の熱で加熱された網からの放射熱で加熱する。ヒーターの場合は，ヒーターの種類によって放射される赤外線の波長が違うため，ヒーターによって焼け具合に差が出る。遠赤外線を放射するヒーターは食品表面に焦げ色が付きやすい。

炭焼きとその他の熱源を比較した場合，熱量や放射の割合が同等であると焦げ色や焼き時間に大差がないが，香りに差がある。炭火焼がおいしいとされる理由は，焼いた食品の香りが違うためではないかと考えられている[2)]。

1）辰口直子,阿部加奈子,杉山久仁子,渋川祥子：炭焼き加熱特性の解析（第1報),日本家政学会誌,55，707－714（2004）

2）石黒初紀，阿部加奈子，辰口直子，将麗華，久保田紀久枝，渋川祥子：炭焼き加熱特性の解析（第2報)，日本家政学会誌，56，95－103（2005）

表1－29　焼き物の種類と方法

加熱法	種　類		方　法	調味料% 塩	醤油	みりん	清酒	砂糖	味噌
直火焼き	串　焼　き Brochette (仏)	素焼き	主に下ごしらえの一つとして味をつけずに焼く。これを保存用，照り焼き，汁の身，あえ物，煮物にする。						
		塩焼き	塩をふって焼く。鮮度の良いものはもち味が生かされる。	1～1.5					
	網　焼　き Grilling Broiling	照り焼き	魚や鶏肉を素焼きした後「たれ」をかけて乾かす程度に焼く。2～3回繰り返して味をつけ，照りを出す。		8	8	5	2～3	
	機器焼き (グリル・ガス・IHレンジ) Grilling (電気ロースター)	つけ焼き*	「たれ」の中に魚や肉類を浸してから焼く。		8	8	8	2～3	
		かば焼き**	ウナギは素焼きしてさらに蒸してから「たれ」をつけて焼く。サンマやイワシは蒸さない。		10～12	8	8	2～3	
		味噌づけ焼き	塩をした魚の水気を取り，ガーゼに包んで酒・砂糖を混ぜた味噌につけてから焼く。				10	5～10	50～60
		味噌焼き	素焼きした魚に調味した味噌をつけて焼く。	(だし汁5)		3		2	10
	(トースター) Toasting オーブントースター		トースターは，6～8枚切りの食パンをトーストする。 オーブントースターは厚切りのパン，グラタンやメレンゲの焦げ目つけ，目玉焼きなどにも用いる。						
間接焼き	フライパン焼き Pan frying		高温のフライパンまた卵焼き鍋に適量の油を入れるか，薄くひいて***，あらかじめ調味した材料を入れて焼く。ムニエル，ハンバーグステーキ，ビーフステーキ，卵焼きなど。目玉焼きや焼きぎょうざの場合は水を補給して蓋をすれば，蒸し焼きにすることもできる。						
	板　焼　き Griddling		高温の厚手の鉄板または電気ホットプレートでケーキ生地または，肉類，野菜を焼く。鉄板には油をひく***。ワッフル，たい焼きなどの焼き型は一種の板焼きである。						
	オーブン焼き Roasting Baking		ガスオーブン，電気オーブンなどで熱源からの熱が庫内に閉じ込められているので全面から加熱される。そのため食品を裏返す必要がない。食品から出る水分は蒸気となって庫内に残るので蒸し焼きの状態になる。 洋菓子の生地，和風焼き菓子，パン生地，ロースト用肉類，魚介類などを焼く。						
	包み焼き Papillote (仏)		アルミ箔，パラフィン紙，硫酸紙，和紙を適当に切って，加熱中汁が出て流れやすいもの，風味の逃げやすいもの，細かくて網の目から落ちやすいもの，比較的淡白な味の食品を包んで，網，フライパン，オーブンなどで焼く。						
	石　焼　き (埋み火焼き)		高温にした小石の中でいも類，くり（皮に切り目を入れる）を焼く。たき火の後の熱い灰の中で焼く埋み火焼きもこれに類する焼き方である。						
	ほうろく焼き		素焼きの平たい土鍋で淡白な魚，エビ，貝類，ぎんなん，きのこ類を蓋をして蒸し焼きにする。						

*つけ焼きと同様にして照りを出す焼き方を照り焼きとする場合もある。
**素焼きの後，蒸さない地域もある。　***フッ素樹脂加工したものでは，油を使わないこともある。

2）間接焼き・熱板焼き

間接焼きのうち熱板焼きは，フライパンや鉄板，陶板などの中間体を熱源で加熱して，その熱が伝導伝熱で食品に伝えられる。熱板に接している部分は加熱されるが，熱板に接していない食品の側面は温められた空気からの対流伝熱で加熱されるが，その割合は小さい。上部は加熱されにくいため，一般には食品を途中でうら返して加熱する。

3）オーブン焼き

オーブンは，囲われた空間を加熱し，その中で食品を加熱する加熱機器で，熱せられた空気からの対流伝熱と庫壁からの放射伝熱，天板からの伝導伝熱によって複合的に加熱される。オーブンの構造は，ガスで下部から加熱するものや，電気ヒーターが上部と下部に露出して設置され放射伝熱の強いもの，さらに庫壁にファンを取り付けてガスやヒーターで熱せられた空気が庫内を循環する強制対流式のコンベクションオーブンと呼ばれるものがある。さらに，水を熱して蒸気を発生させるスチームオーブンもある（図１－12）。

オーブンの構造によって加熱能力に差があるため，同じ庫内温度で同時間加熱しても，オーブンのタイプによって焼け具合は異なったものとなる。下部に熱源のあるガスオーブンはもっとも加熱能が低く，ヒーターの露出している電気オーブンがそれに次ぎ，強制対流式のオーブンは加熱能が高い。スチームオーブンは，初期の加熱能が高い。同じ庫内温度であれば，加熱能が高いほど食品表面への伝熱が速く，食品内部の温度上昇も速くなるため，短時間で焼き上がる。加熱能は複合熱伝達率で表すことができる。また，ヒーターが露出している電気オーブンは，放射伝熱の比率が高いため，食品の表面の焦げ色がつきやすい。

加熱能を表す複合熱伝達率とそれぞれのオーブンが伝える熱のうち，放射伝熱によって伝えられる割合を放射伝熱率として計算し，各種のオーブンについて測定した結果を表１－30に示した。オーブンの種類によって，適確な温度設定をすること

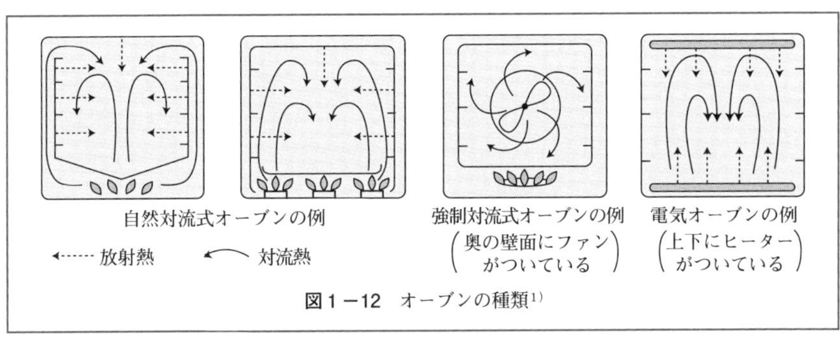

図１－12　オーブンの種類[1)]

1）渋川祥子，杉山久仁子：新訂調理科学，30，同文書院（2005）を改変

表1－30　オーブンの種類による加熱能（複合熱伝達率と放射伝熱の割合）[1]

機　種	複合熱伝達率 (W/(m²·K))	放射伝達の割合 (%)
強制対流式ガスオーブン	55	25
強制対流式電気オーブン	42	40
電気オーブン	24	85
自然対流式ガスオーブン	19	50

が望ましい。

オーブンで加熱するときには天板を使用することが多いが，天板の使用によって加熱速度が速くなるものや影響の小さいものがある。これもオーブンの構造によって異なる。一般に強制対流式オーブンの加熱速度はほとんど変わらないが，電気ヒーター式のものや，自然対流式のものは天板を使用することで加熱速度が速くなる[2]。

焼き調理の特徴をまとめると以下のようになる。

① 表面の水分は蒸発し，におい成分も蒸散する。
② たんぱく質は凝固し，でんぷんは糊化して膜をつくり，水を使わないので水溶性成分の溶出が少なく，味は濃縮される。
③ 表面に焦げができて焦げの風味が食品のうま味に加わる。

焼き物をつくるときに，水を加えて蒸気を発生させ，蒸し加熱を同時に行うことがある。これを「蒸し焼き」という。例としては，オーブンでカスタードプリンの焼き調理を行うときに，天板に水を張ったり，ぎょうざを焼くときに，焼いている途中で水を差して蓋をし，蒸し加熱を併用することなどである。

（6）揚げ物

揚げ物は，高温の油の中で食品を加熱する調理法で油の対流によって食品の表面に熱が伝えられ，表面から中へは伝導で熱が伝わる。油の温度は，100℃以上にすることができるため，食品の表面から水分が蒸発し，油が吸収されて食品表面で水と油の交換が起きる。油の比熱は，0.48kcal/kgで熱容量が小さいため，温度変化が起こりやすく，温度を管理しにくい。食品の種類や大きさにより，揚げ油の適温があるが，材料の表面積が広いと蒸発が激しく起きることにより気化熱が奪われて温度が急激に下がるし，入れる食品の量が多いと，同様に温度低下が起こりやすい。また，食品の種類によって内部の温度を十分高くする必要のあるものと，低めでよいものがある。食品の種類と材料の量，食品の表面積を考えて火加減を調整して温度管理

1）渋川祥子：熱伝達法の異なるオーブンの加熱能について（第2報）スポンジケーキ焙焼との関係，家政学雑誌，35，156－160（1984）
2）渋川祥子：熱伝達法の異なるオーブン加熱能について（第4報）天板の影響，家政学雑誌，37，87－92（1986）

表1－31　揚げ物の種類と方法

種　類		方　法
和食	素　揚　げ か　ら　揚　げ	食品そのままを揚げる。なす，かぼちゃなど。 片栗粉または小麦粉をまぶして揚げる。魚，肉など。
	衣揚げ　天ぷら	卵を冷水で溶いた中に，小麦粉を加えて軽く混ぜた衣をつけて揚げる。主に魚介類を用い野菜も添える。
	衣揚げ　精進揚げ	動物性のものを除いて野菜，いも，きのこ類などを揚げる。
	衣揚げ　道明寺揚げ	小麦粉，溶き卵をつけた上に道明寺粉をつけて揚げる。
	衣揚げ　はるさめ揚げ	小麦粉，溶き卵をつけた上に「はるさめ」を長さ2cmに切ったものをつけて揚げる。
	衣揚げ　その他	そばを切って上と同様にして揚げる。ふを砕いてつける場合もある。
洋食	素揚げ　French frying から揚げ　Frit（フリット），（仏）	食品をそのまま揚げる。じゃがいも，パセリ，パンなど。 魚を牛乳に浸して水気をきってから小麦粉をまぶして揚げる。マス，小アジなどの三枚おろし，シラウオ，ワカサギなど。
	衣揚げ　Fritter Beignet（ベーニエー）（仏）	小麦粉を牛乳で溶き，泡立てた卵白を混ぜてつくった衣をつけて揚げる。卵黄を小麦粉に加えることもある。魚，小エビ，貝柱など。
	衣揚げ　Fry Frire（フリール）（仏）	食品に小麦粉をつけ，溶き卵をくぐらせて，その上にパン粉をつけて揚げる。魚介類，肉などに用いる。フライ，カツレツ，コロッケなどといわれるもの。
中国風	から揚げ　清炸（チンザ）	調味した材料をそのまま揚げる。肉だんご，もつなど。
	衣揚げ　乾炸（ガンザ）	下味をつけた材料に，片栗粉，小麦粉，米粉など乾いた粉をつけて揚げる。肉，魚など。
	衣揚げ　軟炸（ロアンザ）	片栗粉，小麦粉，米粉などを水や卵で溶いた衣をつけて揚げる。肉，魚など。
	衣揚げ　高麗（ガオリー）	泡立てた卵白に少量の水を加えて，片栗粉，小麦粉または米粉を混ぜ合わせた軽い衣をつけて白く揚げる。白身魚，鶏肉，エビなど。

することが必要である。

揚げ温度の適温は，150～200℃の範囲であるが，材料の性質と大きさにより異なる。食品の内部は，水分の残っている場合は，ほぼ100℃までであるが，薄い材料では中の水分まで蒸発してさらに高温になるものもある。多くの場合は180℃が適温とされているが，材料が大きく内部の温度を十分に上げる必要のあるものは，低めの温度（150℃前後）で揚げる（例：いもの天ぷら）。水分を十分に蒸発させるものは低めの温度（150℃）で揚げて取り出し，油の温度を上げて（180℃）もう一度揚げる二度揚げの手法をとる（例：ポテトチップス）。また，内部の温度が上がりすぎない方がよく，外側がからりとした方がよいものについては高めの温度（200℃）で揚げる（例：エビの天ぷら)。

日本料理での揚げ物調理では，一般に多量の油を使用するが，洋風の調理法では，材料がやっと浸かるくらいの少量の油を用いて揚げ物をすることが多い。油を多量に使用する場合には，Deep fry といって少量の油を使う場合と区別することがある。

揚げ物の特徴をまとめると次のようになる。

① 食品の表面近くの水分は減少し，油が吸収される。
② 食品に油の風味が加わり，食品表面の口ざわりが変わる。
③ 加熱時間は短いため，成分の流出や損失は起こりにくい。
④ 加熱中に調味はできないので，加熱の前後に行う。

揚げ物の種類を，表1－31に示すが，主として衣の種類によって分けることが多い。(揚げ物の詳細は p.378，揚げ物の項参照)

(7) 炒め物

炒め物は，熱した鍋で少量の油を使用して食品を加熱する調理で，揚げ物と熱板焼きの中間的な調理法である。揚げ物に比べて油の量が少ないので，鍋の温度が直接接している食品に伝わり，一方からの高温加熱になるので常に食品の加熱面を変える必要がある。そのため，混ぜたり，鍋ふりをしたり，揺り動かしたりする。また，食品は加熱されやすい形に切る必要がある。野菜類のような水分の多いものを炒めるときには，出てきた水分は適度に蒸発させ汁が残らないようにする。

これらのため，使用する鍋は，広めの浅いものを使用する。強火で使用するため，鉄のような高温に耐える材質が適当であり，鉄製の中華鍋などが適している。

炒め調理の特徴をまとめると次のようになる。

① 高温加熱なので，水分が蒸発し，油の風味が加わる。
② 短時間加熱なのでビタミンや色素の損失が少ない。
③ 一方方向からの加熱になるので，材料は火の通りやすい形に切り，動かしながら加熱する。
④ 調味は加熱前，加熱中，加熱後など適宜行うことができる。

表1－32　炒め物の種類

種類	方法	調理例
油炒め	調理の下調理として炒める	みじん切りしたたまねぎの油炒め ルーなど
	炒めて仕上げる場合	野菜の油炒め 炒飯，焼きそばなど
炒め煮	炒めた物に汁を入れて煮る	炒采（中国料理） いり鶏（日本料理）

炒め物の種類を表1－32に示した。

(8) いり物

いる（煎る）とは，油を使わず，食品を加熱し水分を蒸発させる調理法である。水分が蒸発し100℃以上の高温になるため，焦げ色や焦げの香ばしい風味が加わる。鍋やフライパン，いり専用の「ほうろく」（陶器の平たいいり鍋やごま専用の丸い形のもの）を用いる。

ごまや大豆など，もともと水分が少なく形の小さいものはそのまま用いるが，魚，豆腐，卵など水分の多いものの場合は，細かく砕いた形でいる。魚のそぼろ，いり卵などである。この場合は，鍋底が焦げつかないように火加減に注意し，常に混ぜながら加熱する必要があり，場合によっては湯煎にすることもある。また，焦げ付きを防ぐために油を少量用いる場合もある。その他，材料の表面を加熱するために油であらかじめ炒める料理について，「いり」の名称を使うこともある。料理名「いり鶏」（p.260）などがその例である。

3．熱源と加熱器具

(1) 熱源と加熱機器の概略と特徴

1) ガスこんろ

可燃性のガスと空気を混合して燃焼させる機器であり，調理にもっとも広く使用されている熱源である。燃焼バーナーと五徳で構成されている。焔（ほのお）の高温部分は1,300℃程度にもなり，短時間で高温を得ることができる。機器は近年，大幅に改良され，ガス漏れ防止装置や立ち消え防止装置をはじめ，タイマーや鍋底の温度を感知して温度調節できるものも多くなって，適温が得やすく，安全なものになっている。構造の略図は，図1－13に示す通りである。燃焼バーナーはガスの種類に合致したものを使用する必要がある。配管で供給される都市ガスのほかボンベで供給されるプロパンガスも使用されている。

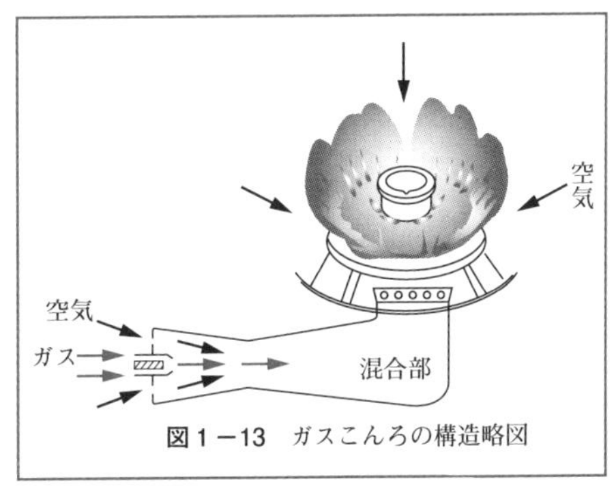

図1－13　ガスこんろの構造略図

2) 電気こんろ

電気をエネルギー源として，螺旋状のニクロム線に通電して発熱させる。ニクロム線を陶板の上に渦巻き状にのせたものや，図1－14のように，ニクロム線の周りを鋼の管で覆ったものを渦巻き状にしたものがある。100Vの電源では火力が弱く，立ち上がりが遅いが，消火後の余熱は大きい。

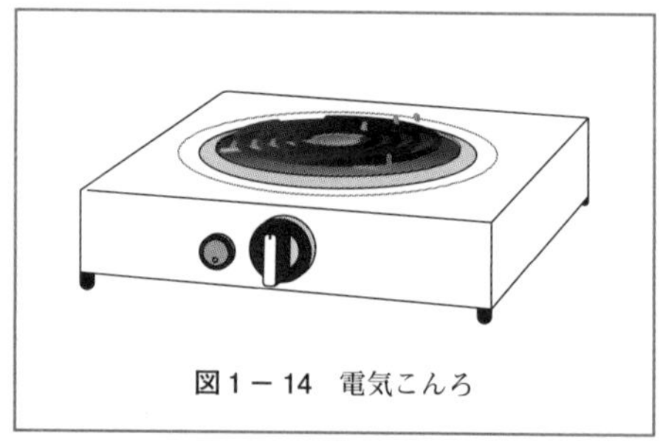

図1－14　電気こんろ

3）IHヒーター

IHはInduction Heating（誘導加熱）の頭文字で，電磁調理器ともいわれる。図1－15に示すような構造になっており，トッププレートの下にある磁力発生コイルに通電すると磁気が発生する。その磁気で鍋底にうず電流が発生し，電気抵抗で発熱する仕組みである。したがって，磁気を受けて電流の起こりやすい材質（磁性）の鍋しか使うことができず，鉄を含む鍋（鉄鍋，ホーロー鍋，ステンレス鍋）が使用できる。現在は，アルミニウム，銅の鍋も使用できる機種も開発されているが，それらの鍋での加熱速度は劣るといわれている。発熱するのは鍋底なので，電気こんろよりは熱効率が高く，90％程度である。このため，加熱速度は電気こんろより速く，100Vの電源では最大出力でガスの中火程度の火力を得ることができ，200Vの電源ではガスの強火と同程度の火力が得られる。

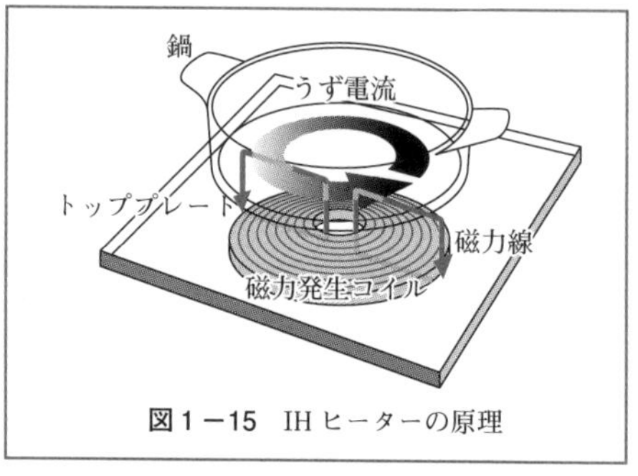

図1－15　IHヒーターの原理

ガスに比べて排気ガスが出ないので，室内の空気は汚れない。また，ガスこんろのようにバーナーや五徳がないのでトッププレートが平らで掃除が簡単である。

4）電子レンジ

電子レンジは，マグネトロンから発せられるマイクロ波によって食品を加熱する機器である。食品は，マイクロ波を吸収しその振動に合わせて分極した分子が激しく動くことによって発熱する。

電子レンジ加熱の原理と特徴については，p.26参照。

電子レンジの基本的な構造は，図1－16に示す通りである。マグネトロンが心臓部であり，マグネトロンに送る電流を調整するために高圧トランスや整流器が設置されている。マグネトロンから発射されたマイクロ波を食品に均一に照射するため，プロペラ型の羽を回転させながら穴からマイクロ波を照射したり，スターラーで攪拌したり，食品をのせるテーブルを回転させたりする。底の部分にターンテーブルのついていない機種では，マイクロ波は，底板の下でプロペラ型の羽が回転しながら照射されている。また，多くの機種では，センサーで食品の温度を感知したり，

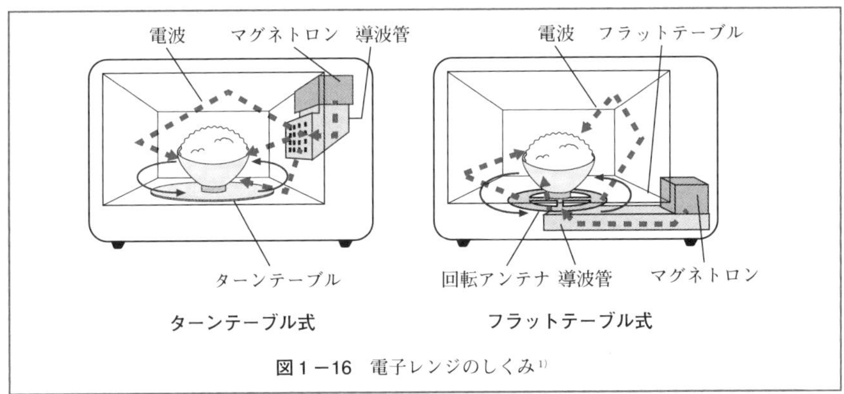

図1－16　電子レンジのしくみ[1)]

重量や蒸気量を感知して照射時間を制御できる自動プログラムがついている。

同じ箱形の機器であることから，オーブン機能も兼ね備えている機種が多く製造され，「オーブンレンジ」と呼ばれている。

5）オーブン

オーブンは基本的には，囲われた空間を熱源で加熱して，高温の空気の中で食品を加熱する機器である。現在はその構造が複雑になっており，多くの機種では，庫壁にファンがついていて，中の空気を撹拌する構造になっている。これを強制対流式オーブンまたはコンベクションオーブンと呼んでいる。その他は，庫壁の上下にヒーターをつけたものもある。これらの構造によって加熱の能力が異なる(p.39，オーブン焼きの項参照)。

近年のオーブンは温度調節機能やタイマーがついているので，温度と時間の設定を行って調理することができる。また，オーブンと電子レンジを一つの機体の中に組み込んだものが多く，「オーブンレンジ」とよばれている。この種の機器では，オーブン加熱と電子レンジ加熱を併用することもできる。オーブンと電子レンジでは，加熱の特徴が異なるため，その点を理解して利用する必要がある。

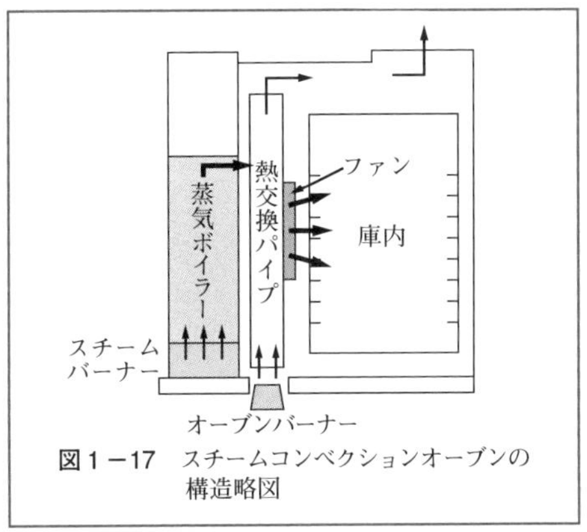

図1－17　スチームコンベクションオーブンの構造略図

最近，スチーム加熱とオーブン加熱を組み合わせた機器が普及してお

1）一般社団法人日本電機工業会のホームページより
https://www.jema-net.or.jp/Japanese/ha/renji/mechanism.html

り，「スチームコンベクションオーブン」とよばれている。主として大量調理で利用されるが，この種の機器では，100℃以上の蒸気（過熱水蒸気）で加熱することができる。機体は大型のものが多く，同時に多くの食品が加熱できる点や，蒸気加熱，熱風加熱の切り替えができ，焼く，煮る，蒸す，ゆでるなど多様な加熱調理に利用することができるため，業務用には広く普及している。家庭用のオーブンでも蒸気を噴出できるものが増えているが，100Vの電源では大きな出力が期待できないため，スチームを用いる効果は，業務用に比べて低い。

過熱水蒸気による調理の特徴は，初期の表面の加熱速度が速いことであり，オーブン加熱とは異なる成績のものができることがある[1)2)]。これらの機器の概略図を図1－17に示した。基本的には，蒸気発生装置と加熱装置で構成されている。

6）トースター等

電気ヒーターを装着した焼き物用の器具がある。代表的なものはオーブントースターである。上下に電気ヒーターが付いており，簡単に食品の表面を焼くことができる。使われているヒーターは多種類あり，ニクロム線を鋼の管で覆ったものやその管の表面を特殊加工したもの，ガラス管で覆ったもの，ハロゲンヒーターなど種類が多く，それぞれ放射する赤外線の波長領域が違うので，食品の焼け方が若干異なる[3)]。赤外線のうち，比較的波長の長い部分（3 μm以上）を遠赤外線と呼んでいる。遠赤外線は食品の表面を効率よく加熱するため，遠赤外線の放射率の高いヒーターでは，食品が加熱されやすい[4)]。

（2）加熱用器具―鍋類

食品を加熱調理するための器具として鍋が使われる。鍋の材質としては，耐熱性があり，衝撃に強く，食品の成分に対して安定であり，成型しやすい，等の性質のものが好ましい。そのため，一般には金属が使われる。

一般に使用されている金属はアルミニウム，鉄，およびその合金であるステンレスが多い。一部，銅も上等な鍋に使用されている。金属のほか，耐熱性の陶磁器やガラスなども使われている。それぞれの材質の熱的な性質は異なる。熱伝導率，比熱，融点は表1－33に示す通りである。

アルミニウムは熱伝導率が高く，成型が容易で軽いため，多くの鍋に使用されているが，酸やアルカリで変質を起こしやすく，また比較的融点が低いので空焚きに

1）山田明子，杉山智美，渋川祥子：スチームコンベクションオーブンの加熱特性，日本家政学会誌，53，331－337（2002）

2）大石恭子，渋川祥子：過熱水蒸気が焼成品の調理特性に与える影響，日本調理科学会誌，41，18－25（2008）

3）佐藤秀美，渋川祥子：食品の放射加熱に及ぼすヒーターの放射特性の影響，日本家政学会誌，40，987－994（1989）

4）杉山久仁子，渋川祥子：放射加熱における赤外線波長の食品表面への浸透性，日本家政学会誌，53，323-329（2002）

表1－33　鍋材質の熱的性質[1]

材　質	熱伝導率（W/（m・K））	比熱（J/（kg・K））	融点（K）
鉄	104	322	1809
銅	429	323	1358
アルミニウム	248	675	934
ステンレス（SUS304）	16	511	
チタン	27	405	1944
ホーロー[2]	79	440	
パイレックスガラス[3]	1.1	730	
陶　器[3]	1.1～1.6	～1,000	

100～150℃での値，一部300℃

弱い。鉄は強度が高く，高熱にも強いが，金属の中では比較的熱伝導率が低く，錆が出やすいことが欠点である。銅は，金属のうちでもっとも熱の伝わりやすい材質であるが，日用品としては高価であることや錆が出やすいことが欠点である。これらの欠点を補うために鉄とクロムやニッケルとの合金であるステンレスが利用されている。これは食品の成分に対して安定で錆が出ないことで非常に扱いやすいが，熱の伝わり方は良くない。外側に錆の出にくいステンレス，その内側に熱伝導の良い，銅やアルミニュウムを重ねた多層のクラッド鍋も作られている。かたい金属として一部チタンが使われているが，金属としては熱の伝わり方は良くない。ホーローはアルミニウムや鉄の周りをガラス質でコーティングしたもので，熱の伝わり方は少し低いが食品の成分に対して安定で扱いやすく，いろいろな色や模様が付けやすいため広く使われている。しかし，衝撃に弱く，欠けると中の金属が錆びる欠点がある。

食品を鍋に入れて加熱したときの温度上昇は，材質の熱伝導率と熱容量が関係している。熱容量は比熱と重量（質量）の積で計算することができ，熱容量の大きい鍋，すなわち，材質の比熱が大きく，重い鍋は，温まりにくく冷めにくいので保温性が高い。湯を沸かすときなどには，熱伝導率が高く，軽い（薄い）鍋の方が早い。

鍋の多くは，金属の板を整形して作られるが，溶かした金属を鋳型に流して作る鋳物鍋も作られており，これらは厚手で重く（質量が大）保温性が高い。

鍋底の温度分布は焦げつきに関係するが，鍋底の厚いもの，熱伝導率の高いものほど鍋底の温度分布は均一で焦げつきは起こりにくい[2]。調理の種類によって鍋を選ぶ必要がある。

鍋の形は，それぞれの調理の目的に合わせて，口の広さや深さが異なる。取っ手（柄）のつき方によって，片手鍋，両手鍋，取っ手の取りはずしのできるものなどがある。

1）日本熱物性学会編，新編 熱物性ハンドブック，養賢堂，23－25，213（2008）

2）辰口直子，渋川祥子：材質及び厚さの異なる鍋の調理特性に関する研究，日本調理科学会誌，33，157－165（2000）

3）日本機械学会，第4版伝熱工学資料（1986）

最近は，鍋やフライパンの内側をテフロン加工したものが多く，食材が付着しにくく，扱いやすい。「テフロン」とはポリテトラフルオロエチレンの商品名で，耐熱性，浸食性に優れた物質である。一般に耐熱性は−100 ～ 230℃の範囲といわれており，通常の調理温度には耐えられるが，空焚きなどをして高温になると劣化する可能性がある。

その他，蒸気を鍋内に閉じ込めて温度を高くできる圧力鍋，余熱を利用できるように鍋の構造を工夫した保温鍋，電気ヒーターやIHを内蔵して温度・時間の管理できる自動鍋などが開発されている。

第4節　非加熱調理

調理操作は各種の操作が複合的に行われる。加熱，調味以外の調理操作は，次のような操作がある（p. 3，表1－2参照）。

1．非加熱調理操作

(1) 計　量

食品の量は手軽に体積で測ることが多いが，不定形の固体は重量で測る。

体積を測る計器としては，計量スプーンや計量カップが使われる。計量スプーンは5mℓと15mℓのものが一般的であり，計量カップは200mℓのものが使われることが多い。昔は，体積の単位として，合，升が使われたので，一部その単位で測る食品（たとえば米や酒など）がある。1合は180mℓであり，1升は1.8 ℓである。

重量を測るためには，最近はデジタル重量計が普及しているので簡単に使用できる。食品は容器に入れて測ることが多いが，多くの機種で風袋引きの機能がついている。なお，日常的に使用するざるやボウルの重量がわかっていると手間が省けて便利である。

液体や粉体は体積で測ることが多いので，体積と重量の関係を知っている必要がある。容量で測る場合は，計量器の形，たとえば，スプーンの形が平たいか深みがあるかなどで変わるし，測るときのすり切り方やおし込み方によっても変化するので一定ではない。標準的な体積と重量の関係は，表1－34に示す通りである。

温度の測定については，温度計を準備しておくとよい。棒状の温度計や簡易の熱電対の棒状でデジタル表示されるものもある。温度は，茶碗蒸しや温泉卵のように加熱時の温度設定を行う場合，揚げ物の油温の調節の場合，また，砂糖の煮詰めのように煮つめ温度を測定する場合，さらに低温調理の温度管理や衛生管理のために加熱温度や品温を測定する場合に使用される。ガスこんろやオーブンなどの機器に

表１－34　食品の体積と重量の関係[1)]

食品名		小さじ(5mℓ)	大さじ(15mℓ)	カップ(200mℓ)
粒状のもの	米	—	—	150
	押し麦	—	—	100
	大豆	—	—	130〜150
	小豆	—	—	130〜150
	ごま	3	10	120
粉状のもの	上新粉	—	—	125
	白玉粉	—	—	120
	小麦強力粉	3	8	110
	小麦薄力粉	2.5	8	100
	オートミール	—	—	65
	乾燥パン粉	2	6	80
	生パン粉	1	3	40
	重曹 ふくらし粉 でんぷん	3.5	11	—
	さらしあん	—	—	120
	カレー粉 こしょう	2	7	—
	からし わさび粉	2	7	—
	脱脂粉乳	2.5	8	100
	粉ゼラチン	3	8	100

食品名		小さじ(5mℓ)	大さじ(15mℓ)	カップ(200mℓ)
調味料	味噌	6	18	230
	砂糖　上白糖	3	10	120
	〃 グラニュー糖	4	12	160
	〃　ざらめ	5	15	170
	食塩　精製塩	6	18	200
	油	4	12	160
	バター	4	13	180
	ショートニング	4	12	160
	マヨネーズ・ソース	4.5	14	180
	トマト・ケチャップ	6	18	230
	ウスターソース	5	16	220
	醤油 みりん	6	18	230
	水 酢 酒	5	15	200
飲料ほか	煎茶	2	6	80
	番茶	1.3	4	50
	抹茶 紅茶	1.5	5	60
	インスタントコーヒー ココア	2	6	80
	水あめ はちみつ	7	22	290

数字は概数で，単位はg。
—は実用性のないものとしてはぶく。

は温度自動調節機能がついているものも多くなった。

時間を測ることも調理上大切なことであり，タイマーの使用が便利である。

(2) 洗　浄

衛生的に調理する第一段階は洗浄である。野菜，果物などは，表面に細かい凹凸があり，葉や柄のつけ根や葉の裏などは，水に浸すだけでは表面張力のためくぼんだところまでは十分に洗えない。流水の力やふり洗い，こすり洗いで物理的に十分洗い流すようにする。

魚類はうろこ，えら，腸を取り除いたあと，よく水洗いし，切ったあとは水洗いを避ける。

1）松元文子編：調理のための食品成分表 四訂，柴田書店（1983）に一部加筆

洗い方は流し洗い（流し水で洗い流す，ほとんどの食品に用いる），こすり洗い，（たわしその他でこすり取る，根菜，果菜類など），攪拌洗い（かき回して洗い流す，米，豆類など），ふり洗い（ざるに入れて，ふりながら洗う，貝類，小魚類など），もみ洗いなどがある。

食品に限らず，調理器具，食器，布きんなどを清潔にするために洗浄することはいうまでもない。まな板，布きんなどは，微生物が繁殖しやすいので，熱湯消毒または台所用漂白剤により漂白をかね殺菌して再び洗浄してから，直射日光で十分乾燥させることが必要である。

(3) 浸　漬

浸漬は，洗浄のように単純な目的でなくいろいろな目的をもって行われる重要な操作である。

1）戻す，浸す：一般の乾物類，穀類，豆類などの水分は，普通20％以下であるから加熱する前に水または湯に浸漬して十分吸水させる。この操作を水に「戻す」とか「浸す」という。あらかじめこれらの操作を行うことで食品は膨潤し，熱の伝導が容易になり，調理時間が短縮され，でき上がりも良くなる。

2）アク抜き：「アク」は，食品にえぐ味，苦味，渋味を与える物質の総称で，一般には好ましくない味，悪いにおいなども含めたものをいう。これらを含む食品をそのまま，またはゆでてから，水に浸して，これらの成分を水に溶出させることができる。これを「アク抜き」という。この場合は，水溶性ビタミンの損失は免れない。調理では，栄養分の損失を少なくすることにつとめながらも，おいしくするための操作で損失する栄養素との両立がむずかしい場合も多い。

3）変色を防ぐ：れんこん，ごぼう，いも類，果物の中には皮をむいたり，切ったりすると組織中の成分が酸化酵素と空気中の酸素によって酸化され，変色現象を起こすものがある。これらの食品は切断した直後，水または薄い食塩水（1％），酢を加えた水などに浸漬すると，酵素反応を不活性化し，空気も遮断されるので変色を防ぐことができる（p.454，褐変反応の項参照）。

4）塩出し：貯蔵用に塩漬けした食品は，水に浸漬して塩分を浸出させる。塩カズノコ，わかめの塩漬けなどの塩出しの例がある。

5）調味料の浸透：食品に調味料を浸透させるために調味液に浸漬することが行われる。

(4) 切断・粉砕・磨砕

1）切　る

切る操作は，調理操作の中でも頻度が高く，技術的にも熟練を要する。切る目的は，

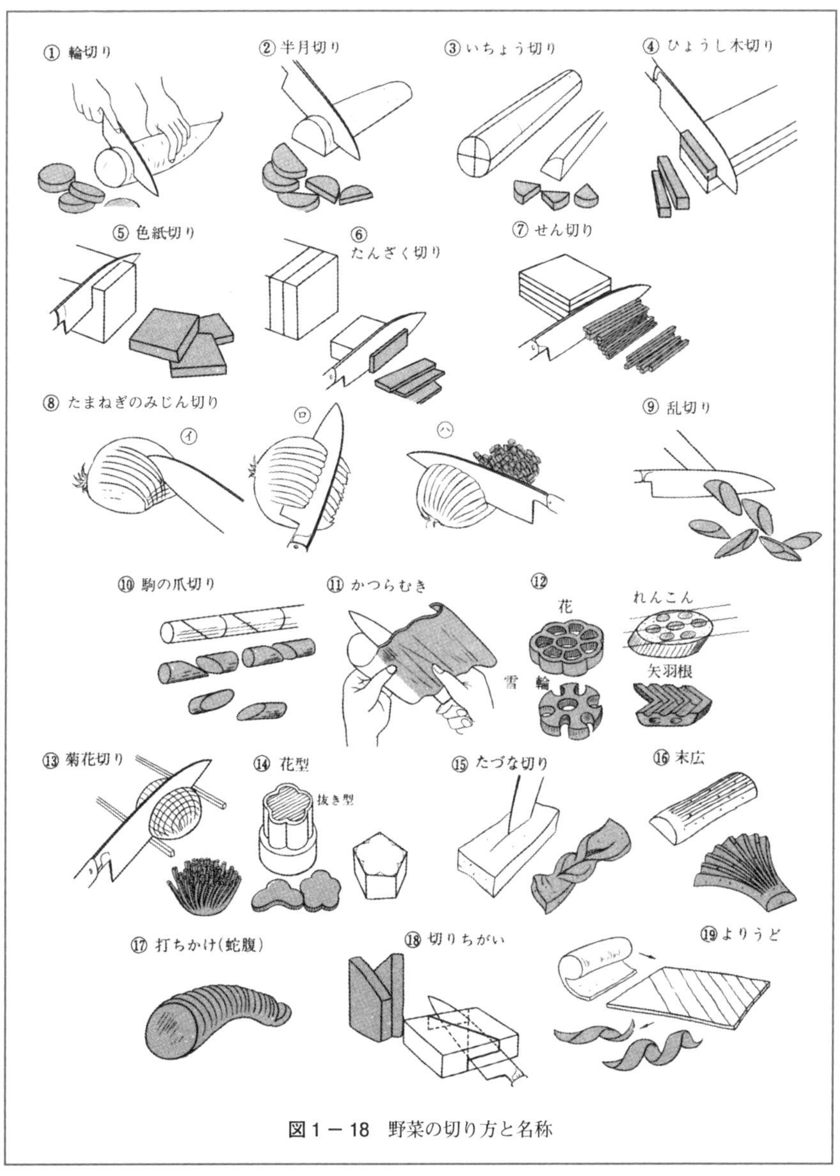
① 輪切り
② 半月切り
③ いちょう切り
④ ひょうし木切り
⑤ 色紙切り
⑥ たんざく切り
⑦ せん切り
⑧ たまねぎのみじん切り
イ
ロ
ハ
⑨ 乱切り
⑩ 駒の爪切り
⑪ かつらむき
⑫
花
れんこん
雪
輪
矢羽根
⑬ 菊花切り
⑭ 花型
抜き型
⑮ たづな切り
⑯ 末広
⑰ 打ちかけ(蛇腹)
⑱ 切りちがい
⑲ よりうど

図1－18　野菜の切り方と名称

① 食べられない部分を取り除く。例としては，野菜類の根や皮を取り除く，魚の頭やひれを取り除くなどである。

② 食べやすい形や大きさにしたり，見た目を美しくする。切り方にはそれぞれ名

前がついている。野菜の切り方の例を図1－18に示す。

③　食品を切ることによって表面積が広くなり，加熱時間が短縮され，調味料の味がつきやすくなる。

道具としては，各種の包丁や皮むき器，調理ばさみを使用する。

2）粉　砕

主として穀類等を粉状に加工するときの操作のことをいうが，調理では，ある程度の大きさに砕く操作の場合にも使われる。いった種実類を砕いたり，肉をひき肉にする操作がある。

3）磨　砕

食品を細かく砕いたり，すりつぶしたりして粉状やペースト状にする操作をいう。

いりごまやピーナッツをすったり，魚肉をすり身にしたり，根菜類をすりおろしたりする。すり鉢やおろし金，裏ごしなどを用いるが，現在はミキサーやフードプロセッサー等の機器も用いる。

（5）攪拌・混合・混ねつ

かき混ぜたり，混ぜ合わせたり，こねたりする操作は単独に行うものではなく同時に行われるものであるが，目的は次のようなものがある。①数種の材料を均質化する。例としては，肉団子，ケーキ，マヨネーズをつくるときに混ぜる操作である。②とろみのある食品を加熱するとき，熱の伝わり方を均一化する。例としては，あんやソース類を煮る場合。③調味料を均質化する。この操作は①の目的と同時に行うことが多い。例としては，あえものなどをつくるとき。④空気を含ませて泡立てる。例としては，メレンゲをつくるとき。⑤粘弾性を増すためにこねる。例としては，団子やパンをつくるときの操作などである。

（6）圧搾・ろ過

多くの場合，磨砕，攪拌，混合などと併用される。その目的は，①固形物と液を分離する。例としては，あん，果汁，豆腐を絞めるなどがある。②組織を壊す。例としては，いもをつぶす，裏ごしするなどである。こし袋，裏ごし，ざる，押し型などを用いる。

（7）成　形

形を整える操作である。圧搾と同時に行うこともある。手で成形する場合と，成形の道具を利用することがある。手で成形する例は，包む（ぎょうざ，しゅうまい，まんじゅうなど），結ぶ（結びみつば，結びキスなど），握る（おにぎり，握りずしなど），丸める（あん，団子など）であり，道具を使う例は，型に入れる（ゼリーなどを固める，焼き菓子など），型で抜く（野菜や，クッキーの型抜きなど）があり，すだれで巻く（巻きずし，伊達巻など）ことなどがある。

（８）冷却・冷蔵

冷却は，調理した材料の温度を下げる目的で行われる操作で，加熱したものを冷やすときや，寄せものをつくるときに利用する。方法としては，①室温に放置する，②送風する（あおぐ），③水で冷やす，④冷蔵庫を利用する，などがある。とくに，寄せものをつくるときには，液状のもの（ゾル）を冷却して固める（ゲル化する）ので，冷却が重要な操作になるが，空気よりも水の熱伝導率が高いので，水中に浸けることが効果的である。水の中においたときには同じ温度の空気中においたときよりも早く冷却することができる。したがって，ゼリーなどを固めるときには，冷蔵庫の中におくよりも冷水（氷水）の中につけておいた方が冷却速度は速い。また，同じ水の中でも動いている水の方が熱の奪われ方が速いので，めん類などを流水で冷却することは効果が大きい。

冷蔵は，主として食品を保存するときに利用されるが，上記の冷却操作にも利用される。現在は冷蔵庫の普及が著しく，簡単に利用できる。冷蔵の定義は，食品が凍結しない状態の低温で保存することであり，温度帯は，約－１～10℃である。冷蔵庫の温度は自動制御されるようになっており，保存する食品によっていろいろな温度帯の冷蔵室を利用することができるように作られているものが多い。

冷蔵のうち，食品が凍結しないぎりぎりの低温で保存することを，チルド保存という。温度が低いので保存期間が長くなる。

（９）冷凍・解凍

１）冷　凍

冷凍（凍結）は，主として食品の保存のために利用するが，調理操作としては，アイスクリームやシャーベットをつくるときにも利用する。現在は，冷凍冷蔵庫が普及しており，－５～－20℃程度の温度範囲を保つことができる。冷凍は，食品中の水のほとんどが凍結することによって微生物が増殖できなくなるため，

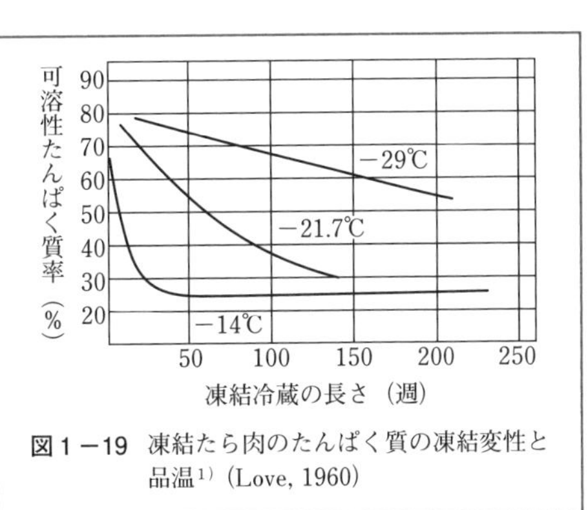

図１－19　凍結たら肉のたんぱく質の凍結変性と品温[1)]（Love, 1960）

1）加藤舜郎：食品冷凍の理論と応用，光琳（1979）

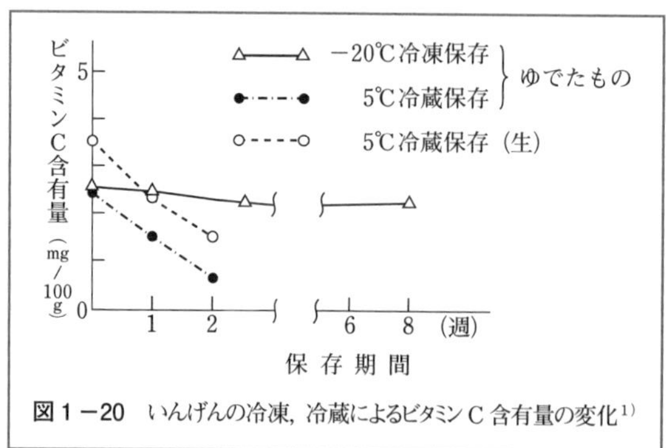

図1－20　いんげんの冷凍，冷蔵によるビタミンC含有量の変化[1)]

冷蔵に比較して食品の保存期間が長くなる。しかし，冷凍はその方法によって，食品の品質に大きな変化が起きる。

① 凍結による食品成分の変化

微生物による変敗は起こらないが，食品成分の変化は起こる。i たんぱく質は，凍結による変性を起こすものがあり，凍結温度や凍結速度によって変性の起こり方は異なる（図1－19参照）。一般に，凍結温度が低い方が変性は起こりにくい。ii 脂肪は，リパーゼによる分解や不飽和脂肪酸が酸化される反応によって酸敗が徐々に起こる。とくに凍結した氷が昇華して食品の表面が多孔質になった場合は，表面積が広くなるため酸素との接触が起こりやすくなり脂肪の酸化が進みやすくなる。そのため，通気性の低い材質の包装材で密閉する必要がある。iii でんぷん質では，生でんぷんはほとんど変化がない。α化したでんぷんは，凍結中には変質は少ないが，凍結までに10℃以下の老化しやすい温度帯を通過するので，ある程度の老化が起きる。凍結速度が速いほど，老化は起こりにくくなる。iv 色は，酵素反応や酸化反応により変色することがある。v においの成分は，揮発性物質であるので，水分の昇華とともに失われやすいし，逆に気化したにおいの成分を吸着することもある。このような現象が，風味の低下の原因となる。この点でも包装することが，冷凍食品の大切な要件になる。vi ビタミン等も，保存温度によって損失状態は異なる。しかし，冷蔵などと比較すると損

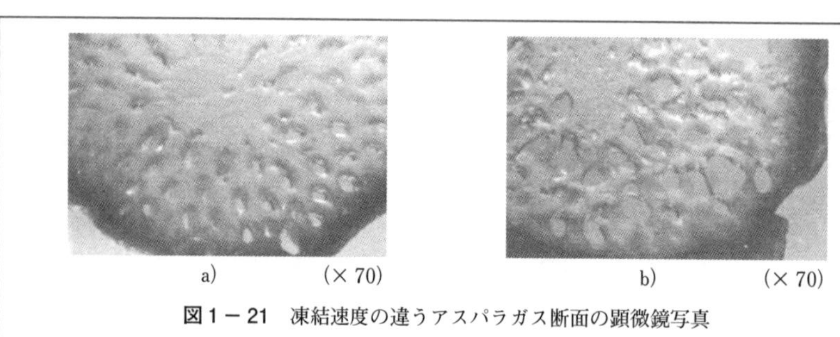
a)　(×70)　　b)　(×70)

図1－21　凍結速度の違うアスパラガス断面の顕微鏡写真

ブランチングし凍結・解凍したアスパラガスの横断面で，a）は約15分で最大氷結晶生成帯（0～−5℃）を通過しており，b）は約1時間かかっている。b）の場合はできる氷結晶が大きいので，大きな穴ができている。

1）渋川祥子，鈴木洋子：横浜国大教育紀要，19（1979）

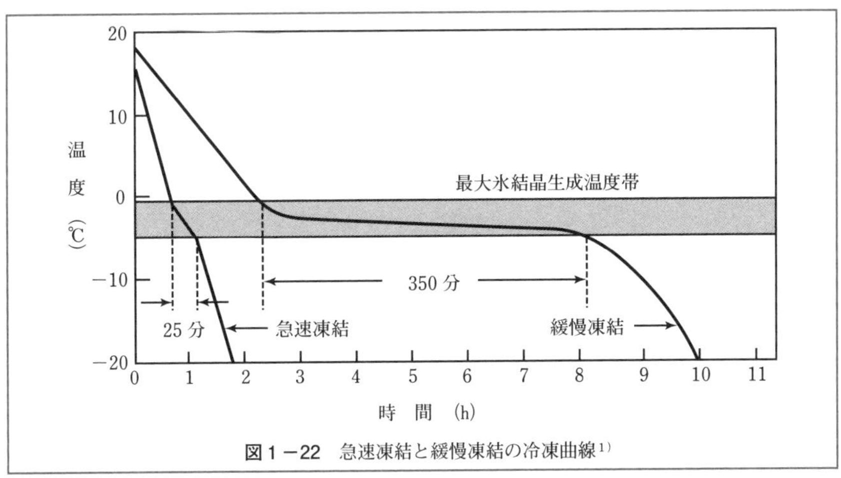

図1－22　急速凍結と緩慢凍結の冷凍曲線[1)]

失率は少ない（図1－20 参照）。

② 凍結による食品組織の変化

食品中の水分は緩慢凍結をした場合には，氷結晶が大きく，急速凍結では氷結晶は小さい。氷結晶が大きいと食品の組織が損傷を受けるので解凍の際にドリップの流出が多くテクスチャーも味も悪くなる。したがって急速凍結をする必要がある（図1－21 参照）。

冷凍庫中の空気は乾燥しているので，表面付近の氷は昇華しやすく，乾燥しやすい。乾燥すると氷の結晶のあとが空洞になって表面が多孔質になり変質の原因となる。冷凍中に乾燥が起こらないように包装したり，密閉容器に入れたりして表面を覆うことが大切である。

③ 急速凍結と緩慢凍結

図1－22 は，食品を凍結するときの温度変化を示したものである。冷却によって食品の品温は降下するが，0～－5℃で温度降下が一時停滞する。これはこの付近の温度帯で食品中の水分が氷結するためであり，この温度帯を最大氷結晶生成帯という。この温度帯を時間をかけて通過すると最初にできた氷結晶が生長して大きな結晶ができるが，短時間で通過する場合は結晶は生長せず細かい結晶が多数できる。この温度帯を速やかに通過させる方法を急速凍結といい，時間がかかる場合を緩慢凍結という。現在市販されている冷凍食品は急速凍結して製造されている。

④ 冷凍食品の品質

冷凍食品の品質を左右するのは，凍結前の①原料の品質，②凍結速度，③貯蔵中の温度や温度変化である。保存温度は低い方がよく，貯蔵中の温度変化はできるだけ少ない方がよい。

1）高橋雅弘監修：冷凍食品の知識，幸書房（1982）

表1－35　食品中で氷結析出する水分の割合と品温との関係[1)]　(Riedel)

食品別	含有率%（原料）	氷結できる水分量に対して氷結析出する率%					氷結しない水分kg（乾燥物1kg当たり）
		－5℃	－10℃	－15℃	－20℃	－30℃	
牛肉（少脂）	74	83	93	97	99	100	0.35
タラ（Haddock）	83.5	87	94	97	98	100	0.39
マダラ	80.5	85	94	97	98	100	0.39
液卵（黄白混合）	74	90	95	98	99	100	0.20
卵　黄	50	89	94	97	98	100	0.40
卵　白	86.5	93	96	98	99	100	0.40
果　汁	88	75	87	93	96	100	0.2
白パン	46	50	87	97	99	100	0.3
ピース	78	68	86	92	96	100	0.2～0.3
ビーンズ	89	84	92	96	98	100	0.2～0.3
ほうれんそう	93	95	97	98	99	100	0.2

表1－35に示すように，食品中の水分はすべてが凍っているわけではなく，温度によって氷結率は異なるので，温度が上下すると食品の中で凍った水が一部解けたり凍ったりするため，氷結晶が成長して，食品の組織を壊すことになる。

⑤　冷凍食品の定義

日本冷凍食品協会の取扱基準や日本標準商品分類によると，冷凍食品とは，ⅰ前処理（不可食部分を除く，または調理する等）を施し，ⅱ急速凍結を行い，ⅲ包装されており，ⅳ－18℃（日本標準商品分類では－15℃）以下に保存して流通するものとなっている。

⑥　ホームフリージング

家庭用冷凍庫は，一部に急速凍結が可能なものがあるが，一般には庫内温度が－20℃くらいであるから緩慢凍結となり，急速凍結した冷凍食品のような品質のものは得にくい。ホームフリージングするには，次のような注意が必要である。

ⅰ　食品を選ぶ：テクスチャーが重んじられるような食品で，組織の損傷を受けやすい食品（野菜や果物など）は，テクスチャーが大きく変わるので，解凍してから食べる場合は冷凍には不向きである。水分を多く含むゲル状の食品（プリンや豆腐など）は不向きである。組織の壊されたものや，解凍後磨砕するものは良い（ミンチ，スープストックなど）。でんぷん性食品（パンや米飯など）は一般に解凍後，良い品質が得られる。

ⅱ　包装する：水蒸気を通さない包装材で，空気を入れないようにぴっちりと密封する。これは乾燥や脂肪の酸化や移り香を防ぐためである。空気が入ると熱

1）加藤舜郎：食品冷凍の理論と応用，光琳（1979）

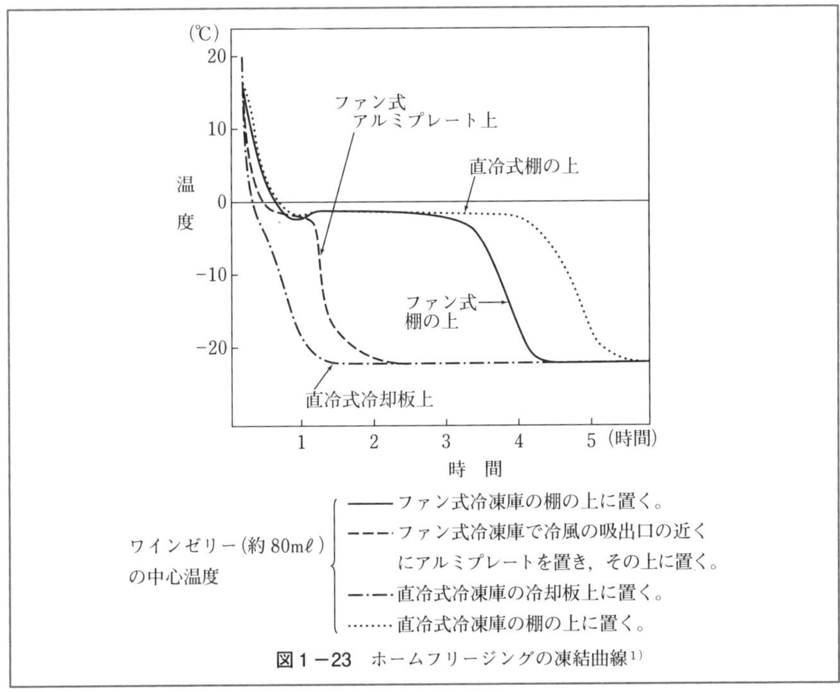

図１－23　ホームフリージングの凍結曲線[1)]

伝導が悪くなり，凍結に時間がかかる。

iii　速く凍結させる：冷凍庫内のもっとも冷える場所におき，型も薄型にする。冷凍庫の冷却方式も影響する。直冷式の方が成績が良いが，空冷式（ファン式）も金属板を使用し，その上に密着させると，冷却速度が速くなり品質が改善される（図１－23 参照）。

iv　使用単位に分ける：凍結したものは，切断したり分割したりすることがむずかしいので使用する量をあらかじめ考えて分けておく必要がある。分割するために部分的に解凍し，再凍結すると品質が劣化する。

v　下処理をしてから凍結する：肉や魚は，調理して凍結した方が，変質が少ない。これは，食品中の液体の濃度が高くなり，氷結率が下がるためである。野菜は酵素作用による変色やにおいの変化を防ぐため，さっとゆでて（ブランチングという）酵素を失活させておく。

2）解　凍

凍結された食品を，凍結前の状態または加熱された状態にする目的のために行う操作である。解凍方法には次のようなものがある。

1）渋川実験

① 生の状態に解凍する場合：解凍の時間はできるだけ短く，かつ解凍された部分の温度は低い方が，品質が良い。一般に次のような方法がある。

i 空気中にそのまま放置する：解けた部分の温度が上昇しないように生の魚や肉の場合は冷蔵庫を利用することが多い。この場合は比較的時間が長くかかる。

ii 水中につける：空気よりも水の方が，熱伝導が良いので空気中に置くよりも早く解凍できる。しかし，吸水や水溶性成分の流出が起きるので，プラスチックの袋に入れるなど水と食品が直接接触しないように工夫する必要がある。この場合，伝熱を良くするため袋の中に空気を残さないように食品と袋を密着させる。空気中，水中，ともに流れがあると熱の伝わり方が早くなるので，風を当てるとか水流を利用することで解凍時間を短くすることができる。

② 加熱された状態に解凍する場合：主として調理済み冷凍食品の場合に凍結状態のまま加熱して解凍と加熱を同時に行う。加熱方法としては，冷凍品によって，ゆでる，蒸す，揚げる，焼くなどの加熱方法を利用する。加熱される食品の外側と中心部の温度差が大きくなるので，加熱温度や時間に配慮する必要がある。

③ 電子レンジの利用：生の状態に解凍するときも，加熱された状態に解凍するときにも利用できる。解凍時間が短く良い品質のものが得られる利点があるが，水と氷では誘電損失率が異なるため，溶けた部分は温度が上がりやすく，加熱むらが生じやすい。とくに生の状態に解凍するときには注意が必要である。半解凍までで加熱をやめ，後は自然解凍した方がよい（p.26，電子レンジ加熱の項参照）。

（10）盛りつけ

でき上がった料理を器に盛ることを「盛りつけ」という。また，別々に作った数種類の料理を器に盛ることを「盛り合わせ」という。この操作は，でき上がった料理の価値を上げる重要な操作で，器を選び，美しく，食べやすく盛る。器は，その料理の系統（和風料理か，西洋風料理かなど）や料理の種類（主菜か副菜か），色や温度などを考えて選ぶ。

2．加熱を主操作としない調理法

加熱を主操作としない調理がある。材料はなま物を用いる場合が多いが，前処理として加熱操作を行うものもある。主なものは，酢の物，あえ物，浸しものである。なま物調理は，食品素材の感触や風味を賞味するものである。組織はある程度やわらかく，不味成分のないものが用いられる。一般に新鮮な魚介，野菜，果物などを用いるが，とくに衛生的に扱う必要がある。

（1）寄せ物

寄せ物は，寒天やゼラチン，カラギーナンなどのゲル化剤の溶液（ゾル）やでんぷんの糊化液，魚や肉類の煮汁（コラーゲンが分解したゼラチンが含まれている）が冷えると固まる性質を利用して，他の材料を混ぜ合わせて固める調理である。ゲル化剤を利用するものには，果汁や牛乳などを固めるゼリー類，水ようかんなど，でんぷん糊液を固めるものには，ごま豆腐，ブラマンジェなど，魚や肉の煮汁を利用するものには煮凝りなどがある。

この調理は，加熱と冷却が組み合わされている。

（2）酢の物

酢の物は，下ごしらえした材料をこれに適した調味酢で調味したもので，材料の持ち味にさわやかな酸味と香りを加える調理である。前菜または副菜として供されることが多く，季節感を取り入れることのできる料理でもある。

酢の物の下ごしらえは，表１－36に示す。これらは，あえ物の下ごしらえと共通するところがある。

調味酢は合わせ酢ともいい，食酢や果実酢に塩や醤油，砂糖，その他風味を添える副材料を合わせたものである。その種類や割合の基本を表１－37～表１－39に示す。

表１－36　酢の物の下ごしらえ

方　法	例
生のまま用いる	アワビ，カキ，アカガイなどの貝類，ナマコ，果物など（貝類は酢に長く浸すと身がかたくなり，風味を害す）。
塩をふって，しんなりさせる	だいこん，にんじん，キャベツ，きゅうり，かぶなど，主として野菜の繊維を軟化させ，浸透圧によって出やすい水分を脱水させる。塩分が残るから，調味酢の量を加減する。
塩でしめてから酢洗いまたは酢に浸して用いる	アジ，イワシ，サヨリ，キス，コハダなど小さい魚は２％の塩をふるか10％の塩水につけて身をしめて酢洗いをする。 サバのように青皮で大きい魚は 5%ぐらいの塩をして夏は２時間，冬は４～５時間おいてから食酢に漬けておく。
火を通して用いる 霜ふり ゆでる　など 蒸　す	イカ，タコ，アワビ，シオクラゲ，鶏肉などは霜ふりに，エビ，カニ，シラウオなどは塩ゆでにするか蒸す。 じゃがいものせん切りは塩ゆでにする。れんこんは酢を加えてゆでる。
水にもどして用いる	海藻，水前寺のり，きくらげ，はるさめ（湯につけてもどす）。

表1－37　調味酢の種類と配合（和風）　材料の重量に対する％

種類＼調味料	酢	塩	醤油	砂糖	みりん	その他	
二杯酢 I	10		8				アワビ，カキ（貝），貝類，ナマコ，タコ，アジ，サヨリ，海藻
二杯酢 II	10	1.5					
三杯酢 I	10		8	(3)みりんのかわり	10		魚，貝，エビ，カニ，海藻，野菜類すべてに合う
三杯酢 II	10	0.8	4	(3)			
三杯酢 III	10	1.5		1.5	5		
甘酢	10	1.5		10内外			かぶ，だいこん，果物
酢醤油	10		6～8	0～5			
ポン酢醤油*	だいだいの汁 10		8				カキ（貝），鶏肉，カニ
ごま酢	10	（または2）	8	5	5	ごま	
くるみ酢	10	1	4			くるみ	
落花生酢	10	1.5		5		ピーナッツ5～10	野菜，鶏肉
からし酢	三杯酢に混ぜ合わせる					からし2	アワビ，アユ，アオヤギ，うど
わさび酢	三杯酢に混ぜ合わせる					わさび2	コイ，アユ
たで酢	三杯酢に混ぜ合わせる					たでの葉1～2枚 飯粒少々	
吉野酢	三杯酢に混ぜ合わせる					でんぷん0.5	カニ，きゅうり，タイラガイ
黄身酢**	10	1.5		5		卵黄10 でんぷん1	サヨリ，鶏肉，イカ，エビ，貝柱，きゅうり，うど，トマトなど

*ポン酢は，オランダ語pons（だいだいの絞り汁）に由来する。

**p.261，さき鶏・鶏肉サラダ・棒棒鶏とp.460，グリーンアスパラガスの黄身酢がけの項参照

表1－38　調味酢の種類と配合（洋風）　材料の重量に対する％

種類＼調味料	油	酢	塩	こしょう	からし	砂糖	卵黄
フレンチドレッシング	30	10 油の1/3	1.5	0.2			
French dressing	20	10 油の1/2	1.5	0.2			
Sauce vinaigrette（ソース ヴィネーグレット）（仏）	15	10 油の2/3	1.5	0.3			
マヨネーズ*	150	レモン汁 15	1.5	0.5	0.5	1.5	15～18
Sauce mayonnaise（ソース マヨネーズ）（仏）	100～150	20	1.5	0.5	0.5	1.5	15～18

*マヨネーズは卵黄1個分。

フレンチドレッシング，マヨネーズソースを基本とした応用のソースはp.396，表10－14およびp.402，表10－15参照。

表１－39　調味酢の配合（中国風）　材料の重量に対する％

酢	塩	醤油	砂糖	ごま油	備考
10	0.5	5	2	2	およその基準
5		8		2	醤油味を強くする場合
10	1	3	2	2	色を薄くする場合

表１－40　あえ物材料の下ごしらえ

方法	例
生のまま用いる	マグロ，ヒラメ，イカ，タイ，うどなど鮮度が高く，生のままが最上の風味と食感をもつもの。
水にもどして用いる	わかめ，水前寺のり，きくらげ，キンコ（湯でもどす）など。
塩をふってしんなりさせる	だいこん，にんじん，キャベツ，きゅうりなど主として野菜の繊維を軟化させ，浸透圧によって出やすい水分を脱水させる。塩分が残るから，あえ衣の調味を加減する。
薄塩をして酢洗いをする	あえ衣に酢を用いる場合，貝類，貝柱，アジ，コハダ，サヨリ，キス，イワシなどの生魚や塩もみした野菜などを酢または水で割った酢，あるいは食塩を少量加えた酢を材料にかける。魚は，こぶしめにしたあと酢洗いする場合もある。魚介類は，生臭味を除き，身をしめる。野菜は水分を少なくし，あえ衣の酸味を，なじみやすくして酸味をきかせることができる。
湯を通して霜ふりにする	イカ，アサリ，アワビ，アカヤギ，鶏肉，白身の魚などを熱湯に入れて，すぐひき上げて冷やす方法で，表面を衛生的にするほか，肉をしめて形を整えたり，水分，脂肪，臭味などを除く効果もある。「湯ぶり」ともいう。
ゆでる	ほうれんそう，しゅんぎく，なのはな，ねぎ，わけぎ，あさつきなどはゆでることによって，「アク」を抜き繊維を軟化させ，色を良くし，水分を減少させる。またあえ衣になじみやすくする。
煮て薄味をつける	にんじん，こんにゃく，たけのこ，しいたけ，ぜんまい，わらびなどは，ゆでただけでは，あえ衣の味がしみにくいので，あらかじめ薄味をつける。しかし，衣の味をそこなわぬ程度の薄味にしなければならない。

（3）あえ物

あえ物は，下ごしらえした材料に，これに適したあえ衣をからませて，材料と衣によって渾然とした風味と感触をつくり出す調理である。材料の下ごしらえは，表１－40に示すような方法を用いる。

表1－41　あえ物の種類とあえ衣の材料および配合
（あえる材料の重量に対する％）

種　類	あ　え　衣					備　考
	主な材料	塩	醤油	砂　糖	その他	
ごまあえ	白ごま　10	1.5		5～8		材料によって白く仕上げたい場合は白ごまを，青菜などは黒ごまをよく用いる。
	黒ごま　10		8	5～8		
ピーナッツあえ	ピーナッツ または ピーナッツバター　15	1.5		10	だし汁 5	
			8			
くるみあえ	くるみ　15	1.5		10	だし汁 5	
白あえ	豆腐　50	1.5		10	白ごま 5～10	白味噌の塩分は7～8％。マヨネーズ少量を加える場合もある。
		白味噌 20				
白酢あえ	豆腐　40～50	1.5		10	酢　10 白ごま 5～10	
酢味噌あえ	味噌　20			5～10	酢　10	砂糖は味噌の種類によって加減する。からしを加える場合もある。
ごま酢あえ	ごま　10	1.5		10	酢　10	
木の芽あえ	白味噌　20 木の芽　2			0～5		砂糖は味噌の種類により加減する。
うの花あえ	うの花（おから）20 卵黄　10	1.5		5～10	酢　10	
おろしあえ	だいこんおろし30～50	1.5		5	酢　10	材料によって酢を用いない場合もある。
枝豆あえ	枝豆　20～30	1.5		5～10		1さや2～3g
クリームあえ	ルー，牛乳					小麦粉 2.5，牛乳 30～40，バター2
ウニあえ	ウニ　3～5 卵黄　5	0.8			みりん 2	塩ウニ，ねりウニを用いる場合は塩は加えない。
からしあえ	からし　1		8	2		

あえ物の種類は，あえ衣の種類によって表1－41に示すように分けられる。あえ衣は，材料にからみやすいようなとろみをもち，独特の風味をもつようにつくる。

表1－41に材料と配合の基本を示す。

洋風料理のサラダも，酢の物やあえ物の一種であるが，食べる直前に食材にドレッシングをかけることが多い。

（4）浸し物

浸し物とは，主として葉菜類をゆでて調味液をかけるか，浸しておくもの，または，短時間煮てその煮汁に浸しておく煮浸のことをいう。

第5節　調味料

ほとんどの調理操作で調味を行う。味に関する詳細は，第1章第2節ですでに述べたが，味つけを行うための一般的な調味料としては，食塩，醤油，味噌，砂糖，食酢，みりん，酒，風味調味料などが用いられる。

1．食塩（食用塩）

塩化ナトリウム（NaCl）を主体とする塩辛い味（鹹味（かんみ））の代表的な調味料で，調理での調味に欠かせないものである。塩化ナトリウムは生理的にも代謝に不可欠な物質であり，体液中に約0.9％程度含まれている。しかし，一方，過剰摂取は健康を害することになる点でも，適度に使用することが必要な調味料である。また，人間が好む食塩（NaCl）濃度は，狭い範囲にあり，その範囲に入るように調味することが必要である。

食塩は1997年までは日本には専売制度があり専売公社で製造･販売されていたが，現在は，専売公社の流れをくむ塩事業センターが供給しているものと，他の製造業者が製造･販売または輸入･販売しているものがあり，種類は200種にも及んでいる。塩事業センターが販売している塩の主なものを表1－42[1)]に示す。その他，地域の製造者が販売または輸入・販売している食用塩があり，それらの食塩（NaCl）含有量はさまざまで，75～99％くらいの範囲のものがある。食用塩の中に含まれているその他の成分はマグネシウム，カルシウム，カリウム等の化合物であり，これらの含有量により微妙な味の違いや調理成績に差が生じる。また，結晶の大きさや形状にも差があり，それが溶解の速度にも関わるので調理のでき映えに影響することもある。たとえば，大粒の塩は溶解速度が遅いため，表面にふった塩が加熱後に結晶として残りやすい，などの例がある。

1）市販食用塩データーブック，塩事業センター（2004）

表1－42　塩事業センターから販売されている塩の商品例と品質規格[1]

種　類	品　質　規　格					その他の特徴
	塩化ナトリウム	カルシウム	マグネシウム	カリウム	その他	
食　塩	99％以上	基準 0.02％	基準 0.02％	0.25％以下		一般的に広く使用
並　塩	95％以上	基準 0.06％	基準 0.08％	0.25％以下		つけもの用・加工用
食塩減塩タイプ	基準 47％		基準 0.5％		塩基性炭酸マグネシウム基準1％	
食卓塩	99％以上	30mg/kg以下	0.13％以下	35mg/kg以下	硫酸イオン70mg/kg以下 塩基性炭酸マグネシウム基準 0.4％	食卓用小型瓶入り
食卓塩減塩タイプ	基準 45％				塩基性炭酸マグネシウム基準1％	料理用・食卓用容器入り
つけもの塩	95％以上	基準 0.1％ ※塩化カルシウム	基準 0.1％ ※塩化マグネシウム		リンゴ酸：基準 0.05％ クエン酸：基準 0.05％	つけもの用
クッキングソルト	99％以上	30mg/kg以下	0.13％以下	35mg/kg以下	硫酸イオン70mg/kg以下 塩基性炭酸マグネシウム基準 0.4％	角型容器入りさらさらタイプ
精製塩	99.5％以上	27mg/kg以下	0.11％以下	35mg/kg以下	硫酸イオン70mg/kg以下 塩基性炭酸マグネシウム基準 0.3％	袋入りさらさらタイプ

食塩（NaCl）は水に溶けて解離するため，水中にはイオンとして存在し，分子量が小さいため食品中への浸透速度が速い。食塩は他の呈味成分との関係があり，うま味成分のグルタミン酸やイノシン酸，コハク酸と共存するとそのうま味を強めたり，食酢の酸味をやわらげたり，砂糖の甘味についても，濃度によっては甘さを強めたりする。

食塩は味つけする以外にも，調理上以下のような働きをする。

①　魚，肉，卵などのたんぱく質の熱凝固を促進する。
②　魚肉等のたんぱく質を変性させるので，魚肉をしめるときに利用される。
③　魚や肉をすり混ぜるとき加えると，粘性を増し成形しやすくなる。
④　豆腐を水中で加熱するとき，硬化を防ぐ。
⑤　浸透圧による脱水作用を利用して，野菜をしんなりさせたり，魚の臭みを除い

1）塩事業センター資料（2020）より抜粋

たりする。

⑥　食塩濃度が高いと防腐作用がある。

⑦　小麦粉のグルテンの形成を促進する。

⑧　野菜や果物の褐変反応を抑える。

⑨　クロロフィルの加熱による退色を防ぐ。

⑩　ビタミンCの酸化を抑える。

⑪　さといものゆで汁の粘度を下げる。

表1－43　醤油（特級）の日本農林規格[1)]

種　類	全窒素分（容量）	無塩可溶性固形分（容量）
濃口醤油	1.50％以上	16％以上
薄口醤油	1.15％以上	14％以上
溜醤油	1.60％以上	16％以上
再仕込み醤油	1.65％以上	21％以上
白醤油	0.40％以上 0.80％未満	16％以上

2．醤　油

醤油は，大豆と小麦を原料として，塩と麹を加えて発酵させた醸造品で，日本特有の調味料である。現在は，海外でも広く使用されている。

日本農林規格[1)]では，５種類の醤油があり（表１－43），それぞれの醤油に特級，上級，標準の３レベルの規格がある。このうち濃口醤油がもっとも一般的であり，消費量の約85％以上を占める[2)]。それに続いて薄口醤油の消費量は10数％程度で，色が薄く，料理の素材の色を生かすために，主として関西料理に使われることが多い。溜(たまり)醤油は中部地方，再仕込み醤油（さしみ醤油とも呼ばれる）は山口県や九州の一部，白醤油は名古屋地区など限られた一部の地域で生産されている。

醤油は，塩味が主な呈味物質であり，食塩濃度は濃口醤油で14.5％，淡口醤油で16.0％である。酸味，うま味とともに豊かな香りと色をもっているが，これらは，醸造中に原料から生成される成分によるものである。

酸味は，乳酸をはじめとする多種の有機酸を含むためであり，pHが低く，高い緩衝能をもっている。うま味成分としては，大豆や小麦のたんぱく質が分解されてできるグルタミン酸をはじめとする各種のアミノ酸を含んでいる。醤油の香りは，発酵で生成されたアルコール類と有機酸化合物のエステルやアルデヒドなどのカルボニル化合物類によるものであり，300種以上の成分が含有されているといわれている。また，醤油の色は，アミノ酸類と糖類とのアミノ・カルボニル反応により生成されたメラノイジンによるものである。

醤油はこのようにうま味と香り，独特の色をもつ調味料であるが，加熱によって色や香りが変化するので，香りを大切にする料理，とくに汁ものなどでは，醤油の一部は最後に加えた方が効果的である。しっかり味を浸み込ませる煮物などの場合

1）しょうゆ日本農林規格，平成26年5月29日改定
2）しょうゆ情報センター資料，https://www.soysauce.or.jp/

には，初めから醤油を加えて煮込む。

味をつける以外の調理上の醤油の働きには，以下のようなものがある。

① 緩衝作用があるので，酸味や塩味をやわらげる。
② 酸性なので，醤油を加えて加熱すると緑黄色野菜のクロロフィルが退色する。
③ 魚肉や食肉の臭みを消す。
④ 焼き加熱など温度の高い加熱では，醤油のアミノ酸と糖によるアミノ・カルボニル反応で表面の褐色の焼き色と良い香りが生成される。

3．味　噌

味噌は，醤油と同様に大豆や穀類に麹と塩を加えて発酵させた醸造食品である。穀類としては，米やおおむぎ，はだか麦が使用される。大きく分けると米味噌，麦

表1－44　みそ品質表示基準[1)]

用　語	定　義
米味噌	味噌のうち，大豆（脱脂加工大豆を除く。以下同じ。）を蒸煮したものに，米を蒸煮して麹菌を培養したもの（以下「米麹」という。）を加えたものに食塩を混合したものをいう。
麦味噌	味噌のうち，大豆を蒸煮したものに，大麦又ははだか麦を蒸煮して麹菌を培養したもの（以下「麦麹」という。）を加えたものに食塩を混合したものをいう。
豆味噌	味噌のうち，大豆を蒸煮して麹菌を培養したもの（以下「豆麹」という。）に食塩を混合したものをいう。
調合味噌	味噌のうち，米味噌，麦味噌又は豆味噌を混合したもの，米麹に麦麹又は豆麹を混合したものを使用したもの等米味噌，麦味噌および豆味噌以外のものをいう。

表1－45　味噌の種類

種　類		原　料	食塩濃度*	代表品名	主　産　地
米味噌	淡色から味噌	大豆，米，麹，塩	12.4％	信州味噌	長野地方
	赤色から味噌		13.0％	仙台味噌	東北地方
	あま味噌		6.1％	白 味 噌	近畿地方
麦味噌		大豆，麦，麹，塩	10.7％	長崎味噌	九州地方
豆味噌		大豆，麹，塩	10.9％	八丁（三州）味噌	中部地方

*日本食品標準成分表（八訂）増補 2023 年（2023）による

1）平成 23 年 10 月 31 日消費者庁告示

味噌，豆味噌の３種類の味噌があり，品質表示基準では表１－44のように分類されているが，発酵の期間，原料の配合の仕方でさまざまな味噌があり，日本各地で特有の味噌を製造し利用している。非常に種類が多く，成分で基準を作るのが難しいため味噌の日本農林規格は制定されていない。

調味料としては，醤油と同様に塩味が主であるが，うま味や甘味も強く，香りも強い。日本固有の調味料としてさまざまな料理に使われる。主な味噌の原料や代表的な味噌の名称，塩分濃度などは表１－45に示す通りである。食塩の含有量は味噌の種類によって大きく異なるので，調味のときにはあらかじめ使う味噌の塩分濃度を知って使う量を加減する必要がある。

味噌のうま味成分は，大豆，米や麦のたんぱく質の分解によって生成されるアミノ酸類や有機酸類である。色は，アミノ・カルボニル反応より生成されるメラノイジンであり，香りの成分は脂肪酸エステルや，アルコール類などのカルボニル化合物である。いずれも発酵の過程で生成される成分によるものであり，発酵の期間が長い味噌は色が濃く，香りも強い。甘味の強いものは米麹の割合が多い。香りの強い調味料であるので，その香りを生かすためには，加熱しすぎないようにする必要がある。

味噌は，調味以外にも以下のような調理上の働きがある。

① 緩衝能があり，加える食材によって大きくpHが変化することがなく，味が変化しにくい。
② 魚や肉などのメチルアミンや不飽和脂肪酸の不快なにおいをマスキングする。
③ 味噌に漬け込むことで味噌の中のプロテアーゼなどにより肉や魚の肉質をやわらかくする。
④ 弱酸性なので，緑色野菜のクロロフィルが退色する。

４．砂　糖

砂糖は，甘味をつける調味料としてもっとも一般的なもので，サトウキビやテンサイ（さとうだいこん）搾汁を精製したものである。調味料として使われる砂糖の主成分はショ糖（シュクロース）であり，精製の度合いによって，含蜜糖と分蜜糖に分類され，さらに結晶の大きさで双目（ザラメ）と車糖に分類できる。一般に調味料として使用される砂糖の種類を表１－46に示す。

含蜜糖は，ショ糖以外に含まれる成分が独特の香りと味をもち，それが特有の風味となっている。一般の調理や製菓には主として分蜜糖を用いる。調理用でもっとも消費量の多いのは日本では上白糖であるが，外国ではグラニュー糖を用いることが多い。上白糖は，少量の転化糖シラップが添加されている(1.3％）のでしっとりとしていて，甘味が強い。グラニュー糖の方があっさりした甘味である。

甘味を呈するものとしては，ショ糖以外の糖質，たとえば，ブドウ糖（グルコース），

表1－46　砂糖の種類と用途[1]

種類			糖量*	特徴	用途
分蜜糖	ザラメ糖	白ザラ1級	% 99.9	結晶粒径1.0～3.0mmの大粒かつ無色透明で，糖度が高い。上品な甘さ。	製菓用，清涼飲料用，高級和洋菓子。
		中ザラ1級	99.8	結晶は粒径2.0～3.0mm位の大粒，カラメル溶液をかけ黄褐色をしている。	奈良漬などの漬物やつくだ煮，水産缶詰。
		グラニュー糖 1 級	99.9	結晶は粒径0.2～0.7mmでザラメ糖の中で，もっとも細かく，さらさらして水にとけやすい。味は淡白でくせがない。	製菓，清涼飲料用，喫茶用，乳幼児の飲食物用。
	車糖	上白糖	99.3	粒径0.1～0.2mmの細かい結晶で溶けやすい。転化糖シラップ（ビスコ）が添加されているのでしっとりしている。	一般家庭用で料理，飲み物，菓子類。
		三温糖	99.0	粒径0.1～0.2mmで細かい。味は濃厚で独特の風味がある。ビスコが添加されていて，茶色。	つくだ煮，煮物用，農村家庭向きに需要が多い。
	加工糖	粉砂糖	99.7	グラニュー糖，白ザラを微粉砕機にかけて粉にしたもの。固結防止のためでんぷんを混ぜたものもある。	製菓用で主として飾りに用いる。
		コーヒーシュガー	99.9	小粒の氷糖でカラメル溶液を加えて，色と香りがつけてある。	コーヒー用。
		角砂糖	99.9	グラニュー糖に，グラニュー糖を溶解してつくったシロップを加えてしめりを与え，立方体に成形，乾燥させたもの。	コーヒー，紅茶用。
		氷砂糖	99.9	純度の高い精製糖を溶解した濃厚糖液を種糖とともに結晶皿に入れて大きく結晶させたもの。溶けるのに時間がかかる。	梅酒用，菓子代わり。
	和三盆糖		99.6	結晶粒は小さく独特の風味がある。 舌上での溶解が速いので快い甘味を感じる。	高級和菓子の原料とする。銘菓にふりかけたり，打物，落雁など。
含蜜糖	黒砂糖		88.9	糖蜜を含み，ショ糖，転化糖の味のほかに不純物による特殊の味と香りをもつ，吸湿性があり，貯蔵性が劣る。	かりん糖などの駄菓子用，車糖に混ぜて，独特の風味をもたせる。

*日本食品標準成分表（八訂）増補2023年「利用可能炭水化物（質量計）」の値による

果糖（フラクトース），麦芽糖（マルトース）なども甘味があり，ブドウ糖と果糖の混合物は液糖として，麦芽糖は水あめとして調味に使用されている。その他，糖質の誘導体（マルチトール，ソルビトール），ショ糖誘導体（オリゴ糖），ペプチド類（アスパラチルフェニルアラニン）などが低エネルギーの調味料として使用されることもある。砂糖の調理上の性質については，第4章で詳述する。

1）砂糖百科：社団法人糖業協会・精糖工業会（2003）より作成

５．食　酢

食酢は有機酸，とくに酢酸を主成分とし，呈味成分や香気成分を含む酸味調味料である。醸造酢と合成酢があり，種類と規格は日本農林規格[1]および食酢品質表示基準[2]では表１－47のようになっている。

有機酸としては，酢酸以外，乳酸，コハク酸，フマル酸など多種類のものが含まれている。うま味成分としては，アミノ酸類が含まれ，とくにグルタミン酸，グリシン，アスパラギン酸などが含まれている。香気成分としては，エチルアルコールをはじめとするアルコール類，アルデヒドやアセトンなどのカルボニル化合物，酢酸エチルをはじめとするエステル類が含まれている。これらの成分による酸味やうま味，香りが食酢の風味をつくり出している。

酸味は，水素イオンによって起きるが，酸味の強さは単純にpHには比例していない。酸味をつけることは，塩味に丸みをもたせる働きもある。

酸味料としては食酢以外にも，それぞれの独特の風味をたのしむこともできるので，レモン，橙，ゆずなどの柑橘類の汁を用いることも多い。

食酢は，酸味をつけることの他に，以下のような調理上の働きをもっている。

①　料理の色に影響する。

・アントシアニン色素は，赤系統の色に発色したり，安定になって退色しにくくなったりする。

・野菜の酵素的な褐変，たとえば，れんこんやごぼうなどの変色を抑えることができる。

・緑の色素クロロフィルは酸性で退色するので，酢に漬けたり，酢で煮たりすると褐色になる。

②　硬さに影響する。

・根菜類を煮るときに煮汁に加えると，ペクチンの分解を抑えてやわらかくなりにくい（れんこんをゆでるときに酢を加える）。

・酢を加えることで生肉の保水性が増し，たんぱく質分解酵素の働きを助けて，肉質が軟化する（肉をマリネする）(p.246参照)。

・こんぶを煮るとき酢を入れるとやわらかくなる。

③　魚臭（トリメチルアミンなどの塩基性成分の揮発）を弱める。

④　肉のたんぱく質を変性させ，肉がしまる（魚の酢じめ）。

⑤　たんぱく質の加熱変性を助ける（卵が固まりやすい，牛乳のカゼインが固まるなど）。

⑥　ビタミンCの酸化を抑える。

⑦　殺菌，制菌作用がある。

表1－47　食酢の分類および規格[1) 2)]

分　類		種　類		原料等	酸度*	全　糖	可溶性固形分	全窒素	着色度**
醸造酢	穀類，果実，野菜その他の農作物もしくははちみつを原料としたもろみまたはアルコール，もしくは糖化させたものや，砂糖類を加えたものを酢酸発酵させた液体調味料	穀物酢		1または2種以上の穀類を使用したもの。1ℓにつき40g以上使用	4.2%以上	10.0%未満	1.3%以上 8.0%以下	0.12%以上	
			米酢	米の使用量が1ℓにつき40g以上のもの			1.5%以上 8.0%以下		
			米黒酢	米（精白しないもの），小麦，おおむぎのみを使用したもので，米の使用量が1ℓにつき180g以上で，発酵により褐色または黒褐色に着色したもの			1.3%以上 8.0%以下		0.3以上
			おおむぎ黒酢	おおむぎのみを使用したもので，1ℓにつき180g以上であり，褐色または黒褐色に着色したもの					
		果実酢		1種または2種の果実を使用したもので1ℓにつき果実の搾汁として300g以上であるもの。	4.5%以上		1.2%以上 5.0%以下		
			りんご酢	りんごの搾汁が1ℓにつき300g以上のもの			1.5%以上 5.0%以下		
			ぶどう酢	ぶどうの搾汁が1ℓにつき300g以上のもの			1.2%以上 4.0%以下		
合成酢	酢酸の希釈液に砂糖類，酸味料，調味料を加えたもの，または酢酸の希釈液に醸造酢を混合したもの				4.0%以上			0.2%未満	

* アルカリ滴定した値から酢酸量を換算した値

**分光光度計により420nmにおける吸光度（10mmセル）

1）日本農林規格：昭和54年6月制定　平成31年2月確認

2）食酢品質表示基準：平成12年制定　平成23年8月改正

6．みりん・清酒

清酒やみりんは古くから煮物や魚類，獣鳥肉の焼き物などに用いられてきた。清酒は飲用が主であるが，調理にも利用されている。みりんも古くは飲用であったが，現在は調理用に多く利用されている。みりんの中でも，蒸したもち米と米麹に焼酎を加えて熟成させたものを「本みりん」といい，40〜50％程度の糖分と約14％のアルコールを含んでおり，アミノ酸や有機酸も少量含まれ粘稠性のある液体である。本みりんにさらに焼酎を加えてアルコール濃度を高めたものを「本直し」といい，これは主として飲用にされている。また，みりんに似せたうま味成分や甘味成分等を混ぜ合わせ１％程度のアルコールと１％程度の塩分を含む「みりん風調味料」があり，みりんと同様に料理に使用される。

みりんと清酒の大きく異なるところは，甘味の違いである。みりんの糖類としてはグルコースが主体であり[1)]，40％前後含まれている。甘味が強すぎる場合には，清酒を使い砂糖を適量加えることもある。アルコール濃度が高すぎるときには，加熱してアルコール分を蒸発させ，煮切りみりんとして使用する。煮切りみりんにするとアルコール分を0.3％まで減少できる[2)]。

清酒やみりんを使うことの調理上の効果は，①臭みを消す，②風味をつける，③照りをつける，④焦げ色をつける，⑤煮崩れを防ぐ[3)]，などである。

清酒やみりんは，醸造中に生成されるアルコール類や，糖類，有機酸類を含んでおり，香りが強く味も複雑でそのために獣鳥肉や魚類の生臭さを消す。これは酒類に含まれているカルボニル化合物や有機酸によって生臭いにおい成分のアミン類と反応して一部が不揮発性になると同時に，酒類のにおい成分によってマスキングされるためである。

照りやつやは，糖分のためである。焦げ色はアミノ・カルボニル反応によるものであり，同時に良い香りも生じる。さらに高い温度での加熱では，糖質のカラメル化が起こり，香ばしい香りと色を生じる。

煮崩れを防ぐ点については，じゃがいもの煮崩れ防止が報告されており[3)]，アルコールと糖の働きにより細胞膜の損傷が防げるためと考えられている。

調理用酒として市販されている「醸造調味料」があり，清酒と同様に使用するが，食塩が２％程度含まれているので調味のとき留意する必要がある。清酒以外にも，ワインも同様に調理に利用する。

1）高倉裕，河辺達也，森田日出男：本みりんの調理特性に関する研究（第１報），日本調理科学会誌，33，37 − 43（2000）

2）森田日出男，田辺　脩：みりんと調理，調理科学，3，135 − 139（1970）

3）高倉裕，光田佳代，河辺達也，森田日出男：本みりんの調理特性に関する研究（第２報）日本調理科学会誌，33，178 − 184（2000）

7．うま味調味料・風味調味料

料理にうま味があることは必須の条件であり，食材のうま味を引き出す方法としてだしを取る調理操作（p.31，汁物の項参照）がある。うま味調味料はうま味の主成分であるグルタミン酸ナトリウムやイノシン酸などの5′-リボヌクレオチドをうま味の出やすいように配合し溶けやすい形で調味料としたものである。以前はグルタミン酸ナトリウムを化学調味料と呼んだこともあったが，その製法は現在では化学合成ではないことなどから，1990年日本標準商品分類でうま味調味料と表記されて以降，徐々に浸透して，現在ではうま味調味料の表記が一般的に使用されている。一般調理用に市販されているうま味調味料は低核酸系（リボヌクレオチドナトリウム2.5％程度）と高核酸系（リボヌクレオチドナトリウム８％程度）がある。業務用には，グルタミン酸ナトリウムのみのものもある。これらの呈味成分は閾値が低いため，少量でうま味を感じることができるので，使用量は少なくてよい。調理では，うま味を補強するために使うことが多く，レシピには少々とか一振りと表現されることが多い。

風味調味料は，だしをとる代わりに使用される調味料で，うま味の他にそれぞれのだしの原材料がもつ味や香りがでるように，だしの原材料の抽出液の濃縮物や粉末を加えたものである。農林水産省の表示基準では，「調味料（アミノ酸等）および風味原料に砂糖類，食塩等を加え，乾燥し，粉末状，顆粒状等にしたものであって，調理の際風味原料の香りおよび味を付与するものをいう」と定義されている[1)]。風味原料としては，かつお節などの節類（サバ，アジ，イワシ），煮干し魚類（イワシ，トビウオ），こんぶ，貝柱，干ししいたけなどの粉末または抽出濃縮物があげられている。だしをとる代わりに風味調味料を使用する際には，食塩，砂糖が加えられていることを考慮する必要がある。

1）風味調味料品質表示基準，平成23年９月消費者庁改正

第２章　穀類の調理

第１節　穀類の成分と特徴
第２節　米の調理
第３節　小麦粉の調理

第2章　穀類の調理

第1節　穀類の成分と特徴

1．穀類の種類と成分

（1）穀類の種類

穀類は種実を食用とし，水分が少なく貯蔵性に優れ，エネルギー源となることから，主食として利用される。わが国では米と小麦の消費が多く，食生活の中心的な食品となっている。その他の穀類の消費量は少ないが，雑穀として，えんばく，おおむぎ，ライむぎ，あわ，きび，そば，はとむぎ，もろこし（コーリャン，ソルガム等），とうもろこし，ひえ，などが食用にされている。

穀類は約70％前後の炭水化物と6～10％程度のたんぱく質を含んでいる。炭水化物のほとんどはでんぷんとして含まれており，大切なエネルギー源となっている。

食用の形態としては，米はその大部分を粒食するが，小麦は粉食する。この理由は，米は果皮を比較的簡単に取り除くことができ，食用とする胚乳部は硬いので粒状の精白米になるが，小麦の果皮は硬く，胚乳部はやわらかくて米のような粒状に精白することが困難なためである。

雑穀として扱われる主な麦類には，おおむぎ，えんばく，ライむぎがある。おおむぎは食物繊維を多く含むのが特徴であり，押麦や米粒麦として，10～20％程度米に混ぜて麦飯として食べられ，粘りが少ないことからその感触が好まれることもある。その他，煎って粉にした麦こがし（はったい粉，香煎）や麦茶に利用されたり，麦味噌やビールの原料としても使われる。えんばくは，オートミールとして食べるほか，クッキーなどに副材料として混ぜられている。ライむぎは，小麦粉と混ぜてパンに加工されることが多い。

その他の雑穀としては，そば，あわ，きび，とうもろこしなどがある。そばは，雑穀の中でもっとも消費量の多いもので，そば粉にして，めんやそば切りとして食べられるほか，そばまんじゅう，ボーロなど菓子の材料としても利用される。粒のままそば茶などの原料にしたり，果皮を取り除いて飯に混ぜたりすることもある。あわやきびは，飯に炊き込んだり，もちや菓子類に利用されている。とうもろこしは，国によっては主要な食糧となっているが，わが国では，コーンフレークやポップコーンとして食べられている。

（2）米の種類と成分

米の品種は，短粒種のジャポニカ米と長粒種のインディカ米に大別され，世界的には，インディカ米の方が生産量は多い。日本では主としてジャポニカ米が食べられ，炊飯すると適度な粘りや弾力をもつ飯となり，日本人に好まれる。現在は，収量や食味の点から品種改良が進み，各地に適応した多くの品種の米が食べられている。

米は含まれるでんぷんの種類により，うるち米ともち米に分けられる。うるち米のでんぷんには約20％のアミロース，約80％のアミロペクチンが含まれており，もち米のでんぷんは100％のアミロペクチンで構成されている。

その他，アミロースとアミロペクチンの比率を変えたもの，たんぱく質含有量が異なる等，特徴的な性質をもった新形質米も開発されている[1)]。

米は，玄米の状態では果皮，種皮に覆われているが，精米すること（搗精（とうせい））によってそれらと胚芽が糠として取り除かれて精白米となる。精白米は，玄米から約10％の糠を取り除いた胚乳部である。取り除く糠を５割，７割にしたものがそれぞれ５分づき米，７分づき米であり，胚芽を残すように精米したものが胚芽米である。糠層および胚芽には脂質，ビタミンB_1，ビタミンE，ミネラルおよび食物繊維が含まれるが，精米することによって大幅に減少する。このため，玄米をそのまま炊いて食べることもあるが，果皮，種皮が残っていることから軟化しにくい。

また，炊飯の際に洗う必要のない無洗米もつくられている。無洗米は，精米の段階で米粒の周りに糠を残さないように加工したもので，炊飯前の手間が省けること，下水に糠が流れて河川が汚染されることがない等の環境問題の観点，食味の上でも大差がないことから，年々消費量が増えている。製法は数種類あり，もっとも生産量が多いのは糠の付着性を使って，米表面の糠を取り除く方法（BG法）である[2)]。

米の成分の約75％はでんぷんであり，図２－１に示すように，胚乳の細胞内に，数ミクロンの多角形の粒子（p.190，図５－１参照）がいくつか集まって複粒をつくり，ぎっしり詰まった形で存在している。胚乳細胞はセルロース，ヘミセルロース，ペクチン質などで構成される0.25ミクロン程度の細胞壁で囲まれていて，米を

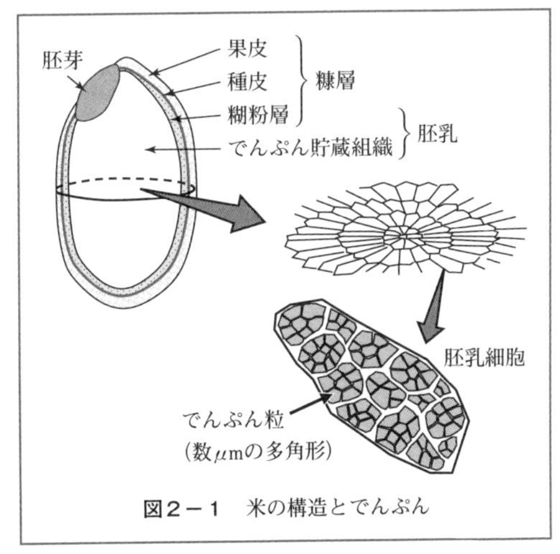

図２－１　米の構造とでんぷん

1）大坪研一：新形質米の特徴と利用例，日本調理科学会誌，35，393－398（2002）
2）鈴木敬子：無洗米の現状と課題，将来性，日本調理科学会誌，39，320－324（2006）

加熱したときのでんぷんの膨潤を制限している。たんぱく質は約７％含まれており，主成分はオリゼニンである。リシン，スレオニンが制限アミノ酸であり，米たんぱく質のアミノ酸スコアは61 ～ 65である。この値は小麦やとうもろこしに比べると高い。

米は，大部分を粒食するが，一部は製粉され，上新粉や白玉粉として利用されている。胚乳部が硬いので細かい粉になりにくく用途が限られていたが，最近は製粉技術が進み，吸水性が高い微粒粉がつくられるようになった。そのため生地形成能が向上し[1)]，米の消費拡大の方向性と相まって，製パン，製菓，製めん等に用途が広がっている[2)]。

（3）小麦の種類と成分

小麦はとうもろこしに次いで世界で多く栽培されている穀類であり，小麦粉として利用されている。国内生産量は低く，ほとんどをアメリカ，カナダ，オーストラリアから輸入している。

小麦粒をロールで粗挽きして，外皮と胚芽を「ふすま」としてふるい分け，胚乳部を粉砕して小麦粉にする。70 ～ 75％の炭水化物と６～ 14％のたんぱく質を含んでおり，たんぱく質の制限アミノ酸はリシンで，アミノ酸スコアは42 ～ 44である。たんぱく質の含有量により小麦粉の種類は薄力粉や強力粉などに分類され，用途も異なる(p.111，表２－14参照)。さらに小麦粉の収穫時期で冬小麦，春小麦に，外皮の色によってレッド小麦，ホワイト小麦に，胚乳の硬さによって硬質小麦，軟質小麦にも分類されている。

２．でんぷんの糊化と老化

でんぷんは，植物性食品の中にでんぷん粒として含まれている。分子レベルでみるとグルコース（ブドウ糖）が多数重合したもので，その結合の仕方によってアミロースとアミロペクチンに大別される。アミロースはグルコースがα-1-4結合によって直線状に結合し，螺旋状の立体構造をとっている。アミロペクチンは所々でα-1-6結

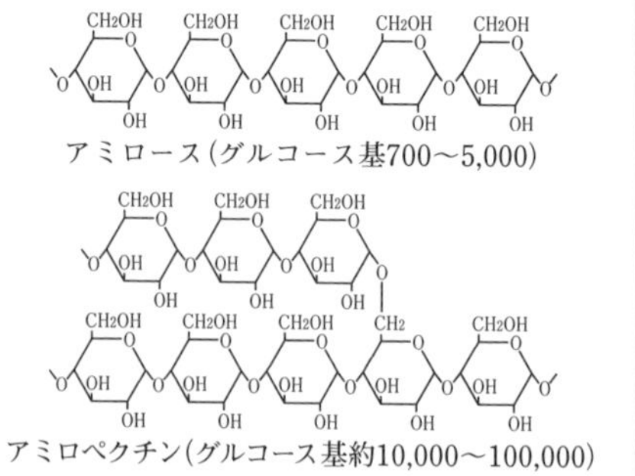

アミロース（グルコース基700～5,000）

アミロペクチン（グルコース基約10,000～100,000）

図２－２　アミロースとアミロペクチンの構造

1）長沼誠子：米粉の調理への利用，日本調理科学会誌，42，208 － 211（2009）
2）吉井洋一，中村光一：新たな展開を見せる米の加工食品，農林水産技術ジャーナル，31，22 － 27（2008）

合し枝分かれした構造（図２－２）で房状になっており，その間にアミロースの螺旋構造が存在して，粒子を形成していると考えられている[1)]。多くのでんぷんには，アミロースが20～30％弱含まれているが，もち米のでんぷんはアミロペクチンだけで構成されている。

でんぷんは，図２－３に示すように，グルコースの鎖がぎっしりと並んでいて，結晶性を示すミセル構造をとっている。植物に含まれている生でんぷんはこのような状態であり，「β－でんぷん」とよばれる。このような緻密な構造をもっているβ－でんぷんは消化酵素の作用を受けにくいため体内での消化が悪く，味覚的にもおいしいと感じないので，食する場合には，水を加えて加熱する。

A

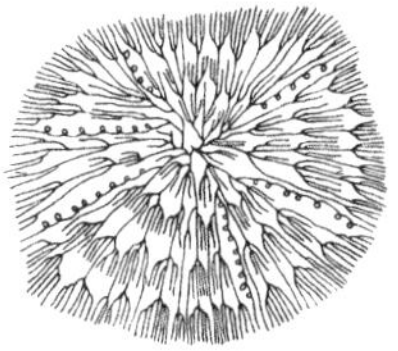

でんぷんモデル
二國二郎（1969）

B

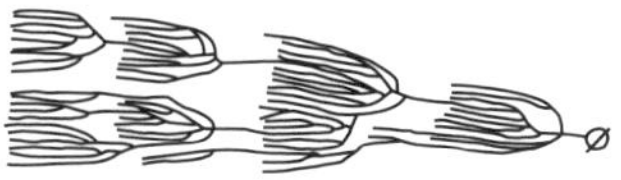

アミロペクチンの房状モデル
French（1972）

図２－３　でんぷんの結合モデル[1)]

β－でんぷんに水を加えて加熱するとでんぷん粒は膨潤する。加熱によって分子運動が盛んになり，ミセル構造が緩んで間に水分子が入り込み，多くの水に囲まれた状態になるためである。このような状態になることをでんぷんの糊化（gelatinization）といい，糊化したでんぷんを「α－でんぷん」という。でんぷんのグルコース鎖は広がって粘りのある糊になり，食味も良くなっておいしいと感じるようになる。また鎖の配列が広がるため消化酵素はグルコース鎖の間に入り込みやすくなり，表２－１に示すように，消化性が向上する。したがって，

表２－１　加熱によるでんぷんの消化性の変化[2)]

食品名	生	15分煮	食品名	生	15分煮
もち米	10%	52%	小豆	7%	40%
うるち米	15	54	ささげ	7	36
コーン	14	61	うずら	5	34
小麦	3	54	えんどう	7	41
とろろいも	3	67	しろいんげん	4	38
やつがしら	8	28	そらまめ	3	40
さつまいも	1	41			
じゃがいも	0	28			

アミラーゼを加え37℃１時間で生成されたマルトースの量（％）

1）澱粉科学の事典，32，朝倉書店（2003）
2）岩田久敬：食品化学　総論 各論，養賢堂，238（1955）より一部抜粋

でんぷんを多く含む食品のほとんどは，加熱してでんぷんを糊化させる調理を行う。

でんぷんの糊化する温度は食品の種類によって異なる（表2－2）。測定法によっても若干の差があるが，一般的には60℃前後から糊化を開始し，80℃を超えて終了するものであり，穀類のでんぷんはいも類に比べて糊化温度が高めである。また，片栗粉やくず粉のように食品組織からとりだされたでんぷんを糊化させる場合と，米のように食品組織の中に含まれているでんぷんを糊化させる場合とでは，糊化に要する時間と温度は異なる。たとえば，くず湯は熱湯を加えるだけでできるが，米を炊くには100℃付近の温度を一定時間保つ必要がある。

表2－2　でんぷんの糊化温度の比較[1)]　（℃）

でんぷんの種類	示差熱分析法			アミログラフ法		透明度法
	T_a *	T_b *	T_c *	糊化開始	最高粘度	
コムギ	56.2	64.2	82.4	－	－	53.2
トウモロコシ	63.1	70.1	80.4	70.7	87.5	61.6
モチトウモロコシ	63.9	71.0	85.3	67.5	73.4	60.3
コ　メ	69.4	76.3	88.3	73.5	93.0	60.0
馬鈴薯	58.9	65.2	79.2	62.6	73.6	58.3
タピオカ	66.9	73.4	85.3	68.4	73.3	62.5
緑　豆	62.1	71.8	88.6	71.0	82.9	63.5

＊T_a：吸熱開始温度，T_b：吸熱ピーク温度，T_c：吸熱終了温度

糊化したでんぷんをそのまま放置すると，水和してばらけたグルコース鎖が水を押し出して再び配列した状態になり，この現象をでんぷんの老化（retrogradation）という。冷や飯やパンが硬くなるのはこの現象によるものであり，口ざわりが悪くなると同時に消化性も低下する（図2－4）。

老化現象は，水分含有量，温度，同時に存在する物質によって異なる。温度は，0～10℃でもっとも起こりやすく，これよりも高温では老化の速度は遅く，0℃以下では水分が凍るため老化は起きない。しかし，0℃以下になるためには，老化の起こりやすい温度帯を通過するので，このとき，若干の老化は起きる。水分は，30～60％の範囲が最大であり，10％以下の乾燥状態や，水分の多い状態では起こりにくい。米飯（60％）やパン（35～38％）は老化の起こりやすい水分範囲であるので，冷蔵庫に保存することは老化を早めることになる。また，直鎖状のアミロースの方が老化しやすいため，アミロースを含まないもち米の方がうるち米よりも老化しにくい。

一度老化したでんぷんも再度加熱するとある程度もとの糊化状態に戻る。冷や飯を温めたり，もちを焼いたりするときに見られる現象である。

1）並木満夫・松下雪郎編：食品成分の相互作用，講談社（1980）

老化を防ぐ方法としては，でんぷんが糊化した状態で水分を急速に除去したり凍結させたりする方法がある。せんべいやアルファ米の保存性がよく，米飯やパンの保存法として冷凍保存が利用されるのはこのためである。その他，非常に水和性の高い物質を共存させるとグルコース鎖が会合しにくくなり，老化を抑制できる。この例として，砂糖を多量に混ぜた求肥が硬くなりにくいことが挙げられる。

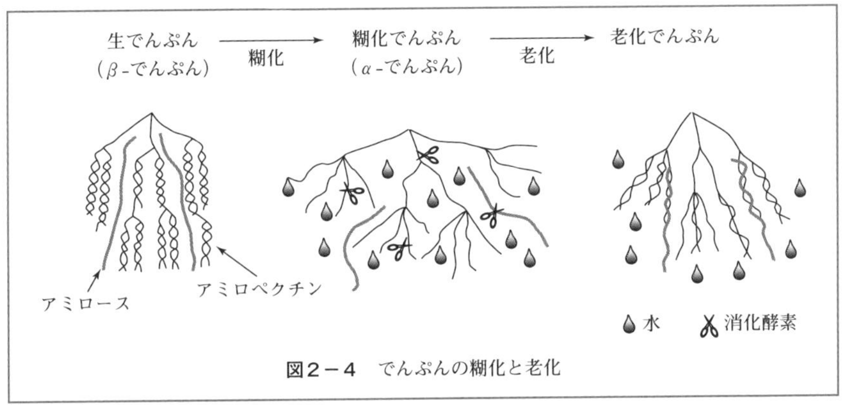

図2－4　でんぷんの糊化と老化

第2節　米の調理

1．炊飯の理論

（1）米　飯

日本人の主食として食べられている米飯はうるち米を炊飯したものであり，炊飯は，米をおいしく食べるもっとも一般的な方法である。米飯は日本人の伝統的な主食であるため，炊飯方法については多くの研究があり，それらをまとめた総説等もある[1) 2) 3)]。炊飯は，①米を洗う，②加水する，③水に浸けて吸水させる，④加熱する，の手順で行われる。

1）洗　米

精白米の表面に付着している糠やごみを取り除く操作である。以前は，米に水を加えて一度流した後，少量の水を加えて手で力を入れて押さえながらかき混ぜ，米粒をこすり合わせる「米を研ぐ」操作が行われていた。近年は，精米（搗精）の技術が向上して付加する糠も少ないことから，研ぐ必要はないともいわれており，米

1）貝沼やす子：米の調理，調理科学，27，287 － 293（1994）
2）安松克治，飯田敦：炊飯について，調理科学，18，186 － 193（1985）
3）貝沼やす子：米飯の食味に関する研究，日本調理科学会誌，36，88 － 94（2003）

に水を加えて軽く混ぜ，水を取り替える操作を数回繰り返す方法でよいとされる。研ぐ方法と洗う方法を比較した結果，研ぐ操作によって砕け米が増えることや表層部の細胞内の成分が抜け落ちることから，比較的やわらかい飯になるが，食味的には大差ないとの報告がある[1)]。

米は乾物であるため水分が少なく，水を加えるとすぐに吸水する。したがって，最初に水を加えた時は，糠を含む水を吸水しないように手早く流す方が糠臭さがなく食味がよい。洗米により米の約8～10％程度の吸水が起きる。

前述したように現在では無洗米が生産されており，洗わないで炊くこともできるようになった。無洗米の品質については，その成分含有量や吸水性，炊飯した飯の色やつやに関する報告があるが，嗜好面ではほとんど差がないといわれている[2) 3) 4)]。

2）加水（水加減）

炊飯は米に水を加えて加熱するが，加えた水が完全に米粒に吸収されている状態が「飯」であり，余分な水が残った場合は「かゆ」である。「飯」にするためには，完全に米粒の中に吸収されてでんぷんの糊化に利用され，表面に余分の水が付着していない状態になるように適量の水を加える必要があり，それを水加減という。水加減はおいしい飯を炊くための大切な条件である。

日本人がおいしいと感じる飯の重さを測定すると，米重量の2.1～2.3倍になっており，米に対して1.1～1.3倍の水が加えられていることになる。したがって加水量は，炊飯中の蒸発量を考慮すると従来からいわれている通り，米の重量の1.5倍が適量である。容量で考える場合は，米の体積の1.2倍の水を加えるとよい。現在使われている自動炊飯器の釜には，米の容量（1合カップ：180mℓ）にもとづいた加水量が表示されており，水加減を考える必要がなくなった。しかし，米の重量にもとづく水加減を覚えておくと，さまざまな量の米を炊くときにも適用できる。米を洗米し，後から水を量って加えるときには，洗米中に付着した水（約10％）を考慮する必要がある。

無洗米の水加減については，糠分の付着がない分，実質的な米の体積がわずかに大きくなるので，その分を考慮する。すなわち，水加減を容量で考えるときには加水量を若干増やす必要がある。

3）吸水・浸漬

米のでんぷんが糊化し，組織がやわらかくなるためには，米の中に水が十分吸水される必要がある。米は水に浸けると水が米粒内に浸入し，多少膨潤して米粒が大

1）貝沼やす子，長尾慶子，畑江敬子，島田淳子：洗米方法が米の食味に与える影響，調理科学，23，419－423（1990）

2）深井洋一：米および澱粉の理化学的特性とその新規利用・品質評価に関する研究，日本調理学会誌，33，139－150（2000）

3）北尾敦子，倉賀野妙子，奥田和子：環境にやさしい食生活：無洗米の調理特性と消費者の意識，日本調理科学会誌，31，220（1998）

4）渡邊智子，廣瀬理恵子，安井明美：無洗米とその米飯の成分挙動および嗜好性，日本食品科学工学会誌，46，731－738（1999）

きくなる。米の吸水状態は水温に大きく影響されるが，水（30℃以下）に浸けた場合には，米重量の 20 ～ 30％吸水する。飽和状態になる時間は水温が高い方が速い。まったく吸水を行わないで加熱を始めると芯のある飯になりやすく，良い成績の飯にならない。吸水の状態の異なる米で飯の成績を比較すると，十分に吸水しているものの方が中心部まで均一に加熱された飯になりやすい[1]。通常の 10 ～ 20℃の水温では，２時間程度の浸漬で飽和状態になる。飽和状態のほぼ 50％の吸水が起きる 30 分間程度の浸漬は必要である。水温を上げると初期の吸水が速くなるので，水温を上げることにより浸漬時間を短縮することができる（図２－５）。

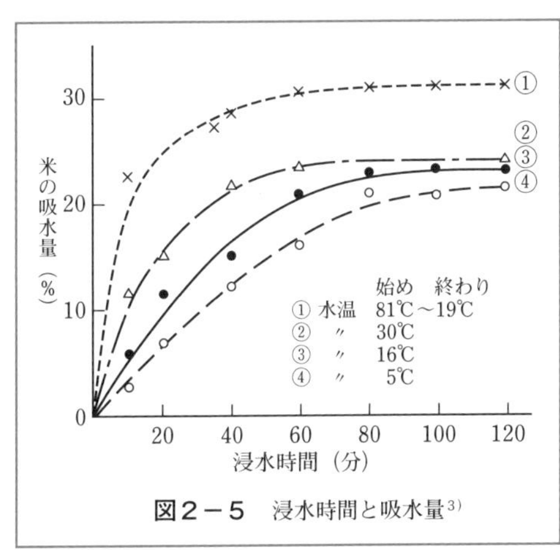

図２－５　浸水時間と吸水量[3]

長時間の浸漬について，15 時間までの浸漬では飯の好ましさに差がなかったという報告もあるが，水温が高い（30℃）と食味が低下するとの報告もある[2]。長時間の浸漬は米粒周辺の過度の膨潤や成分の流失，微生物の繁殖による影響があることから，避けた方がよい。

４）加熱

加熱過程を図示すると図２－６のようになり，次の４段階に分けられる。

①　温度上昇期

この時期に米粒はさらに吸水し，温度が 60℃付近になるとでんぷんの糊化がはじまる。また，米粒内のでんぷん分解酵素であるα-アミラーゼやグルコシダーゼも活性化し[4]，でんぷんがこれらの酵素により加水分解されてグルコースが生成し，飯の甘味となる。一方，

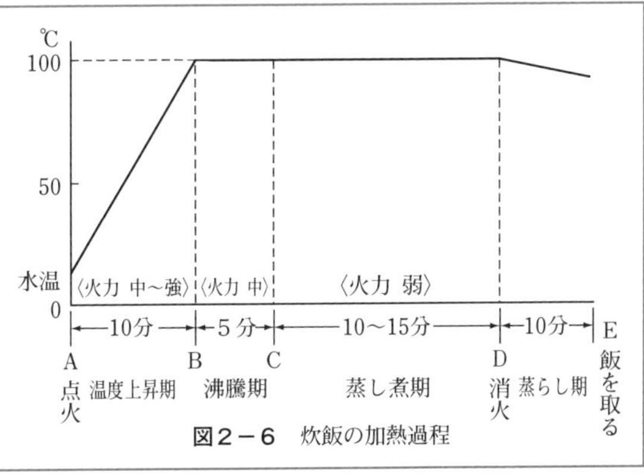

図２－６　炊飯の加熱過程

1) 関千恵子，貝沼やす子：米の調理に関する研究（第２報）炊飯条件としての浸水時間，家政学雑誌，33，228（1982）
2) 深井洋一，岡村治，塚田清秀：炊飯の浸漬時間及び水温が米飯の品質に及ぼす影響，日本食品科学工学会誌，53，592 － 595（2006）
3) 松元文子他：調理学，100，光生館（1972）
4) 馬橋由佳：炊飯過程における米内在酵素の米飯食味への関与，日本食品科学工学会誌，42，369 － 377（2009）

たんぱく質の分解はそれほど進まず呈味成分であるアミノ酸の生成量は少ない。

吸水や糊化の始まる時期なので，この昇温期の時間の長短が飯のでき上がりに影響を与える。時間が短すぎる場合には，中心部まで吸水が十分行われる前に，周辺部のでんぷんの糊化がはじまって糊の層ができるため，吸水が妨げられて，芯のある飯になりやすい。この時期の時間が長い場合には，沸騰温度に達する前に水が米粒に吸収されて，米粒が動きにくくなる[1)]。その結果，沸騰による対流が妨げられ，鍋内の温度が不均一になると同時に下層部の米が過度に吸水するので，上部と下部の米の硬さに差が出る[2)]といった物理的な不均一が起きる。

現在では，多くの研究からこの時期の所要時間は10分前後が良いとされている。少量炊きの場合には，火加減によって時間が短くなりやすいので注意する必要がある。一方で，大量に炊飯する場合には火力が足りなくて昇温に時間がかかる場合もあるので，沸騰した湯の中に米を入れて炊く湯炊きにして時間を短縮する方法もある。

②　沸騰期

沸騰初期には，吸水とでんぷんの糊化がさらに進むため，残っている水の対流で鍋内の温度は均一化され沸騰温度を保っていることが必要である。特に沸騰後のはじめの５分間程度は火を強めにすると糊化が充分に進み，食味の良い飯になる[3)]。この時期までに米粒表層から炊飯液に溶出したでんぷんは，このあと炊飯液が米粒に吸収される過程で粒の表層を覆い，炊き上がり後の飯の粘りになると示唆されている[4)]。米粒が吸水し残存する液がなくなると米粒が動きにくくなり，下部の液が米粒の間を抜けて上部に上がる通路ができる。この部分が炊き上がったときに穴状に残り，「カニの穴」とよばれる。このような通路ができる程度の強い火加減が必要であることから，カニの穴ができた飯はおいしいといわれている。

③　蒸し煮期

沸騰期で水分が米粒に吸収された後，でんぷんの糊化はまだ進行中であるので温度は高く保つ必要があるが，液は残っていないため，火力を弱くして焦げるのを防ぐ。竈(かまど)で炊飯していた時代は，釜がすっぽりと竈にはまっているため高温を保つことができた。しかし，ガスこんろなどでは難しいので，熱容量の大きい鍋（土鍋や厚手の鍋）を使用する，ガスこんろの上に魚焼き網を置いて炎が直接鍋に当たらないが周辺が高温になる状態をつくる，短時間一時的に火を強くするなどの工夫によっ

---

1) 中野和子，堀千佳子，山下純子，二木栄子：沸騰までの時間と米飯食味との関係（第１報），調理科学，23，382 − 392（1990）
2) 鈴木洋子，渋川祥子：炊飯における昇温速度の影響，調理科学，18，64 − 68（1985）
3) 貝沼やす子：沸騰継続中の火力の強弱が炊飯に及ぼす影響について，家政学雑誌，28，194 − 201（1977）
4) 池田ひろ：炊飯過程中に溶出する糖成分の動向と米飯の食について，日本食品科学工学会誌，52，401 − 409（2001）

て高温を保つことが必要である。この時期は10～15分程度であり，好ましい飯に炊き上げるには，沸騰期と合わせて，98℃以上の温度に20分間おくとよい[1)]。

鍋底にほど良い焦げのできた飯は好まれる。水が米粒に吸収されて遊離の水分がなくなった段階で鍋底が加熱され続けるとその部分の飯の水分が減少し，温度が120℃くらいになった時点でこんがりときつね色の焦げができ，香りが生じる。これは水中に遊離した糖とアミノ酸のアミノ・カルボニル反応によって生成されるものである。

④　蒸らし期

加熱を止めた後の飯は水分がまだ米粒周囲に付着しており，水っぽいが，この時期に水分は米粒の中へ吸収され水分の分布が均一化される。この時期も温度が急激に下がることは好ましくなく，温度の下降は緩やかな方が良い。温度降下にしたがって蒸気が鍋肌で凝縮して水になり，飯に付着して食味を落とすので，この時間が長すぎるのもよくない。鍋の保温力や外気の温度などによって異なるが，10～15分程度がちょうどよい[2)]。蒸らし後は，鍋内の温度が90℃近く，飯の温度は90℃以上を保っているうちに蓋をとり，飯をかき混ぜて水分を蒸散させる。この操作は飯粒の弾力やつやに影響する。

おいしい飯の条件は，でんぷんが十分に糊化していることと同時に，飯粒に弾力があり，適度にやわらかいこと等のテクスチャーが大きく関与している。また，外観はつやがあるものが良く，香り成分や甘味等の呈味成分も飯のおいしさに関わる。これらに影響を与えるのは加水量や加熱の仕方などであり，おいしい米飯をつくるには，上記のような炊飯条件を守る必要がある。

現在の炊飯は多くの場合自動炊飯器で行われるが，自動炊飯器では上述の加熱過程をとるように，火加減の調節を設計したマイコンが内蔵され，ヒーターや内釜の材質なども工夫されている。また，洗米してすぐに炊飯できる型式のものが多くなり，炊飯開始後40～50℃でいったん加熱を中止して，吸水時間を15分程度とり，その後加熱過程に入るよう設計されている。40℃における吸水は米飯の食味を向上させるとの報告もある[3)]。

また，自動炊飯器には保温機能がついており，炊飯後，飯を70℃程度に保つことにより，でんぷんの老化を防ぎ，いつでも温かい飯を食べることができるようになっている。しかし，長時間保存することは，部分的な乾燥が起きたり，アミノ・カルボニル反応による着色やにおいの劣化が起こることもあり好ましくない。

---

1) 関千恵子，貝沼やす子：米の調理に関する研究（第4報）炊飯条件としての沸騰継続時間，家政学雑誌，37，93－99（1986）

2) 貝沼やす子，江間章子：米の調理に関する研究（第7報）炊飯における蒸らし中の温度の影響，日本家政学会誌，40，897－904（1989）

3) 丸山悦子，坂本薫：炊飯に関する基礎的研究（第1報）温水浸漬の影響，日本家政学会誌，43，97－103（1992）

2．うるち米の調理

(1) 飯

1) 白　飯

材　料	分　量（1人分）
白　米	80g(100mℓ)
水	120mℓ 米の重量の1.5倍 米の体積の1.2倍

炊飯の各工程はp.79～83参照。

① 鍋に水洗いした白米と水を入れて30分程度おく。

② 加熱し，沸騰15～20分後に火をとめ，10分間蒸らす。

③ 蓋をあけ，飯の上部と底部を混ぜる。

2) 玄　米　飯

材　料	分　量（1人分）
玄　米	80g(100mℓ)
水	120mℓ

① 圧力鍋に水洗いした玄米，水を入れて30分以上浸漬する。圧力鍋をセットして強火で加熱し，圧力がかかったら，弱火にして20～25分間加熱する。

② 10分間蒸らした後，圧力を抜いて蓋をあけ，混ぜる。

〔備考〕自動炊飯によっては玄米炊きの設定ができるものもあり，水を白米よりやや多く入れて炊くことが多い。

(2) か　ゆ

表2－3　かゆの種類

種　類	米からつくる場合			配合比		かゆ100g中のエネルギー(kcal)
	でき上がり重量1,000g		でき上がり量に対する米の重量割合(%)	全がゆ	おもゆ	
	米(g)	水(g)				
全がゆ	200	1,200（米体積の5倍）	20	10	0	71
七分がゆ	150	1,200（米体積の7倍）	15	7	3	53
五分がゆ	100	1,200（米体積の10倍）	10	5	5	36
三分がゆ	50	1,200（米体積の20倍）	5	3	7	18

*おもゆを作る場合は，三分がゆをこして粒を除く。

かゆは，七草がゆ，小豆がゆなどの行事食や常食として，また，消化吸収力の低下時，咀嚼，嚥下困難時などに幅広く活用される米の調理形態である。かゆは，でき上がり重量に対する米の割合により全がゆ，七分がゆ，五分がゆ，三分がゆなどに分類される。

材　料	分　量（1人分）
全がゆ（20%かゆ）	でき上がり200g
白　米	40g
水	250mℓ
七分がゆ（15%かゆ）	でき上がり200g
白　米	30g
水	250mℓ

① 米は洗って厚手の鍋に入れ，水を加えて30～120分間浸漬する。
② 強火で加熱し，沸騰後はふきこぼれないように蓋をずらしてごく弱火にして約50分間加熱する。加熱中にかき混ぜると粘りがでて焦げつきやすく，風味が落ちるので，かき混ぜない。
③ 火を消して蒸らす。

〔備考〕沸騰にいたるまでの昇温速度が異なっていても，50分程度加熱することにより，類似した性状，食感のかゆが得られる[1)]。

（3）炊き込み飯

炊き込み飯を調味料別に分けると塩味飯（表２－４），醤油味飯（表２－５），油脂味をつけた塩味飯（表２－６）になる。

塩味飯は添加材料の水分量によって分けると表２－４Ⓐ～Ⓒのようになる。Ⓐは，添加材料の水分が，飯の水分とほとんど同じくらい（65%）のもので，でんぷんの多い食材であるが，膨潤，糊化のための水をほとんど必要としない。したがって，炊き上がったときにも添加材料の重量の増減は，わずかである。また，煮える時間も米の加熱時間で十分である。これらの材料に対しては加熱に要する水を加える必要がない。

Ⓑは，飯の水分以上の水分を含む材料で，加熱により材料の水分が外に出る。したがって材料を生のまま加える場合には，理論的には炊き水を差し引かねばならないが，添加量が少ないので差し引く必要はない。よめな飯は，よめなの「アク」が強いので，さっとゆでて水洗いし長さ１cmにきざんでおき，飯を蒸らすときに加える。だいこん，かぶの葉などはゆでないで用いてよい。

Ⓒは，米と同様に乾物であるから水分の含量が少なく，その上，米と同じ加熱時間では煮えない食品である。これらは下煮をして米の加熱時間で煮える状態にしておく必要がある。

醤油味飯（表２－５）は，添加材料に水分の多いものが多く，塩味飯Ⓑに類似している。味つけに用いる醤油は食塩に換算すればよい。

1）江間章子，貝沼やす子：粥の調理に関する研究（第２報）加熱条件が全粥の性状に及ぼす影響，家政学雑誌，48，391－398（1997）

添加材料と調味料を混ぜて炊き込む方法と，桜飯（表２－５Ⓐ）を炊き，混ぜる材料を別に調理して，あとで混ぜ合わせる方法とがある。桜飯に混ぜる場合には，桜飯の塩味は，およそ0.7％に炊き上がっているので，材料の味つけもおよそ同じ程

表２－４　塩　味　飯

分類		種類	添加材料			水加減	塩の量の割合
			材料名	材料の水分(%)	米に対する割合		
Ⓐ	添加材料の水分が飯の水分（65％）に近いもの	いも飯	さつまいも	64.6	米の重量の70～80％	米の重量の1.5倍	水の1～1.5％
		えんどう飯	えんどう	76.5	〃　約30％		水の1％
		そらまめ飯	そらまめ	72.3			
		えだまめ飯	えだまめ	71.7			
		くり飯	くり	58.8	〃　30～40％		
Ⓑ	添加材料の水分が飯の水分以上のもの	菜飯	だいこんの葉	90.6	米の重量の約15％	同上	水の1％
			かぶの葉	92.3			
			しゅんぎく	91.8			
			よめな	84.6			
Ⓒ	添加材料の水分が少なく，下煮する必要のあるもの	小豆飯	小豆	14.2	米の重量の10～15％	同上	水の1～1.5％
			またはささげ	15.5			
		大豆飯	大豆	12.4			

塩の分量は次のように計算できる。

飯のでき上がり重量（米80g×2.2）×0.007（飯の0.7％）

表２－５　醤　油　味　飯

分類		種類	添加材料			水加減	調味料
			材料名	材料の水分(%)	米に対する割合％		
Ⓐ	添加材料のないもの	桜飯	なし			米の重量の1.5倍。その中から液体調味量分を引く	醤油，調味料を差引く前の水の　2.5％ 塩〃　0.5％ 酒〃　5％
Ⓑ	添加材料が植物性のもの	まつたけ飯	まつたけ	88.3	米の重量の30％	同上	同上または醤油　3.5％ 塩　0.3％ にしても良いが色が濃くなる
		たけのこ飯	ゆでたけのこ	89.9	〃　40～50％		
Ⓒ	添加材料が動物性のもの	鶏飯	鶏肉	72.6	米の重量の30％		
		カツオ飯	カツオ	72.2			
		カキ飯	カキ	85.0	〃　44～50％		

表２－６　油脂味をつけた塩味飯

分類		種類	添加材料		水加減	調味料
			材料名	米に対する割合　%		
Ⓐ	添加材料のないもの	バターライス	なし たまねぎのみじん切りを入れることもある	米の重量の約20％	米の重量の1.3倍 (米の体積の1.0～1.1倍)	塩は水の1% バターは米の5％ こしょう少々
Ⓑ	いろいろな材料を加えるもの	ピラフ リゾット チキンライス	たまねぎ，貝類，エビ類，鶏肉，ハム，トマト，トマトピューレー，ピーマン，グリーンピース，きのこ類	米の重量の40～50％	同　上	塩は水の1～1.2% 添加材料をバターで炒め塩味をつけて加える。 こしょう少々

度の塩味になるように計算してつけるとよい。

カキ，貝のむき身などを用いるときは，ざるに入れて塩水（約２％食塩水）でふり洗いをして水をきって用いる。

表２－５Ⓒの動物性の材料を加える場合，カキのように水分が多く，加熱時に収縮して水分を放出するものについては，水加減のときにその量を考慮して材料の30％程度の水量を差し引いておく方がよい。

塩や醤油を加えると図２－７に示すように吸水が妨げられるので，水で浸漬を行い，加熱の寸前に塩や醤油を加えるようにする[1)]。さらに加熱中も吸水は妨げられるので，蒸し煮期を長くするなどの工夫をするとよい（図２－８）[2)]。

表２－６に油脂味をつける場合をまとめた。炊く前に米を油やバターで８分くらい炒めると，洗米時に吸収または付着した水分は蒸発し，米

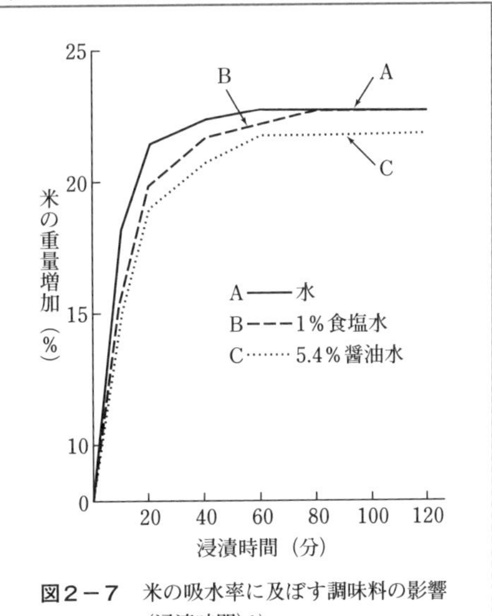

図２－７　米の吸水率に及ぼす調味料の影響（浸漬時間）[1)]

1）松元文子，関千恵子，津田真由美：米の調理に関する研究（第１報）味付飯について，家政学雑誌，18，158－162（1967）

2）伊藤純子，香西みどり，貝沼やす子，畑江敬子：米飯の炊飯特性に及ぼす各種調味料の影響（第１報），日本食品科学工学会誌，51，531－538（2004）

に透明感が出る。炒め時間が長い方が炊き上がったときの飯は硬くなる。これは，炒め油の遊離脂肪酸が米のでんぷんの糊化に必要な吸水を妨げること，また炒めることにより米粒表面のでんぷんが糊化してのり状になり，炊飯時に米粒内部への吸水を阻害することが，理由として考えられている[2)3)]。油脂味をつける飯はパラパラとした食感が好まれる。そのため，加水量を通常の炊飯よりも少なめにするが，そうすると鍋の上下で飯の硬さに差が生じやすくなるため[2)]，炊き上がったときに上下を混ぜることが大切である。また，平たい鍋を利用して，浅く米を広げて炊く方法もある。

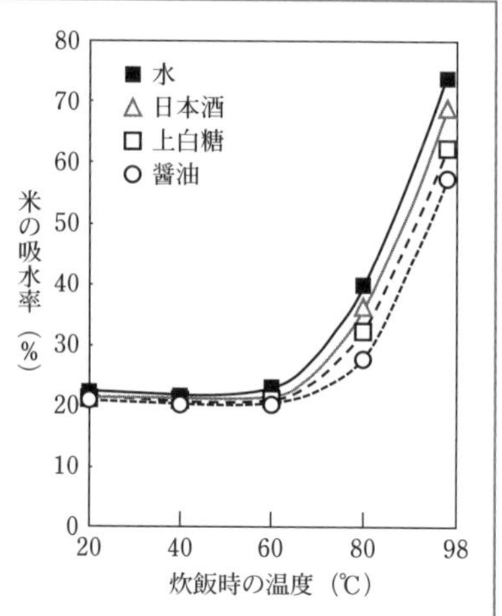

図2－8　米の吸水率に及ぼす調味料の影響（加熱温度）[1)]

米を水に1時間浸漬後，調味料を加えて加熱。米100gに対して醤油10.3g，清酒5.0g，上白糖3.0g添加。

1）えんどう飯

材　料	分　量（1人分）
白　　米	80g（約100mℓ）
水	120mℓ　米の重量の1.5倍
塩	1.4g
（酒）	（6mℓ）水を6mℓ少なくする
むきえんどう	20～30g

① 米を洗い30分以上水に浸しておき，塩，その他の調味料を加える。

② むきえんどうを洗い水をきっておく。

③ ①を火にかけ沸騰したら②を加え，再び沸騰したら火を弱め，以後は，普通飯と同様に炊く。

④ えんどうを混ぜ合わせながら盛りつける。

〔備考〕さやつきえんどうの廃棄率は50～70%である。

2）鶏飯（炊き込み法）

① 米を洗い30分以上水に浸漬後，調味料を加える。

② 干ししいたけは，水にもどしてせん切りにする（つけ水を炊き水に用いる場合は，

1）伊藤純子，香西みどり，貝沼やす子，畑江敬子：米飯の炊飯特性に及ぼす各種調味料の影響（第1報），日本食品科学工学会誌，51，531－538（2004）を一部改変

2）関千恵子，松元文子：炒め飯に関する研究（第1報）米を炒める方法について，家政学雑誌，20，29－34（1969）

3）関千恵子，松元文子：炒め飯に関する研究（第2報）飯を炒める方法について，家政学雑誌，20，494－498（1969）

材　料	分　量（1人分）	
白　米	80g	（約100mℓ）
水	110mℓ	約120mℓ 米の重量の1.5倍
酒	5mℓ	
醤　油	3mℓ	
塩	0.6g	
鶏　肉	20g	米の重量の約40%
醤　油	1mℓ	
にんじん	5g	
干ししいたけ	1/2枚	
グリーンピース	5g	
金糸卵		
卵	1/5個	
塩	0.1g	卵の重量の1%
砂　糖	1g	〃　10%
片栗粉		〃　1.5%
もみのり	少量	

色が濃くなるので醤油をやや少なくして塩を多くするとよい）。

③　鶏肉は薄くそぎ切りにして，さらに2cm角に切り，醤油をまぶしておく。

④　にんじんをせん切りにする。

⑤　材料を①に加え，白飯のように炊くが，弱火にしてからの加熱時間や蒸らす時間を長くする。グリーンピースは盛りつける前に混ぜる（生のむきえんどうならば，沸騰してから入れ一緒に炊き込む）。

⑥　金糸卵は，薄焼き卵をつくり（p.361参照）細いせん切りにする。

⑦　鶏飯を混ぜて盛りつけ，金糸卵ともみのりを上に飾る。

〔備考〕

（ⅰ）これらの材料，または，このほかにはシバエビ，ぎんなん，みつばなどを加えて，1人前ずつ小さなかまで炊いたものを釜飯という。

（ⅱ）醤油味の飯は醤油が焦げやすいので弱火にして長く炊くこと。醤油は炊飯中の水分の蒸発をやや低下させるので，蒸し時間を長くする。

3）チキンピラフ（Chicken pilaff）

材　料	分　量（1人分）	
鶏　肉	50g	
たまねぎ	30g	米の重量の30%
バター	6g	肉とたまねぎの7%
塩	0.8g	
こしょう	少々	
白　米	100g	（130mℓ）
バター	7g	米の7%
ストック	130mℓ	米の重量の1.3倍（米と同体積）
トマトピューレー	20mℓ	
塩	1.3g	ストックの1%（固形スープの素を使用する時は減らす）
グリーンピース	5g	

①　米は洗ってざるにあげ，水気をきっておく。

②　鶏肉は1～1.5cmの角切り，たまねぎは0.7cmくらいの角切りにする。グリーンピースは冷凍の場合，さっとゆでておく。

③　炊飯用の鍋にバター6gを溶かし，鶏肉，たまねぎを炒め，塩，こしょうで味を整える。

④　③にバター7gを加えて米を炒め，ストック，

トマトピューレー，塩を入れてよく混ぜ，白飯と同様に炊く。
⑤　炊き上がった飯にグリーンピースを混ぜる。
チキンピラフは，鶏肉入りバターライスであり，チキンライスともいう。

4）パエリヤ（Paella 西）

材　料	分　量（1人分）	
鶏もも肉	80g	
塩	0.6g	
こしょう	少々	
油	6mℓ	肉の7%
にんにく	2g	
ベーコン	20g	
たまねぎ	40g	
ピーマン	1/4個	
白米	100g	
油	12mℓ	材料の7%
ストック	160mℓ	
サフラン	小1/3	
ローリエ	1枚	
塩（固形スープの素を使用時は減らす）	1.3g	
こしょう	少々	
飾り用		
ムール貝	1個	
エビ	1尾	
トマト	1/4個	
ピーマン（赤と青）	各1/4個	

①　米は洗ってざるにあけ，水気をきっておく。
②　にんにくはみじん切り，ベーコンは2～3cm長さ，たまねぎは薄切り，ピーマンはせん切りにする。サフランは3mℓの熱湯に漬けて色を出しておく。
③　ムール貝を洗い，トマトはくし型切り，飾り用のピーマンは種をとり輪切りにする。エビは尾に近い1節を残して殻をむき，背わたをとる。
④　鶏もも肉は40gのぶつ切りにし，塩，こしょうをする。フライパンまたはパエリヤ鍋に油(6mℓ)を熱し，鶏肉を入れ，表面がきつね色になるまで炒め，とり出しておく。
⑤　④の鍋に，にんにく，ベーコン，たまねぎ，ピーマンを入れてよく炒める。米と油（12mℓ）を加えて，米が透き通るぐらいまで炒めたら，ストック，サフラン，ローリエ，塩，こしょうを入れて味を整える。
⑥　⑤を平らに広げ，④の鶏肉を加え，蓋をして（蓋がないときはアルミ箔で）強火で数分，火を弱めて15～20分炊き，10分間蒸らす。
⑦　パエリヤ鍋の場合は，上に，ムール貝，エビ，トマト，ピーマンを飾り，180℃のオーブンでムール貝の口が開くまで焼く。フライパンの場合はムール貝，エビは加熱して飯の上に置く。

〔備考〕

（i）パエリヤは，スペインのライス料理である。煮え上がる時間が各々異なる材料を米と一緒に煮込むものであり，煮方がむずかしい。ここでは，米を炊いてから上に飾る簡単な方法にした。

（ii）炒めた米は上下で硬さの差ができやすいので，浅い鍋で煮るとよい。

(4) 白飯を利用する調理

白飯を利用して材料を混ぜ込んだり，飯の上に調理したものをのせたりする場合（どんぶり物）の量を表2－7に示した。

表2－7　白飯を土台にした飯類

種　類		添加材料 材料名	添加材料 割合	調味料	備考
A 飯に材料を加えるもの	炒　飯	豚肉，牛肉，鶏肉エビ，カニ，魚缶詰，卵，野菜	飯の重量の約30～50％（または米の重量の70～120％）	塩　飯の重量の0.5％ 醤油　飯の重量の2.5％ 油　飯の重量の10％	塩だけで味をつけてもよい。調味料は添加材料の味つけと飯の味つけとに分けて用いる。
	略式チキンライス	同上	同上	塩　飯の重量の1％ トマトケチャップ　飯の重量の0.5％ 油　〃　5～10％	調味料は添加材料と飯とに分けて用いる。
B 飯に具をのせたりかけたりするもの	親子どんぶり	（飯は1人分約200gとする） 卵　50g 鶏肉　20～30g ねぎ　30～40g	飯の重量の35～50％	醤油　飯の重量の5％ 砂糖　〃　2～3％ またはみりん　砂糖の3倍	鶏肉を豚肉，貝のむき身，かまぼこ，ちくわなどにかえてもよい。
	サンマかば焼きどんぶり，またはイワシどんぶりなど	（飯は1人分約200gとする） サンマまたはイワシ　70～80g	飯の重量の35～40％	つけ汁 {醤油，みりん}　サンマの重量の10％ かけ汁 醤油　飯の重量の4％ 酒　〃　4％ 砂糖　〃　2％	
	カレーライス	牛肉　40～50g たまねぎ　50g じゃがいも　50g にんじん　10g グリーンピース5g {小麦粉　10g バター　10g カレー粉　1g}	飯の重量の40～50％	バター　材料の重量の7％ 塩　材料＋水の1％ {こしょう，にんにく，しょうが汁}　少々	水　200mℓ

1）什景炒飯（五目炒飯）

shi jǐng chǎo fàn

材料	分量（1人分）		材料	分量（1人分）	
白米	100g	(130mℓ)	豚肉	25g	
水	145mℓ	米の重量の1.4倍	ゆでたけのこ	20g	
塩	1g	飯の0.7%塩分	干ししいたけ	1枚	
醤油	3mℓ		ねぎ	10g	
こしょう	少々		カニ（缶詰）	20g	
ラード	20g	飯の7～10%	塩	0.8g	材料の1%
炒り卵			こしょう	少々	
卵	25g		ラード	4g	材料の5%
塩	少々		グリーンピース	10g	
こしょう	少々				
酒	2mℓ				
サラダ油	2.5mℓ	卵の10%			

① 白飯を硬めに炊き，ほぐしておく。

② 豚肉，ゆでたけのこは0.7cmの角切りにする。

③ 干ししいたけは5℃～室温の水で戻し，0.7cmの角切りにし，ねぎは小口切りにする。カニは軟骨をとりほぐしておく。

④ 〈炒り卵〉鍋をよく熱してから，サラダ油を入れ，調味した卵を入れて手早く鉄べらでかき混ぜ，大きめのいり卵をつくり器にとっておく。

⑤ ④の鍋にラード（4g）を入れて熱し，②，③を炒め，塩，こしょうで味をつけて器にとる。

⑥ 鍋にラード（20g）を入れて熱し，飯を入れてよく炒め，塩，こしょうで味をつけ，⑤を加えて混ぜる。醤油を鍋の周囲から入れてよく混ぜ，④の炒り卵とグリーンピースを入れて混ぜ，火をとめる。

〔備考〕

（i）醤油は，油脂とともに加熱されると良い焦げ香を出すので，鍋の周囲から流し入れるようにする。

（ii）炒り卵をつくるときには，鍋のよごれないうちにつくると色が美しくできる。

2）カレーライス（Curry and rice, Riz au curry（リ オ キュリー） 仏）

① 飯は，普通より硬めに炊く（インディカ米を使ってもよい）。

② 牛のばら肉を3cm角に切り，塩(0.5g)をふる。煮込用鍋にバター(5g)を熱し，

材　料	分　量（1人分）	
白　米	100g	（130mℓ）
水	140mℓ	米の重量の1.4倍
ばら肉（牛）	50g	
塩	0.5g	
バター	5g	
水	200mℓ	
たまねぎ	50g	
じゃがいも	50g	
にんじん	10g	
バター	10g	
塩	1.5g	
こしょう	少々	
ルー		
バター	10g	
小麦粉	10〜15g	水の5%
カレー粉	2g	
しょうが汁	適量	
にんにく	適量	
黒砂糖	適量	
酢，りんご	適量	

肉の表面に焦げ目がつくように強火で炒め，とり出しておく。

③　たまねぎをせん切りにし，じゃがいも，にんじんは好みの大きさに切る。

④　②の鍋にバター（10g）を熱し，たまねぎを弱火であめ色になるまで炒めて，じゃがいもとにんじんを入れて炒め，②の肉と水 200mℓ を加えて煮る。塩（1.5g），こしょうで味をつける。

⑤　フライパンにバター（10g）を熱し小麦粉を入れてブラウンルーをつくり，カレー粉を加えて少し炒める。これを火からおろして冷まし（p.157・158参照），この中に④の煮汁を少しずつ加えながらのばす。全体が均一になったら④の鍋にもどし，材料がやわらかくなるまで時々かき混ぜながら，煮続ける。途中，しょうが汁，にんにく，黒砂糖，酢，りんごのすりおろしたものを加え，好みの味をつける。①の飯にかける。

〔備考〕

（ⅰ）牛肉は，ばら肉なら適当に脂肪が含まれて美味である。やわらかい肉を用いる場合には，肉はあとで加えた方が肉の味を失わない。牛肉のほか，豚肉，鶏肉，エビ，魚介類，卵なども用いられる。

（ⅱ）カレーの味つけはさまざまであるから好みに合わせてつくるのがよい。また汁の濃度も日本式は濃く飯の上にかけて食するが，インド風はさらりとしたものが食される。したがって，じゃがいもやにんじんなどは用いない場合もある。

（ⅲ）薬味として添えるものは，日本式では福神漬，らっきょう漬，きゅうりのピクルス，紅しょうがなどを用いている。インド風では，チャツネ（果物，野菜などの甘酢っぱい漬物），魚の干物，じゃがいも，たまねぎの揚げ物などを用いている。

（ⅳ）カレー粉：原料は，粉末の香辛料に「うこん粉」を混ぜたもので一定の基準はなく，製造業者によって配合の割合は異なる。香辛料は，クミンシード，コリアンダシード，フェネグリークシード，桂皮，ナツメグ，丁字，ういきょう，ディルシード，カルダモン，メースなどのうち4種以上，辛味料としては，しょうが，とうがらし，こしょうなどの粉末，色素は「うこん粉」を用いる。インドではこれらの乾燥粉末ばかりでなく，生の食材をすりつぶしたものなども用いている。

3）親子どんぶり

材　料	分　量　（1人分）
白飯	200g（白米約90g分）
鶏肉	30g ⎫
たまねぎまたはねぎ	30g ⎬ 120～150g
卵	50g ⎪ 飯の重量の
みつば	3本 ⎭ 40～60%
⎧ だし汁	60mℓ材料の40～50%
⎨ 醤油	15mℓ　〃　10～12%
⎪ みりん	10mℓ　〃　8%
⎩ または砂糖	3g
もみのり	1/4枚分

① 鶏肉は薄くそぎ切りにする。たまねぎは薄切りにし，みつばは4cm長さに切る。
② だし汁に調味料を合わせる。
③ どんぶりを温めて飯を盛る。
④ 親子どんぶり用の鍋または小さいフライパンに②を入れて火にかけ，鶏肉とたまねぎを加える。ほぼ煮えたころにみつばを入れ，卵を十分にほぐして表面全体に流し入れ，蓋をして半熟程度まで煮る。
⑤ ③の上にすべらせるように移し，もみのりを散らしかける。

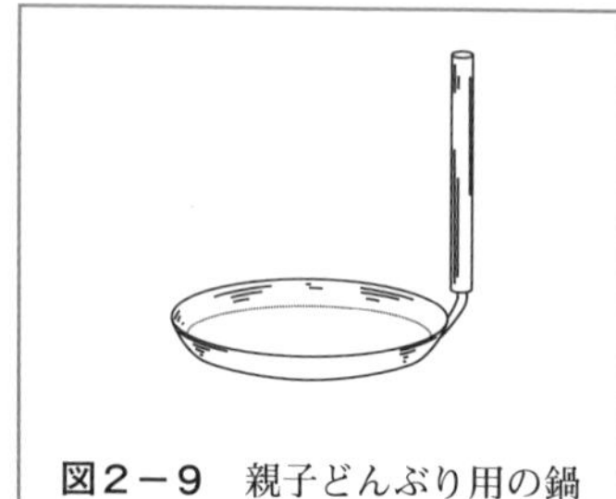

図2－9　親子どんぶり用の鍋

〔備考〕

（i）親子どんぶりは，白飯の上に副食をのせたものと考えればよい。このような場合，味つけは煮物であるからおよそ2％の塩味に見積もる。白飯と材料（副食に相当する）を合わせて塩味は約0.7％にでき上がる。

（ii）親子どんぶりの応用

月見どんぶり：鶏肉，まつたけ，ねぎ，卵
木の葉どんぶり：かまぼこ，みつば，卵
柳川どんぶり：ドジョウ，ごぼう，卵
深川どんぶり：貝のむき身，ねぎ，卵
カツどんぶり：豚のカツレツ，卵
牛どんぶり：牛肉，ねぎ，卵
きつねどんぶり：油揚げ，ねぎ，卵，のり

4）三色そぼろ飯

① 米は洗って水につけておく。炊く直前に酒，醤油，塩で調味し，白飯と同様に炊く。
② 〈鶏そぼろ〉加熱前の鍋に鶏ひき肉，だし汁，調味料を入れてから加熱を始め，汁気がなくなるまで炒って，そぼろをつくる。
③ 〈魚肉そぼろ〉白身魚は沸騰水でゆで，皮と骨を除き布きんにとってもみ洗いする。油をぬった厚手の鍋に入れて，調味料，酒で溶いた食紅を入れ，ごく弱火で

材　料	分　量(1人分)	
白米	80g	(100mℓ)
水	103mℓ	112mℓ 米の重量の1.4倍
酒	6mℓ	
醤油	3mℓ	加える水の約1%の塩味
塩	0.6g	
鶏そぼろ		
鶏ひき肉(二度びき)	40g	
醤油	4mℓ	肉の10%
砂糖	4g	肉の10%
酒	2mℓ	
だし汁	6mℓ	
魚肉そぼろ		
白身魚	25g	
砂糖	2g	魚の8%
塩	0.25g	魚の1%
食紅	少々	
酒	2.5mℓ	魚の10%
油	少々	
卵そぼろ		
卵	1個	
砂糖	5g	卵の10%
塩	少々	
みりん	3mℓ	
だし汁	3mℓ	
油	少々	

パラパラになるまで数本の菜箸でほぐしながらいる。

④〈卵そぼろ〉鍋に油を塗り，卵，だし汁，調味料を入れて，菜箸数本で手早く混ぜながら加熱する。細かい粒状になったら，火からおろす。

⑤　どんぶりにご飯を盛り，上に3種類のそぼろを盛りつける。

(5) すし

すしの種類

すしは，酢味をつけた飯を具（調理した魚介類，干物，野菜類）とともに食べるようにつくられたものである。種々の名称がつけられているが特殊なものを除くと，およそ表2－8のようになる。

すし飯とその味のつけ方

すし飯の味つけは，表2－9の通りである。炊き上がり後の飯に合わせ酢をかけるため，炊飯時の加水量は一般的な白飯よりも少なめにしてやや硬めに炊く。

すし飯のつくり方の手順

① 米を洗い定量の水に約1～2時間つけたあと，白飯と同様に炊く。関西風にこんぶを入れる場合には，米をざるにあげて水をきり，炊飯用の水にこんぶ（水の

表2－8　すしの種類

種類		名称	発祥地	すし飯以外の材料（具,種）	その他
A	すし飯に具を混ぜる	ちらしずし，五目ずし	関東	中に，かんぴょう，しいたけ，のりなど。上におくものは生魚，酢じめの魚介類，かまぼこ，そぼろ，野菜類。	盛りつけがはなやかで飯に混ぜるものは少量。
		ばらずし，蒸しずし	関西	中に，酢じめした魚介類，野菜類など豊富に混ぜる。	蒸しずしの場合は加熱によって変化するものを加えない。
B	すし飯に形をつけ，種をのせる	握りずし	関東	主として魚介類の生もの，卵焼き，その他加熱したものも用いる。	保存性なし。醤油をつけて食べる。
		箱ずし（押しずし），サバずし，アユずし，すずめずし	関西主として京都，大阪	酢じめした魚介類，加熱調理した乾物類，野菜，卵焼きなど。	保存性あり。一昼夜おいた方が本格的な味になるものもある。醤油を用いない。
C	すし飯で種を巻く	のり巻き（細巻き）	関東	マグロとわさび。 きゅうりとかんぴょう。 のり半枚。	保存性なし 保存性あり｝醤油をつけて食べる。
		のり巻き（太巻き）	関西	かんぴょう，しいたけ，卵焼き，そぼろ，アナゴ，ほうれんそう，かまぼこなど。のり１枚以上。	保存性あり。醤油をつけない。このほか湯葉巻き，こぶ巻きなどもある。
		だて巻き		同上を厚焼き卵で巻く。	
D	すし飯を他の材料で包む	いなりずし	名古屋	包む材料は濃く味つけした油揚げ，混ぜるものは，ごま，野菜などごく少量。関東では，すし飯のみのものもある。	加熱したものばかりで保存性あり。 関東は四角，関西は三角もある。
		茶きんずし（ふくさずし）	京都	包む材料は薄焼き卵，混ぜる具はしいたけ，かんぴょうなど，ごく少量。	保存性あり。
		植物の葉に包む 柿の葉ずし ささの葉ずし	奈良など 鹿児島など		
E	すしを材料の穴洞に詰める	印籠ずし		ゆでたけのこ，しろうり，イカなどに詰める。	

表2－9　すし飯の味つけ基準

材　料		分量とその割合	備　考
飯	白 米 水	160g（200mℓ） 220mℓ　米の重量の1.35倍 　米の体積の1.1倍　｝炊き上がり約350g	水は，米と同体積の場合もある。酒，またはみりんを約10mℓ用いる場合もある（炊き水はその量だけ減らす）。
合わせ酢	酢	20～25mℓ 米の重量の12.5～15％ 米の体積の10～12％ 飯の重量の6～7％	蒸しずしは15mℓ（熱すると酸味が強く感じられる），青皮の魚を用いるすしは25mℓ。
	塩	2.5～4g　米の重量の1.5～2.5％ 米の体積の1.2～2％ 飯の重量の0.7％内外	青皮の魚を用いる場合は塩を強くする。いなりずしは少なくする。
	砂 糖	4～8g　米の重量の2.5～5％ 米の体積の2～4％ 飯の重量の1.2～2.5％	生魚を多く用いる握りずしは少なく，関西風のすしは多くする。茶きんずし，いなりずしなどは多くする。

約２％）を入れて火にかけ，沸騰直前にこんぶをとり出し，米を入れて全体をかき混ぜて白飯と同様に炊く。

② 飯を炊いている間に，合わせ酢をつくる（砂糖の濃度が濃いため飯にかける直前では塩や砂糖が溶けきれない）。

③ 飯が蒸れたら底の広いすし桶（「飯台（はんだい）」，「半切り」，「飯切（はんぎり）」ともいう）などに飯をとり（飯粒をつぶさないように，かまをふせて一気に移すとよい），中高に盛り，合わせ酢を一度に上からかけ１～２分蒸らし，飯をほぐすようにしゃもじをたてて使いながら混ぜる。このとき，うちわまたは扇風機で風をあてながら余分な水蒸気を吹きとばすと飯の表面の余分な水分が飛び，つやが出る。

すしの具または種

すしの具を調味するときの調味料の割合は，用いる分量や切り方により多少異なる。全体に少量を混ぜる場合は濃い目にする。

【かんぴょう】

洗って塩もみをしてから水洗いをし，乾物の10倍の水を加えて透明な感じになるまでゆでる。このゆで汁に砂糖と醤油を加えて汁がなくなるまで煮る。

【干ししいたけ】

洗って５℃～25℃の水に浸して十分吸収させてから加熱をすると５′-グアニル酸などのうま味成分が生成される（p.539，540参照）。戻したしいたけは柄をとって千切りにし，布でこして沈澱物を除いた戻し汁にしいたけと調味料を加え，汁がなくなるまで煮る。かんぴょうとしいたけはいっしょに煮てもよい。しいたけを一枚のまま用いる場合は薄目に味をつける。

【高野豆腐】

60℃内外の湯（5倍以上）につけ，押し蓋をして膨潤させたあと，水の中で手のひらで押しながら白い水が出なくなるまで洗い適当に切る。だし汁に調味料を加えた煮汁をつくり，汁がなくなるまで弱火でゆっくり煮る。現在は，戻す必要がなく，直接調味液に入れて煮ることのできる高野豆腐もある。

表2－10　乾物の味つけ基準と煮方

種　類	吸水したときの倍率	吸水したものに対する煮汁と調味料の割合(%)				備　考
		だし汁	砂　糖	醤　油	塩	
かんぴょう	ゆでる 8～10倍	30	10 ～ 15	10 ～ 15		乾物の10倍の水を加えてゆで，その汁を用いる。
干ししいたけ	水に浸す 4～5倍	50	10 ～ 15	10 ～ 15		戻し汁を用いる。
高野豆腐	湯でもどす 5～6倍	80 ～ 100	7 ～ 10	3	1	

【卵焼き・炒り卵】

表2－11　卵焼き，炒り卵の味の基準

種　類		卵と副材料		調　味　料（%）					備　考
		卵(g)	副材料(%)	塩	醤　油	砂　糖	みりん	酒 だし汁	
薄焼き	金　糸　卵	50		1		5			厚さ約 0.2cm のもの2枚，片栗粉は用いない場合もある。
	茶きんずし	50	片栗粉 1.5	0.8～1		5～10			
厚焼き	Aすり身なし	50		0.8	1	6～8	5	10	2人分
	Bすり身入り	50	魚のすり身 20	1	1	6～8	5		3人分
炒　り　卵		50		0.8	1	5～10		15～20	2人分

【魚　介　類】

表2－12　魚介類のとり扱いと味つけ

種　類		調　理　法	
生もの		マグロ，タイ，ヒラメ，モンゴウイカ，ハマチなど1切れ15～20g(3×4.5cm)くらいに切って用いる。	
酢魚		コハダ(コノシロ)，小アジ，サバなど3枚におろし，または腹開きにして，塩と酢で身をしめて用いる。	
加熱	塩ゆで	エビ	尾を残して皮をむき，背わたを除き，腹開きにし，塩水洗いしたあと塩ゆでをして，酢洗いをする。
		イカ	塩ゆでにする。または醤油，みりんで煮ることもある。
	煮物	アナゴ	開いたアナゴを6cmくらいに切り，醤油10％，砂糖10％，酒30％のたれを煮たて，この中で2～3分煮てとり出し，残り汁を1/2に煮つめた中で1～2分煮る。とり出して平らになるように冷やし，残りの汁を塗る。
		ハマグリ	大きいむき身をアナゴと同様に煮て，身に横から切り目を入れて開き，たれを塗る。
	そぼろ	白身の魚を1％の食塩水でゆで(または蒸してもよい)，布きんに包んで水中でもみほぐして絞り，鍋に入れ，砂糖8～10％，塩1～1.5％，酒10％，食紅少々を加えて，弱火または湯せんにして，箸4～5本で混ぜながら炒り上げる。	

【野　菜　類】

表2－13　野菜類の味つけ基準（材料重量に対する％）

種　類	だし汁	塩	醤油	砂糖	酢	備　考
にんじん	30	1.5	2	5		せん切り
たけのこ	50	1.0	5	5		酒少々加える
さやえんどう さやいんげん	50	2		3		斜め切り
酢れんこん	酢と同量	2		10	10～15	酢を加えた水でゆで，甘酢につける。
酢どりしょうが	同　上	2		10	20	薄切りにして熱湯で5秒くらいゆでてからつける。

1）ちらしずし

材料	分量（1人分）	材料	分量（1人分）
白米	100g (125mℓ)	酒	2mℓ 魚の重量の10%
水	135mℓ（米の重量の1.35倍）	食紅	少々
合わせ酢		**酢れんこん**	
酢	13mℓ 米の体積の10%	れんこん	20g
塩	2g 〃 1.5%	酢	3mℓ 材料の15%
砂糖	3g 〃 2%	だし汁	3mℓ 〃 15%
干ししいたけ	3g (小1枚)	塩	0.4g 〃 2%
砂糖	2g	砂糖	3g 〃 15%
醤油	2mℓ	にんじん	10g
だし汁	6～10mℓ（戻し汁）	だし汁	10mℓ
かんぴょう	5g	塩	0.2g 材料の2%
砂糖	5g	砂糖	0.5g 〃 5%
醤油	5mℓ	さやえんどう	10g
だし汁	15mℓ（ゆで汁）	塩	0.2g 材料の2%
酢魚		**金糸卵**	
アジ	20g 正味	卵	25g (1/2個)
塩	0.6g 魚の重量の3%	砂糖	2.5g 材料の10%
酢	4mℓ 〃 20%	塩	0.3g 〃 1%
そぼろ		のり	1/2枚
白身の魚	20g	紅しょうが	5g
塩	0.2g 魚の重量の1%		
砂糖	1.5g 魚の重量の8%		

① 合わせ酢をつくっておく。米を洗い水加減して炊く。

② 干ししいたけは水でもどして千切りにする。かんぴょうは下ゆでし（p.97），長さ2cm程度に切る。かんぴょうとしいたけに調味料を加えて，汁がなくなるまで煮る（別々に煮るのが本格的であるが一緒に煮てもよい）。

③ 〈酢魚〉アジを3枚におろし塩をふって20分くらいおく。次に20～30分酢につけて皮をむき，適当な大きさに切る。

④ 〈そぼろ〉白身の魚をゆで，布きんに包み水中でもみほぐして絞り，調味料と食紅を加えて湯せん，またはごく弱火にして4～5本の箸で混ぜながら炒り上げ，そぼろにする。

⑤ 〈酢れんこん〉れんこんの皮をむき薄切りにして水にさらし，酢を加えた水でさっとゆで，甘酢につける。

⑥ にんじんはせん切りにして煮汁で煮る。さやえんどうは塩水で色よくゆで，ななめにせん切りする。

⑦　〈金糸卵〉薄焼き卵をつくり，冷えてからせん切りにする。
⑧　のりをあぶり，袋に入れてもむか，はさみでせん切りにする。
⑨　紅しょうがは，せん切りにする。
⑩　飯が炊けたら，合わせ酢をかけ酢味をつける（p.97，表2－9参照）。
⑪　準備した具を飯に混ぜるもの，上に飾るものとに分ける。
⑫　器に具を混ぜたすし飯を盛り，その上を美しく飾る。

〔備考〕
（ｉ）具の量は飯の重量の35～50％が良い。
（ⅱ）青味のものは，中に混ぜると酢のために色が悪くなる。

2）握りずし

材　　料	7　個（1人分）
白　米	80g（100mℓ）
水	110mℓ
合わせ酢	
酢	10mℓ 米の重量の12.5%
塩	1.2g 米の重量の1.5%
砂　糖	1g 米の重量の1.3%
わさび	5g（粉末は2～3g）
上にのせる種	
酢取りしょうが	
しょうが	5～6g
酢	1.2mℓ 材料の20%
塩	0.12g 材料の2%
砂　糖	0.6g 材料の10%

〈上にのせる種〉次の材料の中から7個分を準備する。
　マグロ、モンゴウイカ などの生魚は1個分15～20g
　コハダ、小アジ、サバ などの酢魚は1個につき1枚または約15g
　厚焼き卵：20g（p.362参照）
　エビ：1個に1尾（塩ゆでしたもの）
〈酢取りしょうが〉
　しょうがの皮をむいて薄く切り，熱湯に入れて30秒間くらいゆで，熱いうちに甘酢につけて味をしみ込ませる。

【握り方】

①　手を酢水（同量の酢と水）でしめらせ，右手にすし飯を軽く握り，左手に種をとり，種の裏を上にして手のひらにのせる。
②　右手の人差指でわさびを取って種の上に塗る。
③　右手のすし飯を種の上にのせ，左手で握りながら右手の人差指と中指で押さえる。
④　表に返し，左手の親指で形を整えながら右手の指で締め，形を整える。

〔備考〕
（i）握りずし器を用いてもよい。
（ii）握りずし1個分の量は約25 gである。
（iii）粉わさび1gを練ると2～3個分となる。

3）のり巻き

〈太　巻　き〉

材　　料	分　量（太巻き1本分）
白　米	90g（110mℓ）炊き上がり約200g強
水	120mℓ
合わせ酢	
酢	12mℓ 米の重量の12.5%
塩	1.4g 〃 1.5%
砂　糖	3g 〃 3%
かんぴょう	5g
干ししいたけ	4g
醤　油	9mℓ
砂　糖	9g
だし汁	30mℓ
卵	25g
砂　糖	2g
酒	5mℓ
塩	0.25g
みつば	5本
のり	1枚

①　飯を炊き，合わせ酢を混ぜる。
②　かんぴょうを下ゆでし，干ししいたけをもどし（p.97），調味料で煮る。
③　卵はのりの長さに焼き，1 cm角の棒状に切る。
④　みつばは，1％の食塩水で2秒くらいゆでて冷やす。

〔備考〕具のでき上がりは米と同重量，飯の重量の約50％。

【巻き方】

①　のりをあぶり，すだれの上に，表を下にしてすだれの端とのりの端をそろえておく。
②　手を酢水でしめらせて飯をとり，のりの手前1 cm，向こう2～3 cm残して全面に広げる（両端が薄くならないように）。
③　飯の手前から1/3のところを，少しくぼませて具をおく。
④　すだれの手前を両手でもち，中指と他の指2本とで具を押さえ，手前を飯の端へつけ，すだれの手前をもってひき締め，すだれを浮かせてくるくると巻く。
⑤　両端から指を入れて，両端の飯が浮かないように押さえる。
⑥　包丁をぬれ布きんでふきながら，八つくらいに切る。

〈細　巻　き〉

材　料	分　量（1本分）	
白　米	35g (45mℓ)	炊き上がり約80g
水	50mℓ	
合わせ酢		
酢	4.5mℓ	米の重量の13%
塩	0.5g	米の重量の1.5%
砂　糖	1.3g	米の重量の4%
奈良漬け	20g	
の　り	1/2枚	

① 飯を炊き，合わせ酢を混ぜる。
② 奈良漬けは，細いひょうし木に切る。
③ 太巻きと同じ要領で巻く。

〔備考〕
（i）具にかんぴょう，マグロとわさび，きゅうりとうめぼし，たくあんなども用いられる。
（ii）具は，米の重量の70％または飯の重量の35％くらいにする。

4）いなりずし

材　料	分　量（10個分）	
白　米	160g (200mℓ)	
水	220mℓ	
合わせ酢		
酢	20mℓ	米の重量の12.5%
塩	3g	〃　2%
砂　糖	8g	〃　5%
油揚げ	5枚	(小) 100g
だし汁	100mℓ	
砂　糖	30g	
醤　油	10mℓ	
白ごま	20g	

① 飯を炊き，合わせ酢で味をつける。
② ごまを煎って軽くきざみ，①に混ぜる。
③ 油揚げは中央で二つに切り，油揚げの上を菜箸やめん棒を使って押し付けるように転がし，中を離す。ざるに並べ熱湯をかけて油抜きをしたあとで鍋に入れ，だし汁と調味料を加え，汁がなくなるまで煮る。
④ 酢水で手をしめらせて1個分の飯（約35g）を軽く握り，油揚げの袋に詰める。

〔備考〕
好みにより，かんぴょう，しいたけ，野菜類の煮たものなどを飯に混ぜるのもよい。

5）茶きんずし・ふくさずし

材　料	分　量（1人分）	材　料	分　量（1人分）
白米	100g（125mℓ）	そぼろ	
水	140mℓ	白身の魚	20g
こんぶ	3g 水の2%	砂糖	2g 魚の重量の10%
	炊き上がり220g	塩	0.3g 〃 1.5%
合わせ酢		食紅	少々
酢	15mℓ 米の重量の15%	シバエビ	2尾
塩	1.5g 〃 1.5%	甘酢	10mℓ
砂糖	7g 〃 7%	干ししいたけ	3g （1枚）水にもどすと約10g
薄焼き卵		かんぴょう	5g 〃 約50g
卵	50g	砂糖	9g 水にもどした材料の15%
砂糖	2.5g～5g 卵の5～10%	醤油	9mℓ
塩	0.4%～0.5g 〃 0.8～1%	グリーンピース	2粒
片栗粉	0.75g 〃 1.5%	こんぶ	ひも状にしたもの，長さ20cm
水	1.5g	酢	

① 飯を炊き，合わせ酢を混ぜる（p.95，すし飯のつくり方の手順参照）。

② 戻した干ししいたけはそのつけ汁でやわらかくなるまでゆでる。下ゆでしたかんぴょう（p.97）としいたけに調味料を加え，汁がなくなるまで煮る。

③ 煮たかんぴょうは，長さ約30cmのもの1本を取り，口を結ぶひもとして用いる。残りは細かくきざむ。しいたけはあられ切りにし，きざんだかんぴょうとともに汁けをきって飯に混ぜる。

④ そぼろは，白身魚をゆでて骨を除き，布きんに包み水中でもみほぐして絞り，鍋に入れる。水溶きした食紅と調味料を加えて，弱火で焦がさないように，数本の箸で混ぜながらいる。湯せんにするのもよい。

⑤ シバエビは背わたをとって塩ゆでにし，皮をむいて甘酢につけておく。

⑥ 卵を割りほぐし，調味料と水で溶いた片栗粉を加えて混ぜ，薄焼き卵をつくる。茶きんずしには，口径24cmのフライパンを用いて卵液を広げて大きく焼く。ふくさずしには，四角の卵焼き器で焼いた方がよい。

⑦ 茶きんずしは，丸く握ったすし飯を薄焼き卵で包み，口のところにひだをとり，かんぴょうでしばる。ひだになった部分を，花のように開き中心部にそぼろを盛り，真ん中にシバエビとグリーンピースをのせる。

ふくさずしは，薄焼き卵の中央にすし飯をのせて，四方から折りたたみ，酢で湿したこんぶをひもにしてしばる。

3．もち米の調理

ほど良い硬さと粘りの飯に調理した場合，うるち米では飯の重さが米の 2.1 ～ 2.3 倍であるが，もち米では 1.6 ～ 1.9 倍である。したがって加える水の量はもち米の場合，米の重量の 0.7 ～ 1.0 倍となる。加水量が異なるために加熱方法もうるち米とは異なった方法をとる。

うるち米ともち米は含まれるでんぷんの種類が異なる。もち米のでんぷんはアミロペクチンのみで構成されているため，吸水率が高く，糊化しやすく，粘りが強い。

もち米は米の重量の 30 ～ 40％程度吸水するため（図2－10），うるち米に比べて加水量の少ないもち米を一般的な炊飯方法で炊くと，加熱の途中で釜内の上部の米は水の上に出てしまい，下部の米は水を吸って上下の硬さの差ができやすい。このことから，もち米のみを加熱する場合には，蒸す方法をとるのが一般的である。あらかじめもち米を十分に水に浸漬し，米の 0.4 倍の水を吸水させ，蒸し加熱では不足分を「振り水」として加える。加熱中に2～3回振り水をすることにより図2－11 に示すように米の吸水が進む。

うるち米を 20％程度加えると普通の炊飯器で炊飯することもできる。水加減は，「もち米の重量× 1.0 ＋うるち米の重量× 1.5」として計算する。

また，電子レンジを用いて上手く加熱することができる。このときは，電子レンジでの加熱は水分の蒸発が激しいことを考慮して，加水量はもち米重量の 1.1 倍として計算する。

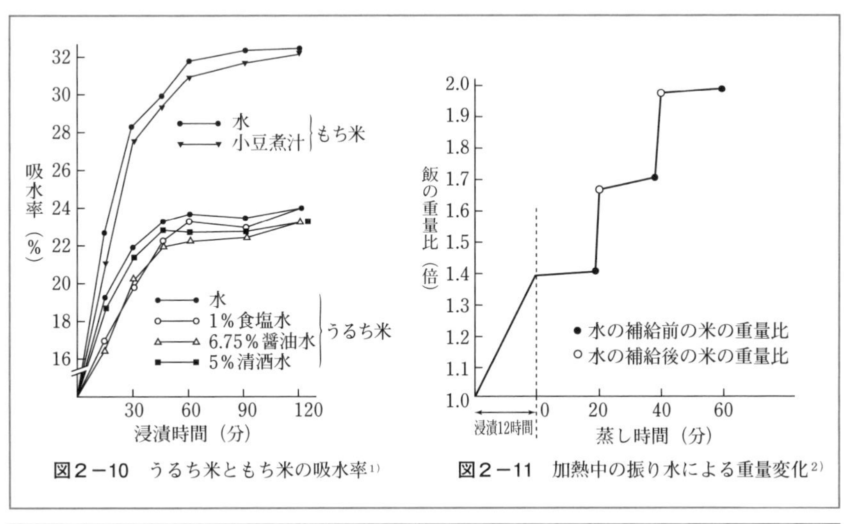

図2－10　うるち米ともち米の吸水率[1)]

図2－11　加熱中の振り水による重量変化[2)]

1）貝沼やす子：調理科学（調理科学研究会編），248，光生館（1984）

2）石井久仁子，下村道子，山崎清子：こわ飯の性状について，家政学雑誌，29，82 － 88（1978）

(1) 赤飯

〈こわ飯（蒸す場合）〉

材　料	分　量（1人分）	
もち米	100g（135mℓ）	でき上がり約210g
ささげまたは小豆	20g　もち米の重量の約15%	
塩	1.5～2g　飯の重量の0.7～1%	
黒ごま	2g　〃	

① 豆を洗い，2倍量の水を加えて沸騰したらざるに取って水で洗い，しぶきりを行う（p.217）。豆に約6～7倍の水を加え，豆がやわらかくなるまで煮て（20～30分）豆と煮汁に分け，煮汁は冷ましておく。

② もち米を洗い,豆の煮汁に水を加えた中に2～3時間浸しておく。蒸す直前にざるにあげて水をきり,豆と混ぜる。つけ水はとっておき,振り水に用いる。

③ 蒸し器に布を敷き，②を入れ中央部を少し薄めにして広げ，強火で蒸す。蒸気が上に抜けて約10分してから1回目の振り水をする。蒸し器内の温度が下がるため次回の振り水をする場合には，蒸気が上に抜けて10分以上経過してから行う。振り水の回数は，好みによって決める。蒸し時間は約40分を要する。

④ 蒸し上がったら底の広い器（すし桶など）に移し，あおいで急冷する。

⑤ 洗いごまを煎り（煎りごまの場合ももう一度煎った方が香りが良い），塩を加え，ごま塩をつくる。

〈炊きこわ飯（炊く場合）〉

材　料	分　量（1人分）		
もち米	70g	(125mℓ)	でき上がり230g
うるち米	30g		
小豆またはささげ	15g		
小豆の煮汁と水	115mℓ　備考(ii)		
塩	2g　でき上がりの0.7%		

① 豆を洗い，2倍量の水を加えて加熱し，沸騰したらざるに取って水で洗い，しぶきりを行う（p.217）。豆に約6～7倍の水を加え，豆がやわらかくなるまで煮て（20～30分）豆と煮汁に分けておく。

② 米を洗い,ざるにあげて水をきる。

③ 厚手の鍋に，煮汁と水を入れて沸騰させ，米と塩を加えて手早くかき混ぜ，煮豆を上にのせ，再び沸騰したら火を弱めて，白飯より5分くらい長く炊く(iii)。

〔備考〕

(i) 小豆よりささげの方がゆでた時に豆が割れる「腹割れ」が生じにくい。武家社会圏であった関東では，腹割れは切腹に通じるとして，祝い事の日に食べられることの多い赤飯にはささげが用いられた。

（ii）炊き水の計算：もち米の重量× 1.0 ＋うるち米の重量× 1.5

（iii）炊きこわ飯は，湯炊きにすると炊きやすい。

（2）五色おはぎ

材料	分量（1人分）		材料	分量（1人分）
もち米	50g	炊き上がり約140g	c ひき茶	0.4〜0.5g
うるち米	20g		d 黒ごま	2g
水	80mℓ		d 砂糖	1g
a 小豆	8g	でき上がり約25g	d 塩	0.05g
a 砂糖	12g		e きな粉	1.5g
a 塩	0.04g		e 砂糖	1.5g
b 白さらしあん	15g	でき上がり約55g 1/2はcに用いる	e 塩	0.03g
b 砂糖	25g			
b 水	60mℓ			
b 塩	0.08g			

① もち米とうるち米を混ぜて炊く（炊きこわ飯参照）。かまの中で，すりこぎの先をぬらして軽くつき混ぜ，次の大きさに丸め，絞った布きんの上におく。でき上がりの大きさをおおよそそろえるために，あん用の飯はきな粉，ごま用の飯よりも小さめにする。

a. 飯約 22g ＋小豆あん 25g　b. 飯約 22g ＋白あん 25g　c. 飯約 22g ＋ひき茶入りあん 25g　d. 飯約 37g ＋黒ごま３g　e. 飯約 37g ＋きな粉３g

② a. 小豆は，やわらかく煮てつぶし，砂糖と塩を加えて弱火で練り上げる。

③ b. 砂糖に水を加えて煮立て，白さらしあんを加えて弱火で約 55g になるまで煮つめ，塩を加える。c. その 1/2 には冷えてからひき茶を混ぜる。

④ a，b，c のあんを，絞った布きんに広げ，丸めた飯を包み形を整える。

⑤ d. 黒ごまを煎り，乾いたまな板の上できざみ，砂糖，塩を加えて飯にまぶす。

⑥ きな粉に砂糖，塩を混ぜて，飯にまぶし形を整える。

〔備考〕小豆あんをこしあんにする場合は，p.219，あんの種類とつくり方の項参照。

（3）八(バア)宝(パオ)肉(ロウ)飯(ファン)（肉ちまき）

① もち米は洗って１～２時間水につけた後，ざるにあげて水をきる。

② 干しむきエビ，干ししいたけは，水につけてもどし 0.7cm 角くらいに切る。それぞれのもどし汁は湯(タン)（ストック）の一部に使う。

材　　料	分　量（1人分）	
も　ち　米	80g	
干しむきエビ	5g	
干ししいたけ	1枚	
た け の こ	10g	
鶏 も も 肉	25g	
甘　ぐ　り	2個	
グリーンピース	5g	
ね　　ぎ	5g	
油	10mℓ	米と材料の7％
湯(タン)(ストック)	80mℓ	米の重量と同量
醤　　油	8mℓ	でき上がり量の3.5％
ご　ま　油	2mℓ	
竹　の　皮	2枚	

③　たけのこ，鶏もも肉，甘ぐりは0.7cm角，ねぎは小口切りにする。グリーンピースはゆでておく。

④　中華鍋に油を熱し，②，③の材料（グリーンピース以外）を炒め，湯と醤油，もち米を入れて汁がなくなるまで煮る。最後にごま油を加えて香りをつけグリーンピースを入れる。

⑤　竹の皮に④を入れて三角形に包み，竹の皮をさいたものかたこ糸で結び，蒸し器に並べて20～30分間蒸す。

〔備考〕

本来竹の皮を使うが代わりにアルミ箔を使ってもよい。

4．米粉の調理

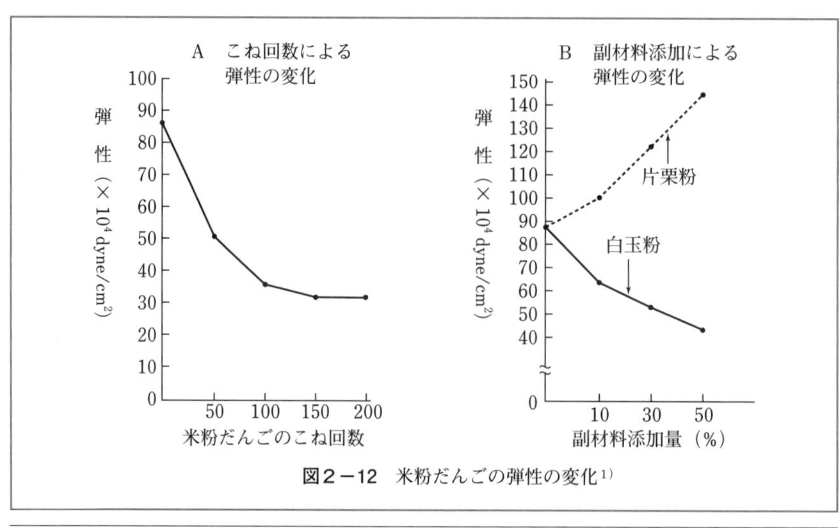

図2−12　米粉だんごの弾性の変化[1)]

1）松元文子：全訂 調理実験，27，柴田書店（1966）

うるち米およびもち米を粉砕したものが米粉であり，うるち米から上新粉，もち米から白玉粉が作られる。その他の米粉として，もち米を蒸してから加工した道明寺粉や寒梅粉などがある。米粉は和菓子やせんべいなどに古くから用いられてきたが，粒子が大きく吸水性が悪いため用途が限られていた。近年は製粉技術の発達により，でんぷんの損傷を抑えて細かい粒子にすることが可能となり，パンやケーキ，パスタでも利用される。

上新粉は，小麦粉と違いグルテンを含んでいないため，水を加えてこねたときに粘りが出にくい。そのため熱湯を加えてでんぷんの一部を糊化させて粘りを出す方法をとる。上新粉に熱湯を加えてからのこね回数によってやわらかさ（弾性）が図２－12のように変化する。上新粉と白玉粉を混ぜたり，片栗粉を混ぜてテクスチャーを変える（図２－12）ことが行われる。また，砂糖を加えることは，甘味をつけると同時にでんぷんの老化を抑制して硬くなるのを防ぐ働きがある。しかし，砂糖を加えると糊化を遅らせるので，十分に加熱する必要がある。

白玉粉は，寒ざらし粉ともいう。もち米を吸水させ，水挽き後沈殿させ乾燥したもので，固まった状態になっているので，使用時にはよくつぶして用いる。白玉粉をこねる場合は水を用いる。もち米のでんぷんはアミロペクチンであるため糊化しやすく，上新粉の場合のように熱湯を加えると，表層だけが糊となり中心部への熱の伝わりがさまたげられ，生粉のまま残る。

（1）白玉団子

材料	分量（1人分）	
白玉粉	60g	白玉粉の重量の約85％
水	50mℓ強	
シロップ		
砂糖	20～30g	
水	20～30mℓ	
ワインやレモン汁	少々	
フルーツ各種	適量	

① 白玉粉に水を加え，1～2分おいてからこねる。
② ①を小さく丸め沸騰湯中で浮き上がるまでゆで，すくいとり水に入れる。水をきり，器に盛る。
③ シロップをつくり，②にかける（p.185参照）。フルーツ缶詰の汁を用いることもできる。レモン汁やワインを加えると香りが良い。

（2）うぐいすもち

① ボウルに白玉粉を入れ，水を加えてよく混ぜ，全体がなめらかになったら砂糖を入れてさらによく混ぜる。蒸し器に入れて，強火で30～40分間蒸す。
② 練りあんを８個に丸めておく。
③ 平らな器に青きな粉を広げ，その上に①をとり出し，熱いうちに８個に分ける。
④ 青きな粉を手につけながら，③の生地で丸めておいた練りあんを包む。

材　　料	分 量（8個分）
白 玉 粉	80g
水	80mℓ
砂　　糖	55g
練りあん	180g
青きな粉	25g

⑤　俵型に形づくり，両端をつまんでうぐいすの形に整え，上から青きな粉をふる。

（3）よもぎ団子（草団子）

材　　料	分　量（草もち3個分または串団子2～3本分）	
上 新 粉	50g	でき上がり約100g
熱　　湯	45mℓ　粉の重量の 90％	
よ も ぎ	上新粉の 20％内外	
練りあん	80g 中に入れるか外につけるかによって分量は異なる	

①　よもぎは，葉先だけをつみとる。鍋にたっぷり湯をわかし，やわらかくゆで（重曹を水の 0.3％用いてもよい）水に入れてアクを抜き，絞って細かくきざみ，すりばちですりつぶす。

②　ボウルに粉を入れ，熱湯を注ぎ，手早くかき混ぜてからこね合わせる。これを4～5個に分け，薄くのばし中央をくぼませて，ぬれ布きんを敷いた蒸し器に入れ約 15 分蒸す。とり出して，すりこぎでついて粘りを出す。

③　①のよもぎとよくこね混ぜる。こね上げたものは，下記のようにいろいろな料理に使われる。

〔応用〕

よもぎ団子：丸めて，あんやきな粉をまぶす。

糸切り団子：直径3cm の棒状にのばし，約2cm 厚さに切り，竹串に刺して，小豆あん（1本分 30g）をつける。またはよもぎを混ぜないで，でんぷんのあんをつける。

でんぷんあん：1本分

水	10mℓ
醤油	1mℓ
砂糖	1g
片栗粉	0.5g

草 も ち：あんを包む，皮は1個分 25 ～ 30g。あんは1個分 25 ～ 30g。

ささもち：同上の分量の割合であんを包み，ささの葉で包んで，10 ～ 20 分間蒸す。

第3節　小麦粉の調理

1．小麦粉の調理性

（1）小麦粉の種類

小麦粉は，原料小麦の種類およびたんぱく質含有量によって用途が異なり，表2－14のように分類されている。それぞれの種類において1等級から3等級の粉があり，調理用に市販されている小麦粉は1等級である。その他，外皮や胚芽を取り除かず全部を粉にしたものを全粒粉という。

表2－14　小麦粉の種類と用途

種　類	たんぱく質量（%）	グルテンの性質	原料小麦	用　途
強力粉	11～13	強　靭	硬質小麦	食パン，フランスパン
準強力粉	10～11.5	強	中間質小麦	中華めん・皮，菓子パン
中力粉	8～10	軟	中間質小麦	和風めん類
薄力粉	7～8	軟　弱	軟質小麦	菓子，天ぷらの衣
デュラムセモリナ	約12	柔　軟	デュラム小麦	パスタ類

（2）ドウとグルテンの形成

小麦粉に約50%の水を加えてこねると，粘弾性のある固まりになる。これをドウ（dough）といい，パンやめん類の生地として使われる。ドウには粘弾性があるため，発生させたCO_2を包み込んだり，のばしたり，広げて包む操作をするのに適する。加える水量が多い場合は流動性のある生地になり，これをバッター（batter）という。

小麦粉に含まれるたんぱく質の85%は水に不溶性のグリアジンとグルテニンであり，水を加えてこねると，これらのたんぱく質の相互作用により，粘弾性のあるグルテンが形成される。粘弾性の出る様子を図2－13に，グルテンの構造の模式図を図2－14に示す。

グリアジンは1本のポリペプチド鎖が分子内のジスルフィド結合（S-S結合）により球状の形をとっており，水を加えると粘性をもち，糸状に伸びる性質がある。一方，グルテニンはコイル状の形をしたポリペプチド鎖の両端にシステイン残基（SH基）をもち，分子間のS-S結合によりひも状の重合体を形成しており，弾力のある性質をもつ。小麦粉に水を加えこねると，グルテニンの分子間および分子内S-S結合が促されてグルテニン分子が絡み合う。この中にグリアジンが取り込まれて網目構造をとり，粘弾性が生じる。その他にも，水素結合，疎水結合，イオン結合など

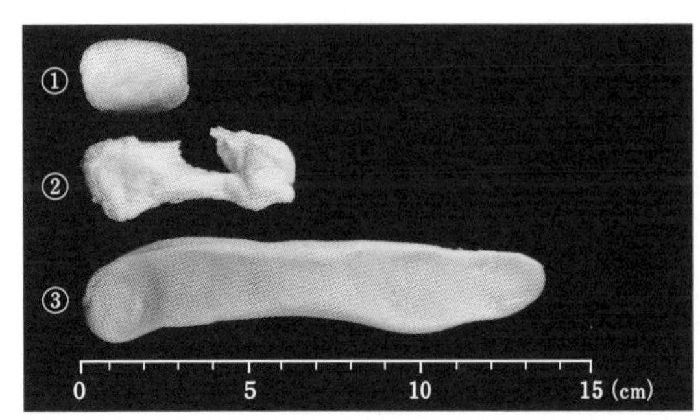

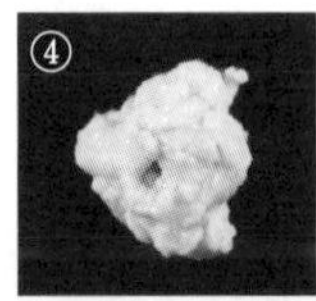

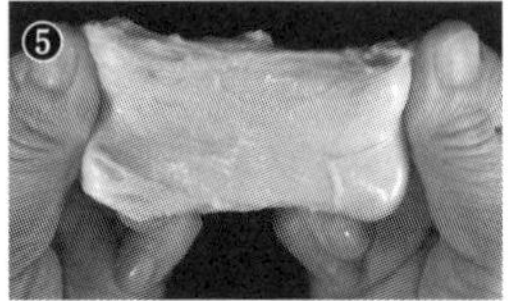

① 強力粉（10g）に、水（5g）を加えてざっとまとめたドウ
② ①を左右に引っ張った状態。生地は粗くてすぐ切れる
③ ①を100回こねて，ゆっくり引っ張った状態。生地は粘弾性があり、長くのびる

④ ③を水の中で洗うと，淡黄色の湿麩が得られる（写真は③の3倍量分から得られた湿麩）
⑤ ④のグルテンを引っ張ると膜状に広がり，伸びる

図2－13　ドウとグルテン[1)]

もグルテンの形成に関与するといわれている。

ドウを水中で洗い流すとでんぷんが水中に流れてゴムのような黄色を帯びた粘弾性のある固まりが残る。これがグルテンであり，水気をよくきったものを湿麩（しっぷ）（Wet Gluten）という。たんぱく質含有量の約2.7倍で概算できる。小麦粉の品質を表すために湿麩量（小麦粉100gから分離された量を％表示）が使われることがある。

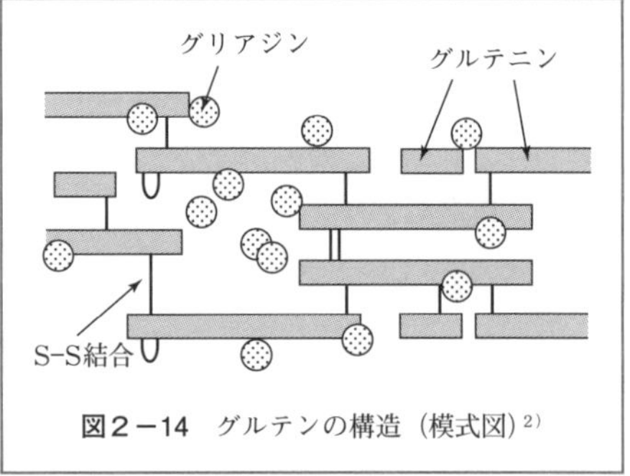

図2－14　グルテンの構造（模式図）[2)]

（3）ドウの性質に影響する因子

ドウの粘弾性は，グルテンの生成によるものであり，次の因子によって影響を受ける。

1）粉の種類

グルテンの性質や生成量は，たんぱく質含有量，原料小麦の性質によって異なる。

1）大石恭子実験
2）片桐実菜，北畠直文：ドウとバッターの構造と特性，化学と生物，52，530－534（2014）

強力粉では強靱なグルテンが多く形成され（100gの小麦粉から湿麩量で約35g程度），安定性が高い。一方，薄力粉ではグルテン生成量が少なく（25g以下），粘弾性は弱く安定性も低い（図２－15）。したがって，調理の目的によって小麦粉を選ぶ必要がある。また，小麦粉は日本の夏のような高温多湿の状態で長期保存（半年～１年）することによってグルテン形成能が低下することが知られている[1)]。

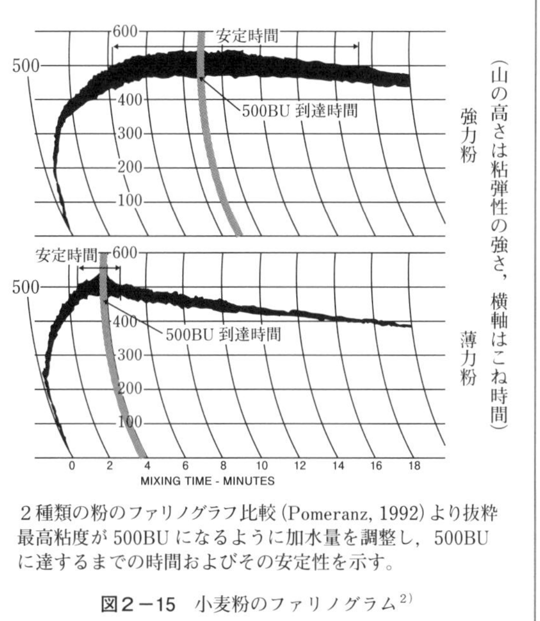

２種類の粉のファリノグラフ比較（Pomeranz, 1992）より抜粋
最高粘度が500BUになるように加水量を調整し，500BUに達するまでの時間およびその安定性を示す。

図２－15　小麦粉のファリノグラム[2)]

２）こね方と放置時間

グルテンはこねることで生成が促進される。しかし過度にこねると一度できた網目構造が破壊されるため，ドウの粘弾性が低下する。ドウの粘弾性は，小麦粉の質，水の温度，こねる力や速度などに影響されるので，それぞれの製品に応じて調節することが必要である。

こねはじめた直後は粘弾性が強く，伸展性が低いが，こねるにしたがって伸展性が増す。また，ドウをこねた後，しばらく放置する（ねかせる）ことによって伸展性が大きくなる（図２－16）。めんをつくるためにドウをよくこねてねかせたり，パンの成形をするときにこねた後ねかせるのはそのためである。ねかせている間にグルテン分子のSH基が酸化され，SH基とS–S結合の交換反応が起きてグルテンの構造が緩和されると考えられている（図２－17）。また，小麦粉に内在するキシラナーゼやアミラーゼなどの糖質分解酵素がねかせている間に糖質を分解することも，生地の伸展性の増加に関与すると考えられている[3)]。

ドウの粘弾性を測定する機器として，ファリノグラフ，エクステンソグラフ，ミ

1）比留間トシ子，松元文子：小麦粉の調理に関する研究（第９報）グルテンについて（2），家政学雑誌，14，345 － 350（1963）

2）藤井淑子：植物性食品Ⅰ（島田淳子・下村道子編：調理科学講座），77 － 78，朝倉書店（1994）より一部抜粋

3）片桐実菜，北畠直文：ドウとバッターの構造と特性－小麦粉の非グルテン系成分のドウ，バッターの特性に与える影響－，化学と生物，52（8），530 － 534（2014）

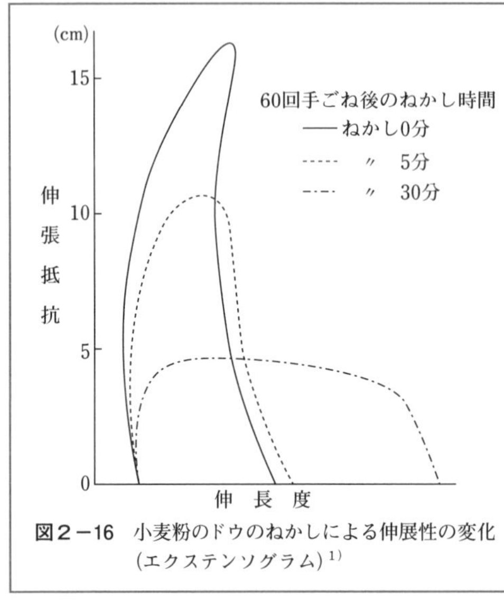

図2－16　小麦粉のドウのねかしによる伸展性の変化（エクステンソグラム）[1]

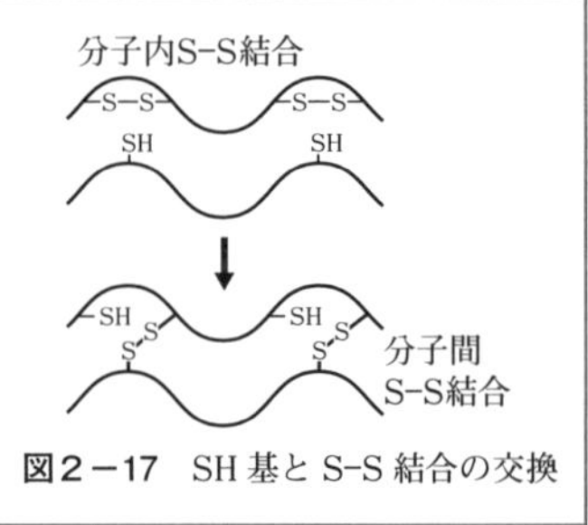

図2－17　SH 基と S-S 結合の交換

キソグラフなどがある。

3）水の加え方

一定量の水を加えるときに，一度に全部を加えて混ぜるか少しずつ加えながら混ぜるかで，グルテンの形成は異なる。少しずつ加える方がグルテンは良く形成される。

4）添加物

小麦粉を調理加工するときには，副材料を加える。それらがグルテンの生成に影響を与え，粘弾性に違いが生じる。

① 食　塩

塩を加えないで作ったパンやめんの生地は，べたついてきれいに成形することが難しい。すなわち食塩の添加は，塩味の付与以外に，生地を引き締めて弾性を向上させる効果がある。食塩を加えたドウのエクステンソグラムでは食塩を１～５％加えることにより，濃度に応じて伸長抵抗が増加する結果が得られている[2]。食塩添加によりグリアジンが凝集し，たんぱく質の分子間距離が縮まり，新たに形成される水素結合や疎水性相互作用により抗張力が増すためと推察されている[3]。

② 砂　糖

少量の添加では粘弾性が低下するが，伸展性や安定性は向上する。大量の砂糖（小麦粉の 30％以上）を加えるとグルテンの形成が抑えられる。これは砂糖の親水性が強いため，水と砂糖が結びつき，グルテンの形成を阻害するためである。また，加える順序との関係が大きく，砂糖と水を混ぜてから小麦粉を加えるとグルテンの形

1）松元文子，松本ミエ子，高野敬子：小麦粉調理に関する研究（第２報）手動操作によるドウのファリノグラム及びエクステンソグラム：家政学雑誌，11，348 － 352（1960）より一部抜粋
2）藤井淑子：植物性食品Ⅰ（島田淳子・下村道子編：調理科学講座），77 － 78，朝倉書店（1994）
3）Ukai, T., Matsumura,Y., Urade, R.：Disaggregation and reaggregation of gluten proteins by sodium chloride, J. Agric. Food Chem., 56，1122 － 1130（2008）

成は抑えられるが，小麦粉に水を加えてこねてから砂糖を加えると影響は小さい[1)]。

③　油　脂

油脂はグルテンの形成を阻害するが，伸展性は増し，なめらかな生地になる。なお，砂糖と同様に加える順序が影響する。すなわち，粉と油脂を混ぜた後に水を加えてこねた場合は，グルテンの生成が少ない。

④　アルカリ性物質

アルカリ条件でこねた生地は弾力が増す。小麦粉を鹹(かん)水（炭酸ナトリウム，炭酸カリウム等を含むアルカリ性溶液）でこねて作る中華めんは，この性質を利用している。グルテンの水素結合の切断やSH基とS-S結合の交換反応，他のたんぱく質（グロブリン）の重合などが，生地の弾力の増加に関与していると考えられている。また，アルカリ条件で作られたグルテンはでんぷん粒の間に広がり，加熱時にでんぷんの膨潤，糊化を妨げることが中華めんの硬さに影響していると推察されている[2)]。

5）水　温

グルテンの形成には水温が影響する。温度が高い方ほど吸水が速く粘弾性が出やすい。温度が低いと吸水が悪く硬くなる。低温で同じ程度の硬さのドウをつくるためには加水量を増やす必要がある[3)]。温度が70℃より高くなるとでんぷんの糊化やたんぱく質の変性に影響するので，グルテンの形成が阻害される。

（4）ドウ（dough）やバッター（batter）の硬さの調整

小麦粉を調理に用いる場合，その目的によって水を小麦粉の50～60％加えてドウとしたり，より多くの水を加えてバッターをつくったりする。そのときの水の加え方は調理の目的によって異なる。たとえば，パンでは成形しやすい硬さ，ぎょうざの皮では伸ばしやすい硬さ，ホットケーキでは天板の上になめらかに流れる硬さとするなど，最適な扱いやすさになるように水を加えるが，調理では水だけではなく，種々の材料を一緒に混ぜ込む。したがって調理に最適な硬さの生地や種をつくるときの加水量とそのときの加える材料の影響を知っておく必要がある。それぞれの材料がドウやバッターの硬さに与える影響を換水値として表すことで，加える水の量を増減することができる。調理の適切な加水量（表2－15）と材料の換水値（表2－16）を表に示した。

1）松元文子，比留間トシ：小麦粉の調理に関する研究（第5報）グルテンについて（1），家政学雑誌，12，455－458（1961）
2）阿部芳子，市川朝子，下村道子：中華麺の物性におよぼすかん水の影響，日本家政学会誌，57，461－467（2006）
3）横塚章治：製麺における食塩の役割，調理科学，25，47－50（1992）

表2－15　小麦粉と水の割合

小麦粉：水	生地の状態	調理例
100：50～60	手でこねられるドウの硬さ	パン，ドーナッツ，クッキー，まんじゅうの皮
100：65～100	手ではこねられないが流れない硬さ	ロックケーキ
100：130～160	ぼてぼてしているが流れる硬さ	ホットケーキ，パウンドケーキ，カップケーキ
100：160～200	つらなって流れる硬さ	天ぷらの衣，スポンジケーキ，さくらもちの皮
100：200～400	さらさら流れる硬さ	クレープ，お好み焼き

表2－16　添加材料の換水値（水としてドウやバッターの硬さに作用する割合）(30℃)

材料名	材料の水分(%)	換水値	備考
水		100	
牛乳	88.6	90	
卵	75.0	80	
バター	15.5	70	温度により換水値が異なる
砂糖(上白糖)	0.9	30～60	添加量と添加方法により異なる*
塩			少量であるから計算の必要なし

*十分水にとけるとき値は大きい

(5) 調理の種類に応じた小麦粉の選択

小麦粉の主成分はでんぷんとたんぱく質であるが，調理によってどちらの働きを主として利用するかによって，小麦粉の選び方や操作法が変わってくる。

① グルテンの性質を利用する調理。めん類，ぎょうざ・わんたん・しゅうまいの皮は，グルテンを十分に形成させて，その粘弾性や伸展性を利用する。パン類や中華まんじゅうはグルテンの網目構造を利用して膨化させる。これらの調理には，グルテン形成能の高い強力粉，準強力粉，デュラムセモリナ，または中力粉を利用し，グルテンが生成されるように操作する。

② でんぷんの働きを主としてグルテンの働きは副となる調理。菓子類や天ぷらの衣，汁に濃度をつける，魚や肉の周りにまぶして膜をつくる，すり身やひき肉のつなぎに使うなどがある。これらは，薄力粉を用い，グルテンが生成されるような操作（p.112～，ドウの性質に影響する因子の項参照）を避けるようにする。

（6）ドウおよびバッターの膨化

小麦粉の調理では水を加えて加熱を行うが，グルテンの網目構造の中に気体を包含させて加熱することによって，多孔質でやわらかく食べやすくなる。これらの膨化操作のためには主に，1）化学膨化剤を使用する，2）イーストの働きを利用する，3）卵白の泡を利用する，4）蒸気圧による膨化を利用する，の四つの方法がある。その他，よくかき混ぜる，粉をふるっておく，使用する副材料の油脂を撹拌して空気を含ませておく等，あらかじめ空気を含ませることも効果がある。

表2－17　市販B. P. の表示成分例

表示成分＼種類		国産品 (A)	国産品 (B)*
重　曹		28	25
速効性グループ	酒石酸 リン酸二水素カルシウム リン酸二水素ナトリウム	40	15
中間性	酒石酸水素カリウム	3	1
遅効性	みょうばん	—	25
緩和剤	でんぷん	29	33.6

*その他グリセリン脂肪酸エステル 0.4%

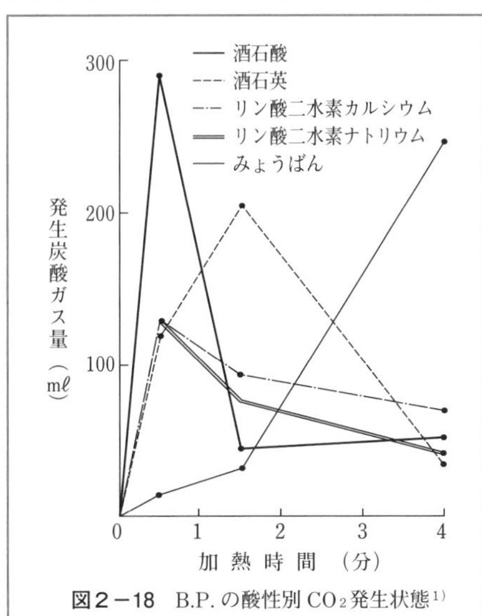

図2－18　B.P. の酸性別 CO_2 発生状態[1)]

1）化学膨化剤による膨化

① 種類と組成

小麦粉生地を膨化させる化学膨化剤として，重曹，ベーキングパウダー (baking powder：B.P.)，イスパタ（イーストパウダーの略称）などが用いられ，いずれも発生する二酸化炭素を利用する膨化法である。

重曹（炭酸水素ナトリウム，$NaHCO_3$）は単独でも水を加えて加熱すると②のa式（p.118）のように2モルの炭酸水素ナトリウムから1モルの CO_2 が発生する。しかしガス発生効力が低く，炭酸ナトリウム (Na_2CO_3) が生地の中に残るので，アルカリ性の独特な味になる。小麦粉のフラボノイド色素はアルカリのため黄色に発色し，ビタミン B_1 は約80%分解される。

炭酸水素ナトリウムに酸性剤を加えると，中和されて色は白く，味も良く

1）板橋文代，吉田レイ，蒲生春江，松元文子：小麦粉調理に関する研究（第6報）家政学雑誌，13，233 － 239（1962）

なる。例えば，重曹を使う時に水の一部を食酢（酢酸）に置き換えることもできる。この場合は，重曹 1g に対し必要な食酢は 17ml 程度である（②の b 式）。

B.P. はガス発生基剤となる重曹に，ガス発生促進剤として酸性剤を加えたものである。重曹と酸性剤が直接ふれると反応を起こすおそれがあるので，緩和剤として主に乾燥でんぷんも加えられている。酸性剤には酒石酸のように低温で溶けて重曹と反応し，常温でも CO_2 を発生したり，リン酸二水素カルシウムのように全ガス量の 1/2 ～ 1/3 が常温で発生する速効性タイプのものがある。また，みょうばんを含むものは常温での反応は遅く，加熱により発生が盛んになるので遅効性である。酒石英（酒石酸水素カリウム）は中間の性質を示す（②の c ～ g 式）。市販品の B.P. は各種酸性剤を表２－17 のように配合して，ガスが継続的に発生し，膨化が順調に進むように工夫されている。これを Double action という。加熱時間別に酸性剤のガス発生量を実験した結果が図２－18 で，速効性，中間性，遅効性の特徴を知ることができる。

イスパタは，ガス発生基剤として炭酸水素ナトリウムとアンモニウム塩を用いた膨化剤である（②の h 式）。２種類の発生基剤を用いているため膨化力が強く，ガスとアンモニアが発生し，発生後は食塩と水が残るだけなので生地がほぼ中性に保たれ，変色しにくい。アンモニアは水に溶けやすく，強い刺激臭があるので食品の中に残ることは好まれない。したがって水分の多いものや，形が大きく発生したガスが食品中に残りやすいものには不適で，形が小さくて高温で焼くビスケットなどに用いられる。

②　膨化剤の化学反応

a．$2NaHCO_3 \xrightarrow[\text{水}]{\text{加熱}} Na_2CO_3 + H_2O + CO_2\uparrow$

b．炭酸水素ナトリウムと食酢

$$\underset{(84)}{NaHCO_3} + \underset{\text{酢酸}(60)}{CH_3COOH} \longrightarrow \underset{\text{酢酸ナトリウム}}{CH_3COONa} + H_2O + \underset{(44)}{CO_2}\uparrow \quad 60/84 \div 0.042 = 17(m\ell)$$

c．炭酸水素ナトリウムと酒石酸

$$2NaHCO_3 + \begin{matrix} CHOH \cdot COOH \\ | \\ CHOH \cdot COOH \end{matrix} \xrightarrow[\text{水}]{} \underset{\text{酒石酸ナトリウム}}{\begin{matrix} CHOH \cdot COONa \\ | \\ CHOH \cdot COONa \end{matrix}} + 2H_2O + 2CO_2\uparrow$$

d．炭酸水素ナトリウムとリン酸二水素カルシウム（第一リン酸カルシウム）

$$2NaHCO_3 + Ca\ (H_2PO_4)_2 \xrightarrow[\text{水}]{} \underset{\text{リン酸水素カルシウム}}{CaHPO_4} + \underset{\text{リン酸二ナトリウム}}{Na_2HPO_4} + 2H_2O + 2CO_2\uparrow$$

e．炭酸水素ナトリウムとリン酸二水素ナトリウム

$$NaHCO_3 + NaH_2PO_4 \longrightarrow \underset{\text{リン酸二ナトリウム}}{Na_2HPO_4} + H_2O + CO_2\uparrow$$

f．炭酸水素ナトリウムと酒石酸水素カリウム（酒石英）

$$NaHCO_3 + \begin{matrix} CHOH \cdot COOH \\ | \\ CHOH \cdot COOK \end{matrix} \xrightarrow[\text{水}]{} \underset{\text{酒石酸カリナトリウム}}{\begin{matrix} CHOH \cdot COONa \\ | \\ CHOH \cdot COOK \end{matrix}} + H_2O + CO_2\uparrow$$

g．炭酸水素ナトリウムとみょうばん（硫酸アルミニウムカリウム）

$$Al_2(SO_4)_3KSO_4 + 6H_2O \xrightarrow{\text{加熱}} K_2SO_4 + 2\underset{\text{水酸化アルミニウム}}{Al(OH)_3} + 3H_2SO_4$$

$$3H_2SO_4 + 6NaHCO_3 \longrightarrow 3Na_2SO_4 + 6H_2O + 6CO_2\uparrow$$

h．炭酸水素ナトリウムと塩化アンモニウム

$$NaHCO_3 + \underset{\text{塩化アンモニウム}}{NH_4Cl} \longrightarrow NaCl + H_2O + CO_2\uparrow + \underset{\text{アンモニア}}{NH_3}\uparrow$$

③　膨化剤を用いるときの生地の扱い方[1)]

小麦粉に膨化剤を加えて混合し，それに水を加えてこねるが，水の量は多いと生地がやわらかく発生したガスが逃げ，少なくて硬すぎると抵抗で膨れにくいので，粉：水が1：0.75～1程度がもっともよく膨れる。またこねすぎるとグルテンが形成されて生地の粘弾性が増し，硬くなって膨れにくくなる。

生地をつくってから加熱するまでの放置時間も膨化に影響し，速効性の酸性剤の入ったB.P.の場合は，放置によって膨化率が減少するが，遅効性の酸性剤（みょうばん）では1時間後でも安定である。市販のB.P.には種々の酸性剤が混合されているため，酸性剤の配合に留意する必要がある。生地の硬さによっても放置の影響は異なり，粉：水が0.75～1：1の生地は影響を受けやすいが，1：0.5の固めのドウでは放置の影響は少ない。

加熱するときの加熱速度によっても膨化の状態は変わってくる。まんじゅうや蒸しパンは蒸し加熱をするが，そのときの火加減は，生地の硬さにより異なり，粉：水が1：1では弱火～中火で加熱した方が膨れが良いが，固めの1：0.5の生地では，強火～中火での膨れが良い。表面の状態は，強火では亀裂が生じ，弱火ではつやのある亀裂のないものになる。

2）イースト（パン酵母）による膨化

①　イーストの働きと種類

ドウまたはバッターの中で微生物を増殖させ，そのとき生成される二酸化炭素を利用して膨化させる方法である。多くは単離されて培養されたイーストが使用されており，主としてサッカロミセス・セルビシエに属する酵母菌である。イーストによる膨化は，イーストのアルコール発酵により発生した二酸化炭素を利用したものであり，イーストが増殖しやすいような条件をそろえる必要がある。増殖のための

1）板橋文代：小麦粉の膨化調理に関する研究，調理科学，2，27－41（1969）

条件は，温度，水分，栄養成分であり，温度（30℃前後）・湿度（75％前後）を適切に保ち，イーストの増殖に必要な成分・水を適度に与え，増殖を抑制する成分，たとえば食塩，油脂などは直接イーストに接触しないように扱う。また，増殖を促進するためにイーストフード（塩化アンモニウム，炭酸カリウム，リン塩酸等の混合物）を少量加えることもある。

増殖の際にイーストは糖類を分解し二酸化炭素を発生させると同時に，その分解物（アルコール類，有機酸類，エステル類，カルボニル化合物など）も生成することから，それがイースト発酵させたものの独特の風味（香りと味）となる。小麦粉の中には0.25％程度の糖類（ショ糖，果糖，ブドウ糖，麦芽糖など）を含んでおり，後から加える砂糖もあり，これらが分解される。

イーストとして一般に使用されているのは，生イーストとドライイーストである。生イーストは，培養したイーストの菌体を圧縮し固めたもので，約65～68％の水分を含む。冷蔵で3週間程度の保存が可能である。ドライイーストは，比較的乾燥に耐性をもつ酵母を培養し，圧縮後乾燥させたものであり，水分は8％前後で，半年くらいの長期保存が可能である。ドライイーストを使用するときは，生イーストの約半量を用いる。

②　生地の扱い方と変化

イーストを使用して生地を膨化させるときには，イーストの産生する二酸化炭素を網目構造の中にとり込むために，小麦粉のグルテンの力を利用した生地の形成とイーストの増殖が同時に進行するための入念な手順が必要となる。手順と生地の変化，イーストの増殖は以下のようになる。

予備発酵液をつくる：イーストに温湯と砂糖を加えて予備発酵を行う。泡が出て発酵してきたことを確認する。この操作は保存の良いイーストでは省略することもある。

ドウ（バッター）をつくり，一次発酵をする：小麦粉に塩や砂糖を溶かした温湯を加え，予備発酵液を加えてこね，グルテンを形成させて（p.111，ドウとグルテンの形成の項参照）網目構造をつくる。イーストは活発に増殖して二酸化炭素が発生する。最初はグルテンに伸展性がないが，適温適湿で生地をねかせると伸展性が増し，二酸化炭素を包含して網目構造が押し広げられて膨化してくる。発生した二酸化炭素の一部は水分の中に溶解するが，一定濃度以上になると網目の中にガス状に存在する。生地をこねたり，油脂を混ぜ込んだりするとその際に抱き込まれる空気も小さい気泡として存在する。

ガス抜きをする：ドウが2倍くらいの体積になったときに，生地を上から抑えて余分なガスを抜く。この操作により，大きな気泡が抜けるので生地のきめが細かくなり，グルテンを刺激することにより伸長抵抗が増し，新しい空気を生地に取り込むことでイーストが活性化する。

二次発酵をする：形を整えて，さらに発酵を進めて膨化させる。

加熱する：二次発酵を終えたら加熱する。加熱によって組織の中に含まれていた気泡が膨らみ，水に溶けていた二酸化炭素が気化し，水蒸気も発生して約55℃までは膨化が続く。65～70℃になるとイーストや酵素類の活性は失われ，でんぷんは糊化する。さらに70℃以上になるとたんぱく質が凝固して膨化は停止し，スポンジ状の組織が完成する。

3）卵白泡を利用した膨化

ケーキのつくり方に見られるように，卵白を泡立てて小麦粉を混ぜ，小麦粉製品を多孔質にする方法がある。卵白のみを泡立てたり，全卵を泡立てたものの中に，小麦粉や砂糖を加えて加熱する方法である（p.343～346参照）。卵白泡を利用するために，界面活性剤の一種である「製菓用起泡剤」を使って卵白の泡を安定化させることも行われている。これは，ショ糖脂肪酸エステル，グリセリン脂肪酸エステル等を混合した界面活性剤である。

4）蒸気圧による膨化

水（H_2O 18g，0.018ℓ）を100℃の水蒸気（30.6ℓ）にすると，体積は約1,700倍になる。したがって生地内の水分が加熱に伴い気化する際，非常に大きな蒸気圧で生地を膨化させる。これを利用した調理例にパイやシュー皮がある。パイは層状に膨化し，シュー皮は空洞状に膨化する。

2．小麦粉を利用した調理

（1）めん類の調理

［めんの種類］

めん類は，小麦粉に水を加えてこねることによりグルテンが形成される特徴を利用して，ドウをつくり，延ばしたり切ったりして紐状やリボン状に成形したものである。多くの国にめん状の食品があり，いずれも小麦粉をこねて成形した状態の生めんとそれを乾燥させた乾めんがある。乾めんは常備食として保存できるので，便利である。日本で製造されるめんには，うどん，そば，そうめんなどがあり，うどんやそばは生めんおよび乾めんとして，そうめんはほとんどが乾めんとして流通している。乾めんは「乾めん類品質表示基準」にしたがい，太さやかん水の使用により表2－18のように記載することができる。

また，手延べとそうでないものを区別しており，手延べは，植物油，でんぷんまたは小麦粉を塗布してよりをかけながら順次引き延ばし，熟成（ねかし），引き延ばしなどの工程を繰り返したのちに乾燥させたものとされている。そうめんは，手延べめんの代表的なものであり，1年間保存したそうめんは「厄を越す」といわれ，シコシコした食感が好まれる。これは，表面に塗布した油（綿実油）が保存中に遊

表2－18　乾めんの種類[1)]

種類	太さ，かん水の使用等
うどん，干しうどん	長径 1.7mm 以上
ひやむぎ，干しひやむぎ，細うどん	直径 1.3mm 以上 1.7mm 未満
干しそうめん，そうめん	直径 1.3mm 未満
干しひらめん，ひらめん，きしめん，ひもかわ	幅 4.5mm 以上厚さ 2.0mm 未満
干し中華めん，中華めん	かん水使用

離脂肪酸に分解され，これが，グルテニンに作用して吸水能を低下させ，さらにデンプンの膨潤を抑えるためであるといわれている[2)]。

中華めんは，こね水として炭酸カリ，炭酸ナトリウムを含む鹹(かん)水を用いて製めんしたものであり，弾力があるのが特徴である。小麦粉に含まれるフラボノイド色素はアルカリにより淡黄色化し，中華めん特有の色になる。また，グルテンのグルタミンがアルカリにより脱アミド化され，グルタミン酸になるときに発生するアンモニウムが，中華めん独特の香りになる。

パスタは，デュラムセモリナ粉を用い，いろいろな形に成型しためんの総称であり，イタリア料理で使われる。生めんと乾めんがあり，太さ，形によりさまざまな名称がつけられているが，棒状のスパゲッティ，筒状のマカロニ，帯状のラザニアがもっとも一般的なものである。

[めん類のゆで方]

いずれのめんも，ゆでる操作が必要であり，吸水とめんが自由に動くための十分な量の水（一般にめんの重量の6～10倍）を沸騰させ，沸騰水に投入して加熱する。投入後は相互の付着を防ぐためかき混ぜるが，その後は湯の対流に任せて，めんの表面を傷つけないために過度にかき混ぜない。加熱過程では，吸水およびでんぷんの糊化，たんぱく質の変性が起きる。めんからのでんぷんの溶出によってゆで水は噴きこぼれやすくなるので，沸騰が続く程度に火加減を調節する。

ゆで時間は，そうめん，中華めんなど細いめんは2～5分程度であり，うどん，ひもかわ，スパゲッティ，マカロニなど太いものは8～12分程度が目安である。芯が小さく残るような硬めのめん（スパゲッティのアルデンテ）がおいしいといわれるように硬さの好みもあるので，めんの太さ，製法，好みによってゆで時間を調節する。それぞれの製品の表示を参考にするとよい。必要な加熱時間の最後の数分は，鍋に蓋をして蒸らし操作をすることで補うこともできる。

ゆで上がった後，めんの表面に付着したでんぷんを洗い流し，ぬめりをとるために水で洗う。パスタは組織が緻密ででんぷんの溶出が少ないため，一般にはこの操

1）乾めん類品質表示基準：平成23年9月30日　消費者庁告示第10号
2）小川玄吾：手延素麺，調理科学，18，11－16（1985）

作を行わない。

ゆで上がっためんは，中心と周辺の水分差があり，これが，めんの歯ごたえになっている。ゆでてから時間がたつと水分が均一化されて食味が低下する。また，長時間汁の中にめんをつけておくと汁を吸って膨潤し，「のびる」現象が起きるので好まれない。

1）手打ちうどん（かけうどん）

材　料	分　量（1人分）
小麦粉（中力粉）	80 g
塩	2g　小麦粉の 2.5％
水	40mℓ　小麦粉の 50％
打ち粉（片栗粉または小麦粉）	10g 程度
だし汁	250mℓ
醤油	25mℓ
みりん	5～10mℓ
具(かまぼこ，なると，ゆでほうれんそうなど)	適宜
ねぎ	10g
薬味（七味とうがらし等）	適量

① 塩を水にとかす。

② 小麦粉に塩水を加え，全体になじませる。最初はぼろぼろした状態であるが，力強く混ぜていく。全体になじんだところで，上から力をかけてなめらかになるまでよくこねる（丈夫な袋に入れ足で踏む方法もある）。

③ なめらかなドウになったら，30 分から 2 時間程度ねかせる。

④ ③をもう一度よくこねて，のし板の上に打ち粉をふり，めん棒で厚さ 3 ～ 4mm に延ばす。

⑤ 打ち粉を振って屏風だたみにして，3 ～ 4mm の太さに切り，ほぐす。

⑥ 1ℓくらいの水を沸騰させ，ばらばらと入れてほぐし，12～15 分程度ゆでる。ゆで時間は太さによるので調節する。ゆで上がったら，ざるにとり水洗いする。

⑦ ねぎを薄く小口切りにし，水に数分さらしておく。

⑧ かけ汁をつくり器に入れて，ゆでめんを熱湯で温めて入れる。

⑨ 具を適宜のせ，さらしねぎ，七味とうがらし等の薬味を添える。

うどんはつけ汁につけて食べてもよい。日本めんの汁量と調味料の配合割合を表2－19に示した。

表2－19　日本めん類用の汁の量と調味料の配合割合

種類	ゆでめんに対するだし汁の必要量と実際量	だし汁に対する調味料の割合					備　　考
		だし汁(mℓ)	醤　油(mℓ)	塩(g)	みりん(mℓ)	砂　糖(g)	
かけ汁	ゆでめんの重量の100～150%	a　100	10 (塩分2%)	－	5～10	(2～3)	色・味濃く関東風
		b　100	3～5 (塩分1.5～2%)	1	3	(1)	色薄い（薄口醤油）
つけ汁	ゆでめんの重量の25～30%	a　100	25		25	みりんの代わりに砂糖8	だし汁，醤油，みりんを4：1：1の割合
		b　100	35		35		めんを水に浮かせて供する場合3：1：1の割合

2）スパゲッティ・ミートソース（Spaghetti meat sauce）

材　　料	分　量（1人分）
スパゲッティ	70g　ゆで上がり約2.5倍
ミートソース	
牛ひき肉	50g
たまねぎ	30g
にんじん	10g
バター	10g
小麦粉	10g
ストックまたは水	100mℓ
トマトピューレー	30mℓ
塩	2g
こしょう	少々
おろしチーズ	5g　(大1･1/2)
パセリのみじん切り	適量

① たまねぎ，にんじんをみじん切りにし，厚手の鍋にバターを熱して2～3分炒め，次にひき肉を加えて色が変わるまで炒める。それに小麦粉を加えて褐色に色づくまで炒める。ストックまたは水，トマトピューレー，調味料を加え，弱火で汁が約1/2くらいになるまで時々かき混ぜながら煮て，味を整える。

② スパゲッティは，重量の6～7倍の水を沸騰させ，時々かき混ぜながら11～13分ゆでる。ざるにあけて水気をきる。

③ 皿を温めて熱い②を盛り，ミートソースをかけ，パセリのみじん切りとおろしチーズをふりかける。

〔備考〕
(i) グリーンピースを加えてもよい。
(ii) おろしチーズは硬質ナチュラルチーズをおろして使う。

3) 涼麺(リャンミェン liángmiàn)または涼拌麺(リャンバンミェン liáng bàn miàn)(冷やしそば)

材　料	分　量 (1人分)	材　料	分　量 (1人分)
中華めん	生めん1玉	**かけ汁**	
ハム	薄切り1枚	湯(タン)(ストック)	30mℓ
きゅうり	4～5cm	砂糖	1～3g
ねぎ	4～5cmのもの2本	醤油	10mℓ
干ししいたけ	2g (1枚)	酢	10mℓ
薄焼き卵		ごま油	0.5mℓ
卵	50g (1個)	ねりがらし	適量
砂糖	3g		
塩	0.5g		
片栗粉	1g弱		

① 鍋に水を入れて沸騰させ(生めん重量の約6倍), その中に生めんをほぐし入れ, 箸でかき混ぜ, 再び沸騰したら火を弱め, 3～4分くらいで火をとめ2～3分蒸らす。水にとり水洗いしてざるに上げ, 水をきる(めんどうしの付着やのびを防ぐために, ここでサラダ油などをたらして全体を混ぜておくとよい)。
② 干ししいたけは, もどして薄味をつけて煮て, せん切りにする。
③ 卵は, 薄焼き卵(p.361, 薄焼き卵の項参照)にし, せん切りにする。
④ ハム, きゅうりはせん切りにする。ねぎは細いせん切りにし, 水にさらす。
⑤ 湯(タン)(ストック)に調味料を合わせ, かけ汁をつくる。
⑥ 深皿に①を盛り, 具をその上に美しく飾り, かけ汁をかける。ねりがらしなどは好みに応じて用いる。

(2) 小麦粉の皮を利用する調理

ぎょうざ，しゅうまいの皮などのように，小麦粉の生地を薄くのばして用いる調理がある。

1) 餃子(チャオツ)(ぎょうざ)

材　料	分　量(10～15個分)	材　料	分　量(10～15個分)
小麦粉	100g	醤油	3g
(強力粉・中力粉)		砂糖	2g
湯　(40℃)	50mℓ	片栗粉	10g
塩	1g	しょうが	1g
打ち粉(小麦粉)	少々	にんにく	5g
中　身		ごま油	2mℓ
豚ひき肉	50g	油(焼き用)	10g
ねぎ	50g	酢醤油	適量
塩	0.5g	ねりがらし	適量

① 塩を溶かした湯で小麦粉をよくこね，ぬれ布きんに包み約30分ねかせる。

② 豚ひき肉にねぎのみじん切りを加え，しょうが，にんにくのみじん切りと調味料を入れて混ぜ，10～15個に丸めておく。

③ ①をよくこねてからのし板の上で直径2～3cmの棒状にのばし，これを10～15個に切る。1個ずつ直径7～8cmの円形にのばし，これに②の中身を包む(図2－19参照)。

④ 布きんを敷いた蒸し器で蒸す。またはフライパンに油を入れて熱し，③をこの中に並べ，中火で底に焦げ目がつくまで焼く。次に熱湯大さじ2を注ぎ，蓋をし

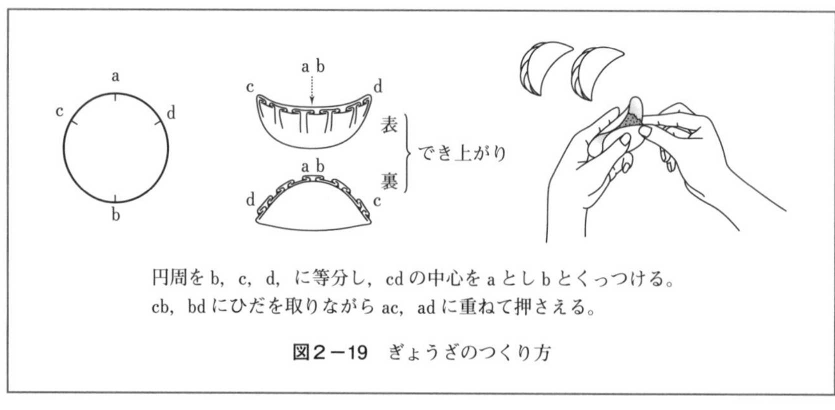

円周をb，c，d，に等分し，cdの中心をaとしbとくっつける。
cb，bdにひだを取りながらac，adに重ねて押さえる。

図2－19　ぎょうざのつくり方

て水がなくなるまで火を弱めて蒸し焼きにする。

⑤　皿に盛り，酢醤油とねりがらしを添える。

〔備考〕

（i）蒸したものを蒸（ジョン）ぎょうざ，鍋焼きにしたものを鍋貼（グオティエ）ぎょうざという。この場合，蒸してから焼く方法もある。また水（スイ）ぎょうざと称して，ゆでて用いることもある。ロシアのペリメニーは水ぎょうざと同じで，ゆでたてをからし醤油で食べたり，ゆで汁に浮かせたままパセリのみじん切りなどを散らして食べる。

（ii）にら，ゆでたはくさいなどを混ぜることもできる。

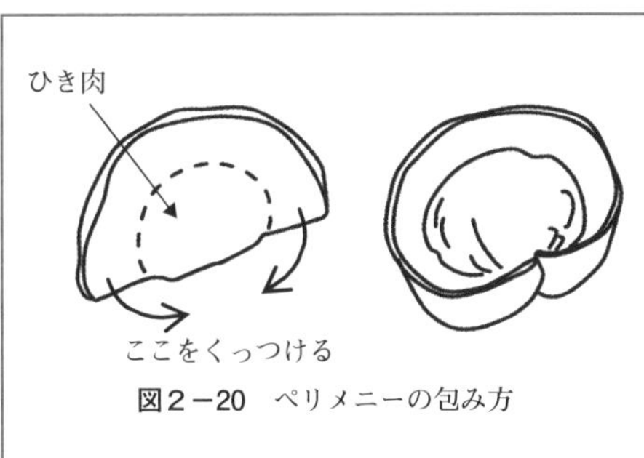

図2－20　ペリメニーの包み方

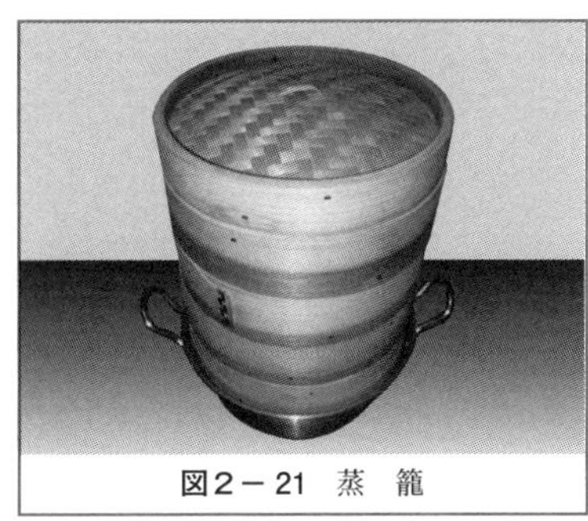

図2－21　蒸　籠

2）焼売（シャオマイ）（しゅうまい）

材　　料	分　量（5個分）	
小麦粉（強力粉）	10g	
卵　白	3g	水量　小麦粉の50%
油	0.5mℓ	
温　湯	2mℓ	
打ち粉（片栗粉）	少々	
豚ひき肉	50g	
干ししいたけ	1g	
ね　ぎ	1g	
しょうが	1g	
塩	0.5g	
砂　糖	1.5g	
片栗粉	4g	
ごま油	少々	
グリーンピース	5粒	
酢		
醤　油		
ラー油またはねり辛子		

①　小麦粉をボウルに入れ，中央に卵白，油，温湯を合わせたものを入れて周りの粉を寄せながら混ぜ，よくこねる。ぬれ布きんをかけて30分ねかせる。

②　めん棒でのし板が透けて見えるくらいに薄くのばす。このとき，布巾に包んだ片栗粉で薄く打ち粉をする。屏風だたみにしてさらに延ばし，7cm角の正方形に切る。

③　しょうがとねぎをみじん切りにする。しいたけを戻してみじん切りにする。豚肉とみじん切りにした材料，調味料，片栗粉をよく混ぜ合わせる。これを皮

の枚数分（5個）に分ける。

④　図2－22のように③を包み，グリーンピースをのせる。

⑤　蒸籠（チョンロン）（中華せいろ）にごま油を塗り，④を並べて15分くらい蒸す。ごま油の代わりにキャベツやクッキングシートを敷く方法もある。

⑥　酢醤油に辛子，またはラー油を添えて供する。

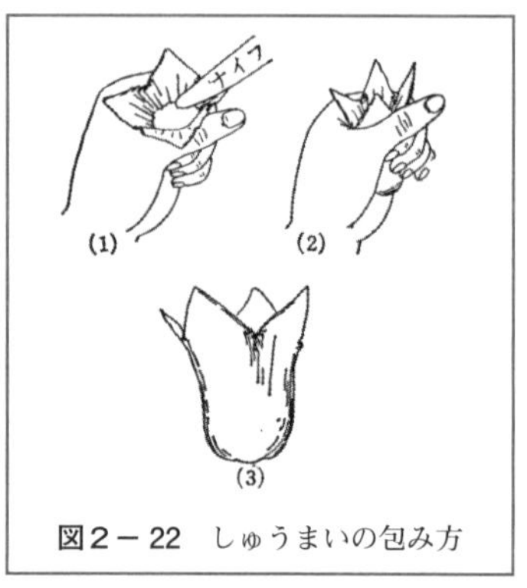

図2－22　しゅうまいの包み方

〔備考〕

（i）小麦粉に卵白や油を入れて皮をつくると薄くのばしやすく，乾きにくい。

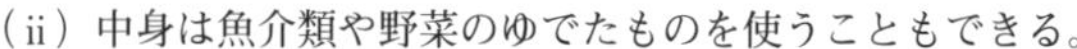

（ii）中身は魚介類や野菜のゆでたものを使うこともできる。

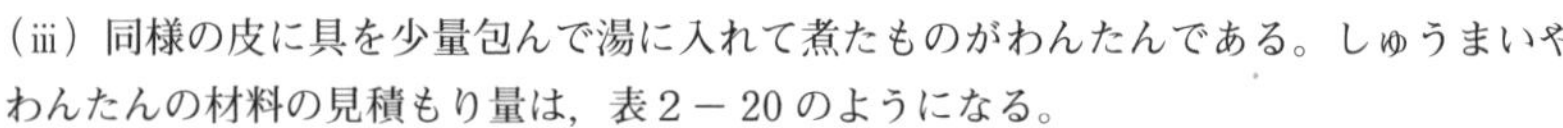

（iii）同様の皮に具を少量包んで湯に入れて煮たものがわんたんである。しゅうまいやわんたんの材料の見積もり量は，表2－20のようになる。

表2－20　中身の材料および見積もり量

種　類	皮	中身その他	
しゅうまい	市販品を用いる つくる場合 1個分小麦粉2g	豚ひき肉，魚介類，干ししいたけ，ねぎのみじん切り，しょうがのみじん切り，片栗粉，塩，砂糖	1個分　10～15g内外 味は食塩分　1～1.5%
わんたん	同　上	同　上　　1個分　4～5g スープ　　1人分　300～400mℓ	

（3）パンの調理

パンは，小麦粉のドウを主としてイーストで発酵させてつくるもので，材料配合，形など多種多様である。一般には，ベーカリーでつくられたものをそのまま食すことが多いが，パンをさらに調理する場合もある。食パンは，砂糖や油脂の混合率が5%以下と低く主食や調理用として利用される。気孔率（(体積/重量)×100）が250以上で，クラム（パンの内相）は均一にすだちして気孔膜が薄く，切り口はビロードのような感触であり，クラスト（パンの外皮）は，均一に黄金褐色の色がつき薄いものが良いとされている。

パンは焼きたてがおいしく，放置とともに変化する。焼きたてのクラストは乾燥していてもろく，クラムは多孔質で弾力がありやわらかい。時間経過とともに水分が均一化されて，クラストはやわらかくなり，焼成で糊化したでんぷんが老化するためクラムは硬くなる。したがって焼きたてのパンが好まれるが，パンを焼くには発酵過程（p.120参照）があり，一定の手間と時間を要する。現在は，発酵と焼き操作を連続して自動的に行う「ホームベーカリー」が市販されている。

一度硬くなったパンは，トーストして再加熱することによってでんぷんを再糊化させ，表面に薄い焦げ層ができて口ざわりや風味を改善できる。

1）バターロール（Butter roll）

材　料	分　量(12個分)	材　料	分　量(12個分)
小麦粉(強力粉)	300g	牛乳(25℃)	100mℓ
ドライイースト	7.5g　粉の2.5%	卵	1/2個
砂糖	3g　(発酵促進用)	バター	30g　粉の10%
湯(40℃)	50mℓ	**つや出し用**	
砂糖	20～30g　粉の7～10%	卵	1/2個
食塩	4.5g　粉の1.5%	水	10mℓ　(小2)

1．準　備

① 牛乳を常温に戻しておく。

② ドライイーストに温湯（40℃）と砂糖を加え，10～15分おく（イーストの予備発酵）。生イーストを用いてもよい（p.120参照）。

③ 粉をふるい，かたまりを除き，空気を入れる。

2．材料を合わせ，こねる

① ボウルに牛乳を入れ，砂糖，食塩を溶かし，卵を加えてよく混ぜ，粉を入れて軽く混ぜる。溶かしたイーストを加えてよく混ぜ合わせる。

② 水分が粉に均一に混ざり一つのかたまりになったらバターを少しずつ加えながらよくこねる。

③ 生地がよくまとまったら，軽く粉をふったのし板の上にとり出し，なめらかになるまで，打ちつけながら力を入れてよくこねる。生地はしだいに手につかなくなり，なめらかで弾力と光沢のある生地となる。このときの生地温度は28℃が最適である。

3．一次発酵

こね上がった生地を丸くまとめてボウルに入れる。表面が乾かないようにラップフィルムかぬれた布きんをかぶせ，28～30℃に保ちながら約2倍に膨らむまで約1時間発酵させる。保温器や湯せんを利用して温度を保つ。

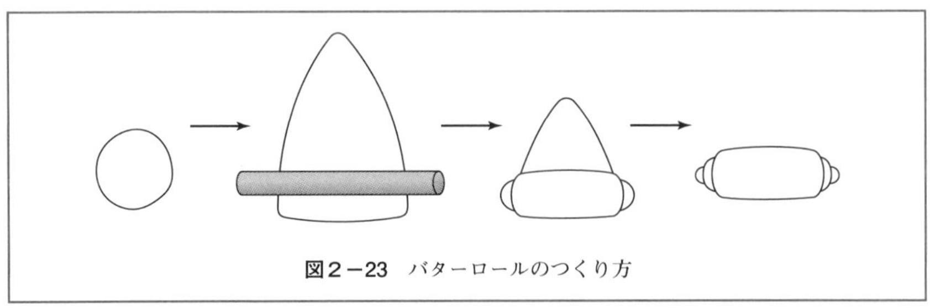

図2－23　バターロールのつくり方

表2－21　パンの材料配合例

	小麦粉 (g)	食 塩 (%)	砂 糖 (%)	油 脂 (バター, ショートニング) (%)	ドライイースト (%)	一次発酵時間
食パン	100	2	4～6	3～5	1～2	30℃　60分程度
菓子パン	100	1～1.5	10～30	10～20	2～6	30℃　1時間半程度

4．ガス抜き

発酵終了を見るにはフィンガーテストを行う。すなわち，指に粉をつけて生地にさして，指を抜いたあと穴が残り生地がもどらない状態であればよい。一次発酵終了後は握りこぶしで生地を押してガスを抜く。

5．分　割

生地を 12 等分して丸くまるめ，板か乾布の上に並べる。

6．ベンチタイム（ねかし）

ガス抜きや分割でいためられた生地を回復させるために 15 分常温で休ませる。これをベンチタイムという。表面が乾かないように布で覆っておく。

7．成　形

生地をめん棒で長三角形にのばし，手前から巻いてロール形にする（図2－23 参照)。これを天板に適当な間隔に並べる。

8．二次発酵

38℃に保ちながら湿気を与え（霧を吹いて)，30 ～ 40 分間発酵させる。約2倍に膨化させる。

9．焼　く

つや出し用の水溶き卵を塗り，200℃のオーブンで 15 分くらいで焼きあげる。焼き上がったら金網の上に並べて冷ます。

2）ピ　ザ（Pizza）

材　料	分量(直径15cm1枚分)
小麦粉(強力粉)	100g
食　塩	1g
ドライイースト	2g
砂　糖	6g
牛乳(60℃に加温)	55mℓ
バター(溶かす)	10g
卵	10g
ピザソース	
サラダ油	10mℓ
にんにく(みじん切り)	1片
トマト(缶詰)	150g
オレガノ	小さじ1
食塩, こしょう	少々
トッピング	
ハム(約1枚)	20g
サラミソーセージ	20g
ピーマン	1個
たまねぎ	25g
マッシュルーム(缶詰)	小1缶
チーズ(モッツァレラなど)	80g

〈ピザ生地〉

① ボウルに二度ふるった強力粉，砂糖，ドライイースト，食塩を入れ，菜箸で混ぜながら，温めた牛乳，溶き卵を加え100回ほどよくこねる。溶かしバターを加え，さらによくこねる。

② 生地がしっとりひとまとまりになったらボウルにラップをかけ，35～40℃で30分間，生地が2～3倍に膨らむまで発酵させる。

〈ピザソース・トッピング〉

① 鍋を温め，サラダ油を入れ，弱火でにんにくを炒める。

② トマト，オレガノ，食塩，こしょうを加え，とろりとするまで煮込む。

③ サラミソーセージ，ピーマン，たまねぎを薄切り，ハムは6～8等分に放射状に切っておく。

〈焼　成〉

① のし板に生地を取り，ガス抜きをして丸く形を整え，のし棒でパイ皿の大きさまでのばす。

② 10～15分間おいて発酵させ，ソースを表面に塗り，具をのせる。

③ 最後にチーズをのせ，200℃で8～10分間焼く。

3）サンドイッチ・ロールサンドイッチ（Sandwiches, Rolled sandwiches）

材　料	分　量（2人分）（サンドイッチ4種，ロール1種）
食パン	サンドイッチ用の厚さ0.7cmのもの10枚
バター	30 g
ねり辛子	4 g
a ハム	2枚
a レタス	2枚
a マヨネーズ	10g（小2）
b かたゆで卵	1個
b ピクルスまたはらっきょう	1個
b マヨネーズ	10g（小2）
c トマト	1個
c マヨネーズ	10g（小2）
d きゅうり	1/2本
d マヨネーズ	10g（小2）
ロールサンド	
クリームチーズ	10g
パセリ	適量

パンを利用する代表的な調理である。

① やわらかくしたバターとねり辛子を全部のパンの片面に塗り，以下のように材料をはさむ。

a．レタスの水けをきり，パンにのせ，マヨネーズを塗りハムをおく。

b．かたゆで卵をきざみ，ピクルスのみじん切り，マヨネーズを混ぜ，塩・こしょうで味を整えてはさむ。

c．トマトは皮を湯むきし，厚さ1cmの輪切りにして種をとりのぞく。塩・こしょうをして2～3分おき，水けを軽くふきとり，マヨネーズとともにはさむ。

d．きゅうりはパンの長さに切ってから，縦に薄切りにする。塩・こしょうをして2～3分おき，水けを切ってマヨネーズとともにはさむ。

② 2種類ずつまな板の上に重ね，かたく絞った布きんまたはラップをかけ，軽く押しをして落ちつかせた後，縦または対角線に切って2分割にする。

③ ロールサンドイッチはパンの巻きはじめと終わりになる端を落ちつきよくするために，1cmくらい斜めにそぎラップの上に置く。クリームチーズにパセリのみじん切りを混ぜてパンとラップで巻く。落ちつかせたのち斜めに二つに切る。

〔備考〕パンに具をのせたり，はさんだりするものには，オープンサンドイッチ，ハンバーガー，ホットドッグなどがある。

（4）ケーキ・まんじゅうの調理

小麦粉を使い，ほど良い硬さの生地をつくって（p.116，表2－15参照），膨化させ（p.117，膨化の項参照），ケーキやまんじゅうがつくられる。材料表に示された材料の分量を変更する場合には，表2－16（p.116）の換水値を用いて，量を増減させることができる。たとえば，砂糖の量を減らしたいときには，それに見合う水を加える等である。しかし，材料によって味や香り，色づきに関わっているものもあるので，その点を考慮して材料の量を考えなければならない。

1）ホットケーキ（Hot cakes）

材　料	分　量（3人分 6枚）
小麦粉	200g
ベーキングパウダー	8g　小麦粉の4％
卵	50g
砂糖	30g
バター	10g
牛乳＋水	180＋60　240mℓ
シロップ｛砂糖	30g ｝でき上がり60g
シロップ｛水	40g ｝でき上がり60g
バター	4g
メープルシロップエッセンス	

① 小麦粉とベーキングパウダー(baking powder：B.P.)を混ぜて，2度ふるいにかける。

② ボウルに卵と砂糖を入れてよく混ぜ，牛乳，水，溶かしたバターを加えて混ぜる。

③ ②に①を加えて混ぜ合わせる。フライパンまたはホットプレートを温めて，油をひき，余分な油をよくふき取る。

④ フライパンの温度が適温(160～180℃)になったら③の生地を流し入れ，中火で，3～4分焼く。生地を流し入れたとき温度は下がるが，しだいに温度が上がっていき，生地は膨化して上の方に穴があく。これを裏返して2分ほど焼く。図2－24のようなホットケーキ型を使うと形がそろってきれいに焼ける。

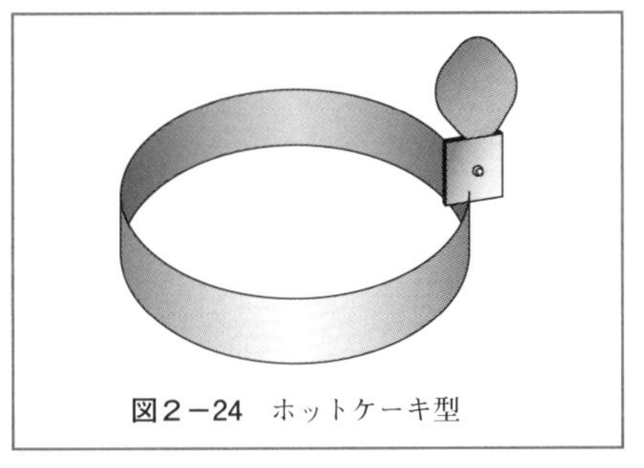

図2－24　ホットケーキ型

⑤ 鍋に砂糖と水を入れて火にかけ，60gに煮つめると砂糖濃度50％のシロップができる。

⑥ 皿に2枚重ねて盛り，上にバターをおき，シロップを別器に入れて供する。

〔備考〕

(ｉ) ホットケーキを焼く場合，加熱器具は熱容量が大きく温度変化が緩慢であることが大切である。電気自動ホットプレートや鉄板を用いるが，温度調節のできるこんろでは，その機能を利用するとよい。フライパンを使う場合は厚手のものを用いる。

(ii) ホットケーキは，焼きはだが美しく，ほど良い焦げ色で生地も十分膨化していることが望ましい。加熱器具にひく油は，きわめて薄く均一にしないと，油の影響を受けて焼きむらができ，焼きはだが美しくならない。表面にテフロン加工を施しているフライパンを使う場合は，油をひかなくてもよい。

ホットプレートで実験した結果，良い焦げ色は160～180℃で得られる（表2－22,

表2−22　各焼き温度におけるホットケーキの焼き色[1)]

ホットプレートの温度	色相・明度・彩度	
130℃	6—19—4	焦げ色つかず
140	6—19—4	
150	6—19—4	(6—18—4 に近い)
160	6—18—4	良い焦げ色
170	8—17—4	
180	5—16—4	
190	5—13—4	焦げすぎ

ホットプレートの温度を恒温に保って4分焼き，裏返して2分焼いた場合

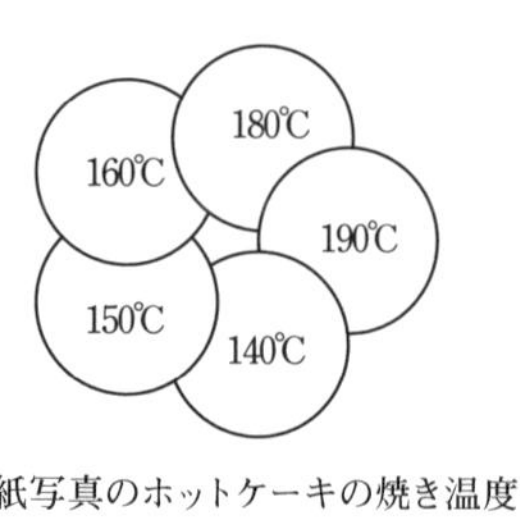

表紙写真のホットケーキの焼き温度
(表紙参照)

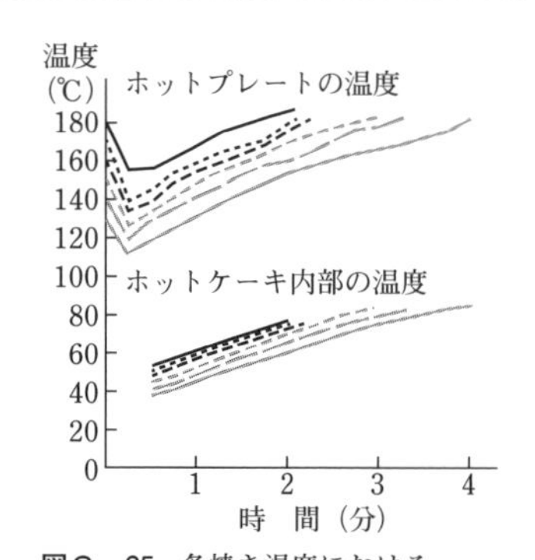

図2−25　各焼き温度における
ホットプレートとホット
ケーキ内部の温度変化[1)]

ホットプレートの温度が所定温度（130〜180℃）に到達したら生地を流し入れ，ホットプレート温度が180℃に達したら生地を裏返し，2分間焼いた。

表紙写真参照)。ホットプレートの温度が130℃から180℃に達した時に生地を流し入れてそれぞれ180℃まで焼いた結果，膨化率はほとんど変わらないが，温度が高いほど，操作を手早くしないと焦げやすい。130〜140℃のときに生地を流して中火で180℃になるまで（3〜4分）焼いて，裏返して2分焼くのがもっとも良かった（図2−25参照)。すなわちホットケーキを焼く際，熱したフライパンをぬれ布巾の上に置いてやや鍋底の温度を下げてから生地を流して焼く方法は，理に適っている。

（iii）ホットケーキに用いる材料が，それぞれ焼き色や焼きはだに及ぼす影響をみると，牛乳と砂糖は，焼き色を良くし，はだもきれいになる。

（iv）副材料が膨化率に及ぼす影響は，図2−26に示すようにB.P.のほかに卵の量が多いと膨化が大きいが，内部の焼け具合などからみると，小麦粉100gに対し25gが良い。砂糖は15gがもっとも膨化し，30gになると焦げやすい。砂糖の量を比較的少なくして供卓の際シロップをかけて甘味を補うことは合理的である。油脂を入れると膨化が妨げられるが，味と口ざわりをよくする上では大きな効果がある。加える量の増加によりとくに膨化率が減少することはない。

1）山崎清子：焼き物調理に関する研究（第1報）−板焼き“ホットケーキ”について−，家政学雑誌，12，395−402（1961）

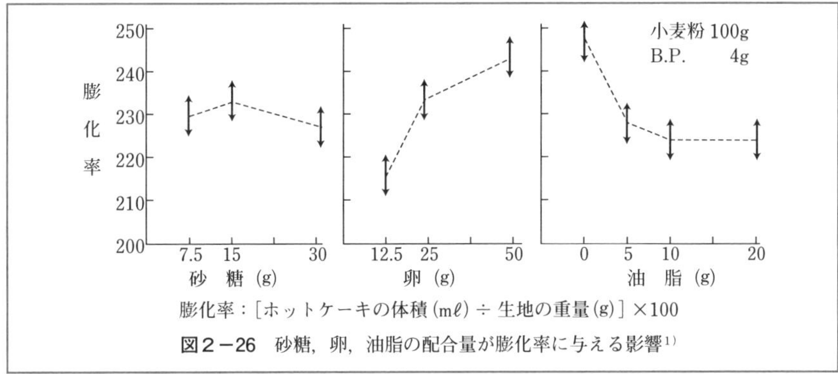

図2－26　砂糖，卵，油脂の配合量が膨化率に与える影響[1)]

2）クレープ（Crêpe 仏）

材　料	分量(2人分)
小麦粉	100g
砂糖	30g
卵	100g
バター	15g
牛乳	300mℓ
塩	0.2g
洋酒	10mℓ
油	適量
オレンジソース	
バター	20g
砂糖	20g
オレンジ絞り汁	50mℓ
レモン汁	10mℓ
洋酒(キュラソー)	10mℓ
(ブランデー)	

①　粉を2度ふるう。

②　卵を割りほぐし，砂糖と牛乳と塩を混ぜる。

③　粉の中に②の液を少しずつ入れながらよく混ぜる。そのまま30分以上ねかせる。

④　溶かしバターと洋酒を加える。

⑤　フライパンに油を薄くひき，生地を丸く薄くのばして焼く，裏返して裏面も焼く。

⑥　オレンジソースをつくる。バターを溶かし砂糖とオレンジの絞り汁，レモン汁を入れてよく混ぜ，洋酒を入れる。

⑦　焼き上がったクレープにオレンジソースを塗り四つ折りにして皿に並べる。

⑧　食卓で，上からブランデーをかけてマッチで火をつけ，アルコール分を燃やすこともある（フランベという）。

〔備考〕

(ｉ) クレープは，オレンジソース以外に好みのものを包んで食べることができる。たとえばホイップクリームと果物，アイスクリーム，カスタードクリームなどがある。

(ii) クレープの分量を換水値で計算すると下記のようになる。

1）山崎清子：焼き物調理に関する研究（第1報）－板焼き“ホットケーキ”について－，家政学雑誌，12，395－402（1961）より一部抜粋

砂　糖	30 × 0.6 = 18	粉100に対し水約380
卵	100 × 0.8 = 80	
バター	15 × 0.7 = 11	
牛　乳	300 × 0.9 = 270	

砂糖はこの場合完全に溶けるので換水値を0.6とした（p.116，表2－16参照）。

（ⅲ）1時間ほど生地をねかすことで，グルテンの形成，その後の構造緩和により，生地の伸展性が増し，薄くしっとりとしたクレープになる。

3）ドーナッツ（Doughnut）

材　　料	分　量（5～6個分）	
小　麦　粉	100g	
ベーキングパウダー	3g	小麦粉の重量の3％
砂　　糖	25g	
バター（マーガリン）	10g	
卵	25g	
水	12mℓ	
香　　料（バニラエッセンス）	少量	
揚　げ　油	適量	
砂　　糖	15～20g	

①　小麦粉とベーキングパウダーをよく混ぜて，二度ふるいにかける。

②　ボウルにバターと砂糖を入れて，クリーム状になるまで混ぜ（22℃前後），次に卵を入れ，水を加えて混ぜ，香料を入れる。これに①の小麦粉を入れて，まとまる程度に軽く混ぜる。

③　小麦粉を薄く敷いたのし板に生地をのせ，むらのない程度にこねてから，厚さ0.7cmくらいにのばしてドーナッツ型で抜く。

④　揚げ油を熱し，160℃になったら，③を入れて15秒ごとに裏返して3分揚げ，180℃でとり出し，熱いうちに表面に砂糖をまぶす。

〔備考〕ドーナッツの材料配合については，砂糖・マーガリン・卵の比率を変えて実験した結果，砂糖やマーガリンの割合を増やしたときには，卵の量を多めにして，［（砂糖＋油脂）／卵の重量］が1.1～1.6くらいにすると形の整ったドーナッツになる[1)]。ソフトドーナッツは，水や牛乳を多く加えたやわらかい生地で，型で抜くことはできないから，生地を絞り出し袋に入れて，図2－27のようなドーナツスプーンに7分目ぐらい絞り出すか，クッキングシートの上に絞り出してそのまま油中に入れて揚げる。

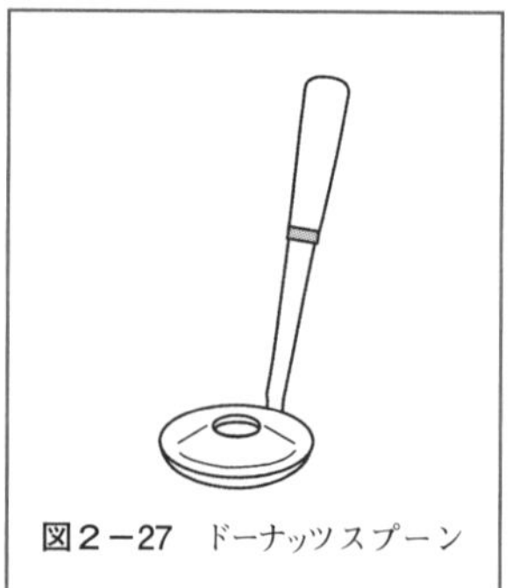

図2－27　ドーナッツスプーン

1）松元 文子，大武 幸子：油脂の調理に関する研究（第一報）Doughnutについて，家政学雑誌，8，154－157（1957）

4）パウンドケーキ（Pound cake）

材　料	分量（18×8×(6cm) パウンド型）	
小麦粉	100g	
ベーキングパウダー	2g	小麦粉の重量の2%
砂糖	100g	小麦粉と同重量
卵	100g	（2個）〃
バターまたはショートニング	50g	小麦粉の重量の50%
干しぶどう / くるみ	35g	
バニラエッセンス	少量	
飾り		
干しプラム	3個	
アンジェリカ	5cm	
チェリー	2個	

① パウンド型に合わせてクッキングシートを敷く。

② 小麦粉にベーキングパウダーを混ぜて2回ふるいにかける。オーブンを180℃に温めておく。

③ 干しぶどうとくるみをあらくきざみ，小麦粉を少量まぶしておく。

④ ボウルにバターを入れ，クリーム状になるまで混ぜる。これにかたまりのない砂糖を加えてクリーム状にする。バターの温度は，22℃くらいがよい。

⑤ ④に卵を1個ずつ加えて均質になるように混ぜる（または卵黄だけ加えて，卵白を泡立てる）。

⑥ ⑤に②の小麦粉と③を入れエッセンスを加え木杓子で1分くらい[1]混ぜ合わせる（卵白を泡立てた場合はここで混ぜる）。①のパウンド型に入れる。

⑦ ⑥をオーブンに入れて約170℃で35～40分焼く。15分くらいたって表面が固まったら飾りのドライフルーツをのせる。設定温度はオーブンのタイプで決める（p.40，表1－30参照）。

⑧ 焼けたら型からとり出して紙をはがし，金網の上におき，冷めたら厚さ1.5cmくらいに切る。

〔備考〕

（i）パウンドケーキはバターケーキの一種で，バター，砂糖，卵，小麦粉を1ポンドずつ用いたところからこの名がつけられた。スポンジケーキが，泡立て生地であるのに対し，パウンドケーキは，クリーム状にすり混ぜるので，内面の組織がやや重い感じがする。また，焼いた表面に割れ目ができるのが特色である。すべての材料を同重量にしたパウンドケーキは，比較的長く保存できる[2]。ここではバターの量を半量にして軽い食感にしたので，牛乳を20～30mℓ加えてもよい。

（ii）パウンドケーキは焙焼温度が低いほど外側と中心部の温度の差が少なく，比較的平均に膨化するので表面は割れない。焙焼温度が高いと周囲が早く固まるため，まだ

1）藤井淑子：パウンドケーキ，調理科学，26，191－195（1993）
2）五十嵐敏夫：洋菓子製法大全集（上巻），226－227，沼田書店（1971）

形　状	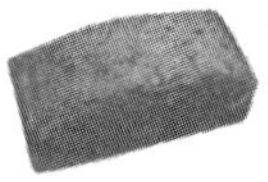	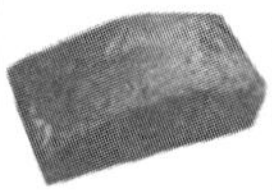	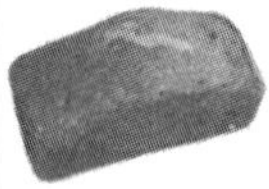	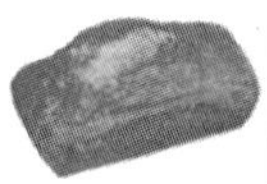	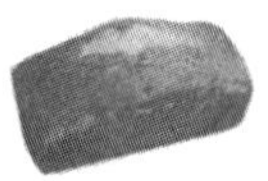
焙焼温度	150℃	160℃	170℃	180℃	190℃
焙焼時間	50分	45分	40分	35分	30分
中心部の温度	92℃	86℃	83℃	78℃	70℃

図2－28　パウンドケーキの焙焼温度と焙焼時間[1)]

固まらない中心部が膨化して割れてくる（図2－28参照）。オーブンの種類によっても割れ方は異なる。この結果は，強制対流式オーブンで加熱した場合の結果であり，自然対流式オーブンでは10～20℃程度温度が高くなる。

（iii）このつくり方の手順は，「シュガーバッター法」といわれる方法であり，このほかにバターと小麦粉を混ぜた後に泡立てた卵や砂糖と混ぜる「フラワーバッター法」がある。小麦粉と油脂を混ぜることにより，グルテンの形成を妨げる方法である[2)]。

（iv）フルーツケーキはバターケーキ生地に干しぶどう，あんず，プラム，レモンピール，オレンジピールなどを小さく切ったものやアーモンド，くるみなどを湯むきしてきざみ，レモン汁やブランデー，ラム酒などに浸したものを入れて焼く。

フルーツやナッツ類は小麦粉と同量から2倍ぐらいまで入れられる。これらは沈まないように小麦粉をまぶしてから生地に混ぜる。ラム酒とブランデーを半々に混ぜた洋酒を果実類の40％くらい準備し，シナモン，オールスパイスなどを加えてこの中にフルーツやナッツ類を1か月以上浸し，よくかき混ぜて洋酒，香辛料になじませて用いると，これらの蒸留酒はアルコール分が強い（43～45％）のでケーキに香味をつけるだけでなく，防腐効果も示す。このようなフルーツケーキは強力粉と薄力粉を半々に用いると粘りのため中身が沈まない。165℃で60分くらい焼き，表面に洋酒を塗り，さらにジャムを加熱してゆるめたものを塗って乾燥を防ぎ，アルミ箔で密着するように包んでおくとかなり長期間保存できる。

（iv）バターをかき混ぜて（クリーミング）空気を含ませるときは，バターの温度が大きく影響するので，22～25℃くらいに保つ（p.419，バタークリームの項参照）。

1）中里トシ子，白石芳子，水上恵美，山崎清子：焼き物調理に関する研究（第8報）パウンドケーキの焙焼温度と焙焼時間について，家政学雑誌，25，38－44（1974）
2）藤井淑子：パウンドケーキ，調理科学，26，191－195（1993）

5）ロックケーキ（Rock cake）

材　　料	分　量（5～6個分）	
小　麦　粉	100g	
ベーキングパウダー	4g	小麦粉の重量の4％
バ　タ　ー	10g	
砂　　　糖	50g	
卵	25g	（1/2個）
牛　　　乳	15mℓ	
バニラエッセンス	少量	
干しぶどう	10g	（大1）
ピーナッツ	10g	（大1）
ドリュール	少量	
卵　黄	約3g	（1/5個分）
水	卵黄と同量	

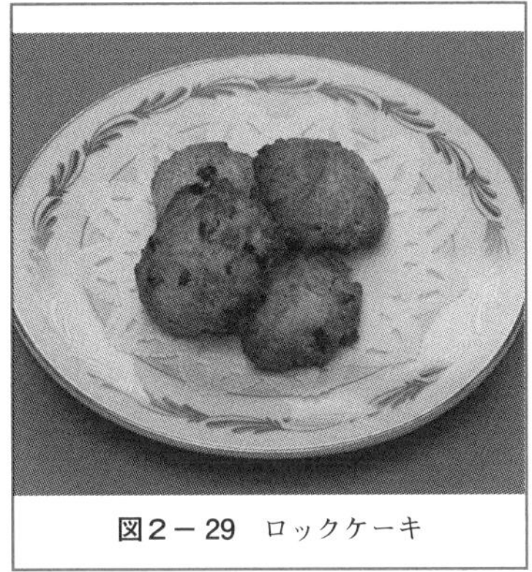

図2－29　ロックケーキ

① 干しぶどうとピーナッツを細かくきざむ。

② 小麦粉とベーキングパウダーを混ぜ，二度ふるいにかける。

③ オーブンを温め天板に油をひくか，または，クッキングシートを敷く。

④ ボウルにバターと砂糖を入れてよく混ぜる。温度は22～25℃前後がよい。その中に卵を入れて，さらに混ぜる。牛乳を少しずつ入れて混ぜ，エッセンスを加える。これに①の干しぶどうとピーナッツを加えて混ぜ，②の小麦粉を加えて軽く混ぜ合わせる。

⑤ 天板に④の生地を大さじ山もり1杯ぐらいの分量で，間隔をあけてこんもりした形におく。その上に卵黄を同量の水で溶いたものをはけで塗る。オーブンに入れ，温度は160～180℃で約20分焼く。

6）カップケーキ（Cup cake）

材　料	分　量（8～10個分）
小麦粉	100g
ベーキングパウダー	2g 小麦粉の重量の2％
卵	100g（2個）小麦粉と同重量
砂糖	100g 〃
バター	50g 小麦粉の重量の50％
牛乳	30mℓ
バニラエッセンス	数滴
パラフィン紙 またはオーブンペーパー	（12×12cm）8～10枚

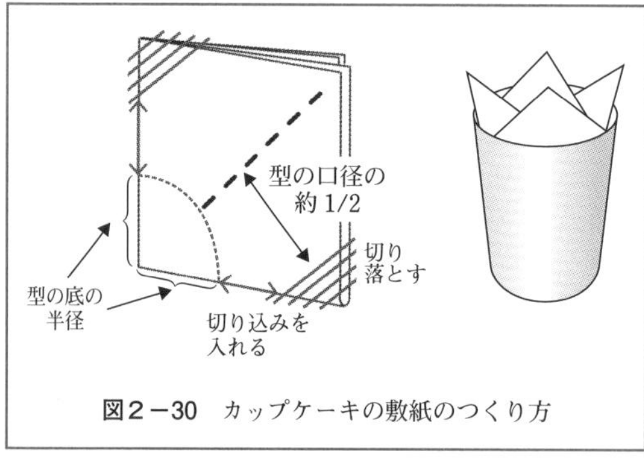

図2－30　カップケーキの敷紙のつくり方

① カップにプディング型を用い，紙を図2－30のように切って，型にそわせるようにして入れる。型はアルミ箔のカップを用いてもよい。

② オーブンを160～180℃に温めておく。

③ 小麦粉にベーキングパウダーを混ぜて二度ふるいにかける。

④ 卵は卵黄と卵白に分け，卵白に1/2量の砂糖を少しずつ加えながら十分に泡立てる。

⑤ バターに残り1/2量の砂糖を入れてよく混ぜる。温度は22～25℃前後が良い。これに卵黄を入れてかき混ぜ，牛乳とエッセンスを加えて混ぜる。次に，泡立てた卵白を加えて混ぜる。同時に③の小麦粉を加えて軽く混ぜ合わせる。

⑥ ⑤の生地を①のカップに体積の2/3ぐらいずつ入れて，160～180℃のオーブンに入れて約20分焼く。

7）スポンジケーキ（Sponge cake）

材　　料	分　量（直径18cmの丸型1個分）
小麦粉	100g
卵	150g　(3個)
砂糖	130g
水または牛乳	20mℓ
バニラエッセンス	少量

【別立て法】

① ケーキ型の底と周囲に紙を敷く。オーブンを160～170℃に温めておく。

② 小麦粉と砂糖は別々にふるいにかけておく。

③ 卵は卵黄と卵白に分け，卵白を十分泡立てる。砂糖を加えてさらに泡立て，次に卵黄と水を加えて泡立てる。これに小麦粉をふり込みながら軽く混ぜ，エッセンスも加える。

④ ケーキ型に流し入れ，表面を平らにする。

⑤ すぐオーブンに入れ160～170℃で25～35分くらい焼く。

⑥ 焼き上がったら型から出して，紙をはがし，金網の上にのせて冷ます。

【別法　共立て法】

① ケーキ型の準備と，オーブンを温めておくこと，小麦粉と砂糖をふるいにかけておくことは別立て法と同じ。

② ボウルに45℃くらいの湯を入れる。別のボウルに卵と砂糖と水を入れて先のボウルに浸し，中の材料が35～40℃[1]になるように温める。これを泡立て器で十分泡立て，たらしたときに盛り上がって線が描けるようになったら小麦粉をふり入れ，エッセンスを入れてしゃもじまたはゴムベラでさっくり混ぜる。

③ ケーキ型に流し入れ，表面を平らにする。オーブンで焼くことなどその他は別立て法と同じ。

スポンジケーキの生地のつくり方と特徴をまとめると，表2－23のようになる。スポンジケーキをつくる場合，卵白の起泡性とともに卵黄の乳化性を生かすことが必要である。共立て法，別立て法aでは水または牛乳をいつ加えるかによって撹拌状態が変わる[2]。たとえば，砂糖と全卵で共立てにするとき，水を加えてから泡立てた方が，泡立ててから水を加えたよりも泡が安定で容積も大きくなる。

〔備考〕

（ⅰ）ケーキは，バッター（batter，p.111参照）の中の卵泡の包合する空気の熱膨張や，これを核として発生した水蒸気の蒸気圧によって，多孔質の骨格をつくって固定する。この場合，泡の立て方が問題で，立て不足は製品のきめが密になり，ゴム状になって，体積は小さくなる。立てすぎると，泡がもろくなり腰が弱くなる。また不均整な大孔

1）越智知子，千田真規子：スポンジケーキの性状におよぼす起泡改良剤の影響，泡立て時間，泡立て温度，Batterの放置時間について，家政学雑誌，22，250－287（1971）

2）桜井芳人監修：洋菓子製造の基礎，295，光琳書院（1969）

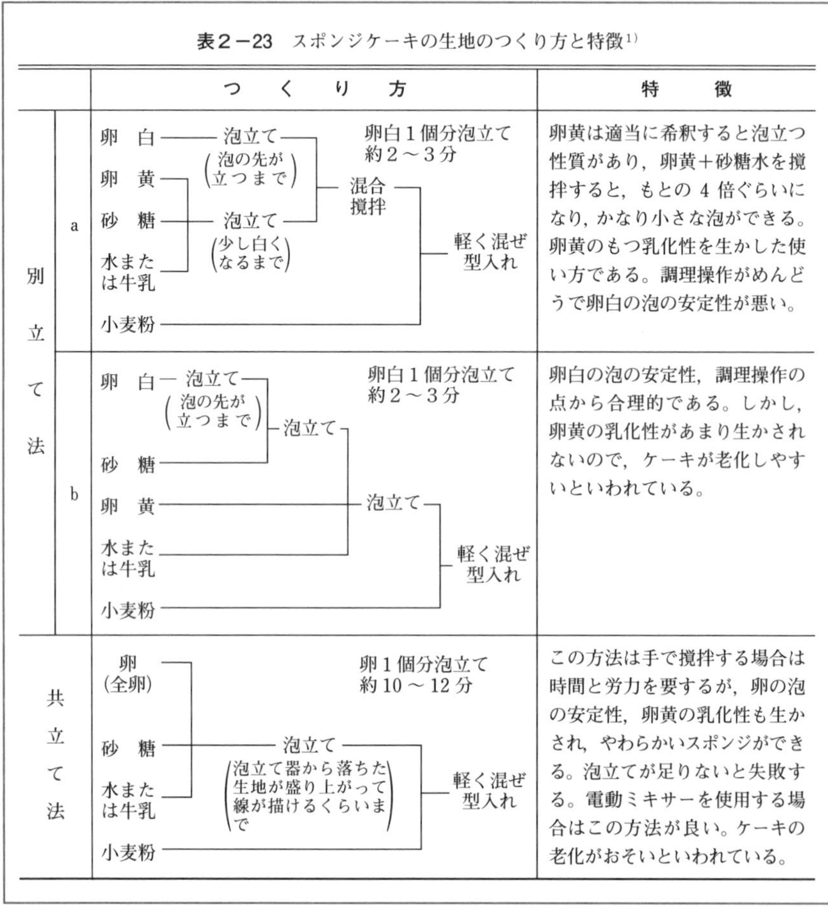

表2－23　スポンジケーキの生地のつくり方と特徴[1)]

		つくり方	特徴
別立て法	a	卵白 ― 泡立て（泡の先が立つまで）／卵白1個分泡立て約2～3分 卵黄・砂糖・水または牛乳 ― 泡立て（少し白くなるまで） → 混合攪拌 小麦粉 → 軽く混ぜ型入れ	卵黄は適当に希釈すると泡立つ性質があり，卵黄＋砂糖水を攪拌すると，もとの4倍ぐらいになり，かなり小さな泡ができる。卵黄のもつ乳化性を生かした使い方である。調理操作がめんどうで卵白の泡の安定性が悪い。
	b	卵白 ― 泡立て（泡の先が立つまで）／卵白1個分泡立て約2～3分 砂糖 → 泡立て 卵黄・水または牛乳 → 泡立て 小麦粉 → 軽く混ぜ型入れ	卵白の泡の安定性，調理操作の点から合理的である。しかし，卵黄の乳化性があまり生かされないので，ケーキが老化しやすいといわれている。
共立て法		卵（全卵）・砂糖・水または牛乳 ― 泡立て（泡立て器から落ちた生地が盛り上がって線が描けるくらいまで）／卵1個分泡立て約10～12分 小麦粉 → 軽く混ぜ型入れ	この方法は手で攪拌する場合は時間と労力を要するが，卵の泡の安定性，卵黄の乳化性も生かされ，やわらかいスポンジができる。泡立てが足りないと失敗する。電動ミキサーを使用する場合はこの方法が良い。ケーキの老化がおそいといわれている。

があるため，体積は大きくなるが，加熱の際の膨張は小さい。

（ii）卵の泡立ち性についてはp.343～346を参照。

（iii）卵白または全卵と砂糖の攪拌程度がそれぞれの比重に関係し，比重が小さいことは泡立ちの良いことを示すので，スポンジケーキの研究には比重の測定がよく行われる。

（iv）ケーキには油脂を用いるものと用いないものがあり，普通のスポンジケーキは油脂を用いないが，バターを用いる場合は小麦粉重量に対して20～30％の沸騰したバターを入れて混ぜる。添加するバターの温度が低いほど卵白の泡が消え，ケーキの容

1）中里トシ子：調理のための調理実験（山崎清子編），45，同文書院（1977）

積が小さくなる[1]。加えるバターの量は，共立て法では小麦粉重量に対して80％，別立て法では50％までは良いとされている[2]。用いる油脂は，風味の点からバターを用いるのが一般的であるが，それ以外のものを用いることもある。融点の高い油脂を用いるとケーキの膨らみは低下し，硬くなる[3]。

（v）スポンジケーキの材料配合は，小麦粉100に対して，卵130～150，砂糖130～150の範囲で良い成績のものが得られるとされており，卵と砂糖の量ができ上がりの成績に大きく影響する[4]。

（vi）スポンジケーキは普通ケーキ台として，これに種々のデコレーションをして楽しむものである。

【デコレーションの仕方】

ケーキ台が十分冷めてから，表2－24のようなデコレーション用のクリームを用いて飾る（バタークリーム，ホイップクリームについては，p.417～419参照）。このほかメレンゲ（p.371参照），フォンダン（p.188参照）チョコレートなどを飾りに用いることもある。

表2－24　デコレーション用のクリーム

種類	材　料	直径20cmの丸型ケーキ分	方　法
バタークリーム	無塩バター または {無塩バター {ショートニング シロップ{砂糖 　　　　{水 バニラエッセンス	100g 50g}100g 50g} 50～80g 25～40mℓ 少量	①砂糖に水を加えて煮つめ，温度105℃（p.185，表4－3参照）くらいのシロップをつくり冷やす（水あめを15gくらい加えて煮つめてもよい）。 ②バターをボウルに入れてクリーム状になるまで攪拌する。冷たいシロップを少しずつ加えながら，さらによく攪拌し，最後にバニラエッセンスを加えて香りをつける。好みにより，リキュール，ラム酒などの洋酒を加えてもよい。
ホイップクリーム	生クリーム 砂糖 バニラエッセンス	200mℓ 20～40g 少量	①砂糖をふるっておく。 ②生クリームを入れたボウルを氷水で冷やしながら，泡立て器で静かに泡立てる。これに砂糖，バニラエッセンスを加えて絞り出せる程度になるまで泡立てる。

①　スポンジケーキを台にのせ，回しながら，ケーキの全面にスパチュラまたはナイフでデコレーション用のクリームを塗る。

1）竹林やゑ子：洋菓子材料の調理科学，161，柴田書店（1980）
2）竹林やゑ子：洋菓子教本，24，柴田書店（1971）
3）越智知子，千田真規子，藤田彰子：スポンジケーキの性状におよぼす油脂の影響，家政学雑誌，26，484－488（1975）
4）越智知子，吉川誠次：スポンジケーキの品質に及ぼす材料配合比の影響について，家政学雑誌，20，151－157（1969）

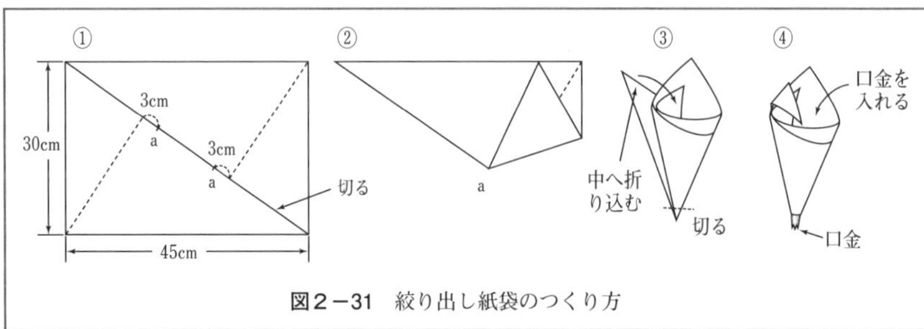

図2－31　絞り出し紙袋のつくり方

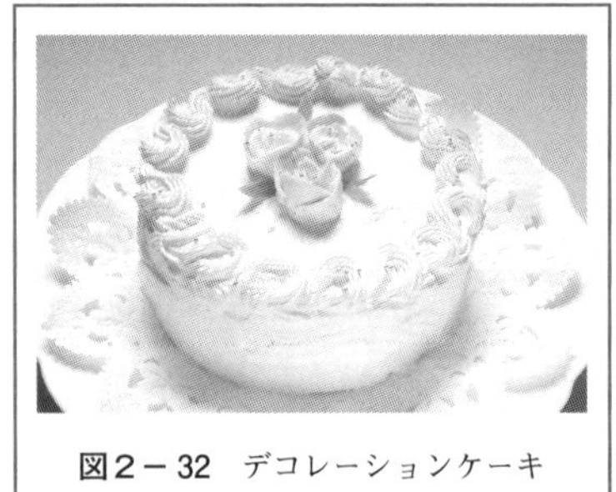
図2－32　デコレーションケーキ

② 口金をつけた絞り出し袋に入れて，ケーキの上面に絞り出して飾る。パラフィン紙またはクッキングシートを図2－31のように切って，絞り出し袋をつくってもよい。口金のない場合は，クリームを入れてから好みの形にはさみで切って絞り出す。口金のある場合は，口金に合うように紙袋の先を切って口金を入れてからクリームを入れて絞り出す。あらかじめ，デザインを考えて手順よく絞り出す。文字などは，チューブ入りのソフトチョコレートをそのまま絞り出して用いる方法もある。

デコレーション用のクリームのほかに，缶詰の果物，ドレンチェリー，アンゼリカ，レモンピール，レーズンその他を用いると変化のある美しいデコレーションができる。

8）ロールスポンジケーキ（Roll sponge cake）

材　料	分　量（21cm型天板1枚分）
卵	150g（3個）
砂　糖	75g　卵の重量の50％
小麦粉	75g　〃　50％
ジャム	50g
（グラニュー糖または粉砂糖）	10g（大1）

① 型にクッキングシートを敷く。オーブンを温めておく。

② 小麦粉と砂糖は別々にふるいにかける。

③ 卵は，卵白と卵黄に分ける。卵白をよく泡立て，砂糖を加えてさらに泡立てる。卵黄を加えてよく混ぜ，小麦粉をふり込みながら軽く混ぜる。これを型に流し入れ（図2－33①参照），表面の泡を消しておく。

④ オーブンを160～180℃にして12～15分焼く。

⑤ 熱いうちに紙をはがす。すだれの上にオーブンペーパーを広げ，焼き色の美し

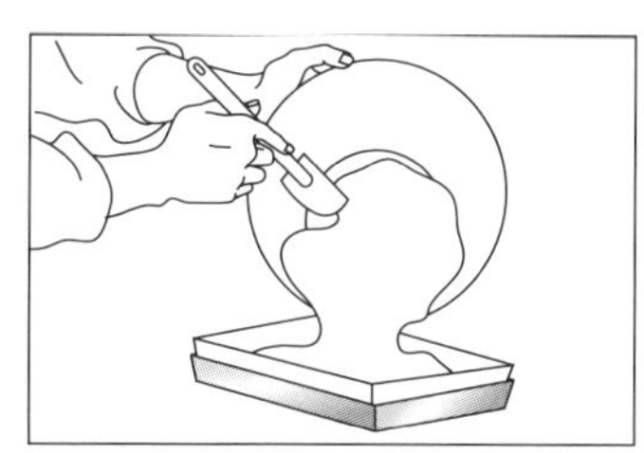

①型に紙を敷き，生地を流し入れて焼く

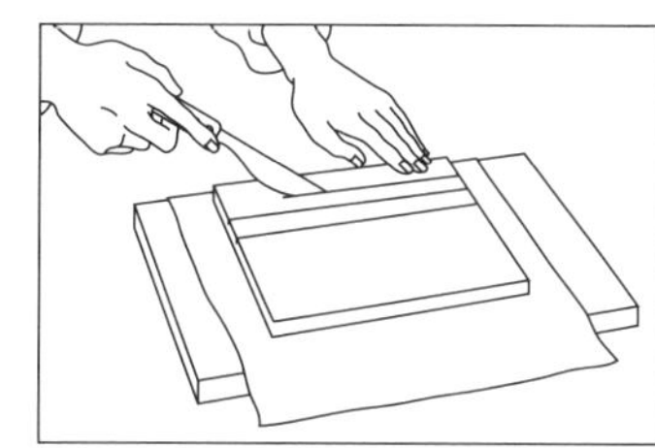

②端から3cmのところに間隔をおいてナイフで筋をつけてからジャムを塗る

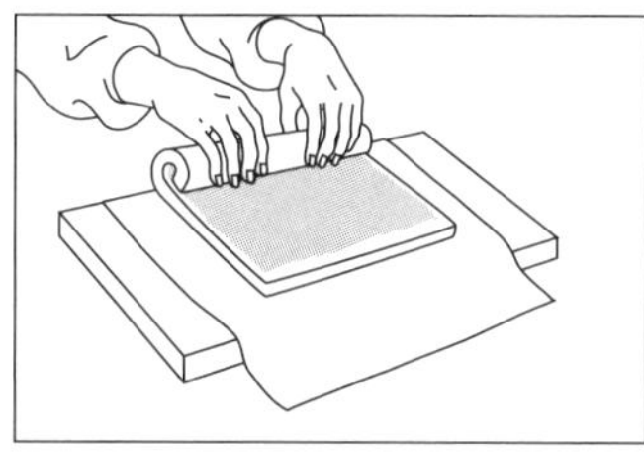

③筋をつけたところをひと巻きして，落ち着かせてから巻く

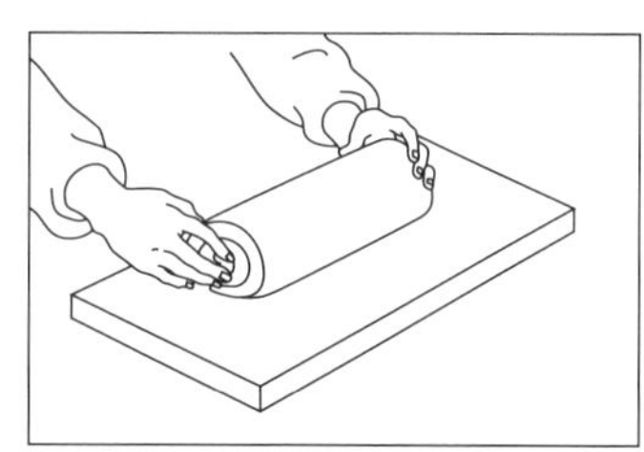

④巻き終わったら，巻き目を下にしておく

図2－33　ロールスポンジケーキの生地の巻き方

いほうを下にしてとり出す。手前に3本，横方向に平行にナイフで筋をつけジャムを塗る（図2－33②参照）。次に図2－33③のように巻く。巻き上がったら巻き終わりを下にして，紙の両端を絞って冷めるまでおく（図2－33④参照）。

⑥　全体にグラニュー糖または粉砂糖をまぶしてから，2cmの厚さに切る。

〔備考〕

（i）外側には砂糖をまぶさないこともある。ジャムの代わりにバタークリームやホイップクリームを用いてもよい。ただし，このときはクリームを塗る前に一度巻いておいて，ケーキが冷めてからクリームを塗って巻き直す。

（ii）ロールスポンジケーキの場合は，巻きやすくするために他のスポンジケーキに比べて卵に対する小麦粉の割合が少ない。

9）シュークリーム（Chou à la crème（シュー ア ラ クレーム）仏，Cream puff）

①　小麦粉を二度ふるいにかける。

②　鍋にバターと水を入れて火にかけ，沸騰したら，火を弱めて小麦粉を一度に入れてかき混ぜる。生地がまとまって鍋につかなくなったら火からおろす。

③　卵を割りほぐす。②の生地が65℃くらいになったら，卵を少しずつ入れて十分

材　　料	分　量（10 個分）
シュー	
バ　タ　ー	40g
水	90mg
小　麦　粉	50g
卵	100g（2 個）
カスタードクリーム	
小麦粉または コーンスターチ	35g
砂　　糖	20g
牛　　乳	200mℓ
卵　　黄	2 個
バニラエッセンス	少量

にかき混ぜる。木べらで生地を持ち上げたときに，逆三角形状にゆっくり落ちる程度の硬さが目安である。生地の硬さは卵の量で微調整する（クリームに用いる卵黄をとった残りの卵白を利用するとよい）。

④　天板にクッキングシートを敷く。③のシューペーストを大さじ，または丸い口金をつけた絞り出し袋を用いて，こんもりとおく。焼くと膨れるため間をあけておく。生地の表面全体に霧吹きで水をかける。

⑤　オーブンをあらかじめ熱しておき，180 ～ 200℃で 20 分焼く。加熱中はオーブンの扉をあけないように注意する（オーブンの機種によって設定温度を調節する）。

⑥　鍋に小麦粉と砂糖を入れ，牛乳を少しずつ加えながら混ぜる。これを火にかけて，絶えずかき混ぜとろみがついてから２～３分加熱する。

⑦　鍋を火からおろして，溶いた卵黄を少しずつ加えながらかき混ぜ，再び火にかけて，なめらかになるまで練る。最後にエッセンスを加えて冷ましておく。

⑧　熱いうちにシューの横側に切り目を入れておき，クリームを詰める。上から粉砂糖をふりかけてもよい。

〔備考〕

（i）カスタードクリームに用いる小麦粉は，コーンスターチや片栗粉でもよい。加えるでんぷんの種類によってテクスチャーの異なるクリームとなる（p.190 ～，でんぷんの調理の項参照）。

（ii）カスタードクリームの他，ホイップクリームや半々にしたカスタードクリームとホイップクリームを用いることもある。

【シュークリームについて】

シュークリームは，シュー（chou）すなわちキャベツ状に膨らんだ皮の中に，粘性のある口ざわりの良いクリームを詰めた洋菓子である。

シューをつくる際，水と油脂を沸騰させた中に，ふるった小麦粉を加えて撹拌加熱する操作が第一加熱である。この操作により，でんぷんは適度に糊化して粘性を示し，油脂はペースト中に分散して均等なエマルションを形成する。グルテンは大部分が失活した状態にあり[1]，網目構造はとっていないが生地に硬さを与える。生地が 65℃程度になったら卵を加えて素早く撹拌し，生地に気泡を取り込む。卵はペーストの熱によって変性せず，卵黄は生地中のでんぷんと油脂の分散を助ける乳化剤としての働きも担う。またペーストをつくるときに多くの気泡を取り込み，かつ生地が均質になるよう撹拌すると，第二加熱による膨化が大きくなる[1) 2)]。

第二加熱は，シューペーストを天板に絞り出して高温のオーブンで焼くことである。加熱中ペーストの表面はある程度固まり，同時にペーストの水分は蒸気となり，その蒸気圧によってペースト内の糊化したでんぷんが薄皮となって伸展しつつ膨化する。内部に大きく空洞ができて，卵のたんぱく質も凝固して空洞を保持し，シュー特有の形状をつくり，加熱により焦げ色がつく。

第二加熱の条件を一定にして，第一加熱の程度を変えてシューの形状との関係を明らかにしたものが表2－25である。この実験によると（A）の温度が低いと（B）の温度も低くなり，でんぷんの糊化が十分でないため，でんぷん粒に吸収されない水分が残る。この自由水が第二加熱の際に薄皮がよく固まらないうちに早く蒸発するため，ペーストの膨化がよく，体積は増すが，形はまんじゅうのようになる。

表2－25　ペーストの加熱程度とシューの形状[3)]

	撹拌しつつ10秒加熱								撹拌しつつ20秒加熱							
ショートニング・水加熱温度(℃)(A)	80	85	90	95	100	105	110	120	80	85	90	95	100	105	110	120
第一加熱直後の温度（℃）（B）	65.0	68.5	72.0	75.5	77.0	80.0	80.5	84.0	70.5	71.5	74.0	77.5	78.5	82.5	84.5	84.5
ペーストの粘性係数			0.5	1.7	4.8	11.0	19.3	37.5		0.7	1.0	1.5	5.1	10.0	23.8	26.3
焼き上がり重量(g)		4.5	5.0	5.5	5.5	5.4	5.3	5.3	4.4	4.5	5.1	5.1	5.2	5.2	5.4	5.6
比容積 V/W*		740	730	550	570	525	520	530	650	635	620	615	600	505	535	525
						膨らみ悪く皮が硬い								膨らみ悪く皮が硬い		
底径(cm)		5.0	4.1	3.5	3.5	3.1	3.1	3.2	4.7	5.2	3.7	3.5	3.4	3.4	3.1	3.2
形状																

＊体積の測定は菜種法による。空欄は測定不能または測定せず。
(B) のペーストが65℃(卵が熱変性を起こさない温度) になったとき，卵を3回に分けて添加しつつ2分間撹拌する。このペーストを10gずつ天板に絞り出して，第二加熱を行う。200℃のオーブンで15分間焼き，180℃に温度を下げて約15分間焼く。

1）和田淑子：調理科学講座3　植物性食品Ｉ，155，朝倉書店（1994）
2）大喜多祥子，山田光江，遠藤金次：小麦粉成分がシュー生地の均質化と膨化に及ぼす影響，日本調理科学会誌，29，186 － 197（1996）
3）松元文子，阿部ナホヱ：小麦粉の調理に関する研究（第7報）Chouxの形成について（1），家政学雑誌，13，240 － 244（1962）から一部抜粋

これに反し，（A）の温度が高いと（B）の温度も高くなるので，でんぷんは十分糊化し，水分はほとんど吸収され粘性は高くなる。したがって，自由水は少ないので水分の蒸発は緩慢で，膨化も徐々に進む。一方，加熱のためペーストはある程度固まってから膨化するので，皮の抵抗に強弱ができ，いわゆるシューのむくむくと盛り上がった形ができてくる。しかし，温度が高すぎると，形状はシューらしくなるがでんぷんの粘性の増加により皮は硬くなる。また膨化力も低下し体積は小さくなる。

（A）の温度を100℃,（B）の温度を78℃あたりにすると,でんぷんは十分糊化し,生地に適度な粘性と水分が保持され，シューらしい形状で体積が大きくなる。したがって，第一加熱はこの温度を指標とするとよい。

シューの焦げ色は，第一加熱の加熱温度が低くなるにしたがい濃くなる。これは自由水が多いため，水分の蒸発が速く，乾燥して焦げやすくなるためである（焼き上がり重量参照)。

【別法　ルーからシューペーストをつくる方法】[1)]

① 鍋に油脂を入れて加熱し，溶けたら，直ちにふるった小麦粉を入れて撹拌しながら加熱する。ルーの温度を測定し，下の式から求められる所定の温度の水を入れて5秒間手早く木じゃくしで撹拌し火からおろして，さらに10秒撹拌して，すぐペーストの温度を測定する（第一加熱)。

② ペーストが65℃になったとき，卵を3回に分けて添加しつつ撹拌する(約2分間)。

③ 天板に②のペーストを10gずつ絞り出し，オーブンで焼く。

この方法は,小麦粉と油脂が最初によく混合され,第一加熱直後のペーストの温度も,

170℃ －（ルーの温度）＝ 水の温度

とすれば77℃内外の温度は自由に得られ，操作がきわめて簡単で，ほとんど失敗なく良いシューが得られる。

10）アップルパイ（Pie）〔折りパイ〕

① 2種の小麦粉を混ぜてボウルにふるい入れる。

② ①に水を加えてまとめ，打ち粉をふった板にとり出してなめらかになるまで100回程度こねる[2)]。

③ ぬれ布きんに包んで約20分間ねかす。

④ りんごを縦四つ，または六つに切り，芯をとって皮をむき，厚さ約0.3cmの薄切りにする。鍋にりんごを入れ砂糖の1/2をまぶしておく。汁が少し出たら火にかけて煮る。全体に火が通ったら残りの砂糖とシナモンを加えて煮る。形がくず

1）阿部ナホヱ，松元文子：小麦粉の調理に関する研究（第11報）Chouxの形成について(2)，家政学雑誌，15，245－247（1964）

2）石村哲代：パイの科学，調理科学，15，62－70（1982）

材　料	分　量（直径18cmのパイ皿1個分）		材　料	分　量（直径18cmのパイ皿1個分）	
パイクラスト			りんご	300g	
薄力粉	100g		砂糖	90g	りんごの30%
強力粉	100g		シナモン	1g	
バター（加塩）	180g	小麦粉の90%	ドリュール		
冷水	105mℓ	小麦粉の約50%	卵黄	8g	(1/2個分)
打ち粉としての小麦粉	少々		水	卵黄と同量	

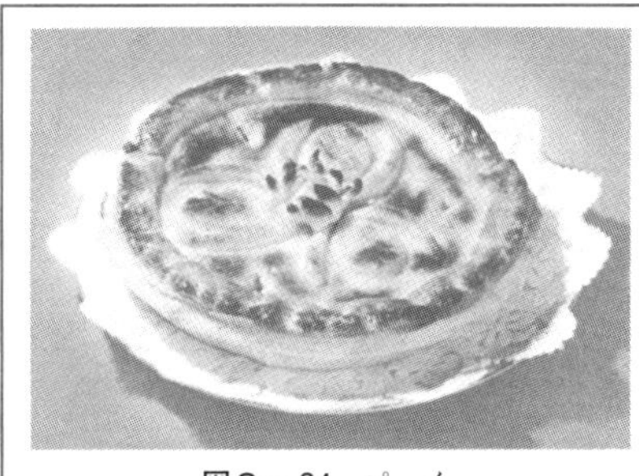

図2－34　パイ

れないようにときどき鍋をゆり動かし，透明になって汁がなくなったら火からおろして冷ます。

⑤　バターをラップフィルムに包み，こねてやわらかくし厚さ1.2cm程度の正方形にする。

⑥　パイ生地をつくっている間にオーブンを温めておく。

⑦　のし板に粉をふり，③のドウをのし棒で約20cmの正方形にのばす。

⑧　バターを中央に置き図2－35のように四方から包み，合わせ目をよくつける。のし棒でたたいてよくバターを落ち着かせ，合わせ目を下にして縦に約40cm伸ばす。スケッパーまたは菜切包丁で起こしてのし棒に巻きとり，打ち粉をふったのし板の上に裏返して置き，三つ折りにたたみ，向きをかえてのばす。この方法で4回繰り返すと層は3×3×3×3＝81層となる。最後に厚さ0.3cm，幅20cm，長さ40cmくらいにのばす。パイ皿に合わせてパイ生地を2枚に切る。

⑨　1枚をパイ皿に敷き，熱の通りをよくするためフォークでつついて数か所穴をあける。その上に煮たりんごを平らに入れて残りの1枚をかぶせる。

⑩　合わせ目に卵白またはりんごの煮汁をつけて密着させる。残りのパイ生地で縁や中央を適当に飾る。表面にフォークか包丁で数か所穴をあける（水蒸気を逃がすため）。卵黄を少量の水で薄めて縁や飾りなどに塗る。

⑪　200～220℃のオーブンで良い焦げ色がつくまで25～30分間焼く（オーブンによって差がある）。

【パイについて】

（i）パイ生地の製法には二つある。一つは小麦粉に水を加えてドウをつくり，バターを包んで折りたたんでつくる（前記の方法）。この方法で作られたものを折りパイ（フレンチスタイルのパイ）という。他の一つは小麦粉とバターを切り混ぜてから（バターを小豆粒大に切る），水（こね水）を加えて生地をまとめたもので，練りパイ（アメリ

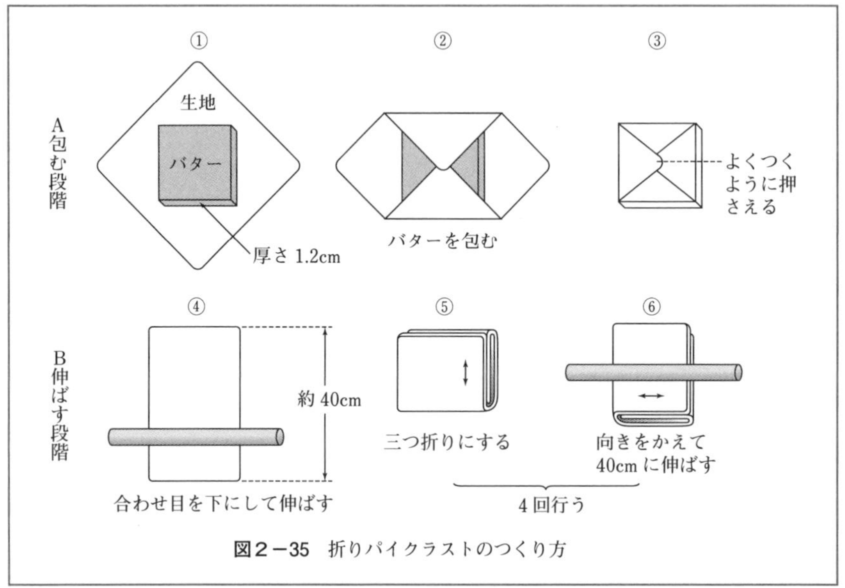

図2－35　折りパイクラストのつくり方

カンスタイルのパイ）という（図2－36）。

（ii）折りパイの生地はドウと油脂の層が80層から100層を超えるものもある。小麦粉はパイの骨格をつくるものであるが，美しい層が形成されてよく浮き上がり，硬さが適当であるなどの点がパイの良否を決める要素になる。これには材料の選定や割合，操作，焼き方など多くの要因が関与する[1)]。

（iii）強力粉はグルテン形成力が強く浮きがよいため美しい層ができるが，口あたりが硬く好まれない。操作上からも弾力が強くのばしにくい。薄力粉を混ぜるとソフトになるが層の形成や浮きが悪い。そこで混合割合は好みによって異なるが，およそ1：1程度にすることが多いようである。1：1にするとたんぱく質量は約10％でちょうど中力粉程度になる。

（iv）油脂はパイにショートニング（shortening）性すなわちショートネス（shortness）を与えるものである。油脂量は小麦粉に対して70～100％とされている[1)]。50％以下では良質な製品は得られないという[2)]。用いる油脂は小麦粉に混ぜるときは固体で，加熱されている間は液体になり，焼き上がって冷えたときは元の固体にもどるタイプの油脂であることを条件とする。

バター：もっとも風味が良い。加塩の場合は2％の食塩を含むがこれは味やグルテ

1）和田淑子：調理科学講座3　植物性食品Ⅰ（島田・下村編），146（1994）
2）阿部典子：パイに関する研究（第一報）油脂量および油脂の種類による成品への影響，藤女子大学・藤女子短期大学紀要，12，13－21（1974）

ン形成に有効である。無塩バターの場合は小麦粉の1.5～2.5％の食塩を小麦粉に加える[1)]。バターは融点が低いので室温10℃以上では操作しにくい。

マーガリン：融点37.3℃のものは結果が良いと報告されている[2)]。

ショートニング：融点（35～45℃）が高いので操作しやすい。要するに溶けずに薄層に伸展し，可塑性に富んだ油脂が良いわけである。融点の高いものほどクラストの浮きも良いが，油脂味が口に残りやすいので，食味の点からは融点40℃以上は好ましくない[3)]。パイ専用バターのように，低融点で，かつ広い範囲で可塑性をもつよう微細な結晶油脂を多く含み，風味の向上をはかったものもある[3)]。

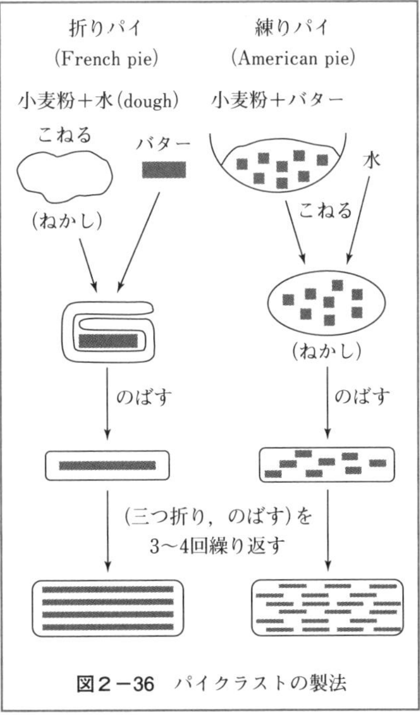

図2－36　パイクラストの製法

（v）パイ生地をつくる際の温度：こね水は5～10℃のものを用い，小麦粉，器具なども冷却して用いる。夏期冷房設備がない場合はつくりにくい。バターは形を整えたら冷蔵庫に入れて固化させて用いる。操作中や焼く前にも，冷却することが望ましい。

冷却の効果について[4)]：a．油脂が固化しないと小麦粉の微粒子の間に浸潤し，そのために組織が密になり，空気の入る余地が少なくなる。また，全体の組織も固定されない。b．ドウの温度が高いと酵素が活性化し，糖化作用が進み粘度が増加する。

（vi）パイ生地はドウの層と油脂の層が交互に積層されるように平らにのばしたり，折りたたんだりすることが大切である。

（vii）パイの焼き方は高温，短時間に行うのがよい。低温で長時間かけて焼くと中の油脂が浸潤しショートネスに富んだ良い成績が得られない。中身にレモンクリームや煮りんごなどを入れた大形パイの場合，加熱条件は200～210℃で20～35分程である（オーブンのタイプにより差がある。p.39参照）。中身に水分の多いものを入れる場合は，下層の皮がしめるのを防ぐために最初の数分間は強火で焼き，皮が焼けたら温度を下

1）石村哲代：パイの科学，調理科学，15，62－70（1982）
2）阿部典子：パイに関する研究（第一報）油脂量および油脂の種類による成品への影響，藤女子大学・藤女子短期大学紀要，12，13－21（1974）
3）和田淑子：調理科学講座3 植物性食品Ⅰ（島田，下村編），142（1994）
4）高橋俤蔵：製菓ハンドブック（尾崎，桜井，渡辺編），140，朝倉書店（1965）

げて中の方に火が通るように焼く。

(viii) 薄層が浮き上がるのは，生地に含まれていた水の蒸気圧によるもので油脂は層の浮き上がりを助ける。パイ生地の端が切り口になっていないと美しい層は見られない。パイ独特の口ざわりはこの薄層の積み重ねによって得られるものである。

11）クッキー（Cookies）

〈型抜きクッキー〉

材　料	分　量（天板1枚：4.5cmの丸型クッキー20個分）		
小麦粉	100g		
ベーキングパウダー	3g	小麦粉の重量の	3％
砂糖	50g	〃	50％
バター	25g	〃	25％
卵	20g（1/3個分）	〃	20％
バニラエッセンス	少々		
ドリュール			
卵黄	少々（1/2個分）		
水	7mℓ		
グラニュー糖	少々		

① 天板にクッキングシートを敷き，オーブンは170℃に温めておく。

② 小麦粉とベーキングパウダーを合わせ，2回ふるう。

③ ボウルにバターを入れ，クリーム状になるまで撹拌する。

④ ③に砂糖を加えて撹拌する。さらに卵とエッセンスも加える。

⑤ ④に②を加え，均一になるまでよく混ぜる。

⑥ 乾いたのし板の上にのせ，打ち粉をしてのし棒で0.4cm厚にのばし，型で抜く。天板に並べて上面に水溶きの卵黄をはけで塗る。

⑦ グラニュー糖をふりかけ，オーブンで焼く（170℃，12分）。

⑧ 焼き上がったら金網の上にのせて冷ます。

〈絞り種クッキー〉

①～⑤までは，型抜きクッキーに同じ。ドウが硬い場合は，牛乳で調節する。

⑥ 天板にクッキングシートを敷き，星型の口金をつけた絞り出し袋を用いて，好みの型に絞り出す。室温が高く種がゆるい場合は天板ごと冷やす。

⑦ 170℃で6～7分焼く。

材　料	分量（天板1枚分：約20個）			材　料	分量（天板1枚分：約20個）		
小麦粉	100g			バター	50g	小麦粉の	50％
ベーキングパウダー	2g	小麦粉の	2％	卵	25g（1/2個分）	〃	25％
砂糖	50g	〃	50％	牛乳	20mℓ		
				バニラエッセンス	少々		

【クッキーについて】

（i）クッキーはアメリカでの呼び名であり，イギリスのビスケット，フランスのサブレはほぼ同種のものを示す。日本では，小麦粉が多く配合された口あたりの硬いタイプのものをハードビスケット，砂糖，油脂などの副材料が比較的多く配合されたものをソフトビスケット，さらにソフトビスケットの副材料の配合割合を多くし，風味に富むソフトな口ざわりに仕上げたものをクッキーとよんでいる[1)]。

（ii）クッキーやビスケットでは，もろく，砕けやすい性質（ショートネス）が重要な特性である。ショートネスに対する材料配合比の影響は大きく，小麦粉に対する油脂の配合比率が高いとソフトでもろいクッキーとなるが，膨化は抑制される。これは，油脂の疎水性によりグルテン形成やでんぷんの膨潤糊化が抑制され，もろさが付与されるためである。砂糖は膨化およびショートネスを増大させる効果があるが，多量に配合すると逆に膨化度を低下させる場合もある（図２－37，図２－38）。

（iii）小麦粉を加えてからの混合はグルテン形成を抑えるためにさっと混ぜ合わせる程度とされていたが，混合材料が均質化されるまで適度に撹拌を行うことが望ましい。ミキサーで500回（１分間）程度の混合撹拌で破断特性値が小さく，横広がりの形状で，もろく，ショートネスの良いクッキーを焙焼することができる。粉っぽさがなくなる程度に軽く混ぜた生地，および過度に混合した生地では良い製品は得られない（図２－39）。

（iv）バターの混合割合の多いクッキー生地では，冷蔵庫で生地を冷やし固めてから切って成形する方法もある（アイスボックスクッキー）。

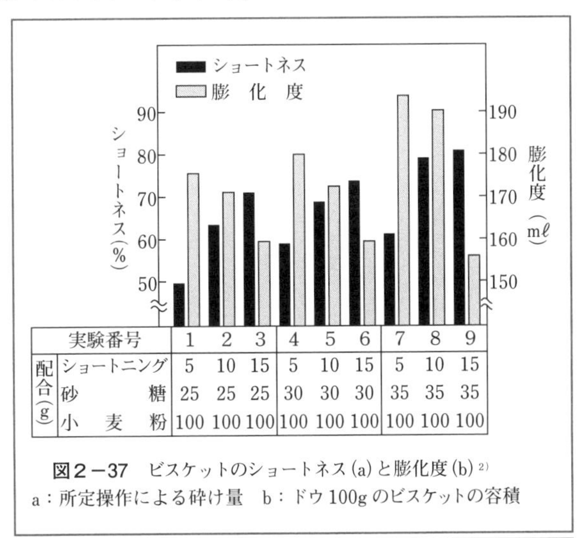

実験番号		1	2	3	4	5	6	7	8	9
配合（g）	ショートニング	5	10	15	5	10	15	5	10	15
	砂　糖	25	25	25	30	30	30	35	35	35
	小　麦　粉	100	100	100	100	100	100	100	100	100

図２－37　ビスケットのショートネス（a）と膨化度（b）[2)]
a：所定操作による砕け量　b：ドウ100gのビスケットの容積

1）和田淑子：調理科学講座３ 植物性食品Ⅰ（島田，下村編），163，朝倉書店（1994）
2）松元文子：新版調理学，152，光生館（1979）

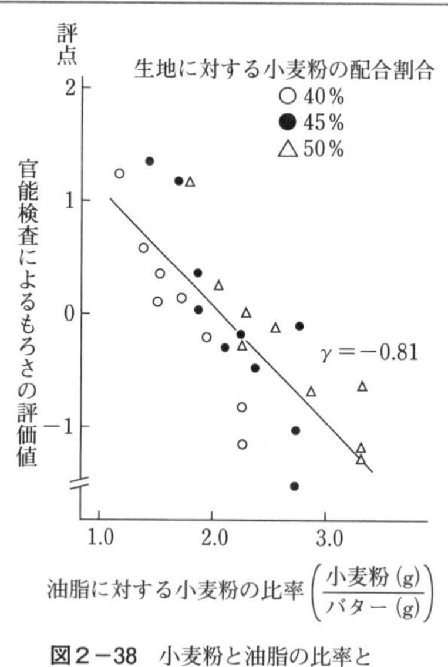

図2−38　小麦粉と油脂の比率とクッキーのもろさの関係[1)]

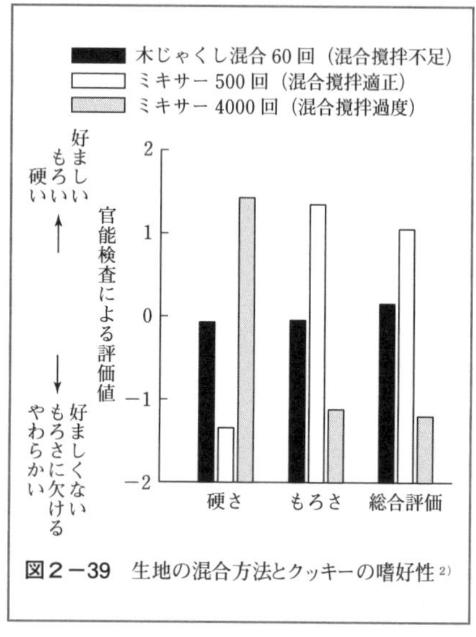

図2−39　生地の混合方法とクッキーの嗜好性[2)]

12) ひき茶まんじゅう

材　料	分　量（10 個分）	
小　麦　粉	150g	
ベーキングパウダー	3～4.5g	小麦粉の 2～3%
砂　糖	50g	溶液として小麦粉の重量の 60%の体積
水	60g	
抹　茶	2g	
小　豆	80g	あん約 300g
砂　糖	120g	
きょう木 またはクッキングペーパー	2×2cm　10 枚	

① あんをつくって（p.218，あんの種類と作り方参照）10 等分して丸めておく。

② 小麦粉にベーキングパウダーを混ぜて二度ふるいにかける。

③ 砂糖と抹茶を混ぜ，これに水を徐々に加えて，よく混ぜ溶かす。この中に②の粉を加えて軽く混ぜ合わせ，薄く粉を敷いたのし板の上にとり出す。

④ 生地がなめらかになる程度に軽くこねて 10 等分して椀形にのばす。①のあんを中に包み，包み目を下にして形を

1) 和田淑子ほか：クッキーのショートネスと硬さにおよぼす材料配合比の影響，家政学雑誌，34，609－615（1983）

2) 倉賀野妙子ほか：クッキーの物性におよぼすドウミキシングの影響，家政学雑誌，40，781－787（1989）を一部改変

整える。2cm角に切ったきょう木，またはクッキングシートを底にあてる。

⑤　蒸し器の湯が沸騰したら，適当に間隔をあけて④を入れ，強火で8～10分間蒸す。蒸し上がったら「すだれ」にのせて冷ます。

〔備考〕

（i）加水量や砂糖量が多い方がよく膨れてやわらかい。小麦粉の重量に対して，加水量はこねられる範囲である30～35%，砂糖量は40～50%が適する[1)]。

（ii）こねて10等分した皮と，丸めたあんの大きさは，大体同じか，あんの方が大きいくらいが良い。

（iii）包んだ後，霧吹きをして余計な粉を落とすと，はだがなめらかなまんじゅうに蒸し上がる。

13）包子（パオズ）（中華まんじゅう）

材料	分量（小豆あん 5個 / 肉あん 5個）	
皮		
薄力粉	300g	
強力粉	150g	
湯	250mℓ	小麦粉の重量の55%
ドライイースト	9g	〃　2%
砂糖	3g	
砂糖	20g	〃　5%
塩	2g	〃　0.5%
小倉あん		
小豆	70g	約200gのあん
砂糖	70g	
塩	0.5g	
ラード	15g	
黒ごま	15g	

材料	分量（小豆あん 5個 / 肉あん 5個）	
肉あん		
豚ひき肉	100g	約200g
たまねぎ	50g	
ゆでたけのこ	25g	
干ししいたけ	5g	
しょうが	2g	
油	15mℓ	
塩	1g	
醤油	8mℓ	
砂糖	3g	
片栗粉	10g	
きょう木またはオーブンペーパー	4cm² 10枚	

①　50mℓの温湯（40℃）に砂糖（3g）を入れて，イーストを溶かし，泡立ってくるのを待つ（ドライイーストの種類によっては，省略してもよい。その場合は，③で混ぜる）。

②　薄力粉と強力粉を合わせ，ふるいにかけてボウルに入れる。

③　200mℓの温湯に残りの砂糖（20g）と塩を入れ，イーストを溶かした液を混ぜる。

④　②の小麦粉に③の液を加えてよく混ぜ合わせて，耳たぶぐらいの硬さになるま

1）浜島教子，橋場浩子，根本勢子，渋谷裕美：小麦まんじゅうの調理法に関する研究―加水量および砂糖添加の影響―，日本調理科学会誌，34，62－67（2001）

でよくこねる。これにぬれ布きんをかぶせて，28 ～ 30℃に保つようにして 1 時間くらいおくと，発酵して 2 倍ぐらいの体積になる。

⑤　小豆を煮て生あんをつくる（p.218，あんの種類と作り方参照）。ごまはいって切りごまにする。

⑥　鍋にラードを入れて火にかけ，生あん，砂糖，塩を入れてよく練る。これに切りごまを加えて混ぜ合わせて 5 個に丸める。

⑦　たまねぎ，たけのこ，もどした干ししいたけ，しょうがをみじん切りにしてひき肉と混ぜる。塩，醤油，砂糖，片栗粉を加えて混ぜ合わせ，5 個に分ける。

⑧　④のドウが発酵してきたら，ガス抜きをして 10 等分にする。1 個ずつ丸く形作り，生地をまわしながらのし棒で円形にのばす。特に縁は薄くのばして，丸めた小豆あんを中に入れる。皮の縁を真ん中につまみ寄せ，包み目が下になるようにしてきょう木または紙をあてる。肉あんは，包み目が上になるように皮のまわりを真ん中にまとめてねじる。

⑨　せいろに間をあけて包子を並べて，30 ～ 40℃で 20 分発酵させる。これを強火で 15 ～ 20 分間蒸す。

〔備考〕イーストがない場合は，小麦粉にその重量の 3 %のベーキングパウダーを混ぜてふるいにかける。小麦粉の重量の 54 %の水に水の 10 %の砂糖と 1 %の塩を加え，小麦粉と混ぜて皮をつくる。しかし，この場合は風味のまったく異なるものになる。

（5）ルーを用いた調理

1）小麦粉による濃度のつけ方

カレー，シチュー，ソースなどに小麦粉を加えて濃度をつけることがしばしば行われ，その濃度は表 2 － 26 に示す通りである。その用い方には，次の方法がある。

a．生小麦粉を水で溶いて用いる。これは簡単で，粘度も高いが小麦粉の臭味がある。

b．煎る（煎り粉）。これは保存性があるので便利であるが味は劣る。よく煎って（ブラウン）用いた調理は，温度による粘度の差があまりない（図 2 － 40 参照）。

c，バターと練り混ぜる（beurre（ブール） manié（マニエ） 仏）。油脂が加わるので液体を加えてのばすときに，かたまりができない。味も良くなるが，小麦粉のにおいがあるのでよく煮る必要がある。

d．油で炒める（roux（ルー） 仏）。香ばしい香りと油脂味が加わるので，もっとも美味である。

表 2 － 26　スープ，ソース類の小麦粉濃度

種　類	スープ	ソース	あえるとき	クリーム	コロッケ
小麦粉の濃度%	2 ～ 5	3 ～ 6	8 ～ 9	8 ～ 10	12 ～ 15

これらを用いて糊液（１％の食塩添加）をつくった場合の粘度，および温度による粘度の変化については図２－40の通りである。粘度は，粉の種類，温度，加熱法で変化する。

粉の種類：薄力粉の方が中力粉より粘度が高くなる。これは薄力粉の方がでんぷんの含有量が多いためである。

温度：温度が下がると粘度が増すので，飲食時の粘度を考えて調理する必要がある。

「煎る」または「炒める」と加熱度が進むほど粘度が減少する。

生小麦粉＞ホワイトルー＞ブラウンルー

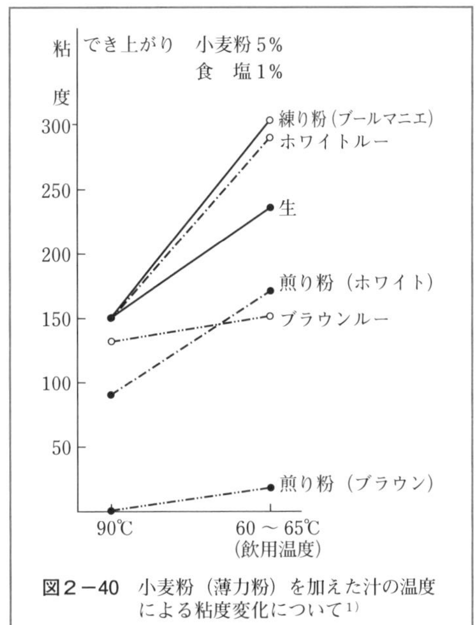

図２－40　小麦粉（薄力粉）を加えた汁の温度による粘度変化について[1)]

２）ルーとソースのつくり方

① ルーのつくり方

ルーは120℃に加熱すると芳香が出はじめホワイトルーになる。ルーの温度は，120℃になった時点から「ミルク様の甘い香り」が出はじめ，これがホワイトソースの評価を高める。140℃になるとこれに香ばしさがより強くなり好まれる[2)]。この温度のものは，ブルテーソースとして利用される。

120℃の時点では粘度の低下はないが，さらに加熱すると粘度が低下する（図２－41）。これは，炒めることによりでんぷん粒の表面が硬化し膨潤しにくくなっていることと粒子の一部に崩壊が起きているためと考えられている[3)]。ソースの粘度は，のばす液の種類や添加調味料によって影響される（図２－42）（p.193，表５－２参照）。

② ルーを用いたソースのつくり方

［ベシャメルソース］（ホワイトルーを牛乳だけでのばしたソース，ホワイトソース）

ホワイトルーを約60～40℃に冷まし，約60℃に温めた牛乳をルーに注ぎながらのばす。ルーと牛乳を混ぜたときの温度を小麦でんぷんの糊化温度である58℃以下にすることが，“だま”をつくらない要点である（図２－43参照）。

塩，こしょう，ローリエを加え，鍋を火にかけ，中火で煮立つまでかき混ぜる。

1）島田キミエ（1960）

2）加藤征江：ルーの香気に及ぼす加熱温度の影響（第１報）ルーの香気の官能評価と120℃加熱のルーの香気成分，家政学会誌，43，871－877（1997）

3）島田淳子，渡部繁子，新垣公子，松元文子：ルーの加熱温度とその性状について，家政学雑誌，24，704－709（1973）

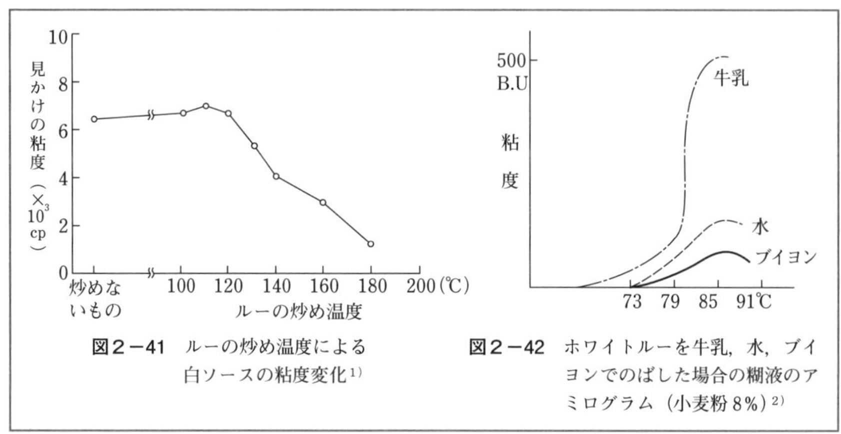

図2－41　ルーの炒め温度による白ソースの粘度変化[1)]

図2－42　ホワイトルーを牛乳，水，ブイヨンでのばした場合の糊液のアミログラム（小麦粉8％）[2)]

表2－27　ルーの炒め温度・時間

種　類	バターと小麦粉の割合（重量）	炒め温度（最終）と時間	
ホワイトルー （白色ルー）	バター　小麦粉 1　：　1 1　：　1.25 1　：　1.5	120 ～ 130℃ 弱火　7 ～ 10 分 白色　芳香あり ベシャメルソース用	〈ホワイトルーのつくり方〉 厚手鍋にバターを弱火で溶かし，ふるった小麦粉を一度に加え，木じゃくしで混ぜながら炒める。最初は味噌のような状態であるが，次第に小麦粉とバターの水分が蒸発して乾熱状態となり 120 ～ 130℃でサラサラした流動性のものになる。ここで火からおろす。
淡黄色ルー	同　　上	140 ～ 150℃ 弱火　約 10 分 黄色　香ばしい ブルテーソース用	
ブラウンルー （褐色ルー）	同　　上	170 ～ 180℃ 弱火　15 分以内 茶色　香ばしい ブラウンソース用	

最終温度が 96 ～ 98℃になるまで 5 ～ 8 分煮込むと小麦粉でんぷんが十分糊化して良いソースができるとされている[3)]（図2－44 参照）。

ベシャメルソースは 30 分も煮ると褐色化するので，濃度の薄いものを煮つめる方法はとらないほうがよい。また，濃いものは焦げつきやすいので注意を要する。

［ブルテーソース］（淡黄色ルーを白いストックでのばしたもの）

白いストックとは仔牛肉，鶏骨に香草を加えてとったものである。魚料理に用い

1）大澤はま子，中浜信子：白ソースの性状について，家政学雑誌，24，359 － 366（1973）

2）川端晶子：ソースに関する研究（第一報）いため小麦粉のアミログラフィー，家政学雑誌，13，53 － 56（1962）

3）大澤はま子：肉・卵の調理，新調理科学講座，119，朝倉書店（1972）

る白いストックは魚の骨などでとる。家庭ではチキンコンソメキューブを溶いて用いればよい。つくり方はベシャメルソースの要領と同じである。

〈ブルテーソースの応用〉シャンピニヨン，レモン，生クリーム，バター，パプリカ，ナツメグなどを加えて，ゆでた仔牛，鶏，エビ，野菜などのソースに用いる。

[ブラウンソース（ブラウンルーをストックでのばしたソース，ブラウンソース）]

ブラウンソースは，肉，あら切りの野菜類（たまねぎ，にんじん，セロリ，かぶ，にんにく，パセリの茎その他）を油で炒め

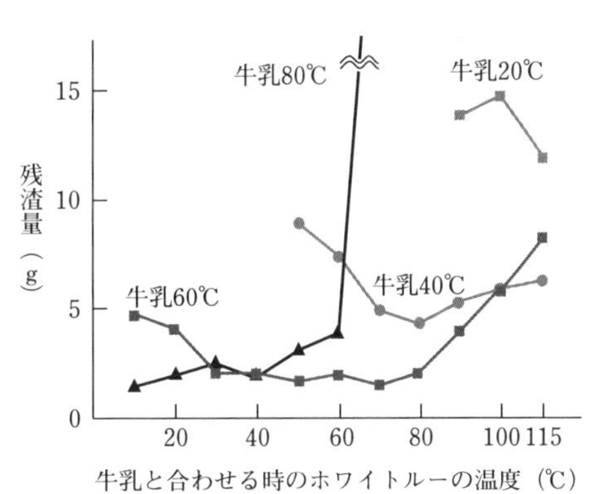

図2－43　ホワイトルーと牛乳の合わせ温度と分散性[1)]

バター 22g，薄力粉 22g を 120℃まで撹拌しながら加熱し，ホワイトルーを調製。ルーを各温度まで冷まし，400g の各温度の牛乳（20～80℃）と合わせ，30 秒間撹拌したのちに，ふるいに通した。ふるいに残った固形物の重量が残渣量。2.5g 以下であれば分散性がよい（ダマがない）。

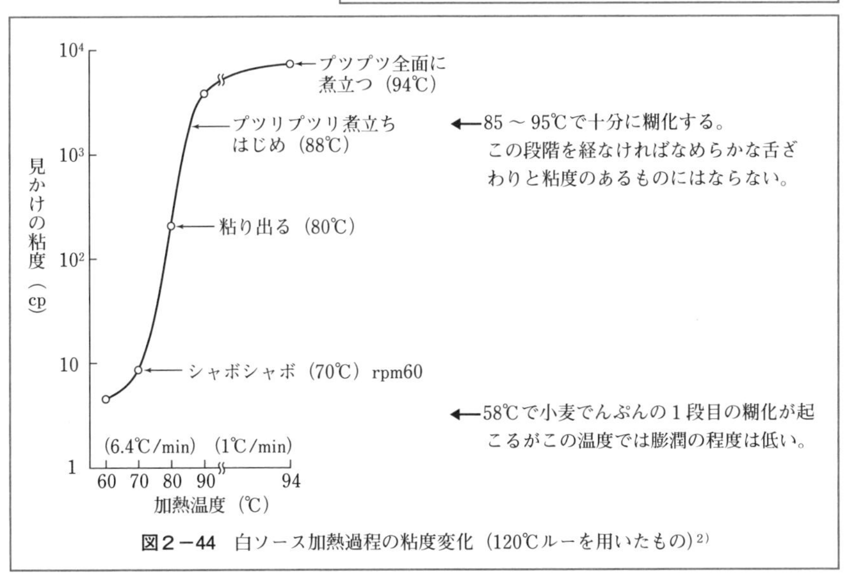

図2－44　白ソース加熱過程の粘度変化（120℃ルーを用いたもの）[2)]

1）赤羽ひろ，大澤はま子，中浜信子：白ソースの分散性と流動特性について，家政学雑誌，28，299 － 305，1977 より作成

2）大澤はま子，中浜信子：白ソースの性状について，家政学雑誌，24，359 － 366（1973）

表2－28　ベシャメルソースの応用

名　称	加えるもの	用　途
オーロラソース	トマトピューレー，バター	卵，仔牛などの蒸し煮
クレームソース	生クリーム，レモン，ナツメグ，卵黄	魚，鶏，野菜をゆでたもの
モルネーソース	おろしチーズ，バター	魚，エビ，鶏のグラタン

て色をつけてとった茶色のストックでブラウンルーをのばし，トマトを少量を加えて煮込んでこしたソースである。家庭では，鶏がら（でき上がりストックの25%），野菜（10%）を約1時間半煮てこし，これにビーフコンソメキューブを溶かしたものをストックとして用いればよい。このストックでブラウンルーをのばし，トマトピューレーで色と酸味をつけ，塩，こしょうで味を整える。

ブラウンソースにはトマトの量，酸味，煮つめ方などによって次の三つのソースがある。

a．トマトソース：トマトの赤い色と酸味をもつソース。

b．エスパニヨンソース：トマトの赤い色とシャンピニヨンの香りをつけたソース。

c．デミグラスソース：もっともよく煮つめたソースであり，褐色，味のいずれも濃い。エスパニヨンソースの上等のもの。

1）マカロニグラタン（Macaroni gratin）

材　料	分　量（1人分）
マカロニ	50g　ゆで上がり約2.3倍
バター	7～8g
塩	ゆで上がりの重量の0.8%
こしょう	少々
ハム（薄切り）	10g
たまねぎ	15g
マッシュルーム	10g
ホワイトソース	
牛乳	150mℓ　でき上がり120～130g
バター	10g　牛乳の7%（でき上がり120～130g）
小麦粉	10g　牛乳の7%（でき上がり120～130g）
塩	1g　牛乳の0.6%
こしょう	少々
おろしチーズ	3g（大1）
生パン粉	3g（大1）
バター	7g

①　マカロニを，重量の6～7倍の熱湯で約15分間ゆでて，ざるにあげて水をきる。

②　フライパンにバターを溶かしマッシュルームとたまねぎの薄切りと1cmの角切りにしたハムを炒め，マカロニを入れて炒め，塩，こしょうをする。

③　ホワイトソースをつくる。フライパンにバターを溶かし，小麦粉を加え色がつかないように弱火で炒めてさらっとした状態になったら火からおろし，60℃以下に冷めたら60℃程度まで温めた牛乳を加えて一気に攪拌し，かたまりのないようにのばす。

これを火にかけ，塩，こしょうで味をつける。弱火で時々混ぜ，とろみがついてから３分くらい煮る。

④　グラタン皿にバターを塗り，ソースの1/3くらいを敷き，②を盛りつけ，残りのソースをかけ，おろしチーズ，生パン粉をふりかけ，小さくちぎったバターを４～５か所にのせる。

⑤　210～230℃に熱したオーブンで上面に焦げ目がつくまで６～７分焼く。

〔備考〕ホワイトソースについて詳しいことはp.157参照。

2）ポテトドリア

材　料	分量（１人分）
じゃがいも	50g
たまねぎ	20g
ベーコン	15g
マッシュルーム	10g
バター	5g
塩	0.8g
こしょう	少々
白飯	100g
バター	7g
塩	0.7g
ガーリックパウダー	少々
ホワイトソース	
牛乳	150mℓ
バター	10g
小麦粉	10g
塩	1g
こしょう	少々
チーズ	
パン粉	

①　じゃがいもを縦二つ割りにし，5mmの厚さに切って，ゆでる（または，縦二つ割りでゆで，5mmに切る）。

②　たまねぎ，マッシュルームは薄切り，ベーコンは8mm幅に切り，これらをバターで炒め，①のじゃがいもを加えて炒める。

③　白飯をバターで炒め，ガーリックパウダーと塩で味つける。

④　ホワイトソースをつくる（マカロニグラタンの方法と同じ）。

⑤　ホワイトソースの半量と②を混ぜる。

⑥　耐熱皿にバターライスを入れ，⑤をのせ，残りのホワイトソースをのせる。上にチーズとパン粉を振りかける。

⑦　200～220℃のオーブンで表面に焦げ目がつくまで焼く。

第３章　いも類の調理

第１節　いもの種類と特徴
第２節　じゃがいもの調理
第３節　さつまいもの調理
第４節　さといもの調理
第５節　やまのいもの調理

第3章　いも類の調理

第1節　いもの種類と特徴

いも類は穀類と同様にでんぷんを多く含み，重要なエネルギー源となる食品である。わが国ではいもの中で，じゃがいもの消費量がもっとも多く，次いでさつまいも，さといも類，やまのいも類が食用とされている。じゃがいも，さといもは地下茎が，その他のいもは根が肥大した部分を食用としている。直接調理して食べる他にでんぷんやアルコールの原料としても使われている。

穀類と違い約70～80％の水分を含むために，貯蔵は難しいが，そのまま加熱してもでんぷんが糊化するので，調理には好都合である。炭水化物は約30％（さつまいも）～13％（さといも）含まれ，そのほとんどがでんぷんである。また，ビタミンC，カリウムを含み，食物繊維も多いことから栄養的には野菜のような性質をもっている。

第2節　じゃがいもの調理

1．じゃがいもの種類と調理性

（1）じゃがいもの成分と種類

じゃがいもは，さつまいもと比較して糖分が少なく味が淡白であり，繊維質も少なく，いも類の中では料理法がもっとも多い。約80％の水分を含み，炭水化物は約17％であり，そのほとんどがでんぷんである。たんぱく質の含有量は２％弱である。じゃがいもの構造は図３－１に示すようになっており，食用になる髄の部分の細胞の中には，卵形のでんぷん粒とたんぱく質が入っている。

じゃがいもは多くの品種が栽培されているが，加熱するとほくほくしていて煮崩れしやすい「粉質いも」と，煮崩れしにくく煮物などに向く「粘質いも」に大別される。粉質いもの代表的なものは，男爵，キタアカリ等であり，粘質いもの代表的なものは，メイクイーンなどである。

じゃがいもの新古によってもその性質は変化する。新いもや未成熟いもでは，細胞内のでんぷんの成熟が不十分であり（表３－１），細胞間をつなぐペクチン質は水に不溶性のプロトペクチンが多く，これは加熱しても水溶化しにくいことから細胞が分離しにくく，煮崩れを起こしにくい。一方，十分に成熟したいもや貯蔵したい

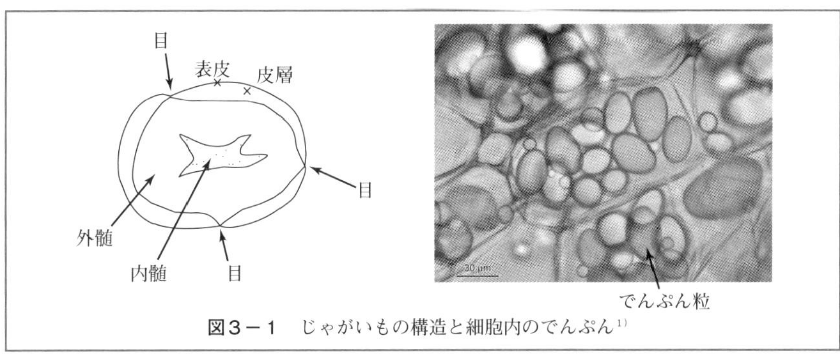

図3－1　じゃがいもの構造と細胞内のでんぷん[1]

表3－1　秋いもの収穫期とでんぷん量の関係（%）[2]

	7月3日	8月4日	8月28日	9月10日	10月10日	10月25日
でんぷん	8.40	13.92	15.67	17.44	13.70	16.38
水分	85.22	80.79	87.16	75.94	80.22	77.06

もは，でんぷんの成熟度が高く，また，水溶性のペクチン（ペクチニン酸やペクチン酸）が増えるため，細胞が分離しやすく，ほくほくしていて，煮崩れを起こしやすい。このようにでんぷんの成熟度，すなわちでんぷん含量は調理成績に関係し，それを見分けるために比重を測る方法がある。でんぷん含量の多いいもは比重が大きい。図3－2は同一品種でも比重の違いにより加熱後のいもの硬さや凝集性，ガム性などが異なることを示したものである。図3－2に示すように，メイクイーンは男爵に比べて凝集性およびガム性が高いことから，結着力が強く粘弾性に富み，崩れにくいテクスチャーであることがわかるが，同じメイクイーンでも比重が大きいものは男爵と同じ性質を示す。

冷蔵保存するとでんぷんが分解され糖類が増えるので，冷蔵保存したいもはフライなどにすると褐変しやすい。常温に戻しておくと逆反応で糖類が減少するといわれている。

（2）じゃがいものアルカロイド

じゃがいもは放置していると，くぼみの目から「芽」が出てくる。芽の部分や緑化した皮の部分には，グリコアルカロイド（ソラニンやチャコニン）を含む。これは嘔吐，腹痛などの中毒症状を起こすので，除去して調理する必要がある。ゆで操作程度の加熱では水中に一部溶出するが，熱分解されることはない。貯蔵中に光が

1）鈴木雅大：ジャガイモとサツマイモの貯蔵デンプンの観察，生きもの好きの語る自然誌，https://tonysharks.com/Education/Photosynthesis/Strage_starch/Starch.html
2）岩田久敬：食品化学，411，養賢堂（1955）

当たると皮の緑化が起きるので，暗所に保存する。

(3) じゃがいもの加熱

じゃがいもは，主として加熱調理を行う。加熱により，じゃがいものでんぷんを糊化させることと，細胞間物質のペクチン質を軟化させてやわらかくすることが主な目的である。糊化したでんぷんは細胞の中に充満し，ペクチン質は一部分解されて水溶性ペクチンが増え密着性が低下しているので，加熱直後の温度の高い状態で力を加えると細胞単位に分かれやすい。粉ふきいもの表面の粉は，細胞が単離して付着したものである。また，マッシュポテトをつくるときにも，熱いうちにつぶすと細胞単位に分かれ，中からでんぷんが流れ出ることなく，付着性の少ないものができる。逆に冷えてからつぶすとペクチン質の流動性が失われているのでつぶれにくく，力をかけてつぶすと細胞が壊れ，でんぷんが流出するため粘りのあるものになる（表3－2参照）。「じゃがいももち」をつくるときには，この性質を利用して冷えてからつぶす。

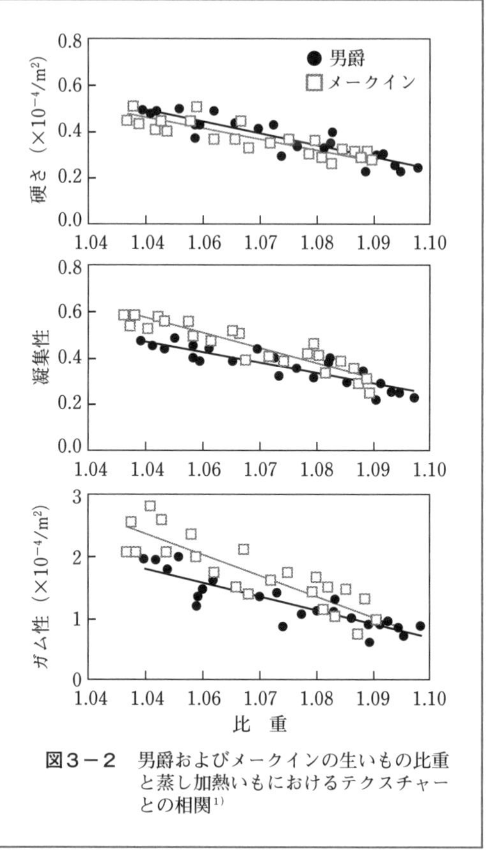

図3－2　男爵およびメークインの生いもの比重と蒸し加熱いもにおけるテクスチャーとの相関[1)]

じゃがいもをゆでるときには，水から入れて加熱するのが一般的である。これは，いもの内部と外部の温度差を少なくして，外部の過加熱を避けることが理由の一つに挙げられる。(p.31，図1－10参照)

単離されたじゃがいもでんぷん（片栗粉）の糊化温度は，56～66℃といわれているが，じゃがいもの場合，60～70℃に加熱しても糊化は不十分であり，80℃以上が必要である。糊化の不十分ないもを放置すると，再び100℃で加熱しても糊化が進ま

1) 佐藤広顕・山崎雅夫・高野克己：バレイショの加工特性と品種および比重との関係，日本食品保蔵学会誌，31，155－160（2005）

表3－2　加熱じゃがいものマッシュ温度の影響[1]

ゆでた後の放置時間（min）	0	20	40	60
放置後のいもの中心温度（℃）	91	50	40	26
マッシュの沈降体積（mℓ）* （1時間後の見かけの体積）	旧いも 84 新いも 91	98 134	120 146	140 152
上層液の粘度 （こわれた細胞から出たでんぷん糊）	旧いも 1.09 新いも 1.15	1.15 1.65	1.37 1.81	1.51 2.28
上層液の吸光値（605mμ）**	0.15	0.18	0.46	0.55

じゃがいもをゆでたのち，所定時間放置して裏ごしした。
*マッシュポテト 40g に沸騰蒸溜水 150mℓ を加えて懸濁液をつくり，1時間後に測定。
**ヨウ素ヨウ化カリウム溶液と反応後の吸光値を比色計で測定。値が大きいほど上層液内にデンプンが多いことを示す。

ず硬いことが報告されている[2]。また，50 ～ 70℃の加熱では，野菜類にみられる硬化現象（p.444，野菜の項参照）が起こり[3]，その後加熱しても軟化しにくい。したがって，とくに大きいじゃがいもを加熱するときには，水からゆで，火加減は弱くならないように，かつ途中で中断することなく加熱することが必要である。そうすればいもの外側と内側に温度分布ができにくく，硬化する温度帯を速く通過することができる。逆に，いもの煮崩れを防ぎたいときには，60℃に 15 分程度保った後で煮るとよい。

また，牛乳中で加熱するとやわらかくなりにくいことがあるが，これは，牛乳中のカルシウムとペクチン質の結合で軟化が抑えられるためである[4]。

じゃがいもは加熱中にショ糖の含有量が増え，甘みが増す。二つ割りのじゃがいもの場合，加熱 10 分後にショ糖が 2 ～ 3 倍に増加し，その後は溶出のために減少する[5]。この結果からわかるように，いものショ糖以外の呈味成分の溶出も考えられるので，味を重視したい場合には皮付きで丸のままゆでるのがよい。ただし，丸のままであると加熱所要時間は大幅に長くなり，100 ～ 150g 程度のいもで 40 分くらいかかる。加熱するときの大きさと加熱所要時間の関係は，図3－3に示す通りであり，調理によって考慮する必要がある。

ゆで水に食塩を通常の調味の範囲（0.8 ～ 1.0％程度）で加えると，軟化が促進される。これは食塩のナトリウムイオンによりペクチンとカルシウムとの結合がさま

1）松元文子，橋谷淳子：マッシュポテトに関する実験（第1報），家政学雑誌，14，341－344（1963）
2）鈴木綾子，堀越フサエ，檜作進：イモの調理に関する基礎的研究（第1報）デンプンの糊化に及ぼす加熱中断の影響について，家政学雑誌，22，169 － 173（1971）
3）新田ゆき：ジャガイモおよび他の野菜果実類のペクチン質に及ぼす予加熱の効果，家政学雑誌，26，173 － 176（1975）
4）牧野秀子，吉松藤子：加熱じゃがいもの硬さに及ぼす牛乳の影響，調理科学，14，59 － 63（1981）
5）山内久子，福場博保，稲垣長典：馬鈴薯加熱時の糖の増加について，家政学雑誌，13，307－310（1962）

たげられ，ペクチンが溶出することによる[1]。過度に煮崩れを起こしたくないときには，塩はゆではじめには加えない方がよい。

(4) じゃがいもの変色

じゃがいもの調理では変色の問題がある。一つは，切って放置すると，褐色に色づくことである。じゃがいも中のチロシンやその他のポリフェノール物質に，チロシナーゼやその他のポリフェノール酸化酵素が働き，褐変重合物を形成するからであり，野菜や果物にみられる酵素的褐変現象（p.454，野菜の項参照）が起きる。これを防ぐために切った後，水に浸けておくことが一般的に行われている。

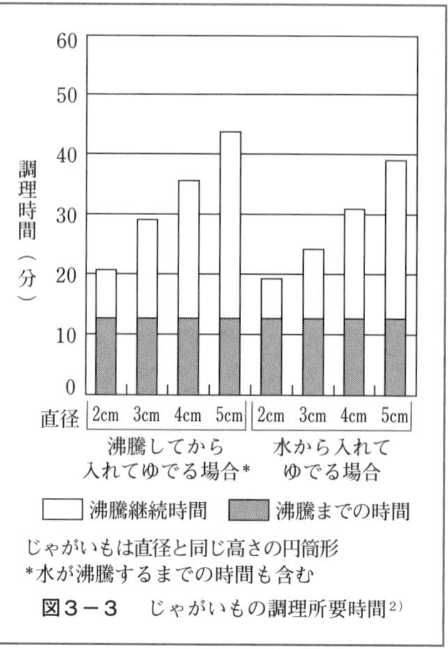

図3－3　じゃがいもの調理所要時間[2]

また，加熱したじゃがいもが黒ずんで見かけを損なうことがある。これは，鉄イオンとクロロゲン酸などのポリフェノール物質が反応するために起きる。黒変の強度は，いも中のポリフェノール物質の含まれ方やpHによって左右される。防止するためには，ゆで水に酢を加えて酸性にしておくとよい。

フライなど高温の加熱を行った場合には，食品の着色現象で一般にみられるアミノ・カルボニル反応（メイラード反応）が起きて褐色に色づく。色づきを抑えたいときには，いもを切った後に水に浸けて反応の基となる糖やアミノ酸を流出させることや，糖の少ないいもを選ぶ必要がある。貯蔵法も関係があり，冷蔵貯蔵したものは，室温に数日置いてから使うようにする。

2．じゃがいもを用いた調理

じゃがいもは西洋風の料理では，付け合わせをはじめ多くの料理に利用されている。和風料理では煮物や汁の具として利用される。じゃがいもの形を残したまま利用する方法と，じゃがいもを崩して調理するものがある。その他にでんぷんの粘りを利用する料理もある。

1）田村咲江：調理科学講座4 植物性食品Ⅱ，14，朝倉書店（1993）
2）大塚明子，渋川祥子：日本調理科学会，平成12年度大会で発表（2000）

(1) 形を残す調理

1) 粉ふきいも (Pomme de terre nature 仏)

ポンム　デ　テルナチュール

材　料	分　量（1人分）
じゃがいも	100g
塩	1.0g
こしょう	少々

① じゃがいもは，洗って皮をむき3～4個に切る。褐変を防ぐため，直ちに水につけ，5～10分おく。

② じゃがいもを鍋に入れ，じゃがいもがかぶる程度の高さまで水を加え，強火にかけ沸騰したら火を弱めて中がやわらかくなるまで（20～25分）ゆでる。

③ やわらかくなったら，蓋を押さえて湯をきる（この汁は味噌汁やシチューに用いる)。

④ 蓋をはずし，鍋を弱火にかけて前後にゆり動かし，底に残った水分を蒸発させる。いものまわりが白く粉をふいたら塩とこしょうを加える。

〔備考〕

（i）粉ふきいもは，温かいできたてを供するものである。したがって時間を見はからってつくるのが最上であるが，保温しておく場合には，鍋と蓋の間に乾いた布をはさんでおくと粉が消えない。

（ii）粉をふかせるには，じゃがいもは粉質のものを選ぶこと。新じゃがいもは，でんぷん粒の成熟が不十分であるから粉ふきいもには適さない。

（iii）粉ふきいもは，洋風料理の魚料理のつけ合わせに用いることが多い。

2) じゃがいものクリーム煮 (Pomme de terre à la crème 仏)

ポンム　デ　テルアラクレーム

材　料	分　量（1人分）
じゃがいも	80g
バター	5g
塩	1g
こしょう	少々
牛　乳	60mℓ

① じゃがいもは，皮をむき厚さ0.5cmの輪切りにし，水洗いして水をきる。

② 0.3％の食塩水で3分間ゆでて，水気をきる。

③ 鍋に②を入れ，バター，塩，こしょう，牛乳を加え，沸騰したら火を弱め，約30分間煮る。じゃがいもの周囲が少し崩れるようになり，ちょうどホワイトソースであえたようにでき上がればよい。

〔備考〕じゃがいもは生から牛乳で煮ると水煮より硬くなる（p.167参照)。

3）リヨネーズポテト（Pomme de terre à la lyonnaise 仏）

（ポンム デ テル アラ リヨネーズ）

材　料	分　量（1人分）
じゃがいも	100g
たまねぎ	50g じゃがいもの重量の 1/2
バター	10g（5g＋5g）
サラダ油	10mℓ
塩	1.5g
こしょう	少々
みじん切りパセリ	小さじ 1

①　じゃがいもは，皮をむき縦二つに切り，小口から厚さ 5 mm の薄切りにしたのち，水洗いして水をきる。

②　たまねぎは，縦に薄切りにする。

③　フライパンにサラダ油とバター 5 g を混ぜて熱し，①を入れ中火で色づくまで炒める。

④　フライパンにバター 5 g を溶かし，②のたまねぎを 5 ～ 6 分あめ色になるまで炒める。③のじゃがいもを加え，塩，こしょうで味をつけ，みじん切りパセリをふる。

〔備考〕

（i）この調理は，つけ合わせとしても用いられるが単独でもパン食に向く。

（ii）リヨネーズとは，リヨン地方（フランスの古都）の料理という意味で，たまねぎを使うのがこの地方の特徴である。

（iii）新じゃがいもや粘質系のじゃがいもが適する。

4）揚げじゃがいも

表3－3　揚げじゃがいものつくり方

調　理　名	つ　く　り　方
フライドポテト	じゃがいもを 1 cm 角，長さ 5 cm のひょうし木形に切り，水でさらし，水をきる。150℃の油で揚げはじめ，8 分くらい揚げて取り出すときは 180℃に調整し，薄く色のつく程度にからりと揚げる。塩，こしょうをふる。まるごとゆでてから切って揚げると短時間で揚がる。 2 度揚げにすれば一層おいしい。
ポテトチップ	じゃがいもを薄い（約 0.1cm）輪切りにし，水洗い後沸騰している湯で 3 分ゆで水をきる。油の温度を 130 ～ 140℃に保ちながら色のつかないように 8 ～ 10 分揚げる。油をきって塩，こしょうをふる。高温，短時間に揚げたものは内部の水分が十分に除かれていないので時間がたつとやわらかくなる。 ゴーフレットというのは，専用の器具で網目に切ったものである。
リボンポテト ストローポテト	幅 1.5cm のかつらむきにして揚げたもの。 せん切りにして揚げたもの。
ジャーマンフライドポテト	ゆでたいもを乱切りにし 160 ～ 170℃の油で薄く焦げ色がつくくらいに揚げ，塩，こしょうをふる。ビーフステーキ，カツレツのつけ合わせに用いる。

5）ポテトサラダ

材　料	分　量（1人分）
じゃがいも	80g
塩	0.4g　いもの重量の0.5％
こしょう	少々
酢	3mℓ
たまねぎ	8g　いもの重量の10％
ソース	
a **フレンチソース**	
酢	10mℓ　いもの重量の10％
油	10～20mℓ　〃 10～20％
塩	1g　〃　1％
こしょう	少々
b **マヨネーズ**	15mℓ　いもの重量の15％
みじん切りパセリ	小さじ1

① じゃがいもは皮のまま約40分ゆでる。熱いうちに皮をむき，半分に切ったあと厚さ0.5cmの薄切りにし，すぐに塩，こしょう，酢で下味をつける。

② たまねぎは，ごく薄切りにして布きんで包み，水の中でもみ洗いして水をきり，①に加える。

③ フレンチソースまたはマヨネーズであえ,みじん切りパセリをふる。

〔備考〕

(ｉ) たまねぎの使い方は,好みによっては生のままさらさずに加えてもよい。またみじん切りにする場合もある。

(ⅱ) じゃがいもは，ゆで時間短縮のために切ってからゆでる方法もあるが味は劣る。一部つぶしてもよい。

(ⅲ) この調理は，ポテトサラダの基礎的なものである。ハム，エビ，カニ，卵，鶏肉，マカロニなどを好みにより取り合わせることができる。

（2）つぶして用いる調理

1）マッシュポテト（Mashed potato）

材　料	分　量（1人分）
じゃがいも	100g
バター	10g　いもの重量の10％
牛乳	20mℓ　〃　20％
塩	1g
こしょう	少々

① じゃがいもは，皮をむき，1個を四つ割りにして水に入れ，5～10分つけておく。

② ①を鍋に入れ，じゃがいもがかぶるだけの水と，塩を水の0.3％加えて，やわらかくなるまで20～25分ゆでる。

③ 湯を捨て，鍋を弱火にかけて残りの水分を蒸発させ，手早く裏ごしする（またはポテトマッシャーでつぶす）。

④ 鍋にバターを溶かし，③を入れ，塩，こしょうで調味し，熱い牛乳を加えて練り混ぜる。

〔備考〕
（ i ）マッシュポテトは，熱いうちに裏ごしにすることが要点である。温度が下がると，粘りが出て操作が困難となり，口ざわりも悪くなる（p.166 参照）。
（ii）肉や魚の洋風料理のつけ合わせに使うことが多い。

2）冷製クリームスープ（Potage vichyssoise 仏）

（ポタージュ ビシソワーズ）

材　料	分　量（1人分）
じゃがいも	50g
たまねぎ	20g
ポロねぎ	6g
バター	2g
小麦粉	1g
ストック	80mℓ
牛乳	40mℓ
生クリーム	20mℓ
あさつき	1/4本
塩	1g
こしょう	少々

① じゃがいもは，皮をむき縦二つに切って薄切りにし，水洗いして水をきる。
② たまねぎ,ポロねぎはそれぞれ薄切りにする。
③ 鍋にバターを溶かしてたまねぎをよく炒め，ポロねぎ，じゃがいもを入れてさらに炒める。小麦粉をふり入れ，色がつかないように炒め，ストックを加えて20分くらい弱火で煮る。
④ ③を裏ごし，またはミキサーにかけて鍋に入れ，塩，こしょうで調味して冷やす。
⑤ 牛乳，クリームを加えて器に盛り，小口切りにしたあさつきを散らす。

3）ポテトコロッケ

材　料	分　量（1人分）	材　料	分　量（1人分）
じゃがいも	80g	卵	10g
塩	0.8g　いもの1%	水	5～7mℓ
こしょう	少々	生パン粉	10g
ひき肉	20g	キャベツ	20g
たまねぎ	10g	パセリ	少量
バター	2g	ウスターソース またはトマト ソース	適量
塩	0.3g　材料の1%		
こしょう	少々		
小麦粉	7g	揚げ油	適量

① じゃがいもは縦2つ切りにして蒸すかゆでる。熱いうちに皮をむき，ポテトマッシャーでつぶして，塩，こしょうをしておく。
② たまねぎをみじん切りにしバターでよく炒め，肉を加えてさらに炒め，塩，こしょうで味をつける。
③ ①に②を混ぜ，2個に分け好みの形に整える。
④ ③に小麦粉をまぶし，水で割った卵，パン粉をつける。

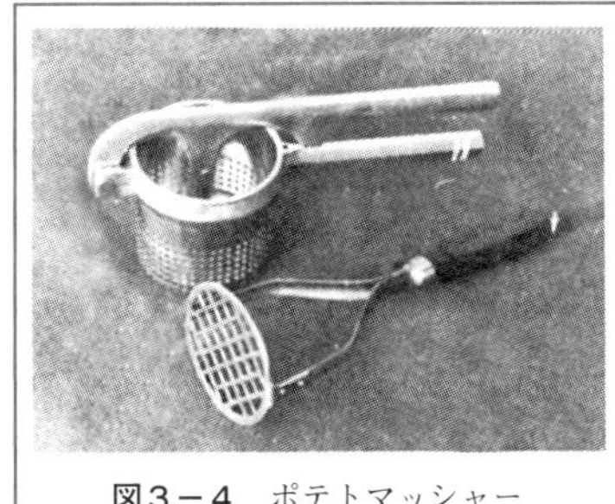

図3－4　ポテトマッシャー

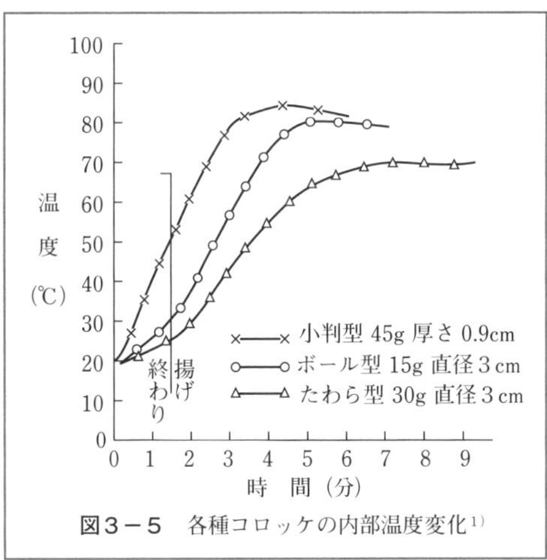

図3－5　各種コロッケの内部温度変化[1)]

⑤　揚げ油を180～190℃に熱し，④の余分のパン粉を落とし1.5～2分間揚げる。

⑥　コロッケを皿に盛り，キャベツのせん切りとパセリを添える。

〔備考〕

（ⅰ）コロッケにはポテトコロッケのほかにクリームコロッケもある。型にも小判型，ボール型，たわら型などがあり，いずれの場合も中身は加熱ずみのものを用いる。

表3－4　コロッケ中心部，側縁部の温度変化[1)]

	中心部	側縁部
揚げる前の温度（℃）	29	29
油から取り出した直後の温度（℃）	65	91
最　高　温　度（℃）	89	104
最高温度に達するまでの時間（分）	4	2

小判型重量 65g，厚さ 1.2cm
揚げ温度 190℃ 1分30秒，室温 34℃

（ⅱ）コロッケは揚げ終わったあとの温度上昇が著しい（表3－4参照）。その上昇の程度は重量よりも厚さに影響される（図3－5参照）。

第3節　さつまいもの調理

1．さつまいもの種類と特徴

（1）さつまいもの成分と種類

さつまいもは，炭水化物含有量が多く，そのほとんどがでんぷんであるが，糖類

1）草野愛子：ジャガイモコロッケの内部温度について，家政学雑誌，20，147－150（1969）

の含有量も多いので甘味が強い。ビタミンC，食物繊維やカリウムを豊富に含む。甘味が強いため，そのまま加熱して蒸しいもや焼きいもとして食することが多い。また，干しいもに加工されたり，でんぷんや焼酎の原料にもなる。栽培されている品種は非常に多く，皮の色は，赤紫，赤，黄，白など多種類あり，内部の色も白，黄色，紫，オレンジ色などがある。

よく用いられる品種は，ベニアズマ（皮が赤く，中は黄色で繊維が比較的少ない），高系14号（皮は赤褐色，中は黄色，繊維が少なく甘味が強い，鳴門金時など），紅赤（皮は美しい赤，中は加熱すると黄色，金時ともよばれる）や紫いも（皮は茶褐色，中は紫色）などがある。肉質が粉質で蒸すと食感がほくほくしているベニアズマ，粘質でねっとりした食感のべにはるかや安納紅など，いもの特徴に応じて選ぶとよい。粉質のさつまいもの方が粘質よりも生いものでんぷん含有量が多く，加熱後に組織が崩壊しにくい傾向がある[1)]。

（2）さつまいもの色

さつまいもは，種類によっていろいろな色素が含まれており，黄色，オレンジ色，赤紫色のものがある。これらは，カロテノイドやアントシアニン色素（p.452，453参照）によるものであり，色合いを料理に活かすことができる。

きんとんなどはさつまいもの黄色を活かした調理品である。色をさらに濃く料理するためにくちなしの実を用いて着色を行う。これはくちなしに含まれる水溶性のカロテノイド色素クロチンを利用している。

さつまいもは切ると白い乳液が出る。これは樹脂配糖体ヤラピンであり，空気に触れると黒変し水に不溶になる。さらに切って放置すると，さつまいもに含まれるクロロゲン酸などのポリフェノール物質がポリフェノール酸化酵素によって酸化されて褐色物質をつくり変色する（p.454，褐変反応の項参照）。これらは水に可溶であるため，水に浸けておくと防止効果がある。

さつまいもの断面図は図3－6のようになっており，表層の部分には褐変物質が多いので，料理を色よく仕上げるためには，表層から内皮までの部分を取り除くように皮を厚めにむき，水にさらすとよい。

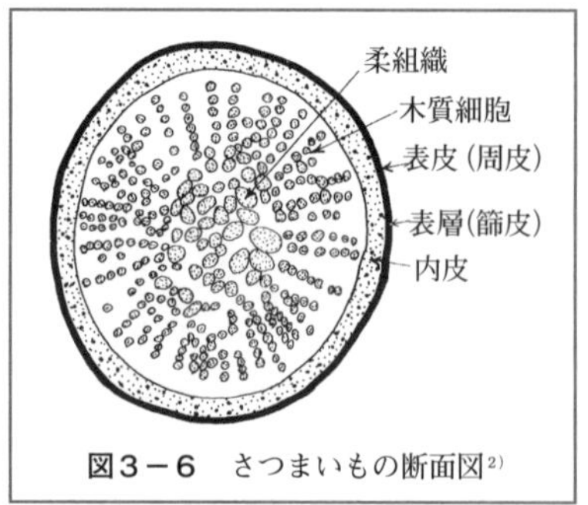

図3－6　さつまいもの断面図[2)]

1）中村善行，高田明子，藏之内利和，片山健二：蒸したサツマイモのテクスチャーに係わる塊根の組織崩壊性ならびにそのデンプン，カルシウムおよびペクチン質含量との関係，日本食品科学工学会誌，62，555－562（2015）

2）戸苅義次，末広恭雄，内藤元男：食用動植物，61，同文書院（1961）

クロロゲン酸はアルカリ性では緑色に発色することがあり，膨化剤を使用した蒸しパンにさつまいもを入れた場合には，膨化剤に含まれる炭酸水素ナトリウム（重曹）と反応して緑色に発色することがある。

（3）甘味の変化

さつまいもの甘味に関与する糖質は，主にフルクトース，グルコース，スクロース，マルトースである。貯蔵により甘味が強くなるのはでんぷんが分解してスクロースが増加するためであり，ほくほくした口ざわりからねっとりとした口ざわりに変化する。貯蔵温度も関係し，じゃがいもと同様に低温での貯蔵はでんぷんが糖に変化しやすいことが知られている。一方で，耐冷性が低いので低温では腐りやすくなる。したがって10℃以上で保存する必要があり，冷蔵庫に保存することは避けたい。

加熱後の甘味が強いさつまいもほど，マルトース量が多い。生のさつまいもにはほとんどマルトースが存在せず，加熱によって糊化したでんぷんに，さつまいも内在性のβーアミラーゼが作用することによりマルトースが生成される。さつまいもは，一般的な品種では70～75℃で糊化し始め，一方，βーアミラーゼは80℃を超えると活性が大きく低下する。したがって，70～80℃の温度帯にさつま芋をできるだけ長くさらすと，酵素がよく働きマルトースが生成され，甘いさつまいもとなる。電子レンジで加熱したいもの甘味が薄く，時間をかけて加熱した蒸しいもや石焼きいもが甘いのは，このような理由による。

2．さつまいもを用いた調理

（1）くりきんとん

材　料	分　量（5人分）
くりの含め煮	
く　り	150g（皮つきで250g）
焼きみょうばん	ゆで水の0.5％
砂　糖	120g　むきぐりの重量の80％
み　り　ん	30mℓ
水	むきぐりと同重量
衣	
さつまいも	250g
焼きみょうばん	ゆで水の0.5％
くちなしの実	1個
砂　糖	80g　さつまいもの重量の30％
み　り　ん	50mℓ

① くりを熱湯に10分くらいつけて皮をやわらかくして，鬼皮と渋皮をむいて洗う。

② 0.5％くらいのみょうばん水を，くりがかぶるくらい加えて約5分ゆで，水を捨ててくりを洗い，再びくりがかぶる程度の水を加えて，弱火でくりが動かないように注意しながらゆでる。ようじで刺して通るくらいになったら，湯をきる。

③　水に砂糖を煮溶かし，くりを入れ，みりんを加えて弱火で静かに10分くらい煮て火をとめ，そのまま，一晩汁につけておく。

④　さつまいもは，厚さ2cmに切り，皮を厚く内皮まで（図3－6参照）むいて水につけて洗い，0.5%のみょうばん水でさっとゆで，水を捨てる。

⑤　水をひたひたに加えてくちなしの実を二つに切って加え，やわらかくゆでて裏ごしにし，外気にふれないようにしておく。

⑥　くりの含め煮を汁ごと温めたあとくりを取り出し，この汁に砂糖を溶かし，⑤を加えてよく混ぜ，みりんを加えて適当な硬さにねり上げ，くりを混ぜる。

〔備考〕

（i）砂糖のみの添加よりはみりんと砂糖を混合して添加した方が光沢が良い。またねり時間を長くする（5～10分間くらい）ことによって光沢がよくなる[1]。

（2）抜絲地瓜（バースーヂーグワ bá sī dì guā）（さつまいものあめ煮）

材　料	分　量（5人分）
さつまいも	200g
揚げ油	500mℓ
砂　糖	60g いもの重量の30%
酢	5mℓ
水	1mℓ

①　さつまいもは皮をむき，15gくらいの乱切りにし，水洗いして水気をふきとる。

②　油を熱し，約150℃になったら①を入れ，からりとなって浮き上がってきたら，油の温度を180℃にしてとり出し，油を塗った盛り皿に入れておく。

③　鍋に砂糖と水と酢を入れて加熱し，140℃になったら揚げいもを入れて手早くかき混ぜ，盛り皿に戻す。または盛り皿にとった揚げいもの上に，このあめを流しかけてもよい。

④　各自用の小どんぶりに水を入れて供する（食べるときにいもを箸でとるとあめが糸を引くので，この水にくぐらせて食べる）。

〔備考〕

（i）やまいも（山葯（シャンヤオ））を用いる場合も多く，「抜絲山葯」とよばれる。

（ii）揚げいもが冷えないうちに，あめにからませないと糸を引かない。冷えると固まって，食べにくいので熱いところを食べる。

（iii）酢を加えるのは，砂糖を転化させて再結晶を防ぐためである（p.186参照）。

（3）スイートポテト（Sweet potato）

①　さつまいもは，皮つきのまま丸ごと（または半分に切り）電子レンジで加熱す

1）寺元芳子：きんとんの品質に関する研究－砂糖や調理操作の影響－，家政学雑誌，28，519－524（1977）

材　　料	分　　量（１人分）
さつまいも	100g
牛　　乳	8mℓ
砂　　糖	10g　いもの重量の 10%
バ タ ー	10g　　〃
ドリュール	
卵　　黄	約 3g（1/5 個分）
水	卵黄と同量

るか，または蒸す。

② 縦二つに切り皮を傷つけないよう中身を出し，熱いうちに裏ごしする。牛乳，砂糖，バターを加えてねる。

③ もとの皮に②を形よく詰め，卵黄に水少量を加えてゆるめたドリュールを塗り，オーブンに入れ，表面に焦げ色をつける。

〔備考〕

（ｉ）皮がうまくとれない場合はアルミカップに詰める。

（ⅱ）電子レンジ加熱では 600W で３分くらいである。蒸す場合より甘味は少ない。

第４節　さといもの調理

１．さといもの種類と特徴

（1）種　類

さといもは，やまのいもに対して里でとれるので，さといもとよばれ，多くの種類がある。茎の太ったものであり，親いもを食べる種類や親いもの周りにできる小いもを食べる種類，それらの両者を食べる種類がある。小いもを食べるものには，石川早生（いしかわわせ），土垂（どだれ），豊後（ぶんご）など，親いもを食べるものには京いもなど，親いもと小いもを食べるものには，八頭（やつがしら），セレベス，エビいもなどがある。親いもは水分が比較的少なく粉質であり，小いもは水分が多くやわらかい。また，茎もずいきとよばれ食用にする。

（2）特　徴

さといもは，他のいもと同様にその主な成

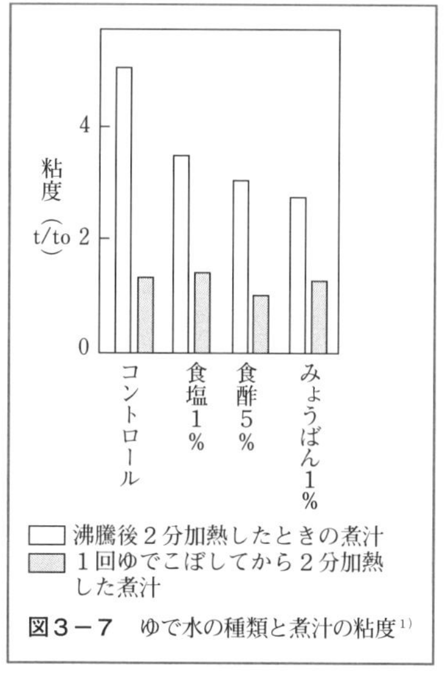

図３－７　ゆで水の種類と煮汁の粘度[1)]

1）河村フジ子，海老塚あつ，寺崎淑子，松元文子：里芋の調理に関する研究（第１報），粘りと固さに及ぼす各種添加物の影響，家政学雑誌，18，147 － 151（1967）

分はでんぷんであるが，独特な粘りがあるのが特徴であり，これは糖たんぱく質によるものである。さといもを煮ると粘質物が煮汁に溶出して粘度が高くなるため，吹きこぼれやすい。粘質物をいもの中に残し，汁への流失を抑えて吹きこぼれを防ぐためには，あらかじめ熱湯で２分間ゆで，ゆでこぼして水を入れて煮るとよい。熱湯でゆでることで表面近くのでんぷんを糊化させて，汁中への流失を防ぐことができる。また，ゆで水に食塩（１％），酢（５％）やみょうばん（１％）を加えることもゆで水の粘度低下に効果がある（図３－７参照）。酢やみょうばんを加えると，酸の影響で表面付近が硬くなるが調味料の浸透はかえって良くなり，酢5％以下，みょうばん 0.3％以下の使用量であれば食味も損なわれない[1)]。

さといもの皮をむくときに手がかゆくなったりする。これはいもに含まれるシュウ酸カルシウムの針状結晶が皮膚を刺激するためである(p.179，やまのいもの項参照)。

2．さといもを用いた調理

(1) さといもの味噌ゆずかけ

材　料	分　量（１人分）
さといも	100g
だし汁	40mℓ
塩	1g
味　噌	10g　いもの重量の 10％
砂　糖	5g（味噌による）〃 5％
だし汁	5mℓ
みりん	5mℓ
ゆ　ず	少量

① さといもは，皮をとり適当に切って熱湯でゆで，水洗いする。

② だし汁に塩を加えた中で，やわらかくなるまで煮る。

③ 味噌に砂糖，だし汁，みりんを加えて，弱火でたらりとするくらいの硬さに練る。

④ 小鉢に②を盛り，上に練り味噌をかけ，ゆずの上皮を軽くすりおろしてかける。

(2) さといもの含め煮

材　料	分　量（１人分）
さといも	80g
だし汁	70mℓ いもの重量の 70～80％
砂　糖	5g　〃　7％
みりん	5mℓ　〃　7％
塩	0.8～1g
醤　油	3～5mℓ

① さといもは，小粒のものを選び，皮をこそげとり上下を切る。大粒の場合は適当な大きさに切り，面とりする。

② たっぷりの熱湯に入れ，２分間ゆでて水洗いをして，ぬめりを洗い落とす。

③ だし汁に砂糖とみりんを加え，いもを入れて沸騰したら火を弱め，約５分煮て甘味をつけたあと，塩と醤油を加える。

1) 河村フジ子：さといもの調理，調理科学 18，244－246（1985）

約20分ごく静かに煮て火をとめ，汁を含ませておく。

〔備考〕

（ⅰ）塩味を醤油のみでつけると，醤油に含まれる着色物質の影響で，色の濃い煮物になる。

（ⅱ）いもの面をとるのは，煮崩れを防ぐためである。

第5節　やまのいもの調理

1．やまのいもの種類と特徴

やまのいもは，やまいもともいわれる。ヤムの仲間で古くから広く食べられている植物であり，種類も多い。長い形のものとして，栽培されているまっすぐな長いも，自生している自然薯，手のひらのような形のいちょういも，ボール状のつくねいもなどがある。食用にするのは担根体といわれる部分で，根と茎の中間型のような器官が肥大したものである。

でんぷんを含むのに，生のまま食べることができる数少ない食品である。この理由として，やまのいもには生でんぷんを分解する強力なアミラーゼが存在するためといわれてきたが，この点については確証がない。細胞組織がやわらかいことも生食しやすい理由と考えられている[1)]。やまのいもには糖たんぱく質である粘質物が含まれ，切ったりすり下ろしたりしたときに独特の粘りを示す。加熱するとたんぱく質が変性するため，この粘性は60℃くらいから急に低下する[2)]。

皮をむいたときに手がかゆくなったり，とろろを食べたときにえぐ味を感じたりすることがあるが，これは細胞内に束になって存在しているシュウ酸カルシウムの針状結晶が（図３－８），切ったりすり下ろしたりすることで外に出て，皮膚を刺激するためである。加熱すると若干刺激が軽減されるようであり，粘性物質のたんぱく質が凝固して皮膚に刺さりにくくなるためと考えられている。0.5％の塩酸溶液に30分浸けておくと溶解することが報告されている[3)]。

やまのいもには，フェノール物質であるチロシンが多量に含まれており，チロシナーゼの作用でポリフェノールに酸化され，さらに酸化が進んで褐変物質が生成されるため（p.454，褐変反応の項参照），色が悪くなる。酢を加えた水に浸けて防止する。褐変反応の起こり方はいもの種類や部位によって異なる。

やまのいもは，加熱すると白く若干の粘りけをもつ独特の口ざわりとなるので，

1）大谷貴美子，三崎旭：いも類のデンプンの消化性に及ぼす影響－in vitroでの検討－，日本栄養・食糧学会誌，38，363－370（1985）

2）弘中和憲，新堂健，石橋憲一：長いもの粘弾性，日本食品工業学会誌，11，891－897（1989）

3）北川俶子：やまのいもの蓚酸カルシウムの針状結晶について，家政学雑誌，25，27－31（1974）

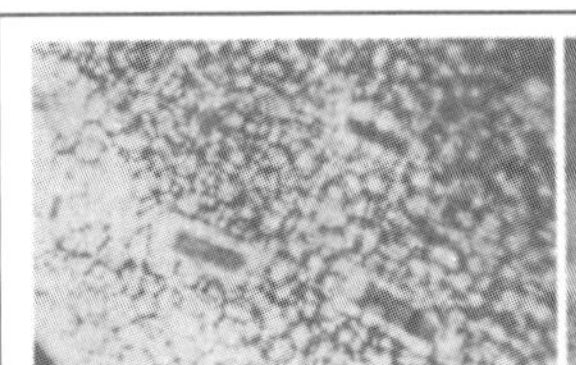

周皮に近い部分の細胞中に
束になって存在するもの

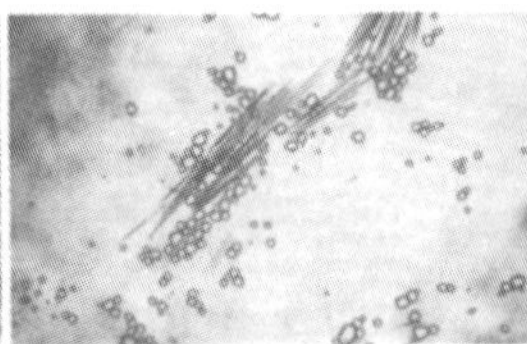

でんぷんと針状結晶

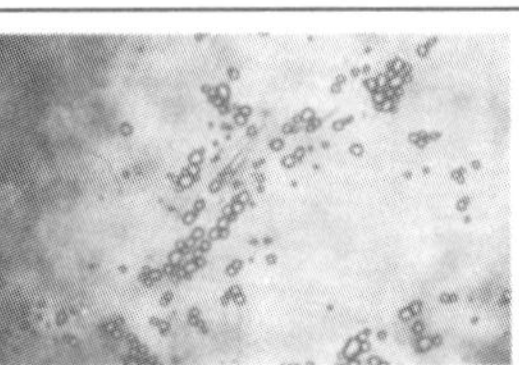

0.5％塩酸 30 分で溶けたもの

図3－8　やまのいもの中のシュウ酸カルシウム結晶[1)]

白あんとして和菓子に利用される。また，すり下ろしたものの粘弾性を利用して空気を含ませ，じょうよまんじゅうやかるかんがつくられる。

2．やまのいもを用いた調理

（1）とろろ汁

材　料	分　量（1人分）
やまいも	50g
だし汁	100mℓ
塩	1g
醤　油	3mℓ
ね　ぎ	10g
の　り	1/4 枚

①　やまいもは皮をむき，すり鉢ですりおろすか，目の細かいおろし金でおろし，すりこぎで十分粘りがでるまでする。

②　だし汁に調味料を加えて煮立て，冷ましておく（熱いのを加えると粘りを失う）。

③　①に②を少しずつ加えてすりのばす。

④　ねぎは小口切りにし，布きんに包んで水の中でもみ，さらしねぎにする。

⑤　のりは焼いて，はさみで細かく切る。または紙に包むか袋に入れてもむ。

⑥　③を椀に盛り，さらしねぎとのりを上におく。

〔備考〕

（i）やまいもは種類により粘りの強さが違うので，のばし汁の量は一定でない。

（ii）昔から“麦とろ”と称して麦飯にとろろ汁をかけて食べている。とろろ汁には，すまし仕立と味噌仕立とがある。ご飯にかける場合は，味つけをいくぶん濃いめにする。

1）北川俶子：やまのいもの蓚酸カルシウムの針状結晶について，家政学雑誌，25，27－31（1974）

第４章　砂糖の調理

第１節　砂糖の調理性

第２節　砂糖を用いた調理

第4章　砂糖の調理

砂糖は，サトウキビ，テンサイなどを原料にして，それらの抽出液を精製してつくったショ糖の結晶である。甘味調味料の代表であるが，デザートなどで使う割合が多いときは食材としている。

第1節　砂糖の調理性

1．調理による一般的性質

（1）甘味をもつ

ショ糖は，ブドウ糖（グルコース）と果糖（フルクトース）が1分子ずつ結合した2糖類である。さわやかな甘味が特徴で，その甘味は濃度3～5％の紅茶から10～20％のゼリー，80％のキャラメル，100％近くのドロップなどさまざまな濃度で，それぞれ好まれる。

（2）溶解性と溶解度

砂糖は親水性が強く水に溶けやすい。温度が上昇するほど砂糖は速くかつ多く溶ける。その溶解度は表4－1に示す通りで，0℃では64％の溶解度が100℃にすると約83％になる。また20℃では100gの水に砂糖はその倍の204g溶解するが，

表4－1　種々の温度に対するショ糖の溶解度

温　度℃	溶液100g中におけるショ糖のg数または％	100gの水に溶けるショ糖のg数	溶液の比重
0	64.18	179.2	1.31490
10	65.58	190.5	1.32353
20	67.09	203.9	1.33272
30	68.70	219.5	1.34273
40	70.42	233.1	1.35353
50	72.25	260.4	1.36515
60	74.18	287.3	1.37755
70	76.22	320.5	1.39083
80	78.36	362.1	1.40493
90	80.61	415.7	1.41996
100	82.87	487.2	1.43594

Browne：“Handbook of Suger Analysis” より

100℃では487g溶解する。このように温度が高いほど溶解度は大きくなり，砂糖液の比重も大きくなる。なお，砂糖が水に溶けると砂糖の重量のおよそ60%に相当する分体積が増加する。したがって各温度の溶解度における砂糖液の比重は溶解度の上昇とともに大きくなる。

（3）吸　湿　性

砂糖は吸湿性をもっている。そのため，砂糖を多く含むカステラやケーキ類は乾燥しにくい。糖類の中でも果糖が最も吸湿性が強いので，果糖を含む転化糖が加えられている上白糖や三温糖はしっとりとしている（p.68，表1－46参照）。

（4）でんぷんの老化防止

砂糖は親水性物質であるから，水分子をひきつけておく性質がある。糊化したでんぷんに砂糖を加えると，砂糖が水分と結合し，α－でんぷんは老化しにくくなる（p.79参照）。砂糖を多量に含んだ菓子（求肥や練りようかんなど）が硬くなりにくいのはこのためである。

（5）防　腐　性

一般に食品の砂糖濃度が高くなると，食品中の自由水（分子が動き回ることができる水）が少なくなり，酵母や細菌の繁殖を抑制するので，保存性が高まる。砂糖漬け，ジャムなどがその例である。しかし，吸湿性があるのでジャムの表面などに水分が付着すると砂糖濃度が低下し，かびが発生することがある。

（6）酸 化 防 止

砂糖の濃厚な液には酸素が溶けにくいので，砂糖を多く使った菓子類は，脂肪が共存しても酸化することは少ない。その結果，色，香り，味がもとのまま保たれ，保存性が向上する。

（7）発　酵　性

酵母が発酵する際は，少量の糖の存在が必要である。砂糖は酵母のもつインベルターゼでブドウ糖と果糖に分解され，さらにチマーゼによってアルコールと炭酸ガスを生成してパンや菓子の多孔性の組織をつくるのに役立つ。

（8）ゼリーの形成

ペクチン質や有機酸を適量含む果実や果汁に砂糖を加えて煮つめると砂糖濃度，ペクチン，酸の比率が適度になったときゲル化が起こりジャムやゼリーを形成する。砂糖はペクチン分子から水を奪い，ペクチン分子間の水素結合を容易にし，ゼリーの網状構造を支える役割をしている（p.446とp.485，ジャムの項参照）。

（9）たんぱく質の変性防止

希釈卵液に砂糖を加えると，たんぱく質の変性を抑制するので熱凝固温度は高くなる。そのため，加熱すると卵液はゆっくり固まり，すだちを起こしにくくなる（p.356参照）。また，卵白を泡立てる時に砂糖を加えると，泡の安定度が高くなり，卵白泡のもどりを抑えることができる（p.344，添加物の項参照）。

2．加熱による変化

砂糖に水を加えて加熱すると，次第に水が蒸発して濃度が高くなり，沸点が上昇する。砂糖液の濃度と沸点の関係は表４－２に示した。砂糖は，冷たい飲み物に甘味を加えるのにはシロップにし，フォンダン・糖衣を製菓に利用し，あめ衣（抜絲）をつくり，カスタードプディングなどに使うカラメルソースにもする。これらをつくるときは，いずれも望ましい砂糖濃度の調節を温度によってすることが可能である。また，液の色，泡立ち，糸引きの程度，皿などへ滴下した時の形，液を水の中に落としたときの固まり具合などからもおよその温度と濃度を判断することができる。砂糖液を加熱したときの温度と液の状態および適する調理を表４－３に示した。

表４－２　ショ糖溶液の沸点（Browne）

ショ糖％	10	20	30	40	50	60	70	80	90.8
沸点℃	100.4	100.6	101.0	101.5	102.0	103.0	106.5	112.0	130.0

砂糖溶液中のショ糖分子は，図４－１のように水分子に取り囲まれて水和物となっているが，糖液を煮つめていくと水が蒸発して，水和物となっていない自由な水分子が減少し，急に粘度が上昇する。この場合，ショ糖分子のあるものは完全に水和することができなくなり，ショ糖分子どうしが結合し，(b）のように会合する。さらに進むと多くの分子が集合した状態（c）のようになってくる。

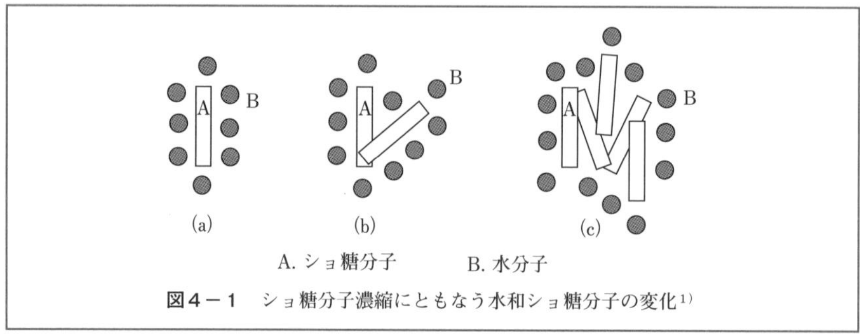

図４－１　ショ糖分子濃縮にともなう水和ショ糖分子の変化[1)]

このようにショ糖分子の集合体が大きくなるとコロイド状の滴子（droplet）になるが，飽和状態でなければ，結晶核としては析出してこない。これが過飽和状態に

1）山根嶽雄：甘蔗糖製造法，340，光琳書院（1966）

表4－3　砂糖の加熱による状態の変化（上白糖）[1]

温度	泡立ちの状態	色*		香り	ウォーターテスト**	適する調理
		上白糖	グラニュー糖			
100℃	細かい泡	白濁	白濁	変化なし	すぐ溶ける	シロップ
103℃	細かい泡	臼濁	白濁	変化なし	すぐ溶ける	
106℃	細かい泡	白濁	白濁	変化なし	すぐ溶ける	フォンダン・糖衣
110℃	激しい泡	淡黄色	白濁	わずかな風味	とろっと底に沈む	
120℃	泡が増し大きくなる	淡黄色	透明	わずかな風味	玉になり底に沈む	
130℃	大きい泡が激しくなる	淡黄色	透明	風味が増す	糸を引き玉になり沈む	
140℃	泡がゆっくりになる	黄色	淡黄色	香ばしい香り	糸を引き玉になり沈む	抜絲（銀絲）
150℃	泡がゆっくりになる	黄金色	黄色	香ばしい香り	糸を引きながらモザイク状	
160℃	泡が小さくゆっくりになる	褐色	淡褐色	香ばしい香り	すぐ固まり沈む	抜絲（金絲）
170℃	泡が小さくゆっくりになる	茶褐色	茶褐色	少々焦げくさい	すぐ固まり沈む	カラメル
180℃	泡が小さくゆっくりになる	黒褐色	褐色	焦げくさい	すぐ固まり沈む	

*　比較のために色のみグラニュー糖の結果も示す
**　砂糖液を水に落とした時の固まり具合を調べる方法

なると外部からのわずかな刺激によっても結晶核が形成される。

調理においては，望ましい大きさの結晶をつくりたい場合と結晶化を防ぎたい場合とがある。

（1）シロップ

砂糖に水を加えて一度沸騰させてから保存するシロップは，保存中に結晶が析出しないようにしたい。そのためには，0℃におけるショ糖の溶解度は64％であるので，砂糖濃度が50～60％になるように，102～103℃まで砂糖液を煮つめるとよい。

（2）フォンダン，糖衣

フォンダンとは，煮つめた砂糖液を再結晶化させたもの。クッキーやケーキなどの菓子類のコーティングに使われる。

砂糖に水を加えて107～120℃まで煮つめ，温度を下げて撹拌すると結晶が析出

1）加藤和子：砂糖の加熱に関する研究，東京家政大学研究紀要2自然科学，36，41-47（1996）より作成

する。たとえば，砂糖溶液の沸点が107℃になると砂糖濃度は70％（表４－２）であるから，表４－１により，40℃にすると飽和溶液になり，それ以下にすると過飽和溶液となる。そのまま静置しておくと，はじめは透明なあめ状をしているが，ある時間を経過すると，溶液の中にできた核から時間の経過とともに，結晶を生じてくる。過飽和状態（40℃以下）になったときに撹拌すると一度にたくさんの結晶ができ，きめが細かくなる。温度が高いうちから撹拌するとそれがきっかけになって結晶は早く出始める。しかし，後から析出するものが先にできた結晶の周りに付着するため，結晶が成長し，きめのあらいものになる。

また沸騰点が112℃の場合は，砂糖濃度は80％で，85～90℃で飽和溶液となる。溶液の濃度が高くなれば，核の生成を助長する。すなわち，107℃よりも112℃に加熱したものは，水分の含量が少なく，砂糖濃度が高いので核の形成は容易で，結晶化は短時間に起こるが，飽和溶液の量が少ないので硬いフォンダンになる。きめが細かくて，なめらかな結晶を得るには，煮つめ温度を低くし，低温（40～60℃）まで冷却してから完全に結晶するまで激しく撹拌し続けることである。途中で撹拌を中止すると，核の形成が助長されず，結晶がゆっくり成長するので大きな結晶となる。

115～120℃まで煮つめた砂糖液に，ピーナッツなどの材料を入れて手早く撹拌すると，材料の全面に結晶化した砂糖がまとわりつく。これを糖衣という。

（３）あめ，抜絲

砂糖の濃厚液を結晶させないように，あめの状態で用いる調理がある。材料にからめたあめが熱いうちは糸をひくところから，中国料理では抜絲（バース）という。西洋料理ではケーキの飾りなどに使う。

抜絲は，砂糖溶液の煮つめ温度が140℃になったとき，揚げたての熱い材料を入れて，あめ状の糖液をからませて，油を塗った器に取る。あめの温度が低下して100℃ぐらいになると長く糸をひく。140℃のあめの糸は色づかないので銀絲（インス）という。150～160℃にすると，一部がカラメル化して色づくので，この場合の抜絲は金絲（ジンス）という。

砂糖液を加熱すると130℃くらいから加水分解によってブドウ糖と果糖に分解（転化）してわずかに転化糖ができ，150℃を過ぎる[1]と急速に増加する。

$$C_{12}H_{22}O_{11} + H_2O = C_6H_{12}O_6 + C_6H_{12}O_6$$

ショ糖　　ブドウ糖　果糖（ブドウ糖＋果糖＝転化糖）

転化した糖が混在する溶液は，ショ糖のみより甘味が強く，ショ糖の結晶化を防ぐ性質がある。ショ糖に酸や酸性塩を加えて加熱すると，加水分解が起きやすいことから，抜絲の結晶化防止のために，砂糖液に食酢などの酸を加えて加熱をする

1）桜井芳人監修：洋菓子製造の基礎，91，光琳書院（1969）

(p.176，抜絲地瓜（バースーヂグワ）の項参照)。なお，果糖は加熱によって，ショ糖よりも分解が起こりやすいため，酸を加えて加熱し続けると，酸を入れない場合より色づきが早く起こる。

カラメルを作る時など製菓には，グラニュー糖を使うことが多いが，グラニュー糖と上白糖では加熱した時の色づきが多少異なり，上白糖の方がグラニュー糖よりも色づきが少し早い（表４－３）。これは，上白糖は転化糖シロップが添加されているためである。

（４）カラメル（Caramel）

砂糖溶液を160℃以上に加熱するとショ糖の分解（転化）はさらに進み，果糖はさらに脱水されてヒドロキシメチルフルフラール（hydroxymethylfurfural：HMF）を生ずる。ブドウ糖は果糖より脱水されにくいため，着色速度は遅いが，最終的にカラメルとなる。カラメルは，数種の糖の脱水縮合物の混合物である。

調理では，砂糖溶液を180～190℃になるまで加熱して砂糖を香ばしく焦がし，水を適量加えてカラメルソースとして用いる。

第４章　砂糖　砂糖を用いた調理

第２節　砂糖を用いた調理

（１）カラメルソース

材　料	分　量
砂　糖	50g
水	30mℓ
水	25mℓ

①　小さめの片手鍋に砂糖と水30mℓを入れて火にかける。はしで撹拌しないで，鍋を回しながら弱火で加熱し，色づいて香ばしい香りが出たら（180～190℃），水を25mℓ入れて固まりを溶かす。ただし，熱湯を入れると激しく水が跳ねるので，火傷をしないように注意する。水は一部蒸発するので，砂糖濃度が約80％になる。

〔備考〕

カスタードプディングに用いるカラメルソースは，仕上げの砂糖濃度80％，比重1.392のものが卵液と混ざらず，でき上がったプディングの上にソースとしてかかり，硬さが適当である。カラメルは，加工食品の着色用にも用いられている。

（2）フォンダン（Fondant）

材　料	分　量
グラニュー糖	40g
水	20mℓ

① 小鍋に砂糖と水を入れて加熱し，107℃になったときに，火から下ろし，40℃くらいになったら木のへらで撹拌し，なめらかなクリーム状の衣をビスケットなどに塗る。

〔備考〕

残ったフォンダンはビンに密閉しておき，使うときに湯煎で40℃に温めてやわらかくする。

（3）ピーナッツの糖衣（Icing）

材　料	分　量
グラニュー糖	50g
水	25mℓ
ピーナッツ	100g

① 小鍋に砂糖と水を入れて加熱し，115 ～ 117℃になったとき，火からおろす。

② 皮をむいたピーナッツを加えて手早く撹拌し，生じた砂糖の結晶を全体にまぶす。

（4）シロップ（Sirup）

材　料	分　量
グラニュー糖	40g
水	30mℓ

① 小鍋に砂糖と水を入れて静かに加熱する。

② 液が102 ～ 103℃になったとき火からおろし，蓋をして冷ます（ショ糖濃度50 ～ 60%）。

③ シロップとして保存する。0℃の溶解度は64.2%なので冷蔵庫で保存しても結晶は出ない。

〔備考〕

ホットケーキ，みつ豆，ゼリーなどのかけ汁に用いる。

第５章　でんぷんの調理

第１節　でんぷんの種類と調理性

第２節　でんぷんを利用した調理

第5章　でんぷんの調理

第1節　でんぷんの種類と調理性

1．でんぷんの種類

片栗粉やコーンスターチなどのでんぷん素材食品は，植物に含まれるでんぷんを単離したもので，元の植物の種類によって異なる性質をもっている。でんぷんとしては，根茎に蓄えられるものと種実に蓄えられるものがある。前者は，じゃがいも，さつまいも，くず，タピオカでんぷんなどであり，でんぷん粒は比較的大きく丸みをもった形をしており，地下でんぷんとよばれる。種実に蓄えられるでんぷんは地上でんぷんとよばれ，でんぷん粒は比較的小さく，米やとうもろこしのでんぷん粒はごつごつした多角形の形をしている。それぞれ糊化温度や糊化したときの粘弾性

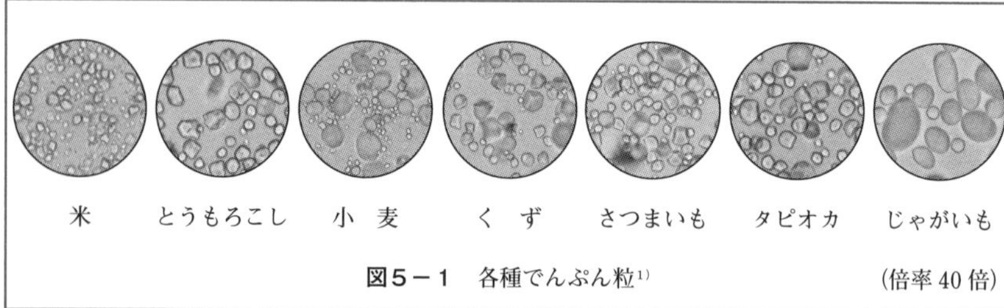

図5－1　各種でんぷん粒[1)]　（倍率40倍）

表5－1　各種でんぷん粒の特性[2)]

	粒径（μm）			粒形	見掛密度（kg/m³）	平衡水分（%）
	平均	最小	最大			
馬鈴薯でんぷん	40	15	100	楕円形	0.60	18
とうもろこしでんぷん	15	5	25	多面状	0.70	13
小麦でんぷん	17	2	35	楕円形	0.65	13
甘藷でんぷん	15	10	25	多面状	0.65	15
タピオカでんぷん	20	5	35	円形ヒダあり		15
米でんぷん	5	2	8	多面状		13

1）岡田久美子・市川朝子・下村道子：手打ちうどんの物性と食味に及ぼす澱粉・活性グルテン添加の影響，日本調理科学会誌，41，327－336（2008）

2）小倉徳重：でん粉と食品適性：調理科学，6，76－87（1973）

などや色に差がある。粒子の形状と糊化温度は図５－１，表５－１，表２－２（p.78）に示す通りである。

糊化（p.76，でんぷんの糊化と老化の項参照）したでんぷんは，ある程度以上の濃度では冷却時にゲル化する性質があり，その際の硬さや粘りなどのレオロジー的性質もでんぷんの種類によって異なる。そのため，でんぷんを利用する調理は，それぞれのでんぷんの特性を活かして利用する必要がある。

でんぷん素材食品として一般的な調理に使われるものは，片栗粉（じゃがいもでんぷん），甘藷（かんしょ）でんぷん（さつまいもでんぷん），くず粉（くずでんぷん），コーンスターチ（とうもろこしでんぷん）である。さらにでんぷんを加工した食品としては，はるさめ，くずきり，タピオカパールなどがある。

２．各種でんぷんの糊化特性

（１）でんぷんのレオロジー的性質

でんぷん液は糊化するとともに粘度が上昇するが，その状態をアミログラフで測定することができる。アミログラフは，でんぷん液を撹拌しながら一定速度で温度を上昇させた場合の粘度を測定するものである。温度が上昇すると膨潤したでんぷん粒がお互いに接触するため粘度が高くなる。図５－２では，25～95℃まで加熱し，その後95℃で保持した時の粘度変化を示している。糊化開始温度は65～75℃のものが多い。温度上昇とともに粘度は高くなるが，最高粘度に達した後，さらに加熱を続けるとでんぷん粒が崩壊するため粘度が低下する。この現象をブレーク

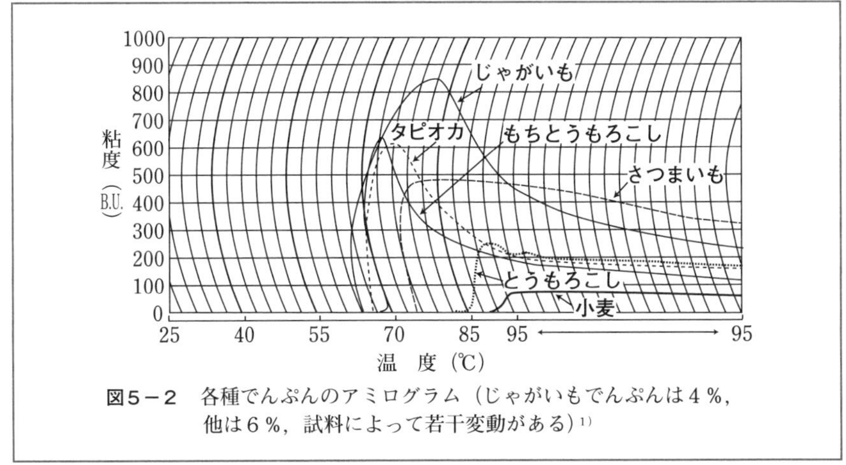

図５－２　各種でんぷんのアミログラム（じゃがいもでんぷんは４％，他は６％，試料によって若干変動がある）[1)]

1）檜作　進：食品工業，１下，93（1969）

ダウンという。じゃがいもでんぷんは，最高粘度が他のでんぷんに比較して高い。これは，じゃがいもでんぷんは膨潤しやすいことを示しているが，その後のでんぷん粒の崩壊(ブレークダウン)が大きい。あんかけや，くず汁などを長く加熱すると粘度が下がってさらりとしてくるのは，このためである。地上でんぷんである小麦でんぷんやとうもろこしでんぷんは膨潤しにくく，最高粘度も低いが，ブレークダウンは小さい。

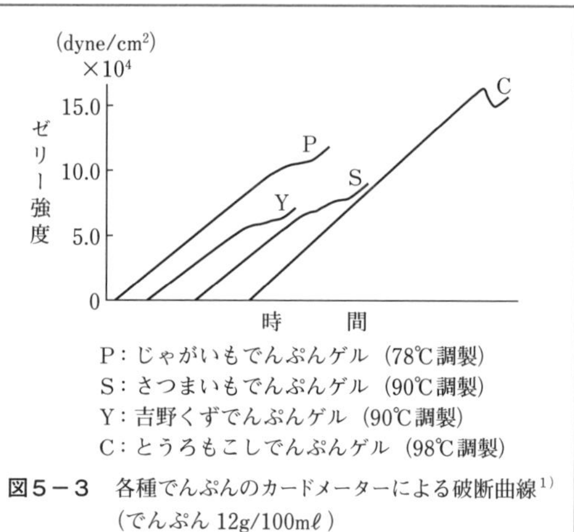

図5－3　各種でんぷんのカードメーターによる破断曲線[1)]
（でんぷん 12g/100mℓ）

高い濃度のでんぷん液(10%以上）を加熱すると粘りの強い糊になり，冷却するとゲル化して形を保つようになる。この時の固まり方（ゼリー強度や破断強度，粘弾性）もでんぷんの種類によって異なる。図5－3はでんぷんゲルのゼリー強度をカードメーターで測定したもので，とうもろこしでんぷんのゲルは他のものよりも変形しにくく硬く，歯切れの良いことを示している。もっとも硬いゲルができるのは，それぞれの糊化温度付近で，温度やゲルの硬さはでんぷんによって異なる。

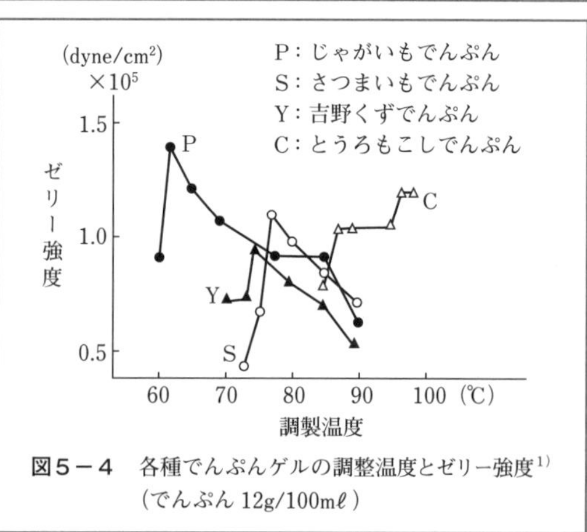

図5－4　各種でんぷんゲルの調整温度とゼリー強度[1)]
（でんぷん 12g/100mℓ）

糊化温度を過ぎてからの加熱もゲルの性質に影響を与える。ゲル調整温度とゼリー強度の関係は図5－4に示す通りであり，コーンスターチ以外のでんぷんは高温で調整したゲルのゼリー強度が低い。

1）中浜信子，茂木美智子，山本誠子：澱粉ゲルのレオロジー的性質（第1報），家政学雑誌，22，302－307（1971）

表５－２　各種調味料のアミログラム粘度におよぼす影響[1)]

でんぷんの種類／添加調味料	じゃがいもでんぷん	小麦でんぷん
食　塩	約50％の低下	濃度とともに漸増
砂　糖	濃度とともに漸増	濃度とともに上昇，とくに５％以上になると急上昇する
食　酢	濃度とともに低下，とくにpH.3.5以下で急減する	じゃがいもでんぷんと同一傾向にあるが，一般にじゃがいもでんぷんより影響軽度である
グルタミン酸ナトリウム	濃度とともに低下する。少量でも影響顕著である	ほとんど変化はないとみてさしつかえない
砂糖および食酢併用	pH4.0ではほとんど変化しないが食酢濃度とともに急低下する	じゃがいもでんぷんと同一傾向であるが，一般にじゃがいもでんぷんより影響軽度である

食塩は少量でもじゃがいもでんぷんの糊化を抑制し，粘度を低下させる作用が大きい。

（２）調味料の影響

調理に使用するときには，でんぷんに各種の調味料を加える場合が多い。調味料のでんぷん液粘度に対する影響について，アミログラフを用いて調べた結果を表５－２に示した。調味料の影響はでんぷんの種類によっても多少異なるが，一般に砂糖は粘度を上昇させ，食塩，醤油，食酢は低下させる。しかし，油が共存すると食塩，醤油，食酢によるでんぷんの粘度低下を抑制する。これは，油が乳化された状態になるためであり，でんぷんがその乳化に役立っている[2)]。でんぷんを用いた調理をする場合は，一緒に使う調味料を考慮してでんぷん濃度を決める必要がある。

（３）糊化でんぷんの透明度

でんぷんによって糊化したときの透明度が異なる。0.5％濃度のでんぷん液の糊化過程の透光度の変化をフォトペーストグラフで測定した結果を，図５－５に示した。地下でんぷんのじゃがいも，さつまいもは粒子が大きく，透明度が高い。地上でんぷんは粒子が小さく透明度が低い。でんぷんの等級によっても異なる。これは等級の高い方が大きい粒子の割合が高いためである。粒子の大きさだけではなく共存す

1）川上謙，萩原道子：各種調味料の澱粉糊粘度に及ぼす影響，家政学雑誌，9，175－181（1958）
2）寺元芳子：澱粉の調理性についての研究（第５報）溜菜における澱粉の効用，家政学雑誌，25，188－194（1974）

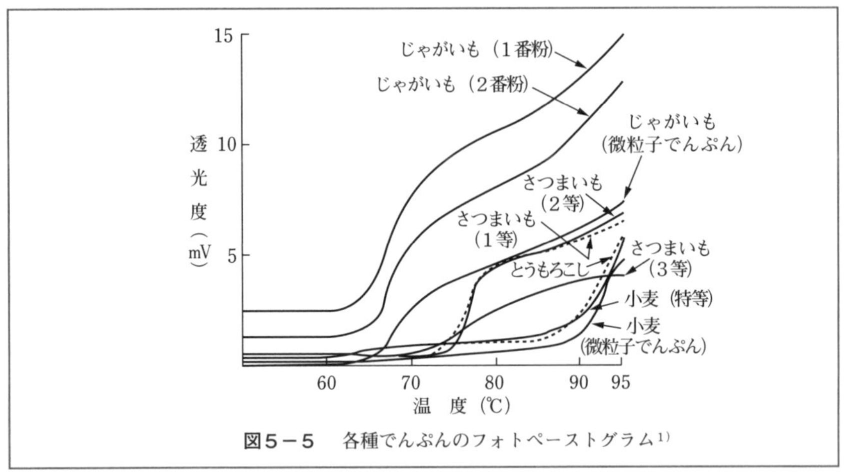

図5－5　各種でんぷんのフォトペーストグラム[1)]

る脂質やたんぱく質などの影響もあるといわれている。

このような理由から，あんかけやくず汁のような透明度を重視する調理では，透明度の高い片栗粉（じゃがいもでんぷん）を使用する。

また，透明度は砂糖の添加量が増えるにしたがって高くなる（図5－7）。

3．でんぷんの糊化と老化・離漿（りしょう）

でんぷんの糊化の現象は，第2章の穀類の項（p.76）で説明した通りである。加熱糊化したでんぷん糊を保存しておくと，白濁し，硬くなり，水がしみだしてくることがある。これは，でんぷんの老化（p.78参照）によるもので，糊化したα-でんぷんが再び生に近い状態のβ'-でんぷんに戻るためであり，結合していた水が分離してくる。これを離漿という。でんぷん濃度の低い（数％）液では老化は起こりにくいが，ある程度濃度が高くなると起こりやすくなる。温度は0～10℃付近でもっとも起こりやすい。

老化による硬さの変化や，透明度の変化の例として，くずざくらの衣を調整し放置した場合の，でんぷんの種類による粘弾性の変化および透明度の変化とそれらに対する砂糖の影響の実験結果を図5－6，5－7に示した。保存により固くなり，透明度も低下し，とくに低温での変化が大きいことがわかる。なお，粘弾性の変化が，砂糖の添加により大きくなっているが，これはでんぷんの1～2倍の多量の砂糖を最初から加えているため，加熱時に砂糖によりでんぷんの糊化が妨げられ，糊化不

1）田村太郎，半野敬夫，鈴木繁男：澱粉のフォトペーストグラフィ（第1報），澱粉工業学会誌，5，17－23（1957）

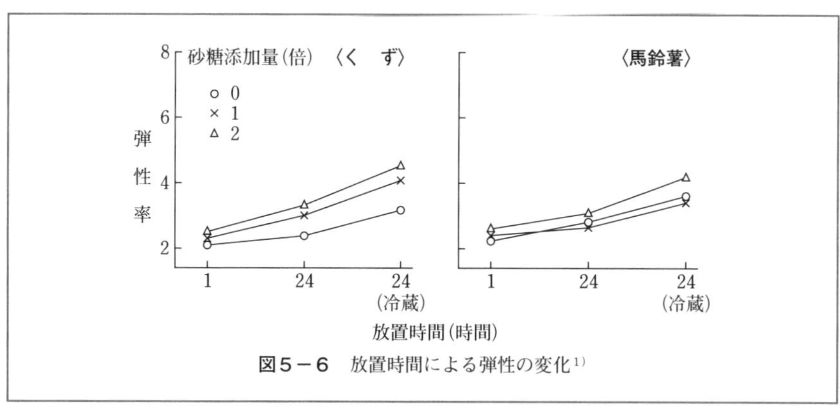

図５－６　放置時間による弾性の変化[1)]

十分により老化が進んだためと考えられる。この際の離漿率は数％（１～３％）程度であるが，これも砂糖の添加で進んでいる。これらの現象は加熱時間を長めにとることで解消されている。これらのことから，でんぷんを調理する時に砂糖を多量に加える場合には，加熱時間を十分に取って糊化するように注意する必要があることがわかる。

でんぷんを使った調理済み加工食品では，保存期間が長くなるため，でんぷんの老化を抑えることのできる加工でんぷんを使用していることが多い。

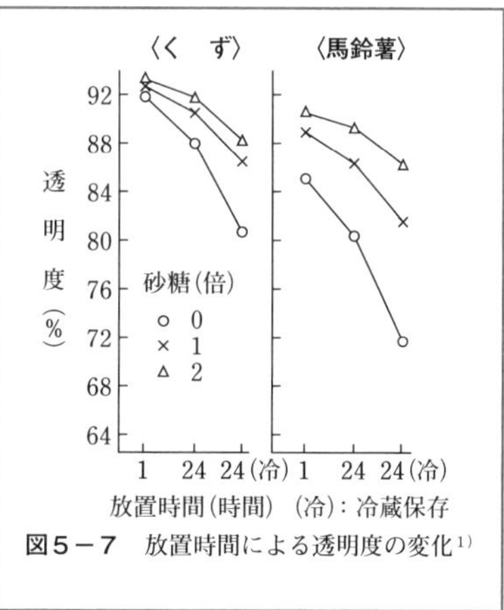

図５－７　放置時間による透明度の変化[1)]

1）寺本芳子，松元文子：澱粉の調理性についての研究(第２報)くずざくらについて(2)，家政学雑誌，18，76－79（1967）

第２節　でんぷんを利用した調理

１．でんぷん濃度の高い調理

濃いでんぷん糊（8～20%）がゲル化することを利用した調理である。

（1）くず桜

材　　料	分　量（10 個分）	
でんぷん	40g	水の 20%
水	200mℓ	
砂糖	50～60g	
あん		
さらしあん	70g	でき上がり約 200g
水	180mℓ	
砂糖	70g	
塩	0.7g	
桜の葉	10 枚	

① さらしあんを鍋に入れ，水，砂糖，塩を加えて火にかけてよく練る。これを 10 個に丸めておく。
② 鍋にでんぷんと水，砂糖を加えてよくかき混ぜ，この懸濁液を約 1/3 取り分けておく。残り 2/3 の液を火にかけ，かき混ぜながら透明になるまで煮る（完全糊化）。火をとめて取り分けた 1/3 の懸濁液をかき混ぜながら加えて半糊化の状態にする。これを湯せんにして冷めないようにしておく。
③ 片手に冷水をつけ，②の 1/10 を取り，手早く丸めたあんを包み，ぬれ布きんを敷いた蒸し器の中敷きに並べ，４～５分蒸す。
④ 形の良い桜の葉を選んで水でよく洗い，水気をふき取っておく。
⑤ ③のでんぷんが透明になったら，取り出して冷ます。桜の葉の表に入れて包み葉先が上になるようにして器に盛る。

〔備考〕

（i）でんぷんを半糊化の状態であんを包むのは，完全糊化したでんぷんでは，温度の低下とともにゲル化してあんが包みにくくなるが，半糊化のでんぷんは粘弾性が低くゲル化速度が緩慢なためである。したがって，半糊化であんを包み，後で加熱し，でんぷんを糊化させる。ただし，蒸し時間が長すぎると形が崩れやすい。

（ii）くず桜に適するでんぷん糊の性質としては，①あんを包む操作範囲が広いこと，②糊が流れず成形しやすいこと，③手に付着しにくいことである。家庭で入手しやすいでんぷんとして，くず，片栗粉（じゃがいもでんぷん），コーンスターチを混合してそれぞれの欠点を補い合うことについて実験した結果，くず：じゃがいもでんぷん，コーンスターチ：じゃがいもでんぷんを３：１で混合することがよいとの結果になっている[1)]。

1）寺元芳子，塩田育子，松元文子：澱粉の調理性についての研究（第１報）くずざくらについて，家政学雑誌，17，384－388（1966）

透明度の点も考慮すると，くず：じゃがいもでんぷん＝３：１の混合がよいと考えられる。

(2) ブラマンジェ（Blanc - manger 仏，Blancmange）

材　料	分　量（１人分）
コーンスターチ	10g 牛乳の 10％
砂　糖	15g
牛　乳	100mℓ
バニラエッセンス	少量
いちご	30g
砂　糖	10g
ラム酒	2.5mℓ

① 鍋にコーンスターチ，砂糖，牛乳を入れて混ぜる。鍋を火にかけて，絶えずかき混ぜながら，全体が糊化したら火を弱めて５分くらい煮て火からおろしてエッセンスを加える。

② プリン型またはゼリー型を水でぬらして①を手早く流し入れて，冷水または氷水で冷やし，固める。

③ いちごはよく洗って，1/2 は二つ切りにして半量の砂糖をふっておく。1/2 はすりつぶすか，布きんで絞るか，または裏ごしにする。

④ ブラマンジェを型から抜いて皿に盛り，砂糖をまぶしておいたいちごを適当に飾る。残った砂糖といちご汁を混ぜ合わせ，ブラマンジェにかけスプーンを添える。

〔備考〕

（i）Blanc - manger は白い食物という意味。イギリスでは，コーンスターチ，砂糖，牛乳でつくるが，フランスでは牛乳とゼラチン，砂糖，すりつぶしたアーモンド，生クリームを用いる。

（ii）加熱の仕方によって，テクスチャーが変わってくる（図５－４参照）。ぷくぷくと泡の出る状態（80℃）になってから４～５分加熱することによって 96℃に達し，でんぷんは十分に糊化されて，粘弾性の高いすっきりと歯切れの良い製品になる[1)]。よく加熱したものの方が，離漿も少ない。

（iii）果物やソースは適当に選ぶ。

1）高橋節子，美川トク，福場博保：ブラマンジェのレオロジー的研究（第１報）加熱方法の検討，家政学雑誌，25，443 － 449（1974）

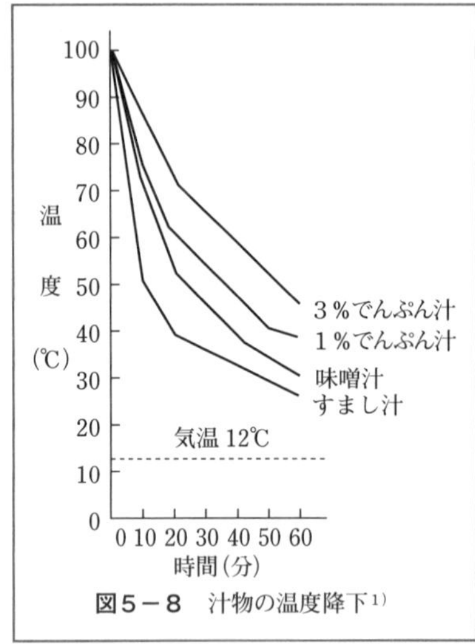

図5－8　汁物の温度降下[1]

2．でんぷん濃度の低い調理

でんぷんを薄い濃度で用い，汁にとろみをつける調理法がある。とろみをつけることによって，①とろみによって対流が起こりにくくなり，汁の温度降下が遅れる（図5－8）。②中に入れた具が均一に分布する。③とろみのある口ざわりになることにより，味に丸みが出て，濃厚感が出る，などの効果がある。

使用される濃度は表5－3に示す通りである。

なお，汁にでんぷんでとろみをつける時には，でんぷんに同量～2倍量の水を混ぜて水溶きにして加える。強火で煮立っているところに加えるとだまになりやすいので，火を弱めるか，いったん火を止めてから加え，混ぜてから再度加熱をするようにする。ただし，現在はでんぷんと加工でんぷんを顆粒化して溶けやすくした，水で溶かなくても料理に使うことのできるでんぷんも開発されている。

表5－3　でんぷんを薄い濃度で用いる調理

料理の種類	濃　度（%）	でんぷんの種類	調理例	注意事項
飲み物	5～8	くず，片栗粉	くず湯	
くずあん	3～6	片栗粉	あんかけ	用いる調味料によって，濃度を加減する（p.193 参照）
溜　菜	3～5	片栗粉	八宝菜，酢豚	
汁　物	1～1.5	片栗粉	かきたま汁	
	2	片栗粉	のっぺい汁	

1）松元文子：調理実験，52，柴田書店（1970）

(1) かきたま汁

材　料	分　量（1人分）
卵	18g (1/3 個)
だし汁	150mℓ
塩	1g
醤　油	1mℓ
片栗粉	2g

① だし汁に調味料と片栗粉の水溶きを入れて火にかけ，とろみがつくまで煮て火を弱める。

② 割りほぐした卵を①をかき混ぜながら卵を細い糸のように流し入れて火をとめる。

〔備考〕

とろみをつけてから溶き卵を入れた方が，卵がきれいに分散する。

(2) 豆腐のあんかけ

材　料	分　量（1人分）
豆　腐	100g
だし汁	100mℓ
醤　油	6mℓ
だし汁	30mℓ
a 醤　油	2mℓ
a 塩	0.2 g
a みりん	2mℓ
片栗粉	1g
しょうが	1g

① だし汁に醤油を加えて，三つくらいに切った豆腐を入れさっと煮る。

② だし汁に調味料 a を加えて煮立て，水溶きの片栗粉を加える。

③ ①の豆腐を器に盛り，②をかけて，おろししょうがをのせる。

第６章　豆類の調理

第6章　豆類の調理

第1節　豆類の種類と成分

豆科に属する植物で食用にされているものは非常に多くの種類があり，完熟した乾燥豆を用いるものと未熟な新鮮豆を用いる場合がある。本章では，完熟乾燥豆とその加工品について記述する。一般的に調理に使われている豆類には，ささげ（小豆，ささげ），大豆，いんげん豆（金時豆，うずら豆，大福豆，とら豆，花豆など），そら豆，えんどう豆，落花生がある。その他，最近は，ひよこ豆（ガルバンゾ），レンズ豆なども輸入されて利用されている。なお，落花生は，日本食品標準成分表での分類では，種実類に入っている。

栄養的には大きく二つの仲間に類別でき，たんぱく質，脂質の含有量が多く，でんぷん質を含まないものと，脂質の含有量が少なく，たんぱく質含有量も大豆よりは少なく，でんぷん質を含むものである。

大豆は，前者の脂質・たんぱく質含量の多い豆で，約20％の脂質と約35％のたんぱく質を含んでおり，たんぱく質のアミノ酸組成もよく，アミノ酸スコア（100）は穀類に比較して高く[1)]，昔から日本人の重要なたんぱく質源となっている。加工品としての利用も多く，豆腐，納豆，醤油，味噌などとして日本人の食生活に重要な位置を占めている。また，食用植物性油脂の原料としても多量に使われている。この油は，脂肪酸組成でリノール酸，リノレン酸が多いことが特徴である。リン脂質であるレシチンを含んでいることやイソフラボンを含むことで近年，栄養生理的な働きが注目されている。油を取った後の脱脂大豆にはたんぱく質が含まれており，これからも大豆の加工品がつくられている。

一方，大豆は炭水化物を約30％含んでいるが，その5～7割が食物繊維であり，でんぷんは全体の1％未満である[2)]。

その他の豆は，後者に属し，脂質含有量は約2％，たんぱく質含有量は20～25％で，でんぷん質を多量に含む。ひよこ豆，レンズ豆も栄養的には，後者に属する。これらの豆のたんぱく質の性質は，大豆ほどではないがアミノ酸スコアは比較的高く（77～99　制限アミノ酸：トリプトファン），優良なたんぱく質である。

なお，いんげん豆（さやいんげん），えんどう豆（さやえんどう，グリーンピース），大豆（えだまめ）の未熟新鮮豆は，多くの水分を含み野菜と同様に扱われる（p.431，表12－1参照）。

1）日本食品標準成分表（八訂）増補2023年（2023）

2）日本食品標準成分表（八訂）増補2023年 炭水化物成分表編（2023）

第２節　大豆とその加工品の種類と調理

１．大豆の調理性と加工品

大豆の種類には，皮の色が黄色，黒色，赤色，緑色などいろいろあり，形も球状のもの，少し扁平なもの，大粒，小粒などがある。一般に調理や加工に使われるものは黄色大豆が多い。正月のおせち料理に欠かせない黒豆は，皮にアントシアニン色素クリサンテミンが存在する黒色の大豆である。この色素は，酸性では赤い色を呈する (p.453 参照)。また，鉄やスズイオンと結合すると錯塩をつくって安定な黒色になるため，黒豆の煮豆をつくるときには，色良く仕上げるために錆釘を入れたり鉄の鍋で煮る。

大豆の構造を見ると，外部は種皮に覆われ，内部は胚乳ではなく，子葉である。いり豆，煮豆のように粒状のまま調理する場合と加工食品にして調理に用いる場合がある。大豆は，組織が硬く，粒状の豆のままでは消化率が低いが，組織を壊して加工することによって消化率が高まる（表６－１)。

表６－１　大豆とその加工品の歩留まりと消化率

	歩留まり％	消化率％
煮　　豆	98	68
いり大豆	98	60
きな粉	90	83
豆　　腐	52	95
うの花	38	60
納　　豆	90	85
味　　噌	90	85
醤　　油	35	98

大豆の加工食品は，図６－１に示す通りである。

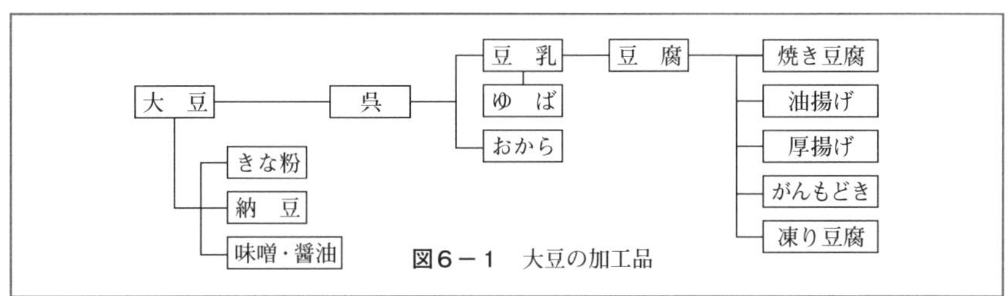

図６－１　大豆の加工品

豆腐は，大豆に十分吸水させてすりつぶして「呉」をつくり，加熱して布袋でこして組織の部分を「おから」として取り除き，「豆乳」に凝固剤を加えて固めたものである。大豆たんぱく質のグリシニンが二価の金属イオンの存在でアミノ酸間に架橋をつくり凝固する働きを利用している。凝固剤としては，硫酸カルシウムや硫酸マグネシウムなどの塩類，グルコノデルタラクトンやにがりが使用される。にがりは，海水から塩を製造するときに残る無機イオンを多く含む液体であり，溶解している

表6－2　豆腐の種類[1)]

種　類	たんぱく質含量（%）	水分含量（%）	特　徴	つくり方
木綿豆腐	7.0	85.9	しっかりと固い	凝固剤で固めた後，崩しを行い，布を敷いた型で水分を除き成形する。
絹ごし豆腐	5.3	88.5	やわらかくなめらか	高濃度の豆乳に凝固剤を加え，水分を除かずに固める。
ソフト豆腐	5.0	88.9	木綿豆腐よりもなめらか	木綿豆腐のつくり方で，崩しや水分の除き方が少ない。
充填豆腐	5.1	88.6	絹ごし豆腐と同様のなめらかさ，容器ごと加熱するので保存がきく。	冷やした豆乳と凝固剤を容器に入れて密閉し加熱して凝固させる。
ゆし豆腐（よせ豆腐）	4.3	90.0	もろもろした外観で独特の食感と風味がある。	豆乳が凝固したところで成形を行わないでそのまま食する。

マグネシウムやカルシウムが凝固剤としての働きをする。豆腐の種類を表6－2に示す。木綿豆腐，絹ごし豆腐は古くからつくられており，保存のきかない加工食品であったが，近年は，製法や包装材の進歩で保存期間が長くなり市販される豆腐の種類が増えている。同じ木綿豆腐でも地域によって1丁の大きさや硬さが異なる。

「凍り豆腐」は，豆腐を凍結し乾燥させたものである。高野豆腐ともいう。凍結過程では最初，低温（－15℃以下）で急速凍結することで細かい氷結晶ができ，それを高めの氷点下の温度（－1～－3℃）に保つことでたんぱく質が変性しスポンジ状の組織を形成する。それを解凍，脱水しアルカリ処理によって膨軟加工した乾物である。吸水させて戻して煮物にする。現在市販されている凍り豆腐は，膨軟加工技術が進み戻りやすくなっている。75℃程度の湯に5分間ぐらい浸して戻し，絞って煮るか，または直接調味液の中で煮ることもできる。

「ゆば」は，高濃度（固形分10％以上）の豆乳を加熱し続けたときに表面にできる膜をすくい上げたもので，生ゆばとそれを乾燥させた干しゆばがある。生ゆばはそのまま調味液をかけて食することもあるが，水戻しした干しゆばも生ゆばも，煮物や揚げ物，椀種として利用する。

「きな粉」は，大豆を炒り粉砕したものであり，もち類に付けて食べたり，和菓子の材料として使ったりする。

「納豆」には，塩を多量に加えて発酵させた大徳寺納豆（浜納豆）と糸引き納豆がある。糸引き納豆は，ゆでた大豆に納豆菌を繁殖させたもので，大豆の組織が軟化し，

1）成分値は，日本食品標準成分表（八訂）増補2023年（2023）

消化性が向上する。強いうま味を持ち，独特の匂いを持つ日本固有の食べ物であり，調味液をかけ薬味を入れて米飯とともにそのまま食べることが多いが，他に汁物や揚げ物などの料理の材料としても利用される。

2．大豆の調理

（1）大豆の吸水と軟化

1）吸　水

大豆は乾物であるため，軟化させるためにはまず浸漬して，吸水させる。豆の吸水の状態（吸水曲線）は，図6－2に示す通り豆の種類によって異なる。大豆の場合には，水に浸けるとすぐに吸水を開始し，十分に吸水した状態で最初の重量の120%から140%の水を吸う。この吸水量は他の種類の豆よりも多い。吸水の速度は，水温によって異なり，高温の方が吸水速度は大きくなる。急いで吸水させたいときには，熱湯を利用すると時間が短縮される。また，薄い食塩水に浸けることも吸水を促進させる。これは，大豆に含まれるたんぱく質グリシニンが薄い中性塩溶液に可溶である性質を利用したものである。大豆の吸水速度と吸水量は豆の新古によって若干影響を受け，新しいものの方が吸水しやすい。

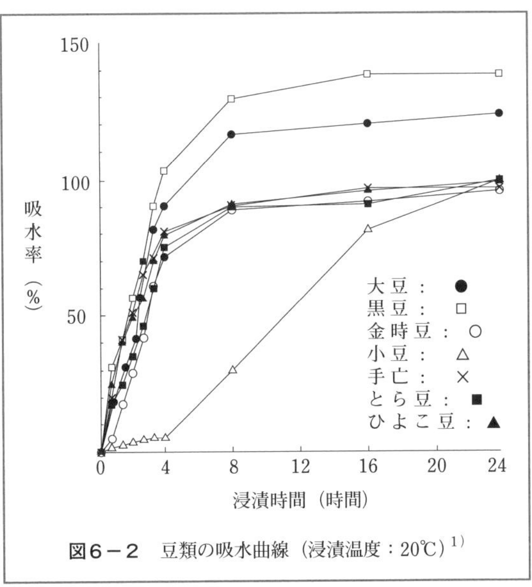

図6－2　豆類の吸水曲線（浸漬温度：20℃）[1)]

加熱操作の前に十分に吸水させるのは，軟化までの時間が短く，豆の硬さのばらつきが少なくなるためである。このことは，図6－3の結果からもわかる。また，豆の煮熟後の硬さは，図6－4に示す通り，乾燥豆の貯蔵温度や浸漬温度の影響を受け，貯蔵温度が高いと，または50～60℃で長時間浸漬すると軟化が抑制される。

1）郡山貴子，香西みどり：種々の貯蔵豆における加熱中の軟化速度に及ぼす浸漬操作の影響，日本家政学会誌，70，239－249（2019）

これは，50 ～ 60℃では細胞壁に含まれる酵素が活性化され，ペクチン質が不溶化し硬化が起きているためと考えられている（p.444 参照）。

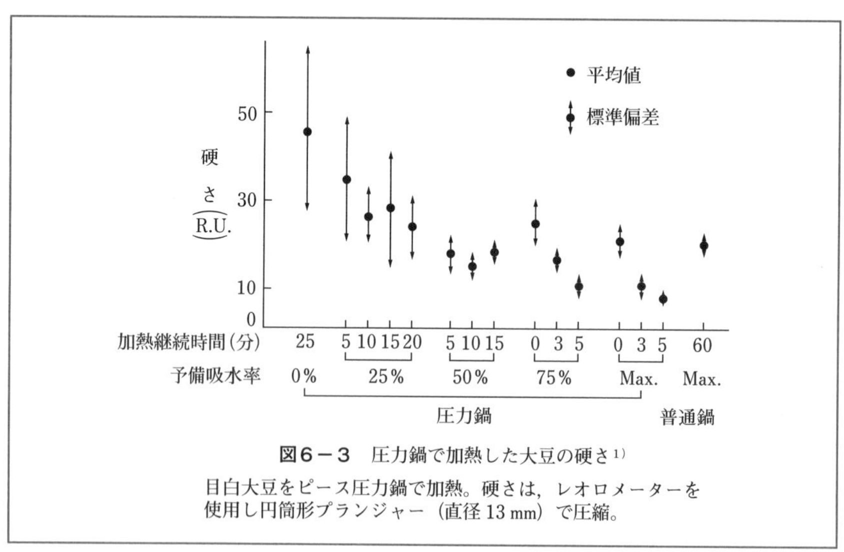

図６－３　圧力鍋で加熱した大豆の硬さ[1)]

目白大豆をピース圧力鍋で加熱。硬さは，レオロメーターを使用し円筒形プランジャー（直径 13 mm）で圧縮。

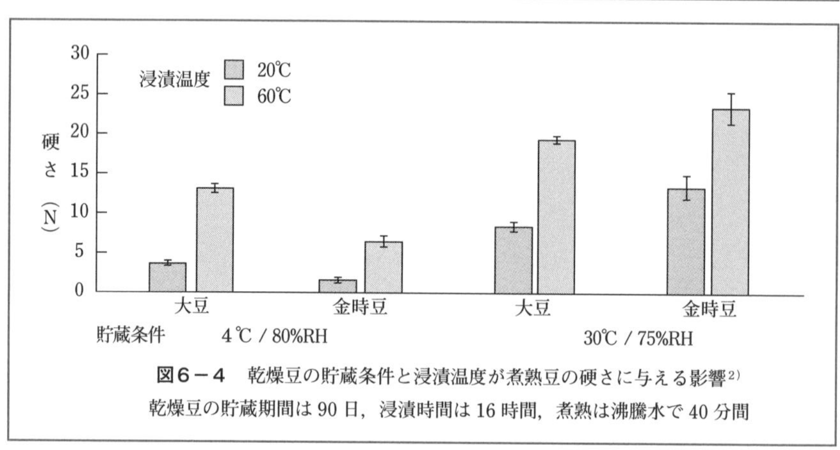

図６－４　乾燥豆の貯蔵条件と浸漬温度が煮熟豆の硬さに与える影響[2)]

乾燥豆の貯蔵期間は 90 日，浸漬時間は 16 時間，煮熟は沸騰水で 40 分間

1）渋川祥子：圧力鍋による煮豆の特性について，家政学雑誌，30，591 － 595（1979）

2）郡山貴子：豆の調理における硬化・軟化の解析と浸漬操作の影響，日本調理科学会誌，52，129 － 137（2019）より作成

2）軟化の方法

長時間ゆで加熱を行うことによって豆を軟化させるが，より早く軟化させる方法としては，①圧力鍋を利用する，②食塩水に浸けておきそのまま加熱する，③アルカリによって子葉を膨潤軟化する，などの方法がある。

①　圧力鍋を用いる

圧力鍋は内部の温度が115℃～125℃の高温になるので短時間でやわらかくなる。図6－3は，浸漬による吸水量の異なる豆について，圧力鍋で水煮した場合の硬さを示している。吸水量は，豆重量に対する割合（%）で吸水率として表してある。

図中のMaxとは20時間浸漬して十分に吸水した状態のもので，約120%の吸水率である。加熱時間については，蒸気が噴出して圧力鍋内の温度が一定になってから消火までの時間を加熱継続時間としている。消火後の蒸らし時間は5分である。これらの結果から，吸水量の多い豆は，短時間の加熱でやわらかくなることがわかる。とくに十分に吸水した豆は，蒸気噴出と同時に消火しても，普通の鍋で60分加熱したものと，ほぼ等しい硬さとなり時間が短縮されていることがわかる。また，吸水量が多いほど硬さのばらつきが少なく，豆が均一に煮えることがわかる。したがって圧力鍋で加熱する場合も，豆は十分吸水させてから煮るほうがよい。圧力鍋で水

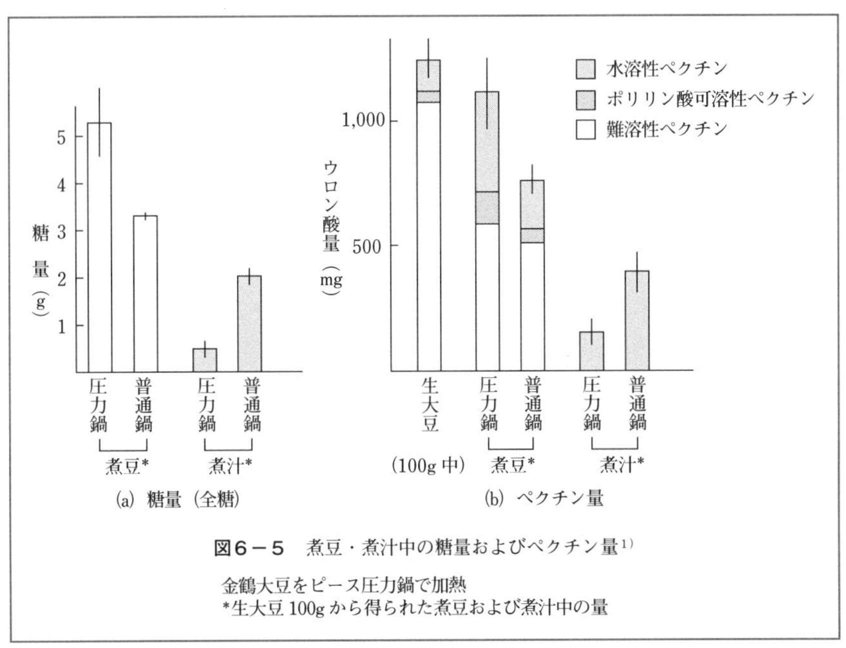

図6－5　煮豆・煮汁中の糖量およびペクチン量[1)]

金鶴大豆をピース圧力鍋で加熱
*生大豆100gから得られた煮豆および煮汁中の量

1) 渋川祥子：圧力鍋による煮豆の特性について，家政学雑誌，30，591－595（1979）より作成

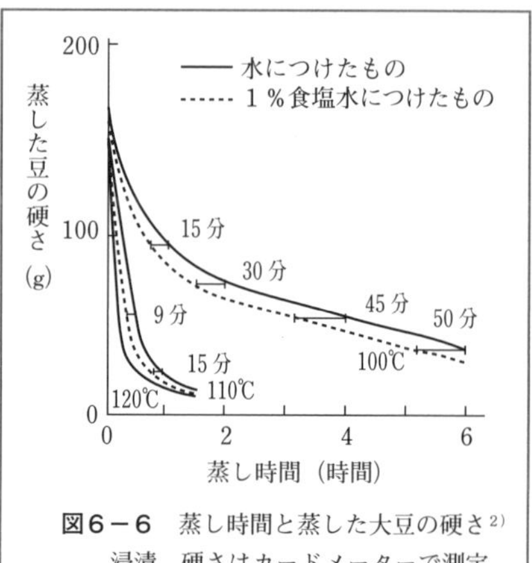

図6－6　蒸し時間と蒸した大豆の硬さ[2)]
浸漬，硬さはカードメーターで測定

煮した豆と普通に水煮した豆を比較すると圧力鍋の方が甘味が強く，ねっとりとした口ざわりになる。図6－5に示すように，圧力鍋で煮た場合には煮豆中の糖やペクチン量が多く，煮汁中への溶出が少ないことが確認されており，これは，加熱時間が短いためであると考えられる。

② 食塩水につける

薄い食塩水（2％）につけておき加熱するとやわらかくなる[1)]。また，大豆を蒸す場合にも1％食塩水につけておいた方が，早くやわらかくなることが報告されている（図6－6）。

③ アルカリを用いる

表6－3　pHの違いによる加熱大豆の硬さ[3)]

添　加　物	pH	浸水8時間後の吸水率（%）	1時間加熱大豆の硬さ（kg）
重曹（$NaHCO_3$）　0.2％	8.5	94.0	0.51
重曹（$NaHCO_3$）　0.02％	7.6	88.3	0.59
な　し	5.8	87.0	0.63
酢酸（CH_3COOH）　0.1％	3.8	86.0	0.65

重曹（炭酸水素ナトリウム）を加えると，アルカリの軟化効果で，浸漬中の吸水もよくなり，加熱したときもやわらかくなる（表6－3）。しかし，pHが高くなりすぎると，大豆中のビタミンB_1が失われるので重曹量は，豆の0.2～0.3％程度がよい。

3）煮豆の調味

水煮した大豆に味をつけるとき砂糖液の中で煮ると，皮にしわがよる。これは，水煮した大豆を砂糖液中で加熱したときに皮はのびるが子葉は収縮するためである[4)]。収縮の仕方は，糖濃度が濃くなる（60％）ほど著しい。また，十分やわらか

1）松岡洋子，塩川美絵：食塩水浸漬・加熱黒大豆の性状，調理科学，23，311―314（1990）
2）鎌田栄基，海老根英雄，中野政弘：大豆製品の着色に関する研究（第11報），農産加工技術研究会誌，8，231－235（1961）
3）寺崎敬子，押田洋子：無機質の調理科学的研究－2－調理用の水の硬度が煮豆に及ぼす影響，市邨学園短期大学自然科学研究会会誌，6（2），1―6（1972）
4）大坪サキ，滝野敬子：黒大豆の煮方の研究（第1報）黒大豆の糖液による種皮と子葉の伸縮度の差異について，家政学雑誌，16，12（1965）

く水煮し砂糖液に浸漬するだけで加熱をしない場合は収縮は少なく，しわがよりにくい。子葉が収縮するのは，調味液の浸透圧が高いためであると考えられるので，途中で濃度を変えないように最初の浸漬の段階からつけ水中に調味料（砂糖など）を入れておく方法がある[1)]。調味料が入っていると吸水や加熱による軟化が遅れるので，軟化を助けるために，重曹を加え長時間加熱する。

（2）大豆を用いた調理

1）煮豆（黒大豆）

材　　料	分　量（4～5人分）
黒　大　豆	150g
水	800～1,200mℓ
砂　　糖	120g
醤　　油	15mℓ

①　黒大豆（黒豆）を5～8倍の水につけ8～10時間おく。

②　つけ水とともに火にかけ，弱火でやわらかくなる（指でつまんで，つぶれるくらい）まで煮る。途中，豆にひたひたの程度に煮汁が保たれるように水を追加し，アクを取りながら煮続ける（1～2時間）。

③　砂糖を2～3回に分けて加え最後に醤油を加え火をとめ，そのまま含ませておく（つけ汁は豆と同じ高さまであるようにする）。

④　翌日，汁だけを2/3ぐらいの量に煮つめ，豆を浸しておく。

〔備考〕

色良く仕上げるためにさびた釘を入れたり，鉄の鍋で煮るとよい（p.203参照）。

【別　法】

最初から調味料を加えた水（重曹0.5g（豆の重量の約0.3%）も加える）につけて10時間おき，沸騰後は弱火で8時間煮続ける。

2）大豆の五目煮

材　　料	分　量（4～5人分）	材　　料	分　量（4～5人分）
大　　豆	150g	こんにゃく	100g
水	600～800mℓ	こ　ん　ぶ	10g
れんこん	50g	砂　　糖	50g
ご　ぼ　う	50g	醤　　油	50mℓ
に ん じ ん	20g		

1）土井　勝：黒豆の調理法，日本料理全書（下），165，日本放送出版協会（1977）

① 大豆を一晩４～５倍の水につけておき，その水でやわらかく煮る。
② れんこん，ごぼう，にんじんを乱切りに，こんにゃくは，一口大に手でちぎる。こんぶはせん切りにする。
③ ①に②と調味料を加え，水は材料がひたひたにつかるように調整しながら１～1.5 時間弱火でゆっくり煮る。

〔備考〕
豆の重量の 0.3％に相当する重曹を加えた水で煮てもよい。

３．大豆の加工品の調理

（1）豆腐の調理

1）豆腐の調理の種類

豆腐を調理に用いるときには次のような方法がある。
① そのままの形で用いる
冷や奴，湯豆腐，汁の実，蒸し物，煮物，炒め物，サラダ
② 水分を少なくして（絞めて）用いる
炒め物，田楽，揚げ物
③ 形を崩して用いる
いり豆腐，白あえの衣，ハンバーグや肉団子の副材料とする。

2）豆腐の放水

豆腐の水分は 90％近くあるが，外から力をかけておくと水分を放出して固くなる。この操作を「豆腐を絞める」という。形が崩れないように布きんに包んでまな板の上に置き，上から重しをかけるなどの方法で絞める。

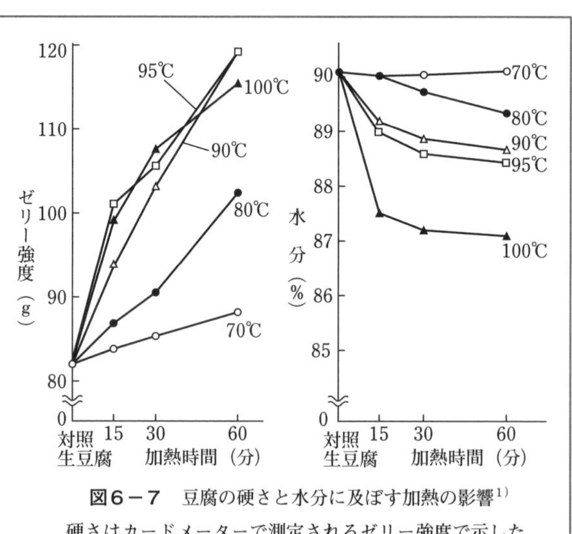

図６－７　豆腐の硬さと水分に及ぼす加熱の影響[1)]
硬さはカードメーターで測定されるゼリー強度で示した

1）堀口知子：豆腐の性状に及ぼす加熱の影響，家政学雑誌，17，206 － 212（1966）

表6－4　豆腐のゼリー強度に対する調味料添加加熱の影響[1]

食　塩		でんぷん		重　曹		グルタミン酸ナトリウム	
濃　度 (%)	ゼリー強度 (g)	濃　度 (%)	ゼリー強度 (g)	濃　度 (%)	ゼリー強度 (g)	濃　度 (%)	ゼリー強度 (g)
対照　生	85.0	対照　生	84.4	対照　生	83.6	対照　生	85.0
蒸留水	93.8	蒸留水	93.4	蒸留水	92.6	蒸留水	93.0
0.5	88.6	0.25	93.2	0.025	92.2	0.05	92.4
1	86.6	0.5	91.6	0.05	91.4	0.1	91.4
1.5	85.0	1	89.2	0.1	89.8	0.2	90.4
2	84.2	2	88.4	0.2	86.2	0.5	89.4

形を崩して用いる場合，水分が多すぎるときには，絞めるか崩して熱湯でゆでて水気を絞る方法をとる。豆腐を加熱すると豆腐中に遊離して残っていた凝固剤のカルシウムなどの成分が豆腐中のたんぱく質と加熱することで反応し凝固が促進され，収縮硬化し放水するためである。図6－7に示すように，90℃以上で15分の加熱で急激に固くなり，水分も減少する。また，調味料液の中で加熱した場合には，表6－4に示すように，食塩を加えたときにその硬化が抑えられている。食塩があるとカルシウムイオンがたんぱく質と反応することを防ぐためと考えられる[2)]。この作用を利用して，湯豆腐をつくるとき加熱によってなめらかな口ざわりが失われることがないように，湯の中に食塩（0.5～1％）を入れておく。また，表6－4に見られるように，でんぷんを1％程度使うことも効果がある。

（2）豆腐を用いた調理

1）菊花豆腐のすまし汁

材　　料	分　量（1人分）
豆　　腐	50g（3～4cmの立方体）
だ　し　汁	150mℓ
塩	1.2g だし汁の0.8％
醤　　油	1.5mℓ　〃　1％
菊またはしゅんぎくの葉	1枚または1茎
ゆずの皮またはおろししょうが	少々

① 菊の葉を用いる場合は，熱湯をさっと通し，しゅんぎくの場合は，ゆでて水をきる。

② ゆずの皮を直径1cmくらいの円形にそぎ取る。しょうがの場合は，おろしておく。

③ 豆腐は，底の方1cmくらい残して縦横に0.5cmくらいの間隔で切り込みを入れる。熱湯で温めなが

1）堀口知子：豆腐の性状に及ぼす加熱の影響，家政学雑誌，17，206－212（1966）より作成
2）中島恭三：調理科学講座　4，174（1962）

ら菊の花のように周囲に開かせ，水気をきって，椀に盛る。

④　だし汁に塩，醤油を加えて味をつけ，静かに椀に注ぎ，菊の葉またはしゅんぎくを添え，最後に豆腐の中心にゆずまたは，しょうがをおく。

〔備考〕

豆腐は煮汁の中で開かせてもよいが，汁が濁るので別鍋に汁を取って行うとよい。

2）湯豆腐

材　料	分　量（1人分）	材　料	分　量（1人分）
豆　腐	100g	薬　味	
こんぶ	4cm 角くらい	さらしねぎ	約 30g
かつお節	0.5 ～ 0.6g	おろししょうが	2 ～ 3 種取り合わせる
醤　油	15 ～ 20mℓ	もみのり	

①　こんぶの砂をはらい（乾いた布きんでふく），鍋の底に敷き，水をたっぷり入れ0.5%の食塩（または１%のでんぷん）を加えて火にかける。

②　かつお節と醤油を器に入れ，鍋の中央にすえる。

③　豆腐を３～４cm 角に切り，鍋に入れる。

④　豆腐は，あまり長く煮ないようにして（90℃前後で短時間），温まったら醤油と好みの薬味をつけながら食べる。

3）麻婆豆腐（マアブォドウフウ）

材　料	分　量（1人分）	材　料	分　量（1人分）
木綿豆腐	100g	湯（タン）（ストック）	50mℓ
豚ひき肉	25g	酒	4mℓ
ねぎ	5g	醤　油	1mℓ
しょうが	1g	砂　糖	1g
にんにく	1g	こしょう	少々
豆板醤*1	4g	片栗粉	3g　湯（タン）の 6%
甜麺醤*2	4g	油	8mℓ

①　にんにく，しょうが，ねぎをみじん切りにする。

②　豆腐を 1cm 角に切る。湯（タン）（ストック）に調味料を溶かしておく。

③　中華鍋に油半量を熱し，①を炒め，ひき肉を入れて炒める。

④　ひき肉に火が通ったら，豆板醤，甜麺醤を入れて炒め，②を加えて煮立たせる。
⑤　一度火を弱めてから片栗粉を同量の水で水溶きにして加える。
⑥　とろみがついたら残りの油を入れて火を止め，皿に盛る。

〔備考〕

（ⅰ）調味用の中華味噌

＊1：豆板醤（ドゥバンヂャン）はそら豆でつくった中華風味噌である。とうがらしが入ったものと入らないものがあるが，日本で売られているものは四川風でとうがらしが入っている。辛みを抑えたいときには，醤油の量を増やし赤味噌を加え，豆板醤を減らす。

＊2：甜麺醤（ティエンミェンジャン）は小麦粉と麹を使ってつくった甘い中華味噌である。手に入らないときには砂糖の量を増やし，味噌を使う。

（ⅱ）片栗粉の量

豆腐からも水が出るので，湯（タン）（ストック）の6％と多めにしてある。

4）うの花炒り煮

材　　料	分　量（1人分）
うの花(おから)	50g
にんじん	5g
干ししいたけ	1枚　もどして10g
こんにゃく	10g　1/5枚
アサリのむきみ	10g
さやえんどう	5g
ごま油	5mℓ
だし汁	20mℓ　(しいたけのもどし汁)
砂糖	5g　}材料の6％
みりん	5mℓ　}
塩	1g　}塩分　材料の2％
薄口醤油	5mℓ　}

①　こんにゃくは熱湯でゆで，3cmの短冊に切る。
②　にんじんも短冊に切り，干ししいたけはもどして薄切りにする。さやえんどうは塩水でゆでておく。
③　厚手の鍋にごま油を入れて熱し，にんじん，しいたけ，こんにゃく，アサリの順に入れて炒める。
④　材料全体に油がまわったら，うの花（おから）をほぐしながら加えて，焦がさないように炒める。
⑤　だし汁と調味料を加え，汁がなくなるまで焦がさないように混ぜながら煮る。
⑥　ゆでたさやえんどうをせん切りにして加える。

〔備考〕

新鮮なおからを手に入れることが難しいようであれば，市販の凍結乾燥品を利用する。乾燥おからは水を加えて戻すだけで，扱いは簡単である。

5）白あえ

材　料	分　量（1人分）		
甘　柿	30g	（正味）	計50g
枝豆または グリーンピース	10g		
干ししいたけ	1枚	もどして10g	
水	10mℓ		
醤　油	1mℓ		
砂　糖	0.3g		
衣			
豆　腐	25g	材料の 50％	
塩	1g	豆腐の　4％	
砂　糖	4g	〃　16％	
みりん	5mℓ	〃　20％	

①　枝豆は塩ゆでしてさやから取り出しうす皮を取る。

②　干ししいたけは水に戻し，うす切りにし，調味料を加えて煮て薄味をつける。

③　甘柿は四つ割りにして皮をむき，せん切りにする。

④　豆腐を砕いて熱湯に入れ，約10秒間加熱して布きんを敷いたざるの上にあけ，水気を絞り，すりばちに入れてよくすり，調味料を加えて味を整える。

⑤　材料を④であえて器に中高に盛る。

〔備考〕

（i）豆腐は，加熱すると水分を放出して硬くなり，絞りやすくなるが同時にうま味も少なくなる。ゆですぎないように注意する。

（ii）豆腐は，生のまま布きんに包んで絞るのもよい。この方が味もよく，なめらかであるが，衛生的には一度熱を通すほうが安全である。

6）凍り豆腐の煮物

材　料	分　量（5人分）	
凍り豆腐	100g（5個）	煮上がり 500g
湯	800 ～ 100mℓ	
だし汁	500mℓ	
砂　糖	50g	煮上がりの 10％
塩	4g	〃　1.2％塩分
醤　油	10mℓ	〃　1.2％塩分
酒	15mℓ	
木の芽	5枚	

①　凍り豆腐に60 ～ 80℃の湯をたっぷり注ぎ，浮き上がらないように重しをして5分くらいおく。これを押さえて水をきり好みの形に切る。

②　だし汁に調味料を全部入れて煮立て，この中に凍り豆腐を入れ，弱火で10 ～ 20分煮て汁に浸しておく。

③　②を器に盛り木の芽を上におく。またはいんげんの青煮などを盛り添える。

〔備考〕

湯戻しせずにそのまま調味液で煮ることのできる凍り豆腐もある。

(3) 味噌を用いた調理

味噌は調味料として使用される他に，味噌自体に味をつけ，ねり味噌として料理に使用される（p.66 参照）。

1）味噌汁（なめこの赤だし）

材　　料	分　量（1人分）
だし汁	150mℓ
八丁味噌	15g　だし汁の10%
豆　　腐	30g
なめこ	10g
みつばまたは小ねぎ	3～5g

① なめこは，ざるに入れて流水でさっと洗う。株つきのものは石づきを切り落としてから洗う。

② 豆腐は，さいの目に切り，みつばは，みじん切り（小ねぎは小口切り）にする。

③ だし汁を火にかけ，その汁の一部で八丁味噌をゆるめて加える。煮立ったら豆腐となめこを加え，一煮立ちしたら火をとめる。

④ 椀に盛り，みつばのみじん切りを浮かす。

〔備考〕

八丁味噌（三州味噌）は，豆味噌であり熟成に3年くらいかかり，色が濃く香りが強い。八丁味噌を使った味噌汁を「赤だし」という。

2）田　楽

材　　料	分　量（1人分）
豆腐（さといも，なすなど）	100g
田楽味噌	
木の芽味噌	
白味噌（甘）	20g　材料の重量の20%
砂　　糖	10g
みりん	5mℓ
木の芽	1g
ごま味噌	
赤味噌	20g　材料の重量の20%
砂　　糖	15g
みりん	5mℓ
白ごま	20g

① 木の芽味噌：白味噌に砂糖，みりんを加えて火にかけ，弱火でねり，木の芽をすって加える。

② ごま味噌：赤味噌に砂糖，みりんを加えて同様にねる（ごまは味噌を塗ってから上にふりかける）。

③ 豆腐は布きんに包み，まな板にのせ，他の一枚のまな板ではさみ，斜めにたてて水をきる。これを5×3×2cmくらいに切り，串に刺して焼いて軽く焦げ目をつけ，上面に田楽味噌を塗り，あぶり乾かす。

〔備考〕

（ｉ）ごま味噌に使用する赤味噌は仙台味噌などの米味噌でもよいし，八丁味噌などの豆味噌でもよい。

（ii）オーブンやグリルなどで焼いてもよい。または，フライパンで両面を焼いてから田楽味噌を塗ってもよい。

（iii）なすのへたを取って縦二つに切り，両面を焼いてから田楽味噌を塗るとなすの田楽，さといもをゆでてから皮をむき，田楽味噌を塗るとさといもの田楽ができる。

３）ふろふきだいこん

材　　料	分　量（１人分）
だいこん	100 ～ 150g
こんぶ	5cm 角くらい
水またはだし汁	80 ～ 120mℓ だいこんの重量の約 80％
甘味噌	20g　〃　20％
白ごま	8g（大さじ１弱）
砂糖	10g　味噌の 5％
だし汁	40mℓ 味噌の２倍

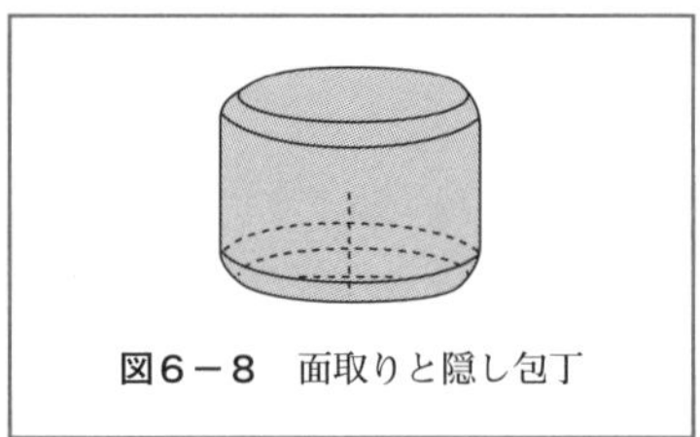

図６－８　面取りと隠し包丁

① だいこんを長さ３～４cm の輪切りにし皮をむく。形を美しくし，煮崩れを防ぐために，面取りをし，煮えやすくするために，下になる面に十文字に切り目を入れる（これを隠し包丁という：図６－８）。

② 鍋にこんぶを敷き，だいこんを入れ，かぶる程度の水またはだし汁を加えて，やわらかくなるまでごく弱火で煮る。

③ 白ごまをいり，油の出るまでよくすり，甘味噌，砂糖，だし汁を加えて，鍋に入れてねり上げる。つやを出すために，みりん５mℓ を加えてもよい。

④ 深皿を温め熱いだいこんを盛り，ごま味噌をかける。

〔備考〕

（ｉ）米を 10g くらいガーゼに包んで入れるか，または，小麦粉を加えてだいこんをゆでるとアクが取れ苦味がおさえられる（p.441，表 12 －６参照）。

（ii）ごま味噌に使用する甘味噌は米味噌の白味噌であるが，米味噌の赤味噌や豆味噌を使ってもよい。その場合には，砂糖の量を 1.5 ～２倍にするとよい。

4）なすとピーマンのなべしぎ（味噌炒め）

材　料	分　量(1人分)
な　　す	60g　(中1個)
ピーマン	40g　(中1個)
油	15mℓ
赤味噌	12g
砂　糖	6g
みりん	5mℓ
酒	5mℓ

① なすは，ひと口大の乱切りにし，水に入れてアクを抜き，水気をきる。
② ピーマンは，縦二つに切り種を除いて乱切りにする。
③ 味噌と調味料を合わせておく。
④ フライパンに油を熱し，①，②の順に炒める。
⑤ ④に③の味噌だれを加えて混ぜ合わせてから３～４分弱火で煮る。

〔備考〕
（i）赤味噌は仙台味噌でも八丁味噌でもよい。
（ii）豚バラ肉やひき肉を少量加えてもよい。

第３節　小豆の調理

１．小豆の調理性とあんの種類

（1）吸水と煮熟

小豆は大豆と異なり，でんぷんを含み，脂質の量は少ない豆類である。飯の中に混ぜて赤飯としたり，あんの原料として用いられる。

一般に乾物の豆類は，吸水させて煮熟するが，図６－２（p.205）に示したように小豆は他の豆類とは異なった吸水曲線となる。すなわち，水に浸けた直後は吸水速度が非常に遅く，数時間後から吸水速度が高まる。これは，小豆は表皮が強靱で吸水性が低く，胚孔部から水が徐々に浸入し，子葉がある程度吸水してから表皮に亀裂が生じ吸水するためである。そのため，小豆を煮るときにはあらかじめ吸水を行わず，直接加熱を行うことが多い。しかし，長時間浸水しておけば吸水し，加熱の時間は約２分の１に短縮される[1)]。長時間吸水させる場合は，水温が高いとつけ水が変敗する可能性があるので注意する必要がある。

直接煮る場合は，小豆の３倍量の水，吸水させた場合も加熱中に吸水するので，２倍量の水を加えてゆでる。沸騰してきたら，ざるに取って水で洗う。この操作を「しぶきり」という。小豆に含まれるタンニンやカリウムなどの無機塩類等の水溶性

1）村上知子，香西みどり，畑江敬子：小豆の加熱前冷凍処理が餡の品質に及ぼす影響，日本家政学会誌，53，893－899（2002）

成分を除くための操作で，この操作によって雑味のない淡白な味になる。

ゆで時間は，40分から1.5時間程度であるが，豆の種類，新古によって異なる。圧力鍋を用いると加熱時間は大幅に短縮されるが，腹切れや皮の剥皮が起こりやすい。

小豆の皮の色はアントシアニン色素とタンニンの仲間の色素であるとされている[1)]。子葉の部分に色素はないが，皮から溶出した色素が加熱中に子葉のたんぱく質に移行している。この色素は水溶性であるので，浸漬中に水に溶出するし，しぶきりによって失われるのでしぶきりを数回繰り返すと色は薄くなる。

（2）あんの特性とつくり方

1）あん粒子

小豆の細胞は，比較的大きい（50 × 39μm）数個のでんぷん粒子とたんぱく粒が強靭な細胞膜に包まれており，加熱によってでんぷんは細胞内に充満し，たんぱく質は加熱変性して細胞内物質を固定化している[2)]。この細胞はつぶすとばらばらになり，糊化したでんぷんが流れ出ることはなく，あんの独特の口ざわりを形成している。

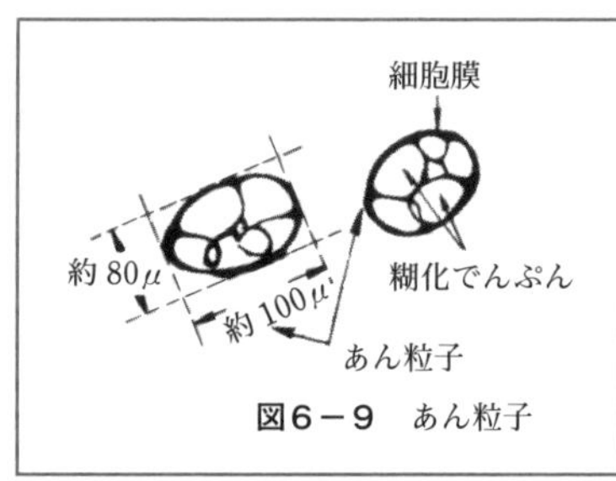

図6－9　あん粒子

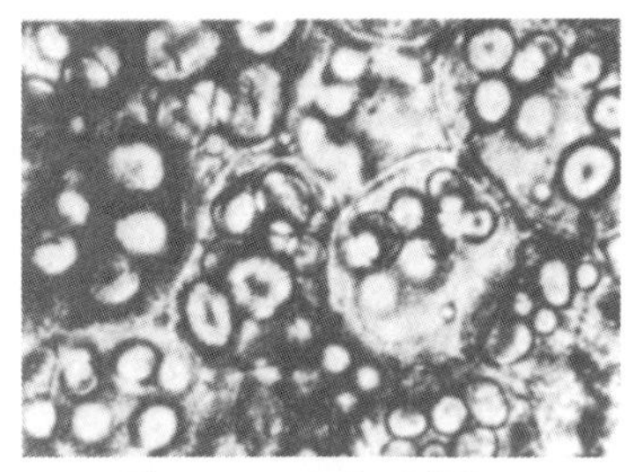
図6－10　小豆の生細胞[3)]

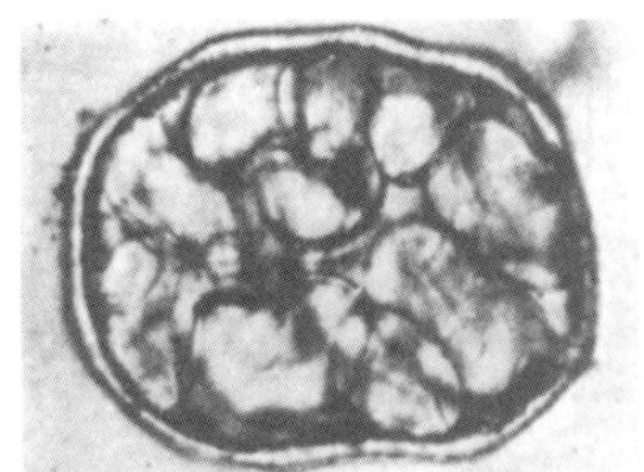
図6－11　小豆あん粒子[3)]

2）あんの種類とつくり方

あんの種類とその加工工程は，表6－5，図6－12に示す通りである。加熱してやわらかくなった小豆から次のような手順であんをつくる。

1）畑井朝子：植物性食品Ⅱ，調理科学講座 4，16，朝倉書店（1993）
2）松本エミ子，市川収，星野忠彦：豆類の食品組織学的研究（第1報）：家政学雑誌，17，331－336（1966）
3）青木みか，後藤治子：餡の粒子に関する研究，名古屋女学院短大紀要，5，15－21（1958）

表6－5　あんの種類とでき上がり量

種　類		原　料(g)	生あん収量(g)	砂　糖(g)	でき上がり(g)
粒あん	豆の形のまま膨張して煮上がったもの。	豆100	約250	100～150	300～350
つぶしあん	粒あんの粒をあえてつぶして豆の種皮が残っているもの。	豆100	約250	100～150	300～350
こしあん	豆を煮てつぶし，豆の種皮を除いたもの（こし生あんといわれる）。一般に生あんといえばこし生あんをさす。	豆100	170～180	100～120	230～250
さらしあん	こしあんを水にさらしたあと，脱水して乾燥させたもの。	さらしあん乾物100	水を加えて絞ると250	130～150	300～360
練りあん	生あんに砂糖を加えて練ったもの。糖分は用途によって異なり25～50％である。				

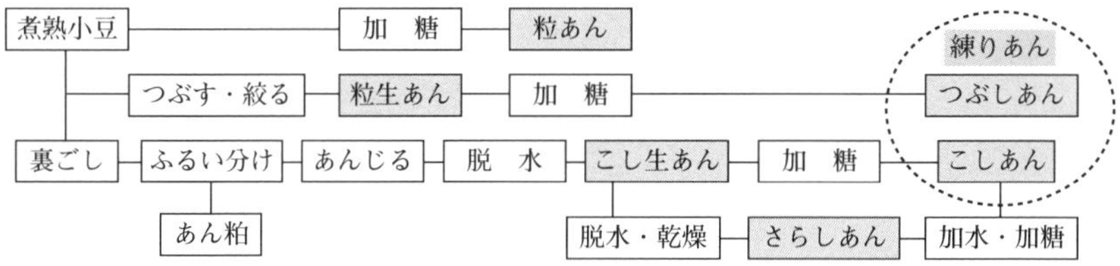

図6－12　あんの種類と加工工程

こし生あんをつくるときには，裏ごしまたは目の細かいざるの下に器を置き，やわらかくゆでた小豆を煮汁とともに入れて，上から豆を押しつぶしながら，水をかけ，皮と粒子に分ける。あん粒子は水とともに下に落ち，しばらく静置すると沈殿する。上澄みを捨て，2，3回水で洗って，木綿の袋でこし，固く絞る。小豆100gから煮熟豆約250g，こし生あん170～180gがとれる（表6－5）。生あんの歩留まりは，豆の種類，大きさ，水浸漬の仕方，加熱時間などで変わってくる。

さらしあんは，こし生あんを脱水乾燥させたもので保存でき，いつでも水を加えて練るとこし生あんと同じように使用できる。しかし，保存中，とくに保存温度が高いと不飽和脂質酸の酸化により，独特な匂いが生じることがある[1)]ので，密閉して保存し早めに使い切るようにする。

1）塩田芳之，宮田義昭，西堀幸吉：あんに関する研究（第5報）乾燥こしあんの貯蔵中に発生する異臭について，家政学雑誌　27，186－190（1976）

２．あんを用いた調理

（1）桜　餅

材　料	分　量（10個分）	
小麦粉	50g	
砂　糖	5g	小麦粉の重量の10％
水	80mℓ	〃　1.6倍
食用色素（赤）		
あ　ん		
さらしあん	80g	でき上がり約250g
水	200mℓ	
砂　糖	50g	
桜の葉	10枚	

① 鍋にさらしあんと水，砂糖を入れて火にかけてよくねる。冷めたら，あんを10等分し，たわら形に丸める。

② ボウルに小麦粉を入れ，砂糖と水を加えて固まりのないように混ぜ，二つに分け，一方に赤色の食用色素で色をつける（焼くと濃くなるので薄目に色をつける）。

③ フライパン又は鉄板をきれいにふいて火にかけ，油を薄くひく。熱して適温（約160℃）になったら，②の生地（大さじ１）を長さ10cm，幅５cmくらいのだ円形に流して弱火で焼く，表面が乾いたら，裏返して少し焼く。

④ はじめに焼いた方が表になるように，あんを巻き，桜の葉で包む。桜の葉は，あらかじめきれいに洗って水気をきっておく。塩づけの桜の葉は湯に通してから用いる。

〔備考〕

（ｉ）フライパンまたは鉄板の表面は，とくに手入れをよくしたものを用いる。フッ素樹脂加工したものを用いる場合は油をひかなくてよい。

（ii）桜餅には２種類あり，上記の小麦粉から作る桜餅は関東地方で，道明寺粉で作った生地であんを包む桜餅は関西地方で食べられていることが多い。

（2）しるこ（汁粉）

こし生あんでつくる：

① 小豆を洗って小豆重量の３倍の水を加えて煮る。赤い煮汁になったらゆでこぼす。小豆の４倍の水を加えてやわらかくなるまで煮る（p.217参照）。

② 煮えた小豆をざるまたは裏ごしの上にあけ下にボウルを受けて，小豆を押しつぶしては水をかけ，あん粒子をボウルに集める。ざるまたは裏ごしの上に残った皮は集めて除く。

③ ボウルの小豆粒子を布袋に入れて絞る（p.219参照）。

④ ③のこし生あんを鍋に入れ，砂糖と水または湯（好みにより加減する）を加えてよく混ぜ，火にかける。最後に塩と水溶きした片栗粉を加える。

⑤ もちを焼いて椀に盛り，熱いしるこを注ぐ。白玉粉を水でこねて丸めて熱湯でゆ

材　　料	分　量（5人分）	
小　　豆	150g	
（こし生あん）	（約300g）	でき上がり 800〜1,000g
砂　　糖	150〜200g	
水または湯	300〜450mℓ	
塩	2.5〜3g	でき上がり重量の0.3%
片　栗　粉	8〜10g	〃　　1%
も　　ち	250g	（10切れ）
または 白玉粉	15g	
水	12.5mℓ	
塩づけまたは味噌づけのしその実	少量	

でたものを用いてもよい。しその実を添えて供する。

〔備考〕

（ⅰ）しるこは小豆あんを主体とした調理で，関東ではこしあんを用いて「しるこ」，関西では，つぶしあんを用いて「ぜんざい」という。またこしあんを用いたものを「御膳しるこ」，つぶしあんを用いたものを「田舎しるこ」ともいう。

（ⅱ）こしあんは，固く絞れば原料豆の1.8倍くらいになるが，しるこの場合は2倍くらいの重量になる程度の絞り方でよい。原料豆150gの場合は300gになるので，これに加える水は大体同量から1.5倍くらいでよい。

（ⅲ）砂糖は，150〜200g（でき上がり重量20%）とし，好みにより適当に加減するとよい。

（ⅳ）つぶしあんの場合は「しぶきり」をしたあと，最初とほぼ同量の水を加えてやわらかくなるまで煮て砂糖を加え，でき上がりが800〜1,000gになるように水を加減する。

（ⅴ）しるこに片栗粉を加えるとあんの沈殿を防ぎ，懸濁液にすることができ，口ざわりも良くなる。

（ⅵ）こし生あんの代わりにさらしあん150gを使うこともできる。

（ⅶ）中にもちを入れるのが普通である。もちは焼いたものを湯につけてから盛ったり，好みにより，しるこの中に入れて煮る場合もある。焼くと香りが良くなる。

（3）きんつば

材　料	分　量（8〜10個分）	
小　　豆	60g	水（適量）を加えたでき上がり 200g
砂　　糖	60g	
または粒あん	200g	
水	100mℓ	
粉寒天	3g	あんと水の1%
衣		
薄力粉	40g	
白玉粉	10g	
砂　糖	2g	
水	75mℓ	

①　小豆を煮て砂糖を加えてかき混ぜながら煮つめて，つぶしあんをつくる。

②　水に粉寒天を加えて煮溶かし，①を入れて煮る。

③　バットに厚さ2cmくらいになるように②を入れ，冷やし固め，十分に冷やす。

④　白玉粉と砂糖水を混ぜ，小麦粉を振り込んでなめらかになるように混ぜる。

⑤　③を長方形の角形に切り分ける。

⑥　フライパンに薄く油を敷き150℃くらいに加熱する。⑤の一面に④をつけ，フ

ライパンに押し当てて焦げ目がつかないように焼く。繰り返し6面を焼く。

〔備考〕

温度が高すぎると焦げたり，寒天が溶けたりするので低めの温度で焼く。

第4節　その他の豆の調理

1．その他の豆の調理性

いんげん豆の種類（うずら豆，金時豆，とら豆，白いんげんなど）やえんどう豆は成分的には，小豆と同様でんぷん質を含む豆であり，煮豆として調理される他，あんの材料にもなる。

乾物は，吸水させてから加熱して用いる。吸水曲線は，図6－2（p.205）に示す通り，浸水直後から吸水が始まり，飽和状態で乾物重量の80～100％程度の吸水をする。吸水速度は水温（図6－13），豆の新古によって異なるが，通常の水温（10～20℃前後）で12時間，熱湯を加えて室温放置した場合は2時間程度で飽和に達する。水に浸けた場合と熱湯に浸けて放置した場合を比較すると熱湯の方が，煮豆の皮がやわらかいとの報告がある。豆は加熱中にも吸水する（図6－14）が，十分に吸水させた豆の方が加熱による軟化が早く，豆の硬さのばらつきが少ない（図6－15）ので，十分吸水させてから加熱する方がよい。

また，圧力鍋を利用しても加熱時間が大幅に短縮される（p.206，図6－3）。金時豆の場合，蒸気が噴出し始めたらすぐに火を消し，蒸らし時間2～10分程度でやわらかくなる。圧力鍋加熱の豆はねっとりとして，加熱時間や蒸らし時間が長す

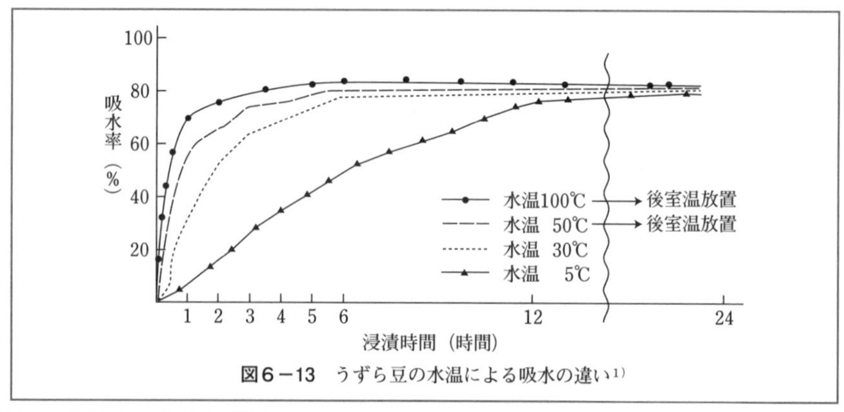

図6－13　うずら豆の水温による吸水の違い[1)]

1）渋川祥子，戸田裕子：加熱調理に関する研究（2）煮豆の吸水と煮熟について，九州家政学会誌，15，107－113（1968）

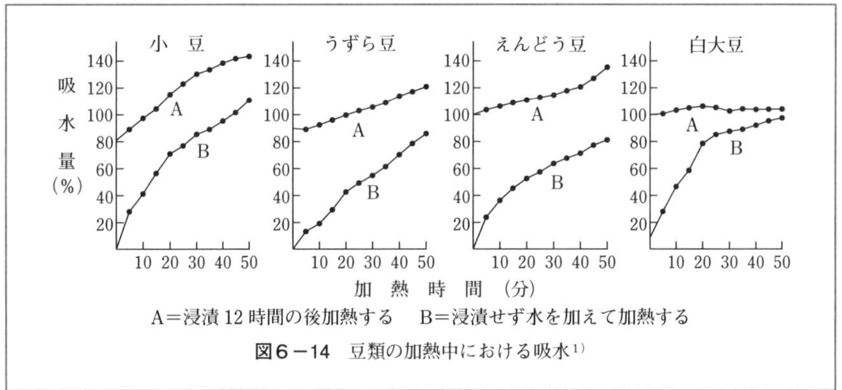

図６－14　豆類の加熱中における吸水[1)]

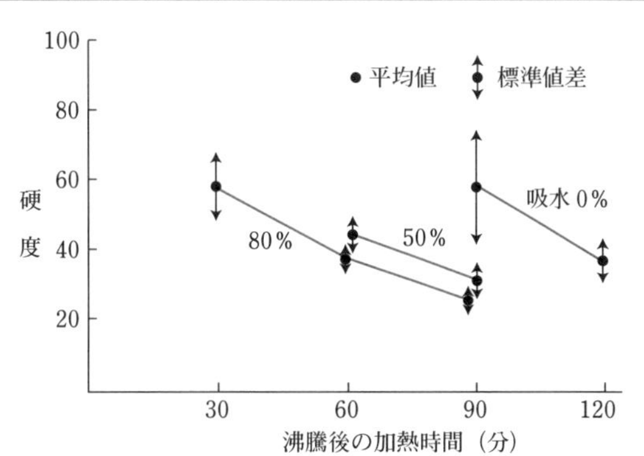

図６－15　吸水の異なる豆の加熱による硬さの変化[4)]

試料はうずら豆。図中の数字は予備浸漬による吸水率。硬度は刺針法で測定（針が貫通 0，まったく刺さらない 100，値が小さいほどやわらかい）。

ぎると煮崩れが増える[2) 3)]。

煮豆の味付けは，調味料の浸透圧でゆで豆がしまって硬くなるので，一般には十分にやわらかくゆでてから調味する。いんげん豆は砂糖で甘く味付ける場合が多いが，最初から糖液の中で加熱するとやわらかくなりにくいので，やわらかくなってから砂糖を加えると撹拌等の刺激で煮崩れを起こす。甘納豆のように煮崩れを起こさないで，十分味を付けるためには，濃度の異なる糖液を準備してゆで豆を薄い糖液から順次濃度の高い液に浸け変えていく方法がとられる。煮崩れを少なくするためのその他の煮方としては，十分吸水させた豆を薄い砂糖溶液で煮る方法がある。砂糖濃度が 25％以上であるといんげん豆は長時間加熱しても軟化しないので，最初の砂糖濃度を 15 ～ 20％として，水でゆでる場合の倍くらいの時間（60

1）山崎清子：家庭科教育，13，9（1957）
2）鈴木咲枝，渋川祥子：圧力鍋の煮豆に関する研究，神奈川県立栄養短期大学紀要，14，39－48（1982）
3）中里トシ子，岩田祐子，田中香織：圧力鍋による乾燥豆の煮方（第１報）いんげん豆のゆで方について，家政学雑誌，35，753 － 759（1984）
4）渋川祥子，戸田裕子：加熱調理に関する研究（2）煮豆の吸水と煮熟について，九州家政学会誌，15，107 － 113（1968）

分前後）煮ると良い成績のものが得られる[1]。

2．その他の豆の調理

（1）ポークビーンズ（Pork beans）

材料	分量(6人分)
うずら豆	140g
豚ばら肉	250g
たまねぎ	200g
バター	15g
トマトケチャップ	100mℓ
塩	3g
こしょう	少々
パセリの軸	少々
みじん切りパセリ	

① うずら豆は洗い，4倍の水に一晩つけておく。

② ①を弱火で落とし蓋をして40分～1時間ゆでる。途中，水がなくなったら追加する。

③ 豚ばら肉は2cm角，たまねぎはみじん切りにする。

④ フランパンにバターを熱し，たまねぎをよく炒め，肉を加えて色が変わるまで炒める。

⑤ ②に④を加え，塩，こしょう，パセリの軸，トマトケチャップを加えて弱火で1時間くらい煮る。最後にみじん切りパセリを加える。パセリの軸は取り出す。

（2）白いんげんの煮豆・きんとん

材料	分量（5人分）	
白いんげん	140g	
砂糖	100～140g	豆の重量の70～100%
塩	約1g	砂糖の約1%

① 豆は4倍の水に10時間以上つけてからその水で煮る（重量は2.5倍くらいになる。途中で2回くらい湯を取り変えるとアクが抜けて色も白く煮える）。

② やわらかくなったら，砂糖を3回に分けて加え，最後に塩を加える。汁が多く残っている場合は汁だけを煮つめてその中に豆を加える。

【きんとん】

豆がやわらかく煮えたら1/3だけを取り出して，裏ごしにかける。残りの2/3に砂糖を加えて煮豆同様に煮て砂糖を煮含め，その中に裏ごししたものを加え，強火で手早く練り上げる。少しやわらかいくらいで火をとめると，冷えてから適当な硬さになる。

〔備考〕

きんとんの場合は，砂糖の量を豆の重量の100～120%にする。

---

1) 中里トシ子，小瀬川継美，板橋文代：乾燥豆類の調理方法について，家政学雑誌，21，252－256（1970）

第７章　獣鳥肉の調理

第7章　獣鳥肉の調理

獣鳥肉類は，動物性たんぱく質の有力な供給源であると同時に，脂肪，ミネラル（主として鉄，りん），ビタミン（B群，その他）の給源としても価値のある食品である。近年，わが国では食生活の洋風化にともなって獣鳥肉類の摂取量が増加している。畜肉では牛，豚が，家禽では鶏の肉がもっとも多く食用に供され，嗜好的にも優れている。羊，七面鳥，ほろほろ鳥，あい鴨の肉なども近年は日常的に用いられてきている。山羊，兎の肉などは，肉の加工品の材料に用いられているが，そのまま食用肉とすることは一部の地方を除いては少ない。

第1節　獣鳥肉の構造と成分

1．獣鳥肉の構造

（1）筋肉の構造

食肉として用いる肉類の大部分は骨格筋であり，その構造の模式図を図7－1に示す。筋肉は，結合組織である筋上膜で包まれており，その中に筋細胞（筋線維）が筋周膜で包まれて筋小束（第1次筋束）を形成し，筋小束がさらに集合して筋束を形成してこれも筋周膜に包まれている。その中に数十本の筋細胞が存在する。筋細胞は薄い筋内膜で包まれて，長細い円柱状をしており，その長さは数cmから10cmまたはそれ以上で，太さは直径が10 μmから100 μm以上のものもある。筋細胞の太さが肉の「きめ」に関連しており，太いものは「きめ」が粗く，細いものはこまかく感じてやわらかい。牛肉の場合は，筋周膜が筋束の中にも入り込んでいて，ここ

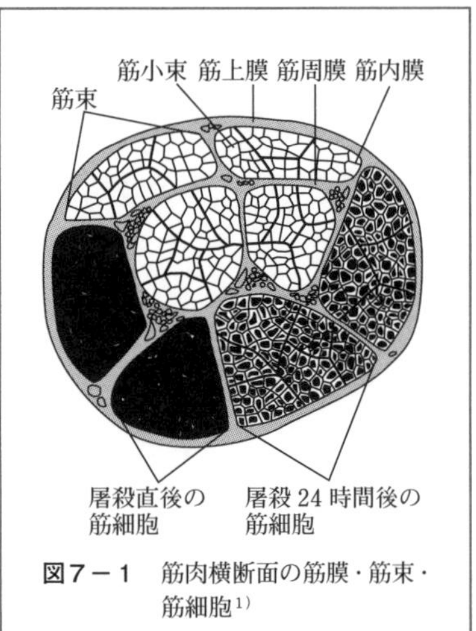

図7－1　筋肉横断面の筋膜・筋束・筋細胞[1)]

1）星野忠彦，松本エミ子，高野敬子：食品組織学，88，光生館（1998）

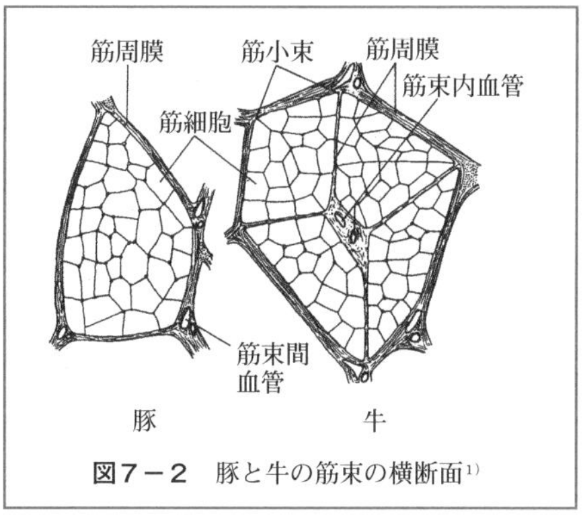

図7－2　豚と牛の筋束の横断面[1)]

に血管が入り（図7－2），脂肪の蓄積が見られる脂肪交雑肉となる。牛肉特有の「さし」であり，豚，羊，鶏などは見られない。肉の硬さ・やわらかさには筋周膜などの結合組織の量が関係し，多いものは硬い。骨格筋のほかには心臓の心筋，内臓をつくっている平滑筋がある。筋肉には肉の主要な構造にもっとも寄与している筋細胞と結合組織のほかに細胞液とともに存在するたんぱく質（主として酵素類，色素など），核，ミトコンドリア，グリコーゲンなどがあり，総称して筋形質，あるいは筋漿とよばれている。

（2）筋細胞

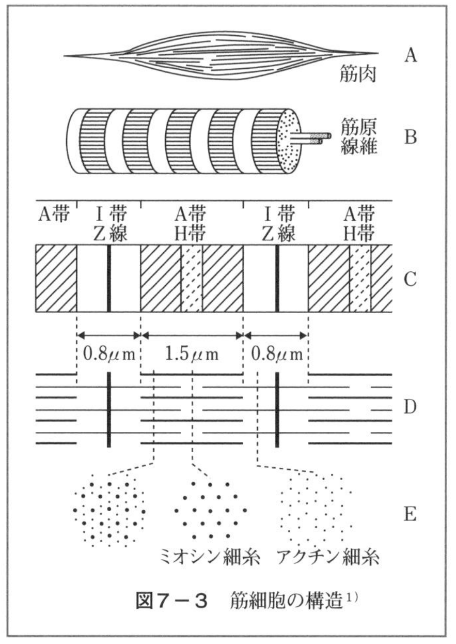

図7－3　筋細胞の構造[1)]

筋細胞は動物の種類，部位，年齢などによって大きさが異なるが，一つの細胞である。この筋細胞は，多数の横紋のある筋原線維の数十本からできている。偏光顕微鏡で明るく見えるA帯と暗く見えるI帯が図7－3のように存在しており，これが横紋に見える。ミオシンとアクチンの細糸は筋肉の収縮・弛緩に関連して重要な働きをしている。

（3）結合組織

結合組織は，筋細胞や脂肪組織を包んでいるもの，靭帯の主体となって筋肉や臓器を他の組織とくっつけているもの，皮や腱，骨の基質を形成するものなどで，強靭な繊維状の組織である。

結合組織を構成する主なものは，コラーゲン，エラスチン，レチキュリン，基底膜を構成するラミニン，フィブロネク

1）星野忠彦，松本エミ子，高野敬子：食品組織学，91，93，光生館（1998）

チンなどで，細胞外マトリックスともよばれている。

コラーゲンは結合組織の大部分を占め，柔軟で，牽引力に対してきわめて強い。しかし，水，酸性・アルカリ性液中で加熱すると分子が切断されてゼラチン化する。

エラスチンは網目状をなし，筋肉の外筋周膜や血管，腱などに分布し，老齢になるにしたがい増加する。この線維は，酸，アルカリ，また熱による変化は少なく，水中で加熱してもゼラチン化しないが，トリプシンによって分解される。

結合組織の多少やその分布状態によって，食肉の硬軟やしまり具合が左右される。肉の種類，部位によって含有量が異なり，鶏肉，豚肉は結合組織が比較的少ないのでやわらかい。また，すね肉はいずれの部位よりも多く，肉は硬い。

（4）脂肪組織

脂肪は，筋肉間，筋束間に沈着する。脂肪細胞の大きさは，動物の栄養状態によって異なり，栄養状態の良いものほど多い。また，内臓器官の周りや皮下組織では脂肪細胞は大きいが，結合組織や筋肉の膜に沈着する脂肪細胞は小さい。

牛は筋束内血管があり（p.227, 図７－２参照），筋束内部に細血管が分布している。この細血管の周囲に脂肪が蓄積するため，牛では特別の飼育法をほどこすと筋周膜や小さい筋内膜に少量ずつ分散して沈着する。いわゆる「さし」と呼ばれ，「霜ふり肉」となり，この肉は加熱したときやわらかく，味が著しく向上する。わが国特産の和牛は，外国産の牛肉よりも，脂肪の交雑した肉をつくりやすいといわれる。このような肉を加熱して熱いうちに食べると脂肪と肉の味が混然としてなめらかな舌触りとなり，おいしいのである。

２．獣鳥肉の部位と名称

（1）牛　肉

牛肉は部位により構造や成分に違いがあり，また，たんぱく質の組成に差がみられるので，使用する部位によって肉質が異なる。調理する場合は，それぞれの部位の特徴をふまえて，調理法にあった部位を選ぶ。牛肉の一般的名称と枝肉の分割の仕方には関東式と関西式があり，部位のよび方が異なるところもあるが，ここでは関東式の分割の仕方を図７－４に，また，各部位の特徴と調理法を表７－１に示した。

（2）豚　肉

豚肉の一般的な名称と枝肉の分割の仕方を図７－５に示し，各部位の特徴と調理法を表７－２に示した。

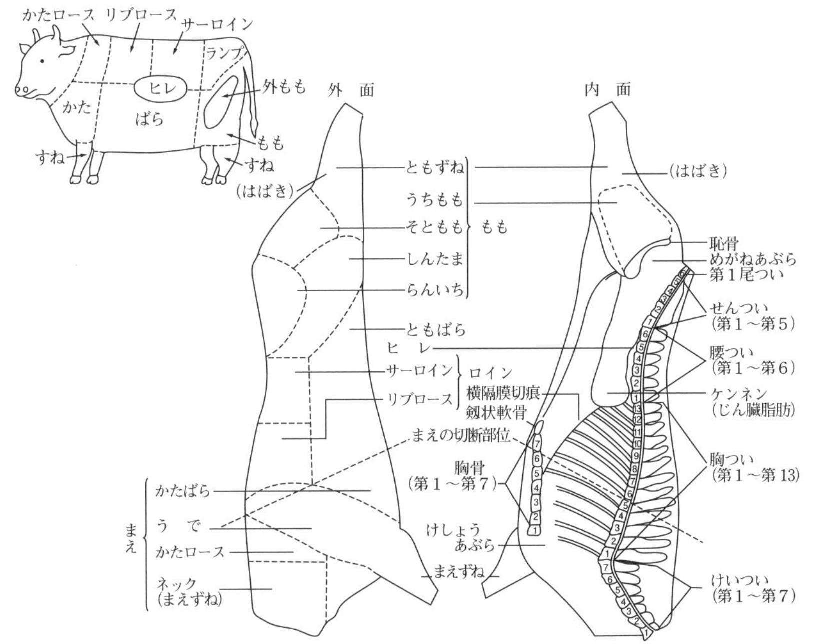

図７－４　牛肉各部位の名称と牛枝肉分割図[1)2)]

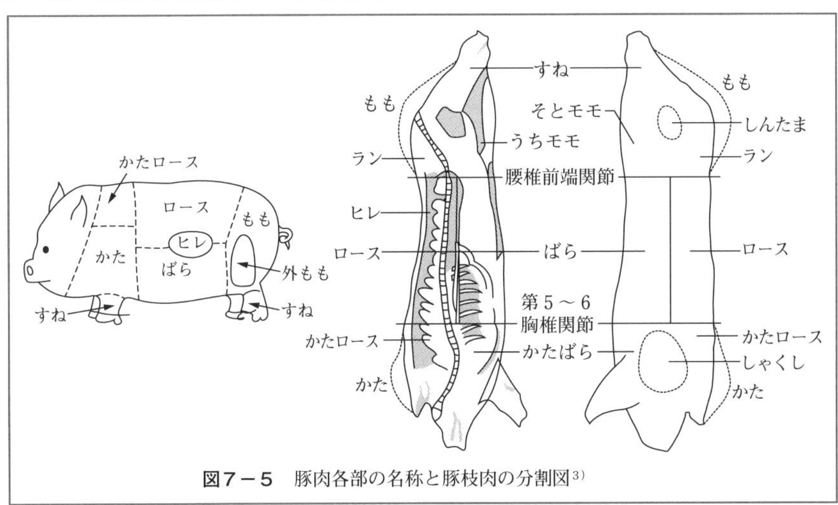

図７－５　豚肉各部の名称と豚枝肉の分割図[3)]

1）全国食肉学校研究研修所編：小売全科，食肉通信社（1981）により作成
2）星野忠彦，松本ヱミ子，高野敬子：食品組織学，83-86，光生館（1998）
3）矢野幸男：食の科学，5，44，日本評論社（1972）

表７－１　牛肉の部位と特色，適する調理[1)]

関東式	関西式	特　　色	適する調理
ネック	ねじ（ネッキ）	肉質が硬くて味もよくない。	煮込み，スープ，ひき肉料理
うで	うで	肉質は硬い部分とやわらかい部分が交雑している。まえずねを除いては肉の味が濃厚である。エキス分やゼラチン質が豊富。	すきやき，しゃぶしゃぶ 焼き肉，カレー，シチュー，スープ
かたロース	くらした	脂肪が適度に霜ふり状に入り，形も風味もよく，肉質のやわらかい上等肉である。薄切りの料理にはとくによい。	ステーキ，ロースト すきやき，しゃぶしゃぶ
リブロース	ともロース	形がよく肉のきめは細かく風味がよく非常にやわらかい，かのこ模様に脂肪が交雑して断面が美しい極上のステーキの一つである。	リブステーキ，ロースト すきやき，しゃぶしゃぶ
サーロイン	ともロース	肉質がよくやわらかで形が整っている。霜ふり肉の風味は抜群である。	ステーキ，バター焼き，網焼き，しゃぶしゃぶ，味噌づけ
かたばら	まえばら	形はよく，脂肪と赤肉の交雑が多いが肉はやや薄く硬い。小間切れやひき肉にもする。	シチュー，カレー，煮込み ハンバーグステーキ
ともばら	ともばら（ダレバラ）	線維や膜が多く，肉のきめは粗い方であるが脂肪と赤身がかみ合っているので濃厚な風味がある。薄切りにして脂肪を含んだ独特の味を味わう。	シチュー，煮込み，すきやき カルビ焼き
ヒレ	ヘレ（ヒレ）	サーロインの内側にあり肉のきめが細かく脂肪が少なくやわらかく最高である。しかし，もっとも変色しやすい。	ステーキ，ロースト すきやき，バター焼きにすることもある。
うちもも	うちひら	肉塊が大きく外側には脂肪がついているが内側は脂肪が少なく赤身が多い。肉のきめはやや粗いところがある。かたまりのまま大きい切身のほか薄切りにしても用いる。	カツレツ，ステーキ 焼き肉，すきやき しゃぶしゃぶ
しんたま	まる	球状の肉塊で周囲のやや硬い部分を除くと「しんしん」といって肉のきめが細かくやわらかい。	焼き肉，ステーキ カツレツ，網焼き
らんいち	らむいろ	上部に薄く脂肪があり脂肪と赤身の割合がほどよく，やわらかい赤身肉として貴重なものである。	上等のものはランプステーキ ロースト，すきやき 網焼き，上等のひき肉料理
そともも	そとひら	赤身が多く肉のきめは粗く硬い。薄切りや角切りにして用いてもよい。コンビーフにはこの部位が最適で塩漬けにして用いる。	焼き肉，しゃぶしゃぶ 煮込み，ひき肉料理
すね（まえずね／ともずね）	まえちまき ともちまき	まえずねは筋は多いが脂肪分が少なく，大部分赤身肉でスープストックを取るには最高の部位。 ともずねは，まえずねと同じであるが中央にある肉は小間切れ，ひき肉，シチュー肉にする。	スープ，シチュー 煮込み ひき肉料理

1）全国食肉学校研究研修所編：小売全科，食肉通信社（1981）により表を作成

表７－２　豚肉の部位と特色，適する調理[1)]

部　位	特　色	調　理
ネ ッ ク	脂肪が多いので用途は少なく，肉の部分は，スライス用，ひき肉。	ひき肉料理
う で	うではしゃくしの部分だけをいい，肉質は硬く筋も多いので厚切りには適さず角切り程度である。	ひき肉料理，煮込み
かたロース	ロースよりはややきめが粗くネックに近いほど硬くなるので厚切りには適さない。ブロック薄切り。	焼き豚，とんかつ，すきやき
ロ ー ス	肉質はやわらかく，形も整えやすく脂肪を薄く残しておくと風味もよく用途が広い。 ブロック，厚切り，薄切りすべてに適す。	ローストポーク，すきやき とんかつ，焼豚，ポークソテー しょうが焼き，すべての豚肉料理
かたばら	脂肪が少なく肉も薄い。 薄切り，小間切れ，角切り。	ひき肉料理 炒め物，煮物のだし
ば ら	筋肉と脂肪が交互に三層になっているので三枚肉ともいう。肉のきめはやや粗いが硬くなく，脂肪の良質なものは風味がよく用途は広い。ブロック，薄切り，小間切れ，ひき肉，角切りに適する。	角煮，シチュー，カレー 豚汁，炒め物用 酢豚，串かつ
ヒ レ	肉のきめは細かく，やわらかい。脂肪も少ない。	カツレツ ローストポーク，ソテー
うちもも	表面の脂肪も少なくほとんど赤身で大きなかたまりをなしている。角切り，薄切りにして使用する。	脂肪の少ないローストポーク カレー，カツレツ，焼豚，酢豚
しんたま	球状の肉塊で，脂肪，筋，筋膜を除き，赤身として使う。	うちももと同じ
そともも	肉のきめはやや粗く，肉色は深めであるがあまり硬くない。表面の脂肪を除いて赤身として使う。	うちももと同じ
す ね	筋が多く筋肉が硬い。	ひき肉料理

（3）鶏　肉

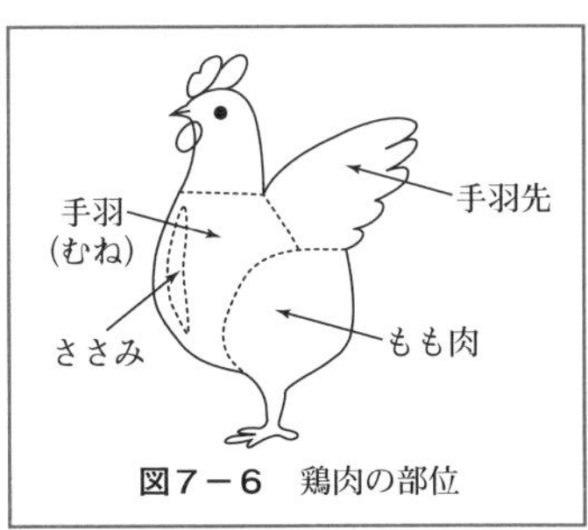

図７－６　鶏肉の部位

わが国の養鶏は，鶏肉の需要が多くなるにしたがい，食鳥産業の合理化が進み，国内における生産は著しく増大した。しかも，鶏肉の中でもブロイラー（日本では食用にする若い鶏を総称して用いている）の占める割合は90％に及んでいる。ブロイラーは７週間くらいで1.9kg，８週

1）全国食肉学校研究研修所編：小売全科，食肉通信社（1981）より表を作成

以上では2.3kg位で出荷されている。老鶏の肉質は硬く，小売規格では国内産のブロイラーは若鳥とされている。

鶏肉の部位は，まず骨や皮を含まない正肉と骨つき肉に分け，図7－6のように分類される。さらに，副生物として，あぶら，もつ類，皮，軟骨があり，また，切り方として，丸どり，なし割り（縦に二つ割り），ぶつ切り，ひき肉などがある（表7－3参照）。

表7－3　鶏の部位の特色と調理法[1)]

種類・部位	特　色	調　理　法
一羽もの	4～5か月のひなまたは若鶏で1.1～1.3kgのものが良い。 胸の下の骨の先がやわらかいものは肉もやわらかい。	丸焼き，丸蒸し，丸煮
むね肉	肉は白くやわらかく脂肪が少ない。	焼き物，煮物，揚げ物，炒め物，蒸し物（サラダ）
もも肉	うす紅色の肉で手羽肉より硬く味はこくがある。 形がよいので骨つきのまま調理することが多い。	焼き物，揚げ物（骨つき），ソテー，蒸し物，煮込み物
ささみ	胸の肉で手羽肉の内側にあり，白身できわめてやわらかく，味は淡泊である。	さしみ，あえ物，椀種
手羽先 手羽もと	手羽先の肉は少ないが，ゼラチン質に富み脂肪がある。	煮込み物
もつ	胃，肝臓，心臓，脾臓，卵巣など。独特のテクスチャーをもつ。腸を含む場合もある。	焼き物，ペースト，煮物，揚げ物
骨・皮	骨はうま味成分を含み，皮は脂肪に富み，やわらかい。	骨はストック，皮は煮物，焼き物，酢の物，あえ物
ひき肉	首の回りや骨についている肉，老鶏のもも肉などをひいたもの。	揚げ物，煮物，蒸し物，炒め物

3．獣鳥肉類の成分

肉類は，その種類によって，また，同じ種類の動物でも品種，飼育方法，年齢，生産地により，成分組成が異なっている。

肉類の成分は，一般的に表7－4にあるようにたんぱく質は17～20%くらいで，水分は58～75%，脂質は水分と逆の増減をし，25～3%程度である。

牛肉サーロインのように脂質が特別に多い部分では水分・たんぱく質の割合は相

1）全国食肉学校研究研修所編：小売全科，食肉通信社（1981）より表を作成

表7－4　食肉可食部100g当たりに含まれる栄養素

食品（食品番号）*	エネルギー (kcal)	水分 (g)	たんぱく質 (g)	脂質 (g)	炭水化物 糖質 (g)	灰分 (g)	脂肪酸(g) 飽和	一価不飽和	多価不飽和
和牛サーロイン(脂身つき)　(11015)	460	40.0	11.7	47.5	0.3	0.5	16.29	25.05	1.12
和牛ヒレ　(11029)	207	64.6	19.1	15.0	0.3	1.0	5.79	6.90	0.49
豚かたロース(脂身つき,大型種)(11119)	237	62.6	17.1	19.2	0.1	1.0	7.26	8.17	2.10
豚肝臓　(11166)	114	72.0	20.4	3.4	2.5	1.7	0.78	0.24	0.75
鶏若鶏もも（皮なし）(11224)	113	76.1	19.0	5.0	0	1.0	1.38	2.06	0.71
マトンロース(脂身つき)　(11199)	192	68.2	19.3	15.0	0.2	0.8	6.80	5.22	0.50

*の食品番号：日本食品標準成分表（八訂）増補2023年より。ミネラル，ビタミン，食物繊維は省略。

対的に少なくなる。内臓は副生物として，日本食品標準成分表には分類されているが，外国では内臓も含めて肉類とすることが多い。牛肉では脂肪のつき方によってエネルギーに差があり，また国内産の牛肉は輸入牛肉よりも筋肉内部に入り込んだ脂質が多い（p.227，図7－2参照）。

鶏肉は脂質が少なく，水分が多い。羊肉は国産されるようになったが，輸入もされていて，その脂肪が酸化されているとにおいが強くなる。生後1年以上の羊肉をマトンといい，生後1年以内の羊肉をラムという。

（1）一般成分

1）たんぱく質

肉類のたんぱく質は，筋細胞を構成する細胞内たんぱく質とそれ以外の細胞外た

表7－5　肉類のたんぱく質の性状

所在による分類	筋細胞内		筋細胞外
種　類	筋原線維たんぱく質	筋形質たんぱく質	肉基質たんぱく質
性　状	繊維状 食塩水可溶, 水不溶	球　状 水・食塩水・ 希塩酸液可溶	繊維状・網状 水・食塩水, 希酸・希アルカリ液不溶
たんぱく質	ミオシン，アクチン， トロポミオシンなど	ミオゲン， グロブリンX	コラーゲン， エラスチン
熱による変化	凝固・収縮	凝固	収縮・膨潤，ゼラチン化

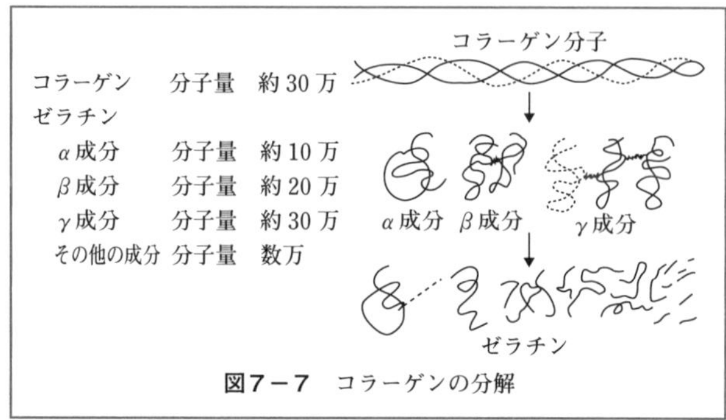

図７−７　コラーゲンの分解

んぱく質とからなる(表７－５)。さらに細胞内たんぱく質は，筋肉をつくっている繊維状の筋原線維たんぱく質のミオシン，アクチン，トロポミオシン，トロポニンなどで，その間に多くの酵素類や色素などを含む筋形質たんぱく質のミオゲン，グロブリンＸなどがある。これらのたんぱく質には必須アミノ酸が多く含まれているので，完全たんぱく質ともよばれている。

一方，筋細胞の外にある肉基質たんぱく質は，中性塩溶液や酸溶液に一部溶けるものもあるが，水にも酸性やアルカリ性の溶液にも溶けない繊維状の組織である。コラーゲン，エラスチンなどからなり，筋肉を一定の形に保つ役目をしている強靭な線維である。このコラーゲン分子は，分子量約10万のα鎖とよばれるポリペプチド鎖３本からなり，三重らせん構造をとる（図７－７)。コラーゲン分子は集合して，コラーゲン線維を形成し，分子内および分子間で共有結合による架橋を形成して不溶化しているので，物理的強度が増大する。構成しているアミノ酸は約1/3がグリシン，約1/4がプロリンとヒドロキシプロリンであり，アミノ酸が偏っていることから不完全たんぱく質ともいう。

また，コラーゲンは冷水中では溶けないが，加熱するとらせん構造がほぐれて，分子が切断され，ゼラチン化する。とくに，酸性液，あるいはアルカリ性液ではほぐれやすい。コラーゲンのらせん構造の変性温度は動物の種類により異なり，一般に陸に生息する動物で高く，魚では低い（p.300，図８－22参照)。

表７－６に動物の種類とその肉の部位が比較的硬いとされる肉では不完全たんぱく質（細胞外たんぱく質）が多いことを示した。

2）脂　質

畜肉の脂質は，主としてパルミチン酸，ステアリン酸，オレイン酸などからなる。また，同じ種類でも，飼育法の違いや部位によって，その成分や脂肪の融点は同一ではない。オレイン酸やリノール酸のような不飽和脂肪酸を多く含む豚脂，鶏脂などは常温でやわらかく融点は低いが，ステアリン酸のような高級飽和脂肪酸の多い牛脂，羊脂は硬く，融点が高い（表７－７)。

融点の高い脂肪を含む牛肉や羊肉は加熱して熱いうちに食べる調理が適する。豚肉や鶏肉では，叉焼肉（チャシャオロウ），白片肉（パイピェンロウ），白切鶏（パイチェツチィ）のように冷めても味を損なうことが少ない料理ができる。また，ハム，ソーセージなどの加工品は，同様に冷食でも賞味される。

表７－６　肉の部位によるたんぱく質の組成割合（全たんぱく質中の割合）[1]

	部　位	完全たんぱく質（細胞内たんぱく質％）	不完全たんぱく質（細胞外たんぱく質％）
牛　肉	背　肉	84	16
	胸　肉	72	28
	すね肉	44	56
豚　肉	背　肉	91	9
	もも肉	88	12
羊　肉	腰上部肉	80	20
	胸　肉	73	27
	すね肉	50	50
鶏　肉	胸　肉	92	8

注）完全たんぱく質のうち筋原線維たんぱく質と筋形質たんぱく質の割合がおよそ２：１～３：１である。

表７－７　各動物脂肪の脂肪酸組成と融点[1]

脂肪酸（炭素数：二重結合）	脂肪酸含量（脂肪に対する％）			
	牛　脂	羊　脂	豚　脂	鶏　脂
ラウリン酸（12:0）	0～0.2	—	—	—
ミリスチン酸（14:0）	2～2.5	2～4	1	0～1
パルミチン酸（16:0）	27～29	25～27	25～30	24～27
ステアリン酸（18:0）	24～29	25～30	12～16	4～7
オレイン酸（18:1）	43～44	36～43	41～51	37～43
リノール酸（18:2）	2～3	3～4	6～8	18～23
リノレン酸（18:3）	0.5	—	1	—
アラキドン酸（20:4）	0.1	—	2	—
融　点（℃）	40～50	44～55	33～46	30～32

（２）肉の熟成

家畜は，と畜後，時間の経過にともない筋肉が硬直する。この現象を死後硬直という。硬直期を過ぎると，肉はその中に存在する酵素の作用で次第に軟化し，呈味成分が増し，風味が向上する。この現象を肉の熟成という。熟成期間，すなわち，と畜後の硬直・解硬の時間は，保存する温度で異なる。５℃の保存で，魚では死後１～４時間であるが（p.287，図８－８参照），牛や馬は８～10日間くらい，豚では３日間，鶏では６～12時間といわれている。また，牛の場合は，０℃では10～14日間，５℃で７～８日間，10℃で４～５日間，15℃で２～３日間と温度が高いと熟

1）清水亘，清水潮：食肉の化学，121，地球出版（1964）より

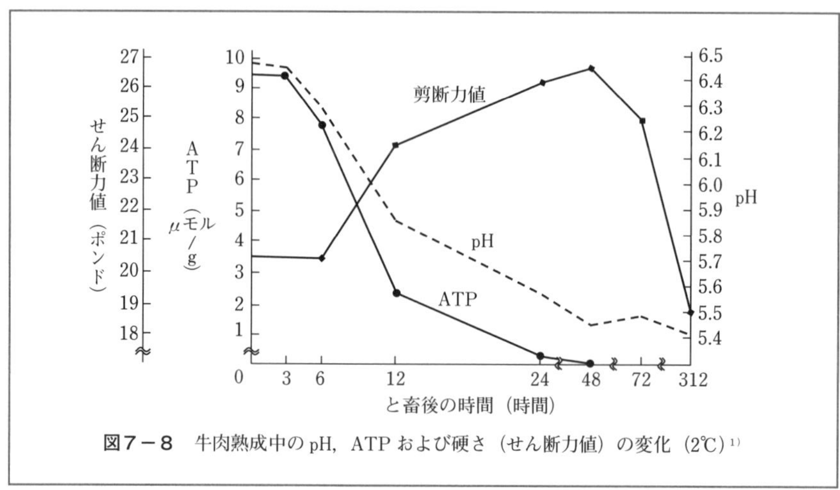

図7－8　牛肉熟成中のpH，ATPおよび硬さ（せん断力値）の変化（2℃）[1]

成期間は短いが，微生物の繁殖に適する温度になるので，低温（2～4℃）の冷蔵庫で長時間熟成させている。

肉は，硬直期を過ぎると，酵素の作用で筋原線維が切断される。これはおそらく，たんぱく質分解酵素などが筋細胞のZ線（p.227，図7－3）を弱化させるためであろうとされている。また，熟成によってコラーゲンも弱化していることが明らかになっており，この影響も大きい。

牛をと畜後2℃においたときの肉（半腱様筋）中のATP（アデノシン三リン酸），pH，硬さ（せん断力値）の変化を図7－8に示した。と畜後，筋線維への酸素の供給がないと，乳酸が蓄積するので，と畜直後はpH6.5付近であったものが徐々に低下し，24時間後にpH5.5付近になる。このとき，わずかに残存しているATPをつかって，ミオシンとアクチンが結合して解離しなくなる。その結果，筋肉は柔軟性を失った硬い状態となり，死後硬直に至る。また，死後硬直の最盛期には肉の保水性が最小となり，肉の熟成が進むと保水性が上昇する。肉の硬軟と保水性との間には密接な関連がある。

また，熟成した肉の筋線維では規則的な微細構造も崩れてきて，その肉からとったブイヨンは，味と香りが向上している。それは核酸関連物質の変化によるもので，AMP（アデノシン一リン酸）が熟成中に脱アミノ作用を受けてIMP（イノシン酸）を生じるために，うま味を増すといわれる（図7－9）。豚肉の熟成中にアミノ酸類

1）W. A. Busch, JR. Parrish, D. F. Goll: Molecular properties of post-mortem muscle. 4. Effect of temperature on adenosine triphosphate degradation, isometric tension parameters, and shear resistance of bovine muscle, J. Food Sci., 32, 390 － 394 (1967)

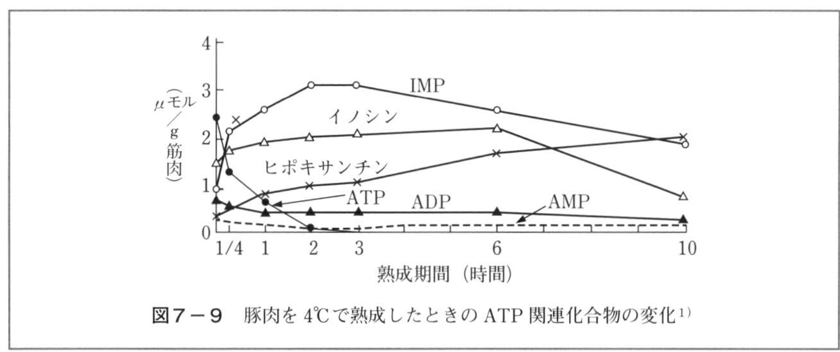

図7－9　豚肉を4℃で熟成したときのATP関連化合物の変化[1)]

が増加していることが示されており（p.243，図7－12参照），これらの相乗効果が肉のおいしさの要因でもあると判断できる。

（3）内臓その他（副生物）

家畜の内臓はわが国では一般に「もつ」といい，横紋筋からなる正肉（しょうにく）とは異なり，平滑筋からできているものが多いので，横紋筋とは違った味，食感をもつ。内臓のほか，舌，尾も食用とし，肉とは成分が異なっているので，日本食品成分表では副生物として示している。これらは酵素を多く含んでいるものがあるので，腐敗しやすい。鮮度の高いものを選び，表7－8のように下ごしらえをしてから，調理する。市販品ではゆで処理をしてあるものが多い。

食用とする諸器官は，胃（ガツ，鶏の胃は砂肝），小腸（ヒモ），肝臓（レバー），心臓（ハツ），子宮（コブクロ）などである。小腸のもっとも外側にある漿膜はソーセージのケーシングに使われる。横紋筋と比べて心臓の心筋は核が多く，アクチンとミオシンなどが規則的に並んでいないので，横紋は見られない。

1）Terasaki, M. et al.: Studies on the Flavor of Meats, Agricultural and Biological Chemistry, 29, 208 － 215 (1965)

表７－８　内臓その他の下ごしらえと調理法

種　　類	下　ご　し　ら　え	調 理 法
肝臓（レバー）	もつの中でももっとも多く用いられているもので，たんぱく質が多く，ビタミンＡ，B_2，ナイアシンなどを多く含む。血液が多いので腐敗，変色しやすいので，色のあざやかなものを選んで，冷水にさらして30分間くらい血抜きをする。	から揚げ，串焼き，つけ焼き，炒め煮，レバーペースト
心臓（ハツ）	ハート型の肉のかたまりで牛は1.2～1.5kg，大きいのは2.5kgある。仔牛は300gぐらい，豚は200～300gである。仔牛の心臓がもっともやわらかく，味も良い。筋を取って血抜きをしたり，さっとゆでてから用いる。	塩焼き，バター焼き，煮込み料理
胃袋（ガツ）	豚の胃は一つであるが，牛は第四胃まであり，ガツは第一胃をさす。きれいに洗って売られているが，一度ゆでこぼしてから調理する方がよい。	煮込み料理，酢の物，串焼き
腸（ヒモ） 直腸（テッポウ）	ヒモには，大腸と小腸があるが食用には大腸を用いる。小腸は，ソーセージやハムのケーシング（詰袋）用に塩づけ加工をする。これらは，とくに腐敗しやすいので，ゆでてぶつ切りにしたものが売られている。	炒め煮，味噌煮，つけ焼き，煮込み料理
じん臓（マメ）	じん臓は，枝肉についたまま取り引きされ，じん臓を包んでいる脂肪はすき焼き用の牛脂に利用する。牛のじん臓は小さなかたまりに分かれているが豚のじん臓はそらまめのような形をしている。	塩焼き，バター焼き，味噌煮，煮込み料理
舌（タン）	牛の舌は，１本1.5kg前後で，大きいものは2kg以上もある。豚の舌は，600g前後である。牛の舌は，皮が硬いので熱湯に入れてゆでて熱いうちに外側の皮をむいてから調理する。豚の舌は皮が薄いので，そのまま煮込むこともある。	塩づけ，サラダ，煮込み料理
尾（テール）	牛の尾は，700gから1.4kgくらいある。皮をむき関節ごとに切り離して売っている。豚の尾は，骨が多く肉はごくわずかであるから主としてスープ用にする。牛の尾は，ゼラチン質に富む。	煮込み料理，スープストック

第２節　肉類の調理性

１．加熱による変化

獣鳥肉は，牛肉のビーフステーキのレア，鶏肉のさしみなどを除いては加熱調理したものが食べられる。加熱によってたんぱく質の変性が起こり，肉の色，香り，硬さなどが変化して，嗜好性が向上し，衛生上安全になる。

生肉には，食中毒の原因になる細菌やウイルス，寄生虫がついていることがある。

多くは家畜の腸内にいる細菌が生肉の表面につくことが原因である。生肉全般にサルモネラ菌属，牛肉に腸管出血性大腸菌，豚肉にE型肝炎ウイルスや寄生虫，鶏肉にカンピロバクターが多い。加熱調理では中心部が75℃で1分間またはこれと同等の加熱の条件（70℃で3分間）になるように十分に加熱することが重要である。

（1）色の変化

生肉の色が赤いのは，肉に含まれるミオグロビン（肉色素）と毛細血管内に存在するヘモグロビン（血色素）の色素たんぱく質によるものである。ミオグロビンはたんぱく質のグロビン1分子にヘム（鉄とポリフィリン環）が1個結合し，ヘモグロビンは4個結合していて，両者ともヘムを含むのでヘム色素ともいう。ミオグロビンの量が多い牛肉は赤色が強く，少ない豚肉などはピンク色で，鶏肉はさらに色が薄い。血管中のヘモグロビンも肉の赤色に影響している。

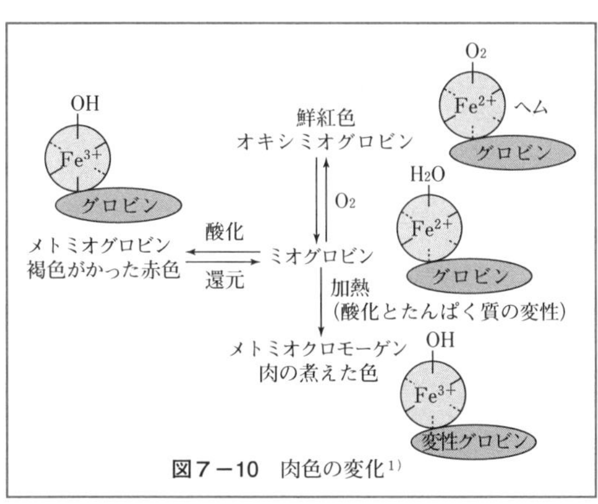

図7－10　肉色の変化[1)]

熟成後の新鮮な肉は，還元型ミオグロビン（ヘモグロビンも同じ）によって暗い

表7－9　肉の加熱の程度と内部温度[2)]

加熱の程度	内部温度	色の変化と状態
Rare	55～65℃以下	肉の色は，外側表面は灰褐色であるが内側は鮮赤色で肉汁が多い。肉の大きさはほとんど変わらず，外側は肉によってはやや収縮する。
Medium Well-done	65～70℃	肉の色は，外側表面は灰褐色であるが内側はピンク色で赤味が減少。肉汁はわずかしか出ない。肉の大きさはいくらか収縮する。
Well-done	70～80℃	肉の外側も内側も褐色で灰色がかっていて肉汁は透明で少ない。肉の収縮も内部温度が高いほど大きい。
Very Well-done	90～95℃	結合組織を 90℃以上で長時間加熱すると肉は歯切れがよくなるが，重量の減少が大きくなる。筋線維はばらばらになる傾向がある。

1）渋川祥子・杉山久仁子：新訂調理科学，110，同文書院（2016）
2）ロウの調理実験：289－291，柴田書店（1964）より表を作成

赤紫色を呈しているが，表面に空気がふれると酸素と結合してオキシミオグロビン（酸化型ヘモグロビン）になり，鮮紅色を呈するようになる（図７－10）。オキシミオグロビンの生成はほぼ表面から１cmの部分までで，その内部は還元型ミオグロビンのままで暗色である。

肉を加熱するとたんぱく質のグロビンが熱変性を起こす。ヘムは酸化されて褐色ヘミンとなり，変性グロビンと結合した褐色色素となる。加熱によってできた褐色色素は，メトミオクロモーゲンまたは変性グロビンヘミクロームとよばれている。肉の色の変化は，加熱の温度によって表７－９のようになる。これを利用して，ビーフステーキを焼く目安としている。加熱の程度による内部の温度と色や肉の状態は，表７－９の通りである。実際に焼くときの鉄板の温度設定を行い，温度と加熱時間を設定し，肉の最適な状態にした例を表７－10に示す。

表７－10　牛肉（厚さ 2cm）の最適加熱時間[1)]

焼き上がりの内部温度(℃)	鉄板の温度(℃)	加熱時間**(分：秒)
55（40）*	180－200	3：10－2：50
70（45）	170－190	4：20－3：20
85（65）	150－180	5：50－4：30

＊中心温度が，この温度になったとき裏返した。厚さ 2cm の牛肉の場合
＊＊加熱時間は片面の焼き時間を示す。

（２）重量の減少，保水性の低下

肉を加熱すると肉の重量は，約20～40％減少する。これは大部分が肉汁の溶出によるもので，肉の熱変性により肉たんぱく質の保水性が低下するからである。

肉はおよそ70～80％の水分を含んでいる。これらの水の多くは，たんぱく質に静電気力で直接結合した結合水と，その結合水に静電気力で結合した準結合水，たんぱく質が作る種々の構造の間隙に保持されている自由水である。これらの水を保持する能力を保水力という。肉をかんだときにはじめて

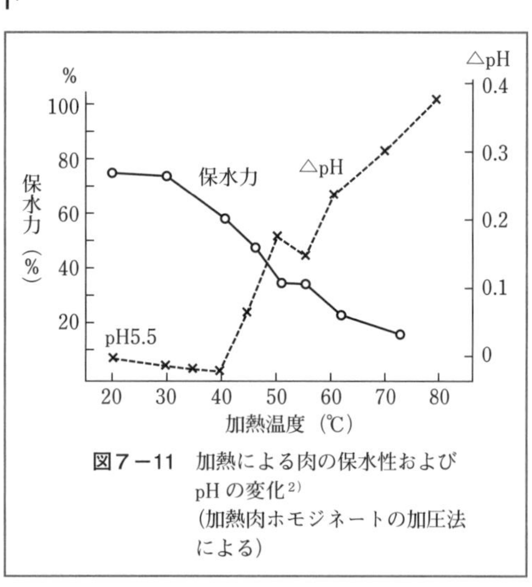

図７－11　加熱による肉の保水性およびpHの変化[2)]
（加熱肉ホモジネートの加圧法による）

1）貝田さおり，玉川雅章，渋川祥子：牛肉の熱板焼き調理における最適加熱条件，日本家政学会誌，50，147－154（1999）

2）R. Hamm, F. E. Deatherage: Changes in hydration, solubility and charges of muscle proteins during heating of meat, J. Food Res. 25, 587－610（1960）

肉汁が知覚され，かみ続けたときに徐々ににじみ出るような状態が多汁性に富んでいるという。

牛肉を20℃から72℃付近まで加熱し，保水性とpHを測定したものを図7－11に示す。加熱温度40℃以上では保水力が低下し，pHは上昇している。50～55℃では保水性，pHともに変化の停滞がみられ，50℃付近からたんぱく質の変性が起こり，80℃で肉たんぱく質の熱変性がほぼ完了するようである。

肉の加熱最終温度によって，重量減少や多汁性，軟らかさに大きく影響する。豚ロース肉をオーブンで内部温度60，70，80℃まで加熱したところ（表7－11），加熱終温が高いほど，重量減少が大きい。また，官能評価による軟らかさのスコアと多汁性のスコアが低く，またせん断力値は大きく，肉は硬い。

表7－11　豚肉の加熱最終温度と肉の品質[1)]

	60℃	70℃	80℃
全加熱損失（重量変化）（%）	21.62	29.32	36.68
水分（%）	66.73	63.96	60.27
軟らかさ*	10.90	10.15	8.49
多汁性*	11.77	9.69	6.96
豚肉の風味*	8.51	9.93	11.40
オフフレーバーの強さ**	11.76	12.33	13.10
せん断力値***	3.47	3.49	4.34

豚ロース肉（厚さ1.27cm，1.90cm，2.54cm）を予備加熱177℃のオーブンに入れ，内部温度が60℃，70℃，80℃になるまで加熱した。10℃の上昇により変化のみられた値に下線を付す。

*　官能評価による，0＝非常に硬く，乾燥し，味がない，15＝非常にやわらかく，多汁性に富み，風味豊か。

**　官能評価による，0＝非常にオフフレーバーが強い，15＝オフフレーバーなし。

***　厚さ1.27cmの肉の測定値。

（3）肉成分の変化

1）筋肉たんぱく質の変化

肉たんぱく質の変性は，共存している脂肪，糖，塩類の影響を受けるので，加熱したとき，単独のたんぱく質の場合よりも変性温度は高く，熱凝固は65℃付近で起こる。牛肉のDSC（示差走査熱量）測定では，56℃および73℃に熱変性に伴う吸熱ピー

1）S. L. Simmons, T. R. Carr, F. K. McKeith: Effects of internal temperature and thickness on palatability of pork loin chops, J. Food Sci., 50, 313 － 315 (1985)

クが見られ，前者がミオシン，後者がアクチンの熱変性によるものである[1)]。肉たんぱく質の中で，ミオシンは45℃を超えると変性し，収縮を起こし，アクチンはそれより高い68℃くらいから変性する。また，筋形質たんぱく質のミオゲンは，ゾルの形で含まれていて，65℃くらいから豆腐状に固まる（p.233，表７－５参照）。したがって，肉を加熱すると，変色（色素たんぱく質の変性）が起こり，筋細胞の収縮とたんぱく質の保水性の低下によって，白濁した液がしみ出て，肉の体積が減少する。また，肉の硬さは，結合組織の大部分を構成しているコラーゲンの影響が大きく，60～65℃にすると，もとの長さの1/3～1/4に収縮してゴム状になる。さらに水中で長時間加熱すると徐々にほぐれてから分解してゼラチン化する。分子量30万の三重らせん構造の一部が緩んで，p.234の図７－７に示すように一部はβ成分（20万），α成分（10万）に分解し，あるいはさらに切断されて数万の分子量をもつ成分が混在するゼラチンになる。その結果，結合組織が包んでいた筋束はバラバラになりやすく，肉にはもろさが加わってくる。コーンビーフや中国でつくられる「豚肉のでんぶ」などはその例である。老牛などの結合組織のコラーゲンは,コラーゲン分子間の架橋が多く，分解しにくく，水溶液中では常圧で２時間くらいの加熱で一部が溶解する。

２）脂肪組織の変化

動物の脂肪は，結合組織の中に脂肪細胞を形成して存在している。加熱すると，結合組織の主成分であるコラーゲンが分解し，脂肪細胞膜が溶解して，脂肪がにじみ出てくる。筋上膜だけではなく，筋内膜にも脂肪が沈着していると加熱したとき肉は全体としてやわらかい。脂肪の風味が肉全体に広がっておいしくなる。

３）風味の変化

加熱した肉の風味は，主として肉汁中の呈味成分と組織間にある脂肪によるものである。含窒素成分としては，グルタミン酸，アスパラギン酸，アラニン，セリン，リシン，メチオニンなどのアミノ酸と核酸関連化合物のIMPなどである。熟成の進んだ肉ほど遊離アミノ酸，ペプチドが増加しているので（図７－12），調理には熟成させた市販の肉を使用する。このほか，酸味を呈する乳酸，コハク酸などもあり，また，ミネラルの成分の塩味は食欲に大きく影響する。肉の加熱調理中にも，とくに低温長時間加熱では遊離アミノ酸やペプチドの増加も考えられる。豚ロース肉を内部温度80℃まで加熱した肉は，豚肉の風味が強く，オフフレーバーが弱くなっている（表７－11参照）。

また，加熱によって脂肪の中に存在する遊離脂肪酸が増加していることからこれも風味に関与するものとされている（表７－12）。

さらに，加熱肉の風味としては脂質の加熱によって発生するカルボニル化合物,

1）N. Ishiwatari, M. Fukuoka, N. Sakai: Effect of protein denaturation degree on texture and water state of cooked meat, J. Food Engineering, 117, 361 － 369（2013）

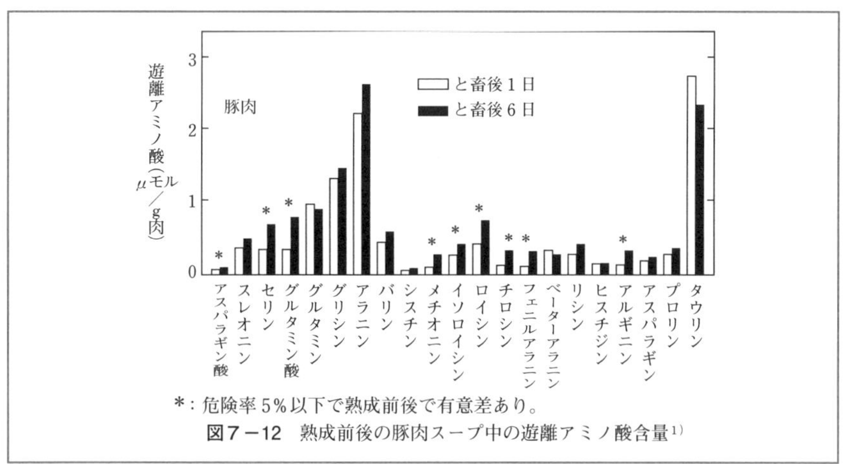

＊：危険率5％以下で熟成前後で有意差あり。

図7－12　熟成前後の豚肉スープ中の遊離アミノ酸含量[1)]

表7－12　牛肉脂肪および豚肉脂肪に存在する遊離脂肪酸[2)]

脂肪酸	牛　肉（mg/g）		豚　肉（mg/g）	
	加熱前	加熱後	加熱前	加熱後
ラウリン酸	0.04	0.16	0.08	0.56
ミリスチン酸	0.49	2.04	0.54	1.39
テトラデセン酸	0.36	2.24	—	—
ペンタデカン酸	0.06	0.15	—	—
パルミチン酸	2.24	4.91	2.89	3.62
ヘキサデセン酸	1.31	4.98	1.64	3.45
ヘプタデセン酸	0.19	0.44	—	—
ステアリン酸	0.96	1.37	0.77	3.21
オレイン酸	9.24	19.74	17.01	28.52
リノール酸	0.58	1.34	5.45	13.27
リノレン酸	—	—	1.04	1.45
総計	15.47	37.37	29.42	55.47

100℃で4時間空気中で加熱

肉様の香気を示す，チアゾール，チオール，モノ-サルファイド，ジ-サルファイドなどの硫黄化合物，硫黄や窒素を含んだ環状化合物などが特徴的なにおいのもととされている。これらは，たんぱく質の中のシステイン，シスチン残基などとチアミン（ビタミンB_1）に由来している[3)]とされる。このように，肉の風味の発現には，味の成分，香りの成分が総合的に働いている。

1）加藤博通：うま味 味の再発見（河村洋二郎，木村修一編）174－202，女子栄養大学出版部（1987）
2）藤巻正生：基礎調理学Ⅱ，調理科学講座2（下田吉人編），30，朝倉書店（1962）
3）沖谷明紘：肉の科学，68－71，朝倉書店（1996）

（4）物性の変化

1）肉の硬さ

生肉は，柔軟で，弾力があるが，一度加熱すると肉たんぱく質は変性・凝固により硬くなる。変色，収縮，硬化，軟化という複雑な変化が，温度の上昇や加熱時間が長くなるにしたがって段階的に起こる。それは肉を構成しているさまざまなたんぱく質がそれぞれの温度で変性し，それらの総合した変化が肉に起こるからである。さらに長時間加熱すると，硬いコラーゲンなどからできている筋が溶け出してくることによって，ほぐれやすくなってくる。肉の硬さの好みは，人によってさまざまであり，硬さの上昇とともに，加熱による焦げや香り成分の発生などが嗜好に関係しているので，硬さ・やわらかさだけで好みが決められるとはいえない。

肉を45℃くらいに加熱すると，形が変形して筋線維方向の長さは短くなるが，体積はそれほど減少しない。さらに60℃くらいに温度を高くすると肉のたんぱく質の凝集・凝固が起こり，肉が収縮して小さくなる。しかし，その収縮の仕方は表7－13に示すように，筋線維方向の長さと肉片の幅は収縮するが，厚さは十分加熱するまでは逆に増加する。長さ，幅，厚さがともに収縮するのは，極端に高温に熱せられた場合である。

表7－13　肉の加熱による変化[1)]

項　　目	90℃になるまで加熱する	90℃に加熱してさらに1時間加熱する
全重量の減少（%）	34.6	33.9
容積の減少（%）	16.6	25.3
長さの収縮（%）	22.0	26.0
幅の収縮（%）	12.0	16.0
厚さの増加（%）	8.0	3.5

Good 級と Choice 級の腿肉について行った実験の平均値

150℃のオーブンで肉を加熱した場合の筋線維の直径の変化をみると（表7－14），肉の内部温度が上昇すると筋線維が細くなる。67℃になると肉たんぱく質が変性凝固をし，含まれている水分を放出するので，そこで筋線維の直径の収縮はほぼ終了するようである。

1）ロウの調理実験，270，柴田書店（1964）

表7－14　肉の加熱による筋線維の変化[1)]

項　　目	生　肉	加	熱	肉
内　部　温　度（℃）		58	67	75
筋線維の直径の平均（μm）	64.6	58.5	52.4	53.5

〔備考〕 ミオシン，アクチンの変性と肉の硬さ

筋原線維たんぱく質の主たる構成成分であるミオシンとアクチンの変性があり，この変性温度は20℃近い開きがある（p.242参照）筋肉たんぱく質の変化参照)。ミオシンとアクチンの変性度を速度論解析により予測した条件で加熱した肉について，図7－13に示すように弾性率（硬さとする）ならびに重量損失率を測定すると，ミオシンが50％変性するまで加熱した肉（ミオシン0.5）は，未加熱肉とほぼ同じ弾性率を示し，重量損失もほとんど見られなかった。ミオシンの変性が完了した肉（ミオシン1.0）でも，弾性率，重量損失の上昇は小さかった。一方で，アクチンの変性が進行すると弾性率は急激に増加し，脱水により重量が減少する。すなわち，アクチンの変性の程度が肉の硬さに大きく影響している。さらに水分保持能力をMRI測定により調べたところ，たんぱく質の変性の進行によって水分保持能力は低下した[3)]。このような成分の変化が，肉の硬さ，軟らかさ，もろさなどの物性に影響しているといえる。

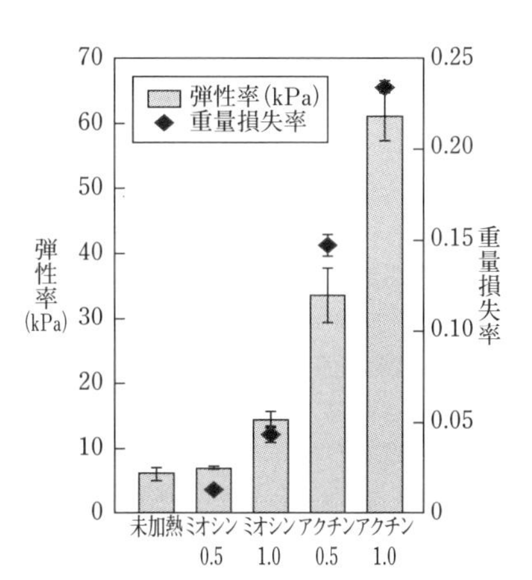

図7－13　畜肉のたんぱく質変性率と弾性率，重量損失率の関係[2)]

ミオシン0.5，ミオシン1.0とは試料肉片の中心部で変性率が50％，100％であることを示す。アクチンに関しても同様である。

1）Sartorious and Child：Food Research, 3, 632（1928）

2）福岡美香，酒井昇：食肉のおいしさとリスク（生食のおいしさとリスク）153，エヌ・ティー・エス（2013）

3）N. Ishiwatari, M. Fukuoka, N. Sakai: Effect of protein denaturation degree on texture and water state of cooked meat. J. Food Engineering, 117, 361 － 369（2013）

2．肉を軟化する方法

日常市販されている獣鳥肉類は熟成させたものであるが，畜肉の種類，部位によりたんぱく質の組成や脂肪含量などが異なるので，肉のやわらかさに差がある。やわらかい肉は短時間で焼いたり煮たりするのが調理の要点で，ビーフステーキ，すき焼きなどはその例である。

（1）硬い肉の前処理

これまでの調理法として，ひき肉にする，あるいは筋線維に対して直角に切る（機械的に筋肉を切断する），長時間煮込む（結合組織を軟化させる），マリネにする（pHを低下させる），アルカリ性にする（pHを上昇させる），しょうが汁などにつける（酵素を利用する）などがある。

1）pHの変化による軟化

肉のpHをマリネやかん水によって低下あるいは上昇させる方法である。第８章にアジ肉のpHを変化させると膨潤度が変化する例を示した(p.295, 図８－15参照)。

マリネは，肉に１％以下の少量の塩を加え，食酢とサラダ油の混合液につけたもので，結合組織の多い肉には軟化効果が大きい[1)]。調味料のうち，食酢の効果がもっとも大きく，塩は逆に加熱肉を硬くする。たまねぎ，にんじんの薄切りを加えると効果的で，次に述べる野菜の中の酵素の作用と考えられる。

中国料理では，牛肉，鶏肉の小塊を揚げるときに少量のかん水を加えて混ぜておくことを伝統的にやってきた。肉をアルカリ液につけると保水性が向上する。近年，高齢者の食事に用いる牛肉，豚肉をやわらかく調理するために，炭酸水素ナトリウム（重曹）液につけておくと焼いたときにやわらかくなったことが報告されている[2)]。多少色は悪くなるが，保水性が高まるのでやわらかくできる。

2）酵素の利用

しょうがは香辛料として用いられ，その芳香性により食肉や魚のにおいを消し，辛味成分によって調理品に独特の風味を添える。実際，牛肉片にしょうが搾り汁をつけて，25℃の恒温器に15分間あるいは30分間保存した実験[3)]では，対照肉より15分間後の方が，さらに，15分間後よりも30分間後の方が軟化効果が認められたという。これは，しょうが搾り汁中のたんぱく質分解酵素により，主として結合組織の筋膜に作用して肉を軟化する効果があるからである。一般に野菜にはプロテアー

1）吉松藤子，塩田教子，成田裕美：マリネが肉のやわらかさにおよぼす効果，家政学雑誌，27，467（1976）

2）高橋智子，斎藤あゆみ，川野亜紀，和田佳子，大越ひろ：牛肉，豚肉の硬さおよび官能評価におよぼす重曹浸漬の影響，日本家政学会誌，53，347－354（2002）

3）大沢はま子，舘岡孝，小林好美子：ショウガの肉軟化効果の研究，調理科学，７，193－197（1974）

ゼが含まれており，肉のたんぱく質を分解し味も良くすると考えられる。韓国料理の焼き肉では梨の果汁に牛肉を漬けておいてから焼くこともある[1)]。キウイフルーツにも肉に対する軟化効果が見られ，その果汁で筋原線維たんぱく質が溶解することが認められている[2)]。プロテアーゼを含む果実をすりおろし，牛すね肉を漬けておき，溶出してくるアミノ態窒素を測定した結果を表7－15に示した[3)]。

表7－15　プロテアーゼを有する果実の比較[3)]

果　　実	pH	肉5gから溶出したアミノ態窒素（mg）
パ　パ　イ　ア	5.5	0.8±0.11
い　ち　じ　く	5.5	1.3±0.13
パイナップル	3.3	1.3±0.07
梨	4.2	0.2±0.06
キウイフルーツ	3.2	1.7±0.36

肉から溶出したアミノ態窒素は肉たんぱく質が分解されたことを示している。

3．真空調理による加熱

調理法の1種として真空調理法が1970年代にフランスで開発され，1980年代より新しい調理法として注目されるようになり，外食産業で実用化されている。最近では，家庭用の低温調理器も販売されている。この調理法は肉や魚だけではなく野菜にもなされるが，食品の中心温度が比較的低温の55℃から66℃くらいで食べられるたんぱく質を多く含む食品に適している。新鮮な素材を前処理した後，プラスチック袋に入れて脱気，密閉し，湯煎あるいは蒸気中で加熱する。表7－16に調理の例として加熱温度と中心温度，加熱時間を示した。肉ではセニャン（レア），ブレゼ（蒸し煮，煮込み），ブイイ（ゆで），ソーテ（ソティ），ロティ（ロースト）などいずれも66℃以下の低い温度の調理である。この調理法は低温調理ともよばれ，重量損失が少なく食材の歩留まりが高く，畜肉では軟らかく仕上がり，ビタミンの破壊が少なく，大量調理が可能であるなどの特徴がある。一方で，焦げはつかないので真空調理の前後に焼くことが必要となる場合もある。表7－16にあるように，肉の加熱温度（庫内湯煎温度）は肉の中心温度とおおむね一致している。しかし，食肉は，食中毒の原因となる細菌，ウイルス，寄生虫に汚染されているおそれがあり（p.238・239参照），たとえば豚肉を加工・調理する場合には，中心部を63℃30分間以上加熱またはそれと同等以上の加熱殺菌が必要であると厚生労働省の規格基準で定められている。真空調理の場合は中心温度と加熱時間に注意する必要がある。鮮度のよい肉を用い，真空調理後は低温（0～3℃）に保ち，速やかに消費する。

1）金基淑，藤木澄子，吉松藤子：梨果汁の肉軟化効果について，家政学雑誌，35，172－177（1984）
2）堤ちはる，三好恵子，谷武子，仙北谷至乃，殿塚婦美子，永弘悦子，河野聡子，吉中哲子：キウイフルーツの豚肉軟化効果について，日本家政学会誌，45，603－607（1994）
3）和辻敏子，宮本悌次郎：キウイフルーツの牛肉軟化効果について，調理科学，18，128－132（1985）

表７－16　真空調理における加熱温度と加熱時間[1]

<table>
<tr><th colspan="4">素　材</th><th>庫内湯煎温度(℃)</th><th>素材の中心温度(℃)</th><th>時　間</th></tr>
<tr><td rowspan="13">肉</td><td rowspan="6">赤身</td><td rowspan="4">セニャン</td><td>牛　肉 ｛ヒレ</td><td>58</td><td>58</td><td>25分</td></tr>
<tr><td>牛　肉 ｛ロース</td><td>58</td><td>58</td><td>2時間</td></tr>
<tr><td>仔　羊 ｛背　肉</td><td>58</td><td>54～55</td><td>35分</td></tr>
<tr><td>仔　羊 ｛鞍下肉</td><td>58</td><td>58</td><td>1時間15分</td></tr>
<tr><td rowspan="2">ブレゼ，ブイイ，ソーテ</td><td>牛　肉</td><td>66</td><td>66</td><td>72時間</td></tr>
<tr><td>仔　羊</td><td>66</td><td>66</td><td>48時間</td></tr>
<tr><td rowspan="7">白身</td><td rowspan="4">ロティ</td><td>仔　牛</td><td>66</td><td>66</td><td>2時間</td></tr>
<tr><td>豚</td><td>66</td><td>66</td><td>2時間</td></tr>
<tr><td>鶏のむね肉</td><td>62</td><td>62</td><td>30分</td></tr>
<tr><td>鶏のロティ</td><td>62</td><td>62</td><td>1時間</td></tr>
<tr><td>ソーテ</td><td>仔　牛</td><td>66</td><td>66</td><td>48時間</td></tr>
<tr><td rowspan="2">ブイイ</td><td>豚</td><td>66</td><td>66</td><td>18時間</td></tr>
<tr><td>鶏</td><td>66</td><td>66</td><td>8時間</td></tr>
<tr><td colspan="3" rowspan="3">魚</td><td>サケ</td><td>62</td><td>58</td><td>6分</td></tr>
<tr><td>舌ビラメ1尾</td><td>62</td><td>58</td><td>7分</td></tr>
<tr><td>ヒラメ</td><td>62</td><td>60</td><td>8分</td></tr>
<tr><td colspan="3" rowspan="4">野　菜</td><td>アーティーチョークの花托</td><td>95</td><td>95</td><td>35分（大きなもの）</td></tr>
<tr><td>アンディーブ</td><td>95</td><td>95</td><td>20分</td></tr>
<tr><td>アスパラガス</td><td>95</td><td>95</td><td>15分</td></tr>
<tr><td>にんじん</td><td>85</td><td>85</td><td>45～60分</td></tr>
</table>

肉や魚などのたんぱく質を多く含む食品は加熱最終温度によって熱凝固の状態が異なり，水分量や硬さに大きく影響が出る。75℃で真空調理した鶏ささみ肉は100℃で加熱したものより有意に収縮が弱く，軟らかく仕上がる[2]。とくに肉や魚介の真空調理では，中心温度55-65℃で長時間加熱するので，アクチンが未変性の状態で加熱が終了し，適度な硬さとなる調理条件となっている[3]。イカ肉を60℃で真空調理したところ，加熱30分で煮えたもの（加熱肉）としての食感を示し，イカ肉のアクトミオシンからアクチンが離脱して可溶化する現象がみられた。加熱時間を延長すると，コラーゲンのゼラチン化により肉質が軟化した[4]。

1）脇雅世：真空調理法，調理科学，22，190－195（1989）
2）西村公雄，宮本有香，樋笠隆彦：Tenderer Chicken Breasts Vacuum-Cooked at 75℃．日本家政学会誌，55，605－615（2004）
3）石渡奈緒美，福岡美香，為後彰宏，酒井昇．真空調理法に基づく畜肉加熱処理時のタンパク質変性分布および微生物挙動の予測，日本食品工学会誌，14，19－28（2013）
4）沖谷明紘，大根田弥生，久保友人，石井剛志，鈴木理世子，粟田隆之，砂田泰志，山下幸恵ほか：真空調理スルメイカ筋肉の軟化機構，日本食品科学工学会誌，55，170－176（2008）

4．ひき肉の調理

（1）ひき肉の特徴

一般に市販されているひき肉は，肉の硬い部位を切断したもの，形を整えるために切り落とされた肉片を肉ひき機にかけたものなどが多いが，普通肉のひき肉もあり，牛と豚のひき肉の成分を表7－17に示した。

ひき肉は組織が破砕されているのでそのまま加熱すると形は崩れやすいが，塩を加えてよく混ぜると塩溶性の筋原線維たんぱく質の中のアクチンとミオシンが結合して，高分子の繊維状のアクトミオシンができ，これが絡み合って粘性を生じるので形をつくりやすくなる。さまざまな副材料を混ぜ込むと，増量にもなるほか，テクスチャーを変化させ，食感を変えることができる。たとえばハンバーグステーキの生地では，炒めたたまねぎは甘味を与え，肉のにおいを消す。牛乳に浸したパンも，肉のにおいを消し，肉が硬く固まるのを防いでやわらかさを出し，熱伝導を良くする。また，収縮が少なくなる。卵は味を良くするとともにつなぎの役目もするので肉の10～20%を使用する。

表7－17　ひき肉の成分（100g 当たり）

食品名	エネルギー	水分	たんぱく質	脂質	炭水化物	灰分
	kcal	g				
牛ひき肉	251	61.4	17.1	21.1	0.3	0.8
豚ひき肉	209	64.8	17.7	17.2	0.1	0.9

日本食品標準成分表（八訂）増補2023年による

ひき肉は，牛肉，豚肉，鶏肉を単独で用いるほか，好みにより牛肉と豚肉を合わせた合びき肉が用いられる。価格の点と脂肪を混合してやわらかさ，しっとり感をだすためでもある。

ひき肉は，水中で加熱すると，水溶性たんぱく質とともに，うま味成分が溶出しやすいのでミートソースなど汁のうま味を利用する調理にも用いられる。ひき肉にすると，肉の表面積が大きくなるので，脂肪の酸化が起こりやすく，また，細菌がつきやすいので保存する温度，時間に注意する。

（2）肉の代替品としての植物性たんぱく質

ひき肉料理のハンバーグなどに，粒状の植物性たんぱく質を混ぜて動物性脂質の摂取量を抑えることができる。また，豆腐を水きり後に加えて混ぜたものも健康食として利用されている。いずれも添加量は30%以下にすると食味の変化は少ない。

植物性たんぱく質は，小麦や大豆などの食用植物の種子からとり出したたんぱく質を使用しやすい形に加工したものである。形態は用途により，粉末状，粒状，繊維状，ペースト状などがあるが，ひき肉調理には粒状のものが用いられる。この乾燥品は，水または牛乳で戻すと，歯ごたえのある食感をもつようになる。いずれの形態のものも保水性と保形性があり，加熱調理によって縮むことが少ない。脂質に動物性脂質のような飽和脂肪酸やコレステロールを含まないので，健康上必要があるときは使う。また，菜食主義者などが食材として利用している。

表7－18　水戻し植物たんぱく質の成分

種類	エネルギー (kcal)	水分 (g)	たんぱく質 (g)	脂質 (g)	糖質 (g)	食物繊維 (g)	灰分 (g)
大豆たんぱく	112	68.1	17.0	0.1	11.7	1.1	2.0
小麦たんぱく	134	68.0	27.0	2.0	2.0	0	1.0

植物性たんぱくのしおり：日本植物蛋白食品協会(1978)

第3節　肉類の調理

1．牛　肉

（1）ビーフステーキ（Beef steak）

材料	分量（1人分）	材料	分量（1人分）
牛肉（ヒレまたはロース）	100～150g（厚さ 2cm）	**バターソース**	
サラダ油	5g　肉の重量の5％	バター	5g
バター	5g　〃	レモン汁	少量
塩	0.8g　〃　0.8％	パセリのみじん切り	少量
こしょう	少々	クレソン	1本
つけ合わせ			
じゃがいも	70g		
揚げ油	適量		
塩	0.7g　いもの1％		
こしょう	少々		

① ステーキ肉を肉たたきまたは空ビンで軽くたたいて広げ，筋はところどころ切っておく。広がった肉を，厚さが1.5cmぐらいになるように形を整え，焼く直前に塩，こしょうをふる。

② 厚めのフライパンにサラダ油とバターを入れて，十分熱したら，皿に盛ったとき，上面になるほうを先に，強火で30秒くらい焼き，その後やや弱火にして焼く。焼いている間，絶えず位置をずらして平均に熱が通るようにする。

肉のまわりが灰色に変わり，赤い肉汁が肉の表面ににじみ出てきたら，強火にして裏返す。強火のまま30秒くらい焼き，やや弱火にして表と同様に焼く。また，最後にシェリー酒大さじ１を注いで煮立て，すぐに肉をとり出す場合もある。

③ じゃがいもをひょうし木に切って水にさらしてから水をふきとる。これを揚げて塩，こしょうをふる（p.170，表３－３参照）。

④ バターを練り，レモン汁とみじん切りのパセリを混ぜて，肉の上におく。肉が熱いので溶けてバターソースとなる。最後にクレソンを添える。

〔備考〕

肉の厚さ，温度によって加熱状態が異なるので，表７－９（p.239），表７－10（p.240）などを参考にして，レア（rare），ミディアム（medium），ウェルダン（well-done）あるいはそれらの中間にするなど，好みの焼き加減にする。

代表的な焼き調理は，ビーフステーキ，ローストビーフ，ハンバーグステーキなどである。ビーフステーキはやわらかい部位の肉を用い，にじみ出す肉汁をできるだけ少なくするように最初だけ強火で短時間の加熱にする。①表面は焦げすぎないように，②中心部の加熱具合を加減し，③やわらかい肉の味を賞味する。はじめに強火で加熱すると，肉の表面のたんぱく質が凝固し，うま味成分を含んだ肉汁の滲出（しんしゅつ）を少なくすることができる。

やわらかい肉でも長く加熱したり，何度も裏返すと硬くなるので，ビーフステーキは，短時間加熱である。表面に焦げ色がつき，内部の温度が上がりすぎないうちに一度だけ裏返す。ローストビーフは肉をかたまりのまま加熱し，中心部はミディアムにする。

ビーフステーキの焼き加減は，高温の鉄板を用いて，厚さ1.8cm，重量150gの肉の場合，次の通りである[1)]。

ⅰ．Rare．肉の両面を強火でさっと焼く。切ると肉汁が出る。内部は生に近い。

ⅱ．Medium Rare．肉の片面を２分間ずつ両面を焼く。

ⅲ．Medium．肉の片面を２分半ぐらいずつ両面を焼く。

ⅳ．Medium Well-done．肉の片面を３分弱ずつ両面を焼く。

ⅴ．Well-done．肉の片面を３分間ずつ強火で両面を焼く。

肉の加熱の程度を内部温度で示したものが表７－９である（p.239）。ビーフステーキは，肉そのものの味とテクスチャーを賞味するもので，肉の品質と加熱程度が重要で焼き時間だけでなく，加熱時の鉄板温度も影響する。表７－10（p.240）は，温度調節ができる器具を用い，厚さ２cmの肉を加熱したとき，目標の中心温度をレア，ミディアム，ウェルダンの３段階にし，終了温度の70％程度に達したとき，裏返した調理の例である。

1）深沢侑史：西洋料理 上巻，210，柴田書店（1953）

(2) ビーフシチュー (Beef stew)

材　　料	分　量（１人分）
牛　肉(ばら肉)	80 ～ 100g
塩	0.8g 肉の重量の 0.8%
こしょう	少々
小麦粉	4g
油	6 ～ 8mℓ 肉の重量の 8%
たまねぎ	50g
じゃがいも	70g
にんじん	30g
サラダ油	12g 野菜の重量の 8%
水	200mℓ
固形スープの素	1/2 個
バター	10g
小麦粉	10g
トマトピューレー	30g
塩	適宜
こしょう	少々
グリーンピース	10g
ローリエ	小１枚

① 肉をおよそ３cm 角に切り，塩，こしょうをする。たまねぎは，六つ切りか八つ切りにし，1/3 は薄切りにする。

じゃがいもは，皮をむいて３cm 角に切り，水につけておく。にんじんは２cm 角に切る。グリーンピース（缶詰品）には熱湯をかける。

② フライパンを火にかけ，油を入れて強火で肉を炒め，焦げ目がついたら，シチュー鍋に入れる。やわらかい肉の場合は小麦粉をまぶしてから炒める。

③ フライパンに薄切りのたまねぎを入れて，あめ色になるまで炒めて②のシチュー鍋に入れる。これに水と固形スープの素を加えて強火にかけ，沸騰したら，火を弱めて１時間くらい煮る。アクが浮いてきたら，すくいとる。

④ フライパンを火にかけ，油を入れて熱したら，にんじん，じゃがいも，たまねぎと順次炒めては③に加えて 10 分ほど煮込む。

⑤ フライパンにバターを溶かして小麦粉を入れ，ブラウンルーをつくり，③の煮汁でのばして③に戻す。トマトピューレーを加えて，さらに 15 分ほど煮て味を整える。固形スープを使った場合は，味をみてから塩などを補うようにする。②で小麦粉を使用した場合は，ルーを使わなくてもよい。

⑥ ⑤を器に盛ってグリーンピースを散らす。

〔備考〕

シチューは，硬い肉をやわらかくする調理の代表的なものである。圧力鍋を用いると③の肉を加熱する時間は，10 分位でよい。

(3) 青椒炒肉絲（チンヂァオチャオロウス／qìng jiāò chàvo ròu sì）（ピーマンと牛肉の炒め煮）

① 薄切りの牛肉をせん切りにして，醤油，酒をふりかけて，片栗粉をまぶす（牛肉をラップフィルムに広げて冷凍にしておくと細く切りやすい）。

材　　料	分　量（1人分）
牛肉（薄切り）	50g
酒	1mℓ
醤　油	2mℓ
片栗粉	1g（小1/3）
ピーマン	50g
ねぎ	2g
にんにく	1g
油	10mℓ
塩	0.5g
醤　油	2mℓ
砂　糖	3g

② ピーマンは，縦二つ切りにして，種を出しせん切りに，ねぎ，にんにくは，小口切りにする。

③ 鍋に油を熱し，手早くねぎ，にんにくを炒めてから，牛肉を強火で炒め，色が変わったら，ピーマンを入れて炒める。ピーマンの色の美しい間に塩，醤油，砂糖を入れて混ぜ合わせて火をとめる。

（4）すき焼き

	材　　料	分　量（1人分）	
	牛肉（ロース）	100～150g	
	脂身	少量	
	ねぎ	1本	200～250g
	焼き豆腐	80g	
	生しいたけ	2個	
	しゅんぎく	50g	
	しらたき	50g	
	卵	1個	
a	醤　油	25mℓ	材料の重量の約8%
	砂　糖	20g	〃　5%
b	醤　油	25mℓ	材料の重量の約8%
	みりん	20mℓ	〃　5%
	砂　糖	8g	〃　2%
	こんぶだし汁	15mℓ	〃　3%

【材料の準備】

① 肉をやや薄く，食べやすい大きさに切る。

② ねぎは斜め切りにする。

③ 焼き豆腐は縦二つ切りにし厚さ1cmに切る。

④ しらたきは洗って熱湯を通し，水をきり10cmくらいの長さに切る。

⑤ しゅんぎくは葉と茎のやわらかい部分を使う。

⑥ 生しいたけは大きければそぎ切りにする。

【方　法　A】

① すき焼き鍋を強火にかけ，よく熱して脂身を溶かす。まず，ねぎを入れてよく炒める。

肉を1切れずつ広げて入れ，ねぎとともに炒める。その上にaの調味料のうち砂糖をふり入れて溶けたら，生しいたけ，しゅんぎくを入れて醤油を入れる。砂糖，醤油は材料の分量に合わせて入れる。

② 小ばちに卵を割りほぐし，材料が煮えたら順次溶き卵をつけて食べる。

③ 煮えた材料は，鍋の一方に集め，その後に新しく肉やその他の材料を入れる。材料は，適量ずつ入れて，煮える早さがほどよくなるように火力を調節する。

この方法は，関西方面で多く行われている。肉に砂糖がからまると肉が硬くならず，肉のうま味が逃げないので肉をおいしく食べることができる。はじめは炒め焼きで，醤油を加えると材料から水分が出て煮物になる。材料からしみでる水分で煮るので，汁が少なくなったときは，焦げつかないように水をさす。

【方　法　B】

① 材料bの調味料とこんぶだし汁を小鍋に入れて煮立たせてすぐ火をとめる。これを「わりした」という。

② 熱したすき焼き鍋に脂身を入れて溶かし，肉を入れて両面を炒め，「わりした」を少量入れ，煮立ってきたら，ねぎその他の野菜を入れて煮る。

③ 煮えたら溶き卵につけながら食べる。

④ 材料は適量ずつ補給し，途中で「わりした」を補ったり，水またはだし汁で煮汁の量や味を調節しながら煮る。

この方法は，人数が多くて，肉を1切れずつ焼けない場合に適する。

〔備考〕

（i）すき焼きは，やわらかい肉を炒め焼きにして肉と脂肪の混然とした風味を味わう調理であるから肉を選ぶことが大切である。火が通りやすいように薄く切る。

（ii）野菜などの「あしらい」は，上記の材料のほかにたまねぎ，みつば，はくさい，ほうれんそう，きょうな，もやし，たけのこ，はるさめ，焼きふなどがある。あしらいは「ざく」ともいう。「ざく」は，崩れやすいものをあとに入れる。焼きふやはるさめは煮汁の多いときに入れると汁を減らすのに役立つ。

（iii）調味料，だし汁の分量は，人の好み，材料の種類，火加減などにより，適当に加減する。残り汁には水などを補い，うどんやもちを入れて煮てもよい。

（iv）すき焼き用の鍋には，一般に熱容量の大きい厚い鉄鍋が用いられる。また，煮ながら食べるため，箸の出し入れが容易な縁の浅い鍋が便利である。

2．豚　肉

（1）さつま汁

【方　法　A】

① さといもは厚さ1cmの輪切り，だいこんは厚さ0.5cmのいちょう切り，にんじんは細いものは輪切り，太いものはいちょう切りにする。ねぎは，2cmの筒切り，ごぼうは，皮をこそげて洗い，さきがきあるいは0.5cmの斜め切りにして水につける。

② 鍋にねぎ以外の野菜とだし汁を入れて火にかけ，沸騰後豚肉と半量の味噌を加えて約20分間煮る。やわらかくなったら残りの味噌とねぎを加えて，沸騰直後に火をとめる。

材　　料	分　量（1人分）	材　　料	分　量（1人分）
だし汁または水	180mℓ でき上がり 150mℓ	ごぼう	10g
		ねぎ	10g
豚肉（薄切り）	40g	味噌	15g
さといも	30g	おろししょうがまたは	少量
だいこんまたはかぶ	20g	しょうが汁，粉ざんしょう	
にんじん	10g　（豚肉〜にんじん計 100〜150g）		

③　椀に盛り，おろししょうが，しょうが汁，粉ざんしょうのいずれかを添える。

【方　法　B】

①　鍋に材料の8％の油を入れて熱し，豚肉を入れて炒め，ねぎ以外の野菜を入れてさらに炒める。これに，だし汁を入れて煮立てる。アクが浮いてきたらすくいとって半量の味噌を入れて約20分間煮る。その他はAと同じ。

〔備考〕

（i）上の材料のほかに，しいたけ，こんにゃく，油揚げを適宜とり合わせてもよい。

（ii）はじめに入れる半量の味噌は，混然とした独特の風味をつくり出すためのものである。同時にさといものぬめりを抑える働きもある（p.177，図3－7参照）。

（iii）さといもを煮るとぬめりが出るので，汁の表面張力が大きくなって，ふきこぼれやすいので注意する。さといもはゆでこぼすか，塩でもんで水洗いしておくと，表面の糖たんぱく質が減少するので，ぬめりが少なくなる。

（2）炒（チャオ chǎo）肉（ロウ ròu）絲（ス sì）（せん切り豚肉の炒め物）

材　　料	分　量（1人分）	材　　料	分　量（1人分）
豚肉（薄切り）	50g	干ししいたけ	2g（1個）
醤油	2mℓ	ゆでたけのこ	20g
酒	1mℓ	もやし	10g
片栗粉	2g	ピーマン	20g
ねぎ	3g	油	12mℓ
しょうが	1g	湯（タン）（ストック）	30mℓ
		塩	0.5g
		醤油	1mℓ
		片栗粉	1.5g（湯（タン）の5％）

①　薄切りの豚肉をせん切りにして，醤油，酒をふりかけて，片栗粉をまぶす。

②　干ししいたけは戻し，ピーマン，もやしは洗って水をきる。しいたけはせん切り，

第7章　獣鳥肉　豚肉の調理

たけのこ，ピーマンは縦のせん切り，ねぎ，しょうがは，みじん切りにする。

③　鍋に油を使用量の約1/2量（5mℓ程度）入れて熱し，ねぎ，しょうがを入れて炒めてから，豚肉を強火で手早く炒めてとり出す。残りの油を加えてしいたけや野菜を炒める。もやしにさっと火が通ったころ，豚肉を入れる。湯(タン)（ストック），調味料，片栗粉を混ぜながら，肉と野菜の入った鍋に入れて火を通す。

〔備考〕

短時間で火の通る調理であるから，もやしは炒めすぎないように注意する。中国風料理では大部分の材料をすぐ加熱できるように並べておくと作りやすい。

(3) 酢　豚（古滷肉(グルロウ)）
gŭ lŭ ròu

材　料	分　量（1人分）	材　料	分　量（1人分）
豚肉（もも肉またはばら肉）（かたまりのまま）	50g	にんじん	15g
醤油	4mℓ	干ししいたけ	2g（1個）
酒	2mℓ	さやえんどう	5g
しょうが	1g	油	8mℓ
片栗粉	2g	湯(タン)（ストック）	30mℓ
揚げ油	適量	醤油	6mℓ
たまねぎ	40g	砂糖	6g
たけのこ	20g	酢	12mℓ
		片栗粉	2.5g（湯(タン)の8.3%）

①　豚肉は2cmくらいの角切りにし，醤油，酒，しょうが汁をかけて30分くらいおく。

②　たけのこはゆでて2cmくらいの乱切りにする。にんじんは2cmくらいの乱切りにしてゆでる。干ししいたけは水に戻してそぎ切りにする。たまねぎはくし形に切る。さやえんどうは筋を取って青くゆでる。

③　豚肉に片栗粉をまぶす（残った醤油は，湯(タン)（ストック）に混ぜて用いる）。180℃くらいの揚げ油の中できつね色になるまで揚げて（約2分）とり出し，5～7分くらいおく。

④　湯(タン)（ストック）と調味料，水溶きした片栗粉を混ぜておく。揚げ油を炒め用に8mℓほど残して容器にあける。鍋を火にかけ熱したら，しいたけ，たけのこ，にんじん，たまねぎを入れて強火で炒める。たまねぎにさっと火が通ったら肉を加え，先に混ぜておいた調味料を加えて混ぜる。さやえんどうを入れて火をとめる。

〔備考〕

酢豚のたまねぎは，炒めすぎない。たまねぎの炒め加減をもって，目安とするから，炒める時間は短時間である。したがって，この時間内で火の通りにくいものは，あらかじめゆでて下ごしらえをしておくことが必要である。

（4）東坡肉（豚肉のやわらか煮）

ドン ボウ ロウ / dōng pō ròu

材　　料	分　量（1人分）	材　　料	分　量（1人分）
豚のばら肉（かたまり）	70g	くずあん	
ねぎ	15g	醤油	7mℓ
しょうが	3g	砂糖	2g
醤油	3mℓ	だし汁（ゆで汁）	10mℓ
油	5mℓ	酒	1mℓ
		片栗粉	少量　汁の1%

① ねぎは，長さ10cmくらいに切り，しょうがは，たたいてつぶす。

② 豚肉を４～６人分くらいのかたまりのまま鍋に入れ，ねぎとしょうがを加えて豚肉がかぶるくらいの水（肉と同量程度）を入れて火にかける。沸騰後，火を弱くして，約１時間煮る。

③ 豚肉をとり出して，全面に醤油をふりかけ，肉になじませる。

④ 中華鍋に油を入れて熱し，肉の表面全体を焦げ目がつくまで焼く。

⑤ ④をまな板にとり出し，厚さ0.5cmくらいに切るか，または4cm角に切る。

⑥ ボウルに豚肉の皮目を下に隙間のないように詰め，醤油，砂糖，酒，だし汁を合わせた汁を上からかけて，そのまま蒸し器で肉がやわらかくなるまで40～50分強火で蒸す。

⑦ 蒸した後，汁を別の鍋にあけ，肉は盛りつける皿をかぶせて，ひっくり返して皿に移す。別鍋の汁に１％くらいの片栗粉を溶いて加え，火にかけてくずあんをつくり，肉の上にかけて供する。

〔備考〕

（i）この料理は，結合組織のコラーゲンがゼラチン化しており，また，脂肪が溶け出していて，なめらかで濃厚な味を賞味するものである。⑥の加熱で脂肪は溶けると液状になるので，煮込む場合には焦げつくことがあるので，蒸すとその心配がなく，肉をやわらかくすることができる。

（ii）正式にはゆでた豚肉を油で揚げてから蒸す。この方法は揚げる代わりに油焼きをしたものである。このほか，豚肉をゆで汁のまま弱火で２時間くらい煮込み，やわらかくなったら調味料を加えてさらに30分くらい弱火にして煮込む方法もある。

（5）白片肉（ゆで豚の薄切り）

パイ ピェン ロウ / bái piàn ròu

① 豚肉はかたまりのまま，ねぎは半分に切り，しょうがはたたきつぶして鍋に入れ，肉がかぶるくらいの水（肉と同重量）と酒を加えて火にかけ，肉がやわらかくな

材　　料	分　量（4人分）
豚ばら肉（かたまり）	200g
酒	15mℓ
ね　　ぎ	20g
しょうが	10g
ねり辛子	少量
醤　　油	少量

るまで弱火で約1時間くらい煮込む。

② 肉をゆで汁の中で冷まし，厚さ0.3cmに筋線維に直角に切って器に盛る。ねり辛子，醤油を添えて供する。

〔備考〕

（i）豚肉の脂肪の融点は28～48℃であり（p.375，表10－1参照），あまり冷たくない微温がおいしい。

（ii）水が多すぎると肉のうま味が出るので，鍋は深く小さいものがよい。ゆで汁は湯（タン）（ストック）として利用する。

（6）叉（チャ／chā）焼（シャオ／shāo）肉（ロウ／ròu）（焼き豚）

材　　料	分　量（6～8人分）	
豚のもも肉（かたまり）	400g	
醤　　油	30mℓ	肉の重量の8%
酒	20mℓ	〃　5%
砂　　糖	10g	〃　2.5%
ね　　ぎ	20g	
しょうが	6g	
ねり辛子	少量	
醤　　油	少量	

① 豚肉を5cm角の棒状に切り，太糸で巻いて形を整える。

② ボウルに醤油，酒，砂糖を入れ，二つ切りにしてたたいてつぶしたねぎと，薄切りにしたしょうがを入れて混ぜ合わせる。この中に豚肉を2時間くらい浸しておく。

③ 170℃くらいのオーブンの天板に網を敷いた上に肉とねぎをのせ，40～50分間焼く。途中で，豚肉に②の浸し汁をかける。

④ 金串を刺しても肉汁が出ず，表面に焼き色がついたらとり出す。冷めてから太糸をとき，薄切りにして器に盛り，焼き汁をかけるか，辛子醤油を添える。

〔備考〕

（i）鍋でつくる場合は，底の厚い鍋に油を入れて熱し，豚肉の周囲に焦げ目がつくように炒め焼きをする。ねぎとしょうがを下にして豚肉をのせ，蓋をして30分くらい蒸し焼きにする。途中で浸し汁を2回くらいに分けてかける。肉が焼けたら，ねぎ，しょうがをとり出して，焼き汁を肉の周囲にまぶしつけるようにころがして火をとめる。

（ii）この調理は，保存性が高い。薄切りにして前菜やめん類の具などにする。

（7）ポークカツレツ（Pork cutlet）

① 揚げても肉が縮まらないようにロースでは脂肪層と赤身の間の膜，もも肉では赤身に包丁の先を立てて5～6か所，すじや筋線維を切っておく。肉たたきで軽くた

材　　　料	分　量（1人分）
豚　　　肉 (ロース, ヒレ, もも肉)	80g　厚さ 0.7 ～ 1cm
塩	0.6g
こ　し　ょ　う	少々
小　麦　粉	4g　肉の重量の 5%
卵	8g　　　10%
牛　乳（水）	4mℓ
生　パ　ン　粉	6g（大 2）〃 8 ～ 10%
揚　げ　油	適量
キ　ャ　ベ　ツ	50g
フレンチドレッシング	10mℓ
パ　セ　リ	少量

たいてやわらかくする。肉は広がるので手でよせて形を整え，塩，こしょうをする。

② 卵を溶き，牛乳で薄める。

③ 肉に小麦粉をむらなくまぶしつけ，余分の粉ははらい落とす。

④ 溶き卵をくぐらせて，全面にパン粉をつけて，軽く押さえ，余分のパン粉ははらい落とす。

⑤ 180℃くらいの揚げ油の中で表面にほど良い焦げ色がつくまで揚げる。

⑥ カツレツを皿に盛り，せん切りキャベツをフレンチドレッシングであえてつけ合わせ，パセリを添える。

ソースは，ウスターソース，トマトソースまたはこれを混ぜたものを用いる。

〔備考〕

（i）豚肉は，十分に火が通るように，肉の厚さと揚げ油の温度に注意する。肉が縮むと衣との間が離れやすくなるので，①のように肉に数か所切りこみを入れておく。

（ii）油の温度と内部温度の例を図7－15に示す。180℃の油中で，厚さ2cmの豚肉を揚げた場合には，3分がよいという。140℃の油中で揚げると焦げ色が薄い。

（iii）和風献立の一品とする場合は，カツレツは盛りつけるときに数切れに切っておく。キャベツはフレンチドレッシングであえずにつけ合わせる。ウスターソースでもよい。

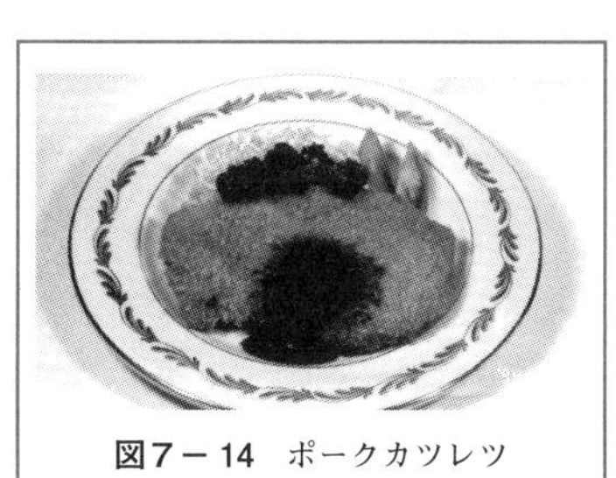
図7－14　ポークカツレツ

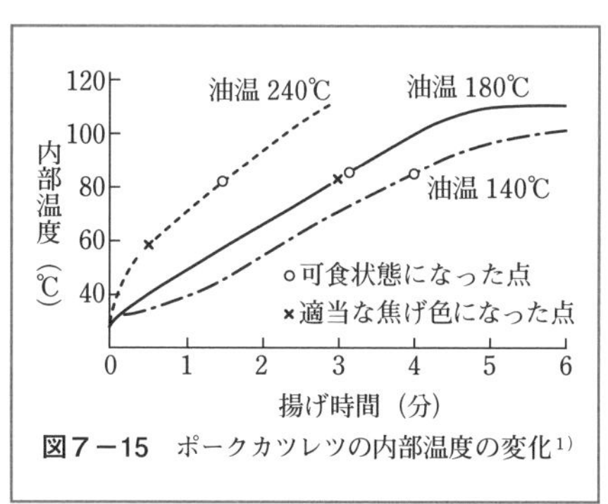

図7－15　ポークカツレツの内部温度の変化[1]

1）太田静行：揚物に関する諸問題，油化学，12，436 － 450（1963）

3. 鶏　肉

(1) 吉野鶏のすまし汁

材　　料	分　量（1人分）
鶏のささみ	20g
片　栗　粉	1g
だ　し　汁	150mℓ
塩	1g
醤　　油	1mℓ
み　つ　ば	2本
吸　い　口	適宜

① 鶏のささみを薄くそぎ切りにして，乾いたまな板の上におき，片栗粉を両面に薄くまぶす。包丁を平らにしてたたいて広げて熱湯の中でゆでる。片栗粉が透明になって肉が浮いたら，すくい上げて椀に入れる。

② だし汁を火にかけ，塩と醤油で調味する。

③ みつばは，だし汁の中を通して，しなやかにして結んで椀に入れる。椀にだし汁を注ぎ，吸い口として季節により木の芽またはゆずの皮を添える。

〔備考〕

(i) 吉野鶏は「鶏のくずたたき」ともいう。くず粉を用いたところから，くずの産地の吉野山にちなんでつけた料理名である。

(ii) ささみは全面につけた片栗粉が熱湯中で糊化することで，うま味が保たれ，口ざわりの良い椀種になる。

(2) い　り　鶏

材　　料	分　量（1人分）
鶏　　肉	40g
醤　　油	3mℓ
砂　　糖	2g
(またはみりん)	(6mℓ)
油	4g
さやえんどう	10g
に　ん　じ　ん	15g
ご　ぼ　う	15g
ゆでたけのこ	20g
干ししいたけ	2g　(1個)
だ　し　汁	20mℓ
塩	0.5g
醤　　油	1mℓ
砂　　糖	3g

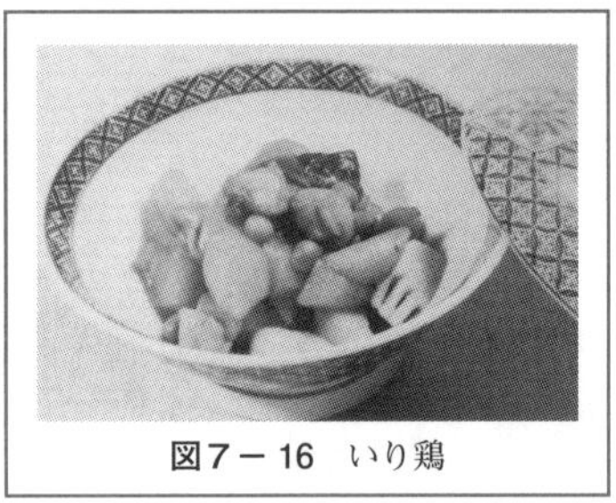

図7－16　いり鶏

① 鶏肉は，薄くそぎ切りにし，分量の醤油，砂糖をかけて混ぜておく。

② さやえんどうは，筋をとって，1％の塩を加えた熱湯でさっとゆでる。

③ にんじんは，1.5cmの乱切りに，ごぼうは皮をこそげて，1.5cmの乱切りにして水

につける。たけのこは，2cmくらいの乱切りにし，干ししいたけは，水に戻して柄をとり，二つ切りにする。

④　鍋に油を入れて熱し，ごぼう，たけのこ，にんじん，しいたけを入れて炒める。だし汁，塩，砂糖，醤油を入れて中火で煮る。汁がなくなる少し前に，鶏肉を加えて，10～15分間煮る。おろしぎわに，さやえんどうを入れて混ぜ，火をとめる。

〔備考〕

（i）いり鶏は，日常食としても客用の煮物としても，また折詰弁当，重詰料理などにもなる簡単で比較的保存性の高い料理である。

（ii）たけのこの代わりにれんこんを用いたり，そのほか，こんにゃくを加えてもよい。

（iii）鶏肉は，好みにより，むね肉またはもも肉を用いる。

（iv）油はごま油を用いると香りが良くなる。

（3）鶏肉のホイル焼き

材　　料	分　量（1人分）
鶏肉(ささみまたはむね肉)	60g
酒	3mℓ
醤油	3mℓ
生しいたけ	30g
ぎんなん	5個
塩	少量
アルミ箔	20cm×25cmくらい
ゆずまたはレモン	1切れ

①　鶏肉は，3切れぐらいにそぎ切りにして，酒，醤油をふりかける。

②　生しいたけは柄をとり，2切れくらいにそぎ切りにする。

③　ぎんなんは，殻を割って除き，熱湯に入れてゆでながらころがして薄皮をむく。

④　アルミ箔の中央に，鶏肉，生しいたけ，ぎんなんをおき，塩を軽くふる。アルミ箔の向こうと手前を合わせて中央を折りたたみ，両側を折る。

⑤　オーブントースター，ロースターまたは火の上に網をのせ，その上で7～8分焼く。200℃くらいのオーブンで約10分間焼いてもよい。

⑥　焼けたら皿にのせ，輪切りまたはくし形に切ったゆずまたはレモンを添える。

（4）さき鶏・鶏肉サラダ・棒棒鶏（バンバンヂィ）

①　鶏むね肉を皿にのせ，酒と塩をふりかける。皿のまま蒸し器に入れて8分くらい蒸し，とり出して冷ます。これを筋線維にそって細く長くさく。献立に合わせて，和・洋・中華風に仕上げる。

②　和風のさき鶏では，きゅうりの薄切りに塩をふり，軽く絞り，器に鶏と盛り，黄身酢をかける。器に黄身酢（p.60，表1－37参照）を入れ，その上に鶏ときゅうりを盛る。

	材　　料	分　量（1人分）
	鶏肉（むね肉）	40g
	酒	2mℓ
	塩	0.2g
和風	きゅうり	30g
	塩	少量
	黄身酢*	12g
洋風	きゅうり	30g
	セロリ	20g
	フレンチドレッシング	少量
	マヨネーズ	10g
	レタス	1枚
中華風	きゅうり	40g
	白ごま	5g
	しょうが	1g
	ねぎ	1g
	醤油	5mℓ
	食酢	3mℓ
	砂糖	1g
	ごま油	3mℓ
	ラー油	1mℓ

*黄身酢（101g分量）：卵黄2個（35g），酢40mℓ，塩1g，砂糖20g，だし汁5mℓ

③　洋風のサラダでは，きゅうり，セロリのせん切りをフレンチドレッシングであえ，レタスを敷いて鶏と野菜を盛り，マヨネーズをかける。

④　中国風の棒棒鶏ではきゅうりは斜め切りのせん切りにし，塩少々ふっておく。ごまだれをつくり，皿にきゅうりと鶏を盛り，供する前にたれをかける。ごまだれは，白ごまを煎ってすりつぶし，しょうが，ねぎのみじん切りを混ぜ，他の調味料を入れて，混ぜ合わせる。

〔備考〕

（i）黄身酢は脂肪の少ない和風マヨネーズで，だし汁，酢，塩，砂糖を鍋に入れて混ぜ，湯せんにして木じゃくしで混ぜ合わせる。最後に卵黄を入れ，とろりとするまで混ぜ合わす。

（ii）片栗粉を用いた黄身酢は，でんぷん糊の粘度も加わり，なめらかさが出る。加熱中に卵黄のアミラーゼの作用によって，粘度が急激に低下することがあるので，卵黄以外の材料を加熱して溶かし，消火後，卵黄を加えて攪拌する。また，卵黄，酢以外の材料を加熱して溶かし，消火後，卵黄を加えて攪拌し，最後に酢を加える方法もある。この方法によるとなめらかさや酢の風味が保たれる[1)]。

（5）炸（ザ zhá）八（バー bá）塊（コワイ kuái）（骨つき鶏肉のから揚げ）

①　若鶏を，骨つきのまま4cmくらいのぶつ切りにしてボウルに入れる。しょうが汁，塩，醤油，酒を加えよく混ぜて味をつける。揚げる前に片栗粉をまぶす。

②　揚げ油を，140～150℃にし，鶏肉を入れて揚げる。肉が縮んで骨が少し肉からはみ出るようになり，きつね色になったらとり出す。3～4分後に油の温度を180℃に上げて，肉を入れて，からりと二度揚げをする。

③　器に盛り，さんしょう塩（花椒塩（ホワンジャオフェン），粉さんしょう7，塩3の割合）を添えて供する。

1）石井克枝：黄身酢，調理科学，21，191－194（1988）

材　　料	分　量（1人分）
骨つき若鶏肉	100 ～ 120g
塩	0.5g
醤　　油	1.5mℓ 鶏肉の重量の 1.5%
酒	5mℓ 〃 5%
しょうが汁	1mℓ 〃 1%
片 栗 粉	5g 〃 5%
揚 げ 油	適量
さんしょう塩	少量

〔備考〕

（i）若鶏は，皮がやわらかいので皮つきのまま揚げる。揚げた皮は，独特の風味がある。

（ii）最初の揚げ操作では材料の表面から，外側を焦がさないように加熱してとり出しておく。その間に表面の温度が内部に伝わっていく。二度目の揚げ操作は，表面の水分を蒸発させ，油ぎれを良くし，外側に焦げをつけて歯ざわりを良くするためで，強火にして短時間にする。

（6）チキンソテー（Poulet sauté 仏）

材　　料	分　量(1人分)
鶏　　肉（骨つきもも肉またはむね肉）	1個(150～200g)
塩	鶏肉の重量の1%
こしょう	少量
サラダ油	10mℓ
カリフラワー	25g
塩	少量
こしょう	少々
バター	少量
さやいんげん	20g
バター	2g
塩	少量
こしょう	少々
レモン	1/6個

① 骨つき肉の内側の部位を，骨にそって切り開く。飾り骨を立てる場合は，足先の肉の部分を2cmくらい残す。肉から骨を離し，足先の骨を4～5cmくらい残して骨を切る。残した骨は肉から離し，起こして立てる（図7－17）。

② 肉の厚さをならすようにして形を整える。肉と皮のところどころに切り目を入れ，焼いたときに肉の形が著しく変わらないようにしてから塩，こしょうをする。

③ フライパンに油を入れて熱し，皮の無い方を下にして肉を入れて蓋をして3分間焼く。火を弱めて3～4分間くらい焼き，中まで火を通す。裏返して皮に焦げ目がつくまで3分間焼く。

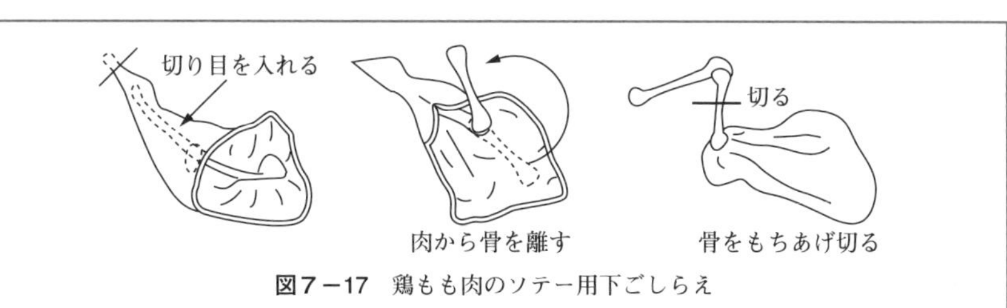

図7－17　鶏もも肉のソテー用下ごしらえ

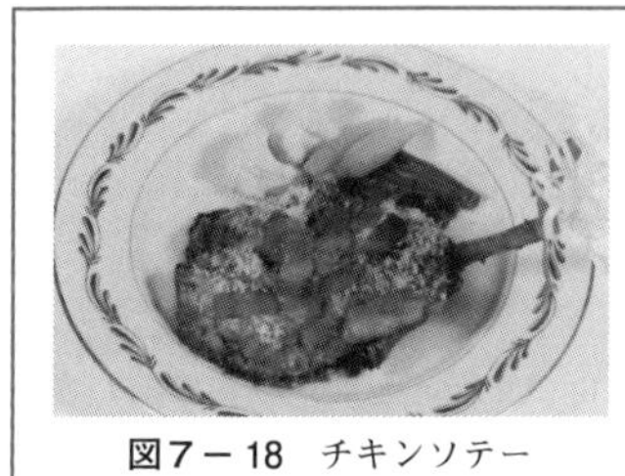
図７－18　チキンソテー

④　鶏肉を焼いた鍋に，水を加えて火にかけてグレヴィソース（gravy sauce，p.265 参照）をつくる。
⑤　カリフラワーを一房ずつに切り分け１％の食塩水中で２～３分間ゆでる。塩，こしょうをしてバターをまぶす。
⑥　さやいんげんは，筋をとって熱湯でさっとゆで，5 cm くらいに切り，バター炒めにして，塩，こしょうを振る。
⑦　チキンソテー，つけ合わせを皿に盛り，足の骨に骨飾り（図７－19）をつけ，グレヴィソースをかけ，くし型レモンを添える。

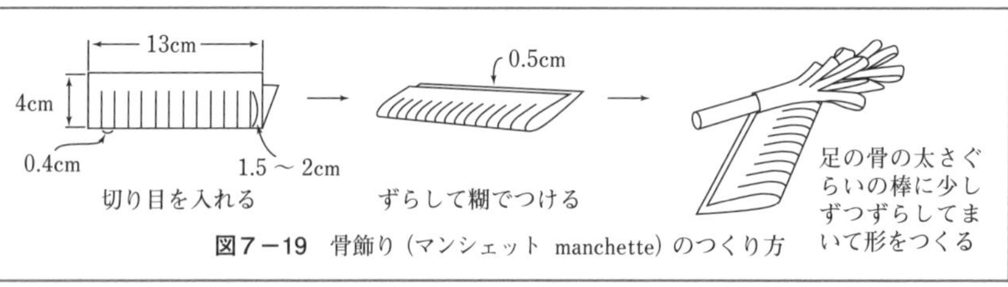

図７－19　骨飾り（マンシェット manchette）のつくり方

〔備考〕
（ｉ）つけ合わせは，にんじんのバター煮（p.465），ブロッコリーのソテーなどでもよい。
（ii）皮の無い方から焼くと皮の収縮を抑えることができ，形よく仕上がる。
（iii）皮をパリッと香ばしく仕上げるには，初めに皮の方から焼く。この場合は，皮を下にして肉を入れて蓋をして，皮に焦げ目がつくまで３分焼く。裏返して同様に３分焼き，火を弱めて３～４分間くらい焼き，中まで火を通す。

（7）ローストチキン（Roast chicken）

①　若鶏は，腹こうをよく洗い，きれいな布きんで内側と外側の水気をふきとる。
②　腹こうに塩，こしょうをふる。外側に平均に塩，こしょうをして，手で皮にすり込み，次に手に油をつけてよくすり込む。
③　図７－21（p.266）の方法により，手羽と足の形を整える。
④　オーブンを温め，天板に油をひき，鶏を横にして入れ，180℃で 13 分焼く。ももに焦げ色がついたら，薄切りにしたたまねぎ，にんじん，セロリをまわりに入れ，裏返して同様に焼く。次に胸を上にして天板にたまった焼き汁を時々かけながら焦げ色がつくまで，はじめから約 30 ～ 50 分焼く（高速レンジ，スチームオーブンの場合は，途中で返さなくてもよい。時間も多少短時間ですむ）。もも肉に串を刺して，澄んだ汁が出れば焼けている。

材　料	分　量（4～5人分）
若鶏	1羽（800g～1.2kg）
塩	6g（約1%）
こしょう	少々
サラダ油	30g
たまねぎ	100g
にんじん	30g
セロリ	30g
つけ合わせ	
フライドポテト	120g
芽キャベツソテー	150g
にんじんのグラッセ	100g
クレソン	適量
グレヴィソース	
天板の野菜と焼き汁	全量
ストック	200mℓ

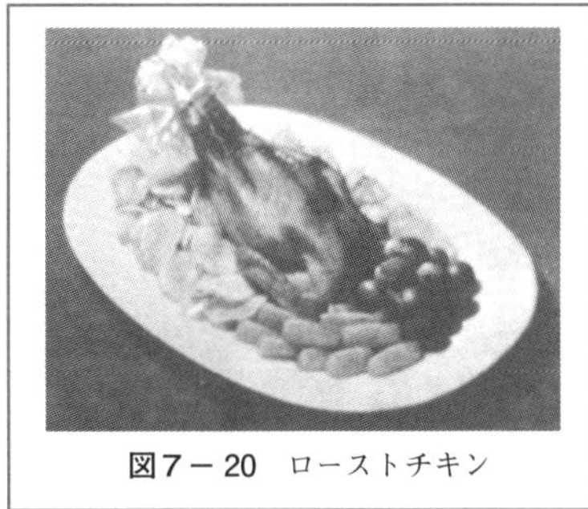

図7－20　ローストチキン

⑤　鶏を皿にとり出し，串や糸をとる。天板の野菜や焼き汁を鍋に入れて，スープストックを加えて5分くらい煮る。これを布でこし，浮いた油とアクをとり，塩，こしょうで味を整えてグレヴィソースをつくり，ソースポット（sauce pot）に入れる。

⑥　じゃがいもはフライドポテトにする（p.170，表3－3参照）。

⑦　芽キャベツはゆでて油炒めにする。

⑧　にんじんはグラッセ（Glacé 仏，バター煮）にする（p.465 参照）。

⑨　鶏を小判形の大皿に盛り，足に骨飾りをする（図7－19 参照）。鶏の大きさにより，紙の長さは18～25cm，幅は10cm くらいにしてバランスをとる）。鶏のまわりにつけ合わせの野菜を盛り，⑤のソースポットにソースレードル（sauce ladle）を添えて供する。

〔備考〕

（ⅰ）ロースト用の鶏は生体重1.3～1.5kg で，中抜き800～1kg である。市販では内臓を抜いてある。骨は生体重に対して15～18%であり，可食部は枝肉に対して70～75%くらいとみればよい。

（ⅱ）鶏肉は骨つきで加熱したほうがやわらかい。鶏むね肉の骨つき肉（260g）と骨なし肉（180g）を同時に蒸し加熱すると，内部温度上昇は骨つき肉の方が緩慢で，機器測定，官能検査で，骨つき肉がやわらかく，多汁性に富んでいる[1)]。

（ⅲ）ローストチキンのさばき方

盛りつけたローストチキンをテーブルに出してから，別室にもち帰ってさばき，1人

1）韓　順子，柳沢幸江，村田安代，寺元芳子：鶏肉の加熱方法に関する研究－骨の有無が食味特性に及ぼす影響－，日本家政学会誌，40，1057－1064（1989）

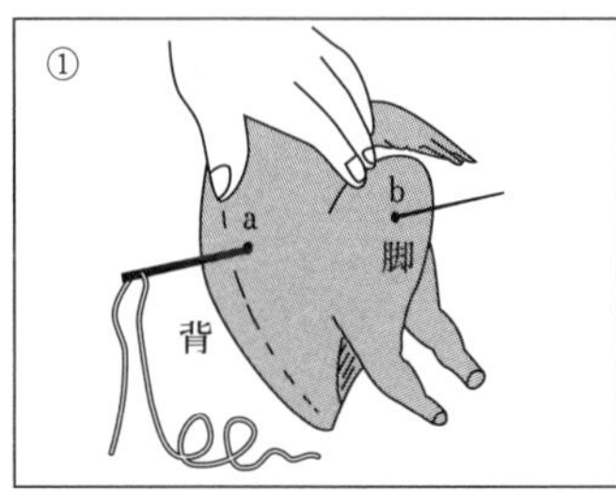

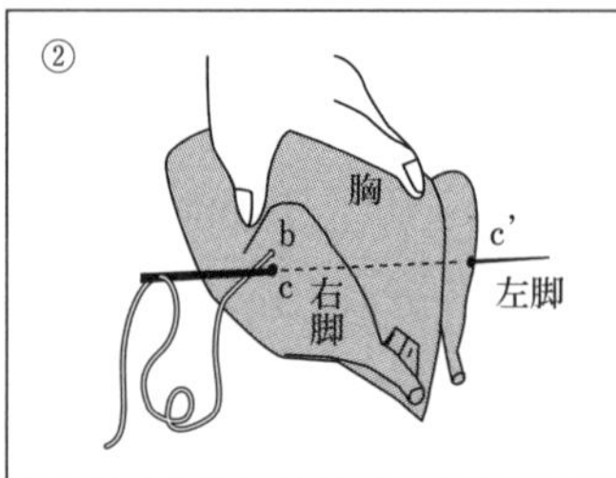

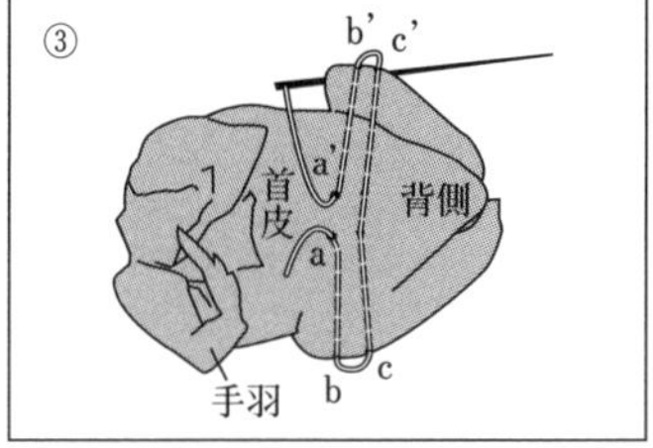

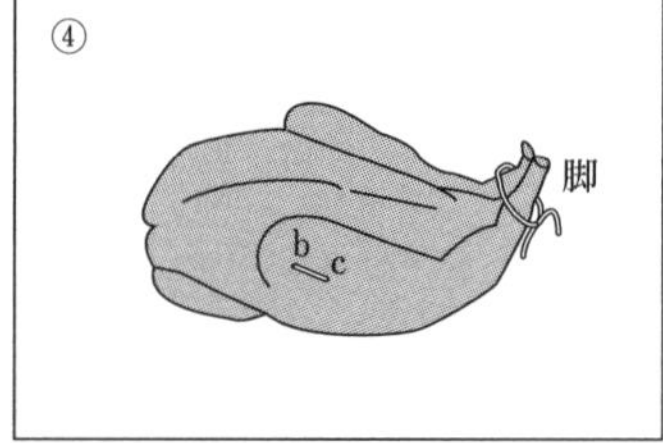

①　鶏の頭をおさえ，背側ａから右脚の関節ｂに糸をつけた金串を刺す。
②　金串を抜き，骨をおさえるように，近くのｃから，右脚，胴，左脚ｃ’へ金串を刺す。
③　ｃ’で抜きとり，近くのｂ’に刺して，背のａ’に抜く。脚と胴をくっつけるようにａに残っていた糸とａ’に出た糸を結ぶ。首皮を背にくっつけ，手羽を背側にまとめて，金串と糸を用いて整える。鶏肉が1kg位ならば，糸でしばらなくても，竹串をさして形を整えることもできる。
④　脚をしばって形を整える。

図７－21　ローストチキンの形の整え方

ずつに盛りつけて供する。

さばき方は，まず骨つきもも肉をとる。もも肉に沿って皮に切り目を入れ，ぐるっと背側まで回してから，足の骨をもって脱臼させるように後ろに折り返し，引っ張ると，もも肉が体からはがれる。

次に，鎖骨の上側から表面の皮に切り込みを入れる。竜骨突起に沿って中心の皮を切り，さらに後背側まで皮に切り込む。次に肩の骨の関節部（上膊骨とうかい骨との間）を胸の方に３cmの深さに切り込んでおく。この切り込みから肉をもって下の方に引っ張ると，むね肉が皮とともにはがれてくる。

ささみが骨について残る場合は，ささみを取り外す。ささみはむね肉についてはがれることもある。

男性用にはもも肉を，女性用にはむね肉やささみを盛り，つけ合わせを添えてグレヴィソースをかける。

4．ひき肉

(1) ハンバーグステーキ (Hamburg steak)

材　料	分　量 (1人分)
牛ひき肉	60～80g
たまねぎ	30g　肉の重量の 30～50%
油	2g　(たまねぎ炒め用)
食パン	10g　肉の重量の 15%
牛乳または水	12mℓ　〃　15%
卵	7g　〃　15%
塩	0.9g　〃　0.7%
こしょう	少々
ナツメグ	少々
油	12mℓ　材料の重量の 10%
つけ合わせ	
さやいんげん	30g
にんじん	30g
ブラウンソース	
バター	2g　} でき上がり 30mℓ
小麦粉	2.5g　} でき上がり 30mℓ
ストック	35mℓ　} でき上がり 30mℓ
塩	2.5g
こしょう	少々

① たまねぎは，みじん切りにして油で炒める。
② 食パンは，細かくして牛乳でしめらす。
③ ②にひき肉，たまねぎ，卵，調味料を加えてよく混ぜる。これを丸形または，楕円形に平らにまとめて，右手で左手の手のひらに数回たたきつけて，肉質を締め，形を整える。中央部を押さえて少しくぼませる。
④ フライパンに油を入れて熱し，肉を入れて焼く。下側に焦げ色がつきはじめたら，鍋をゆり動かして，熱のあたる位置を変え，焦げつきを防ぎながら1/3程度焼く。下面が焼けたら，フライ返しで返して同様に1/3程度焼く。次に蓋をして弱火で中まで火を通す。
⑤ さやいんげんは，筋をとって塩ゆでにし，油で炒め，塩，こしょうをふる。にんじんは，長さ4cmに切り，太さによって縦に二つ割りまたは四つ割りにして面を取り，バター煮にする(p.465参照)。
⑥ ブラウンソースをつくる(p.159参照)。
⑦ ハンバーグステーキ，さやいんげんとにんじんを皿に盛り，ソースをかける。ソースはウスターソースとトマトケチャップを混ぜたものでもよい。

(2) ミートローフ (Meat loaf)

材　　料	分　量 (4〜5人分)	
牛ひき肉または牛豚の合びき肉	300g	
た　ま　ね　ぎ	30g	肉の重量の10%
油	2g	(たまねぎ炒め用)
｛食　パ　ン	30g	肉の重量の10%
牛乳または水	30mℓ	〃　10%
卵	30g	〃　10〜12%
塩	4g	〃　約1%
こ　し　ょ　う	少々	
ナ　ツ　メ　グ	少々	
バ　タ　ー	8g	

① ハンバーグステーキと同じように生地を調整しておく。
② アルミ箔の上で，高さ5cmのかまぼこ型に形を整える。
③ 油をひいた天板の上に移して，上にバターをのせて，170℃で約30分焼く。途中で2回流れ出た汁をかけてつやを出す。
④ 焼けたら，そのまま大皿に盛って，まわりに野菜をつけ合わせる。ミートローフは適当に切って盛りつける。

つけ合わせにはフライドポテト，さやいんげんまたはさやえんどうの油炒め，にんじんのグラッセ，芽キャベツの油炒めなどの中から適当に選ぶ。

また，固ゆで卵をつくり，肉の中心に2個縦に並べるとボリュームが出て焼き時間を変えないでできる。

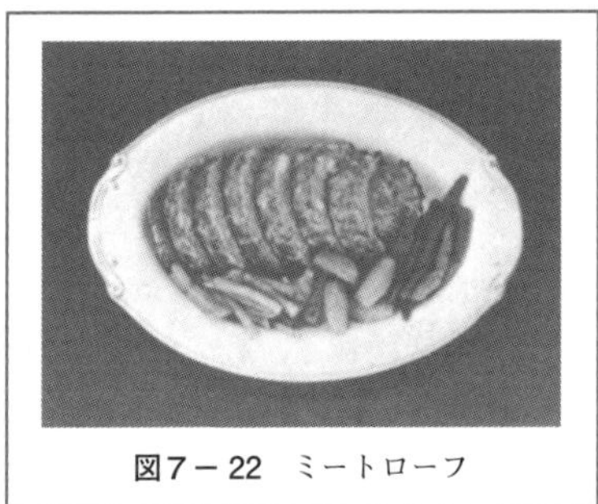

図7－22　ミートローフ

(3) ロールキャベツ (Rolled cabbage)

① キャベツの葉を破らないようにはがし，葉がしんなりするくらい（3分）ゆでる。ゆで汁は，煮込みに用いる。
② 食パンは，ほぐして10mℓの水または牛乳を加えておく。
③ ひき肉にたまねぎのみじん切りと②を混ぜ合わせ，塩とこしょうをふり入れ，こねてまとめる。
④ キャベツの硬い軸を削る。葉のもとが手前になるようにして，③のひき肉をその上におき，手前から葉を巻き，左右を折り曲げてさらに向こうへ包むようにきっちりと巻き，ようじでとめる。これを，一段並べにして，巻き終わりを下にして鍋に入れる（ロールキャベツが鍋いっぱいになるくらいの大きさの鍋）。ゆで汁と

材　　　料	分　量（1人分）
キ　ャ　ベ　ツ	80～100g　1枚
ひ　き　肉	30g
た　ま　ね　ぎ	15g
食　パ　ン	10g
水　（牛　乳）	10mℓ
塩	0.5g
こ　し　ょ　う	少々
ゆで汁，ストック	約100mℓ
塩	0.8g
こ　し　ょ　う	少々
よ　う　じ	1本
トマトケチャップ	20mℓ（大$1\frac{1}{4}$）
パ　セ　リ	少々

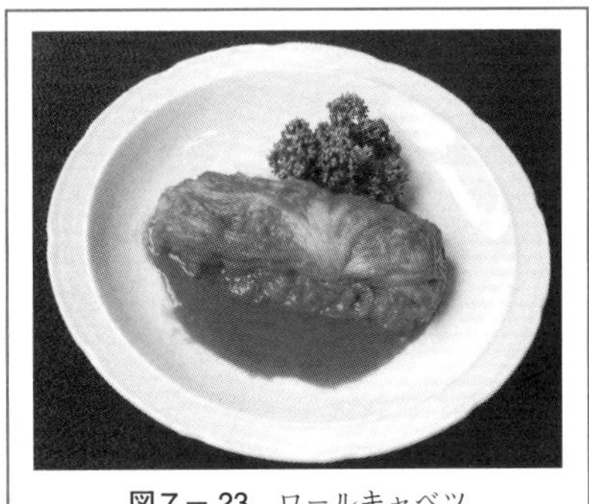

図7－23　ロールキャベツ

ストックを合わせて材料が浸るくらいに入れ，塩，こしょうを加えて落とし蓋または紙蓋をして煮る。約30分後トマトケチャップを加え，さらに20分間くらい煮込む。

⑤　ロールキャベツを皿に盛り，煮汁をかける。

〔備考〕

（i）ひき肉は，加熱するとバラバラになり，崩れやすいが，これを包むとその欠点は補われ，野菜の摂取にもなる。生地に米を加えてつくり，煮込むこともある。

（ii）キャベツの葉を破らないようにはがすには，大鍋の中に湯をわかし，芯部を円推状に切りとったキャベツを丸のまま入れ，フォークとペティナイフをつかって，まわりのやわらかくなった部分からはがす。水により摩擦が小さくなりはがしやすくなる。

（4）溜鶏球（リュウチキュウ／liū jī qiú）（鶏の揚げ団子の甘酢あんかけ）

材　　料	分量（1人分）	
鶏ひき肉	60g	
ねぎ	6g	
しょうが	1g	
卵	6g	（肉の10%）
塩	0.3g	塩分
醤油	1mℓ	（肉の0.7%）
片栗粉	4g	
揚げ油	適量	
たまねぎ	20g	
にんじん	10g	
干ししいたけ	2g	
ゆでたけのこ	5g	
さやえんどう	10g	
しょうが	0.5g	
油	6mℓ	
湯（タン）（ストック）	30mℓ	
塩	0.5g	
醤油	2mℓ	
砂糖	2g	
酢	10mℓ	
片栗粉	1.5g	

① ねぎとしょうがをみじん切りにする。

② ひき肉にねぎとしょうがを加えてよくすり，卵と塩，醤油を加えてさらによくすり混ぜる。これを左手にもって握りしめると，親指と人差し指の間から丸く押し出されてくるので，スプーンですくいとり，片栗粉をまぶして揚げ油で揚げる。

③ さやえんどうは，筋をとってゆでる。にんじんとゆでたけのこは，長さ4cmのたんざくに切る。しいたけは，水に戻して細かく切る。たまねぎは，薄いくし型に切り，しょうがは，みじん切りにする。

④ 湯（タン）（ストック）と調味料と片栗粉を混ぜておく。

⑤ 鍋に油を入れて熱し，しょうがを炒め，さやえんどうを除いたその他の野菜，しいたけを全部加えて炒める。にんじんがやわらかくなったら肉団子とさやえんどうを加えて混ぜ④を加えて混ぜて火が通ったら，器に盛る。

〔備考〕

（i）鶏ひき肉の代わりに豚ひき肉，または合びき肉を用いてもよい。

（ii）たけのこの代わりにきゅうり，また，にんじんの代わりにトマトを用いてもよい。

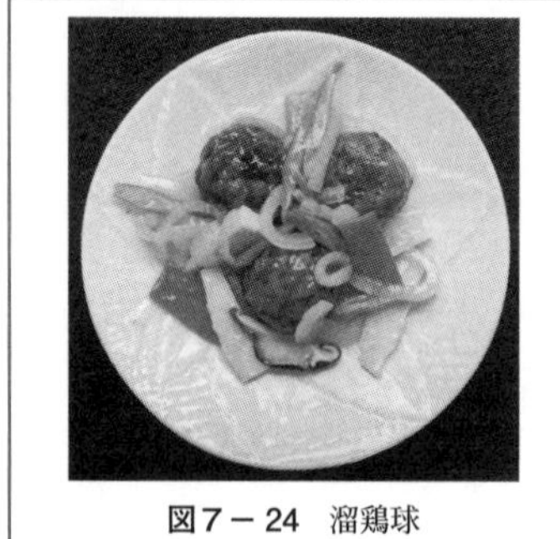

図7－24　溜鶏球

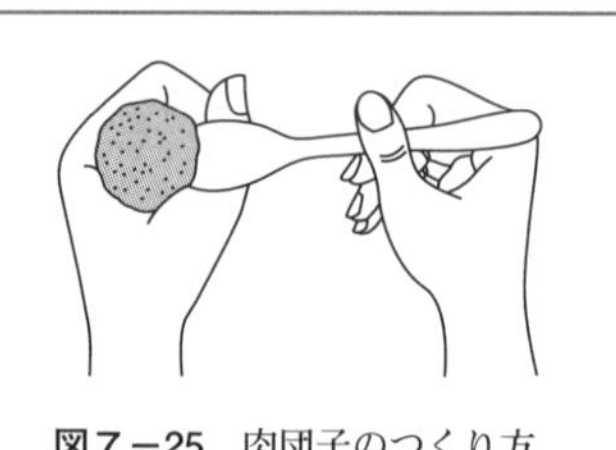

図7－25　肉団子のつくり方

(5) 丸子湯(ワンズタン)(肉団子のスープ)
wán zi tāng

材　　料	分 量 (1人分)	材　　料	分 量 (1人分)
豚ひき肉	30g	干ししいたけ	2g (1個)
ねぎ	2g	ゆでたけのこ	10g
しょうが汁	少量	ねぎ	10g
卵	6g (1/8個)	湯(タン)(ストック)	150mℓ
塩	0.2g	塩	1.2g
醤油	1～2滴	酒	3mℓ
片栗粉	1.2g	醤油	1.5mℓ
		しょうが汁	少量

① ねぎはみじん切りにし，しょうがは，おろして汁を絞る。
② 干ししいたけは，水にもどして，縦，横に四つ切りにする。ねぎは，長さ4cmくらいに切り，縦に四つ切りにする。たけのこはたんざく切りにする。
③ 豚ひき肉に，①のねぎ，しょうが汁，卵，塩，醤油，片栗粉を混ぜ合わせて，これを左手で握り出して（図7－25参照），熱湯に入れてゆでる。
④ 湯(タン)（ストック）を煮立て，しいたけ，たけのこを入れ，調味料を加える。肉団子とねぎを加えて，煮立ったら火をとめる。

〔備考〕

（i）ストックは肉団子のゆで汁を布きんでこして用いてもよい。

（ii）豚ひき肉の代わりに鶏ひき肉，白身の魚やエビのすり身を用いることもある。

5．内　臓

(1) 滷（ルウ）猪（ヂウ）肝（カン）(豚の肝臓の醤油煮)

材　料	分量(4人分)
豚の肝臓	200g
ねぎ	15cm
しょうが	5g
煮汁	
水	かぶる程度
八角	3個
酒	20mℓ
醤油	30mℓ
砂糖	15g
粉さんしょう	1g
ねぎ	10g
しょうが	5g
ごま油	10mℓ
花椒塩	3g

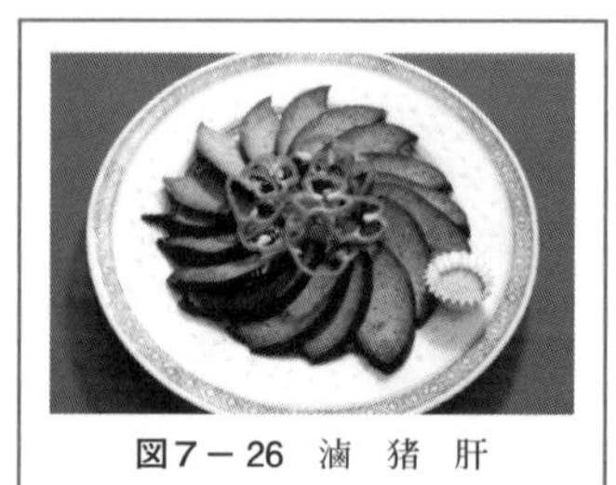

図7－26　滷 猪 肝

① 豚の肝臓は皮に箸を刺して穴をあけ，流水の中に1時間以上つけて臭みを流す。

② ねぎ，しょうがは軽くたたきつぶし，①の肝臓にすりつけ20分間おく。

③ ②の肝臓を鍋に入れ煮汁の材料を加え煮る。煮えたら肝臓をとり出し，汁を70mℓまで煮つめ肝臓を鍋にもどし汁をからめる。

④ 冷まして小口から薄く切って皿に花びらを並べるように盛る。

〔備考〕 もつの調理には，しょうが，ねぎ，にんにくなどを用い，醤油や酒に浸してから揚げる，焼く，炒めるなどの加熱をすると，くせのあるにおいが少なくなる。レバーの料理は必要な微量栄養素を摂取できる。

（2）その他の内臓を用いた調理

表7－19　内臓類の調理の例

	材料	分量	作り方
から揚げ	レバー	50g	①　レバーを厚さ 0.5cm にして一口大に切る。両面に 2 ～ 3 か所軽く切り目を入れ，醤油としょうが汁の中に浸しておく。
	醤油	4mℓ	②　つけ汁をきって片栗粉をまぶす。
	しょうが汁	少量	③　揚げ油を熱し，180℃くらいで揚げる。
	片栗粉	2g	
	揚げ油	適量	
串焼き	レバー	50g	①　レバーを厚さ 1cm の一口大に切り，熱湯をくぐらせて霜ふりにする。
	ねぎ	20g	②　ねぎを 2 ～ 3cm のぶつ切りにする。生しいたけは，石づきをとって，大きいものは二つ切りにする。
	生しいたけ	1 個	③　調味料を合わせて①②の材料にかける。
	醤油	4mℓ	④　材料を串に交互に刺して焼く。途中で，残り汁をかけて焦げ目のつくまで焼く。
	みりん	4mℓ	
	または酒	3mℓ	
	砂糖	1.5g	
炒め煮	レバー	30g	①　レバーを厚さ 0.5cm にして一口大に切る。ベーコンは長さ 4cm に切り，たまねぎは，くし形に切る。ピーマンは，縦に切り，種を出して八つ切りにする。
	ベーコン	10g（薄切り1枚）	②　フライパンに油を入れて熱し，ベーコンを入れて強火で炒めレバーを加えてさらに炒める。次に，たまねぎ，ピーマンを加えて炒め，塩，こしょうをし，調味料を入れて混ぜる。ベーコンを使うときは，塩を普通より控え目にして味をみて加減に注意する。
	たまねぎ	50g	③　②を器に盛ってレモンの薄切りを添える。レモン汁をかけると風味が引き立つ。
	ピーマン	10g	
	塩	0.5g	
	こしょう	少々	
	油	5mℓ	
	ウスターソース	7mℓ	
	トマトケチャップ	7mℓ	
	レモン	1 切れ	
炒腰片（チャオヤオピエン）（豚のじん臓の炒め物）	豚のじん臓	50g　1 個 90 ～150g	①　豚のじん臓は，縦に四つ切りにして，白い部分（じん盂）をとり除き，臭味がとれるまで水をかえてよく洗う。
	醤油	4mℓ	②　表の方に 1 ～ 2 本縦に浅く切り目を入れてから，表を下にして薄くそぎ切りにする。これをボウルに入れて醤油，酒，しょうが汁，にんにくをおろしたものを加えてよく混ぜ合わせておく。
	酒	3mℓ	③　たまねぎは，縦に二つ切りにして，薄くくし形に切る。セロリは斜めに薄切りにする。
	しょうが汁	少量	④　じん臓の汁気を切って片栗粉をまぶす。
	にんにく	1g	⑤　鍋に油を入れて熱し，④を炒めて取り出す。その鍋に油を加えてたまねぎ，セロリを炒め，じん臓を加え，塩，醤油，酒を入れてよく混ぜ合わせる。
	片栗粉	2g	〔備考〕
	油	5mℓ	豚のじん臓は薄切りにして，熱湯を通してから用いてもよい。
	たまねぎ	20g	
	セロリ	20g	
	油	4mℓ	
	塩	0.2g	
	醤油	2mℓ	
	酒	2mℓ	

第８章　魚介類の調理

第8章　魚介類の調理

わが国において魚介類は重要なたんぱく質源であり，日本の食文化においても重要な食材である。最近では，魚介類の摂取量は，肉類の摂取量の増加に押されて減少傾向であるが，魚介類が日本の食の特徴をなしているものであることは依然として変わらない。

魚介類の肉は，獣鳥肉とほぼ同様の成分であるが，筋肉質がやわらかいことや，脂質を構成している脂肪酸が異なるために獣肉よりも生活習慣病予防に効果があるなど，異なる点もある。また，調理性においても，日本で食用にしている魚介類の種類は多く，それぞれの種類の成分，鮮度，魚体の構造，味および漁獲できる季節性があることなどに合わせた調理の方法が伝統的に行われている。

そこで，日常食用としている魚介類の代表的なものの，一般成分，旬(しゅん)とされている季節，調理の例を表８－１にあげた。

第1節　魚介類の構造と成分

1．魚介類の構造

(1) 魚類の一般的形態と構造

魚類は食用にしている種類が多く，日本食品標準成分表（八訂）増補2023年に掲載されているだけで加工品を除いても130種類くらいあり，その他に外国で食べている魚類，日本の各地方独特の魚などを合わせると何百種類にもなるといわれる。魚類は脊椎動物の仲間で，水中に生息するのにもっとも適した形態をしており，動物の手足に相当するひれが発達し，表皮の下の真皮にはそれぞれ独特の色素を含んだ細胞がある。魚類の筋肉の体側筋は，図８－１に示したように，水平隔壁によって背側部と腹側部に２分される。体側筋は筋隔膜を介して連続する筋節構造をしている。１個の筋節はW字状になっており，これが重なったような形をして，頭部から尾部にならんでいる。

筋節は，体長方向に走る繊維状の筋細胞（筋線維）が集合したもので，筋細胞の長さは数mmから１cmくらいである。畜肉の筋細胞が数cmから20cm以上のものもあることと比較すると短く，また，結合組織が少なく，これが生肉のやわらかさにも関連している。

表8－1　魚介類の成分（100gあたり），出まわり期，旬，調理法

	食品名	水分(g)	たんぱく質(g)	脂質(g)	炭水化物(g)	出回る時期	旬	調理法の例
A 脂肪の少ないもの 主として白身の魚	マダラ（生）	80.9	17.6	0.2	0.1	秋―冬	12, 1月	汁物, 鍋物, バター焼き, グラタン, クリーム煮, そぼろ
	トビウオ（生）	76.9	21.0	0.7	0.1	春―秋	4, 5月	塩焼き, ムニエル, 蒸し魚, 魚団子（椀種, 中国料理）
	マガレイ（生）	77.8	19.6	1.3	0.1	春―秋	12, 1月	煮つけ, から揚げ
	シタビラメ（生）	78.0	19.2	1.6	Tr	夏	8月	ムニエル, フライ, 蒸し焼き
	ヒラメ（天然, 生）	76.8	20.0	2.0	Tr	一年中	1, 2, 4, 5月	さしみ, 酢の物, 煮つけ, 蒸し煮, ムニエル, グラタン
	マダイ（天然, 生）	72.2	20.6	5.8	0.1	一年中	1, 2, 4, 5月	さしみ, 汁物, 塩焼き, 煮つけ, たい飯
	カツオ（春, 生）	72.2	25.8	0.5	0.1	春	4, 5月	さしみ, たたき, 煮つけ, 角煮, 照り焼き, ムニエル
	クロマグロ（赤身, 生）	70.4	26.4	1.4	0.1	一年中	1, 2月	さしみ, すし種, 鍋物, 照り焼き
B 脂肪の多いもの 主として青魚	ベニザケ（生）	71.4	22.5	4.5	0.1	秋―冬	10, 11, 12月	かす汁, 蒸し煮, 照り焼き, ムニエル, フライ
	マアジ（生）	75.1	19.7	4.5	0.1	一年中	6, 7, 8月	酢の物, すし種, 塩焼き, ムニエル, 天ぷら, マリネ, 南蛮漬け
	カツオ（秋, 生）	67.3	25.0	6.2	0.2	秋	9, 10月	さしみ, たたき, 煮つけ, 角煮, 照り焼き, ムニエル
	▲マイワシ（生）	68.9	19.2	9.2	0.2	一年中	9, 10, 11月	ぬた, 煮物, 塩焼き, 揚げ物, 魚団子
	▲マサバ（生）	62.1	20.6	16.8	0.3	夏―冬	8,9,10月	しめさば, すし種, 塩焼き, 照り焼き, 煮つけ, 味噌煮, から揚げ
	▲ブリ（生）	59.6	21.4	17.6	0.3	冬	12, 1月	さしみ, ぬた, 塩焼き, 照り焼き
C とくに脂肪の多いもの	ウナギ（養殖, 生）	62.1	17.1	19.3	0.3	一年中	7, 8月	かば焼き
	サンマ（生）	55.6	18.1	25.6	0.1	秋	10, 11月	塩焼き, かば焼き, 巻き揚げ, 魚団子
	クロマグロ（脂身, 生）	51.4	20.1	27.5	0.1	一年中	1, 2月	さしみ, すし種
D 貝類	アサリ（生）	90.3	5.7	0.7	0.4	秋―春	秋―春	味噌汁, チャウダー, 炊き込み飯（和洋）, つくだ煮
	ハマグリ（生）	88.8	6.1	0.6	1.8	秋―春	秋―春	潮汁, チャウダー, 酒蒸し, 照り焼き, 焼きはまぐり, 鍋物
	シジミ（生）	86.0	7.5	1.4	4.5	秋―春	秋―春	味噌汁, つくだ煮
	カキ（養殖, 生）	85.0	6.9	2.2	4.9	秋―春	12, 1, 2月	フライ, チャウダー, コキール, 酢の物, かき飯, 鍋物
E 頭足類	スルメイカ（生）	80.2	17.9	0.8	0.1	一年中	8, 9, 10月	さしみ, 酢の物, サラダ, すし種, 煮物, 炒め物, 焼き物, 揚げ物
	マダコ（生）	81.1	16.1	0.9	0.2	一年中	1, 2月	酢の物, すし種, くず煮

〔備考〕（i）日本食品標準成分表（八訂）増補2023年による。
（ii）▲印の魚は，時期により脂質量が20～30%にも達することがある。一般に産卵前に多くなる。脂質量が多くなると水分の割合は減少する。
（iii）魚類の炭水化物量は少量であるが貝類には2～5%を含むものもある。

図8－1Bに示したように可食部筋肉には，赤褐色ないし暗赤紫色の血合肉（血合筋）が存在し，大部分の淡色の筋肉が普通肉（普通筋）である。

筋細胞には数十本の筋原線維が存在し（p.227，図7－2参照），動物の筋肉と同じように横紋があって，それはアクチンとミオシンなどの筋原線維たんぱく質が主要な構成成分になっている。

また，筋小束，筋内膜，筋周膜などの間に筋形質たんぱく質を含んだ液があり，

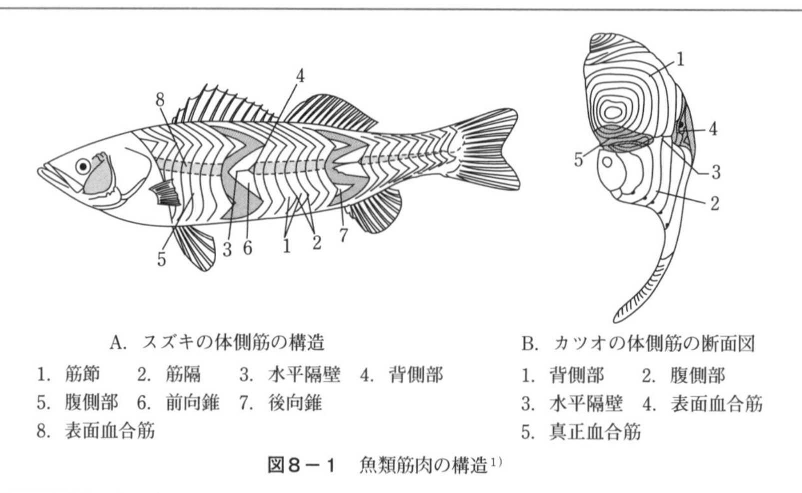

A. スズキの体側筋の構造
1. 筋節　2. 筋隔　3. 水平隔壁　4. 背側部
5. 腹側部　6. 前向錐　7. 後向錐
8. 表面血合筋

B. カツオの体側筋の断面図
1. 背側部　2. 腹側部
3. 水平隔壁　4. 表面血合筋
5. 真正血合筋

図8－1　魚類筋肉の構造[1)]

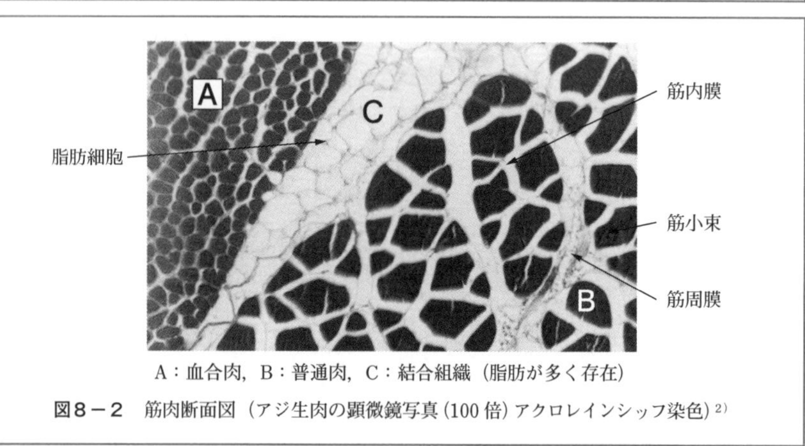

A：血合肉，B：普通肉，C：結合組織（脂肪が多く存在）

図8－2　筋肉断面図（アジ生肉の顕微鏡写真（100倍）アクロレインシッフ染色）[2)]

この中に，におい成分，うま味成分，色素成分，生理活動に関連する多くの酵素が存在し，結合組織には脂肪細胞も存在する。微細構造は，ほぼ畜肉と同じである。筋肉の横断面の写真にあるように，血合肉の筋線維束は細い（図8－2）。

（2）イカの種類と構造

イカは世界中の海に生息しており，その種類が多く，食用にしている地域も広

1）松原喜代松，落合明，岩井保：魚類学（上），32，33，恒星社厚生閣（1979）
2）下村道子撮影

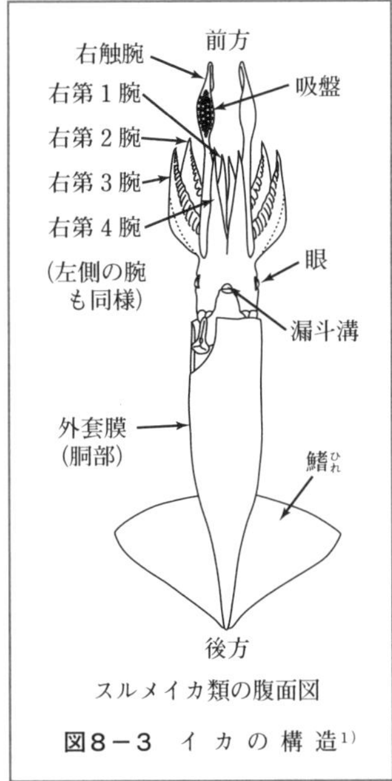

スルメイカ類の腹面図

図8－3　イカの構造[1)]

い。大きく甲のあるコウイカ類と甲をもたないツツイカ類がある。コウイカ類には，コウイカ，モンゴウイカなど，ツツイカ類にはヤリイカ，ケンサキイカ，スルメイカ，アカイカ，ホタルイカなどがある。図8－3にイカの構造を，図8－4にイカの筋肉組織を示す。スルメイカの各部の割合は胴部とひれ：約50%，脚部：約25%，内臓：約25%であり，内臓のうち肝臓が約15%，その他の内臓などが約10%である。

食用にする胴部（外套膜）は，魚肉や獣肉と異なり，図8－4のように直径5μmの筋線維が体軸に直角に走っている。それが200～500μmの間隔で仕切り様の組織で区切られている。仕切りの膜は細い線維でできていて，外側の皮と内側の皮とを結ぶ方向に走っている。

胴の外側の皮は4層あり，第1層と第2層との間に色素胞がある。通常イカの皮をむくと第2層と3層の間から分離する。したがって色素胞は除かれるので加熱した場合にも肉は白くでき上がる。しかし第3層と第4層は肉に密着して残っていて，なかなか除きにくいので，布きんなどでこすりとるか，1～2秒熱湯をくぐらせて，直ちに水をかけて，冷やして

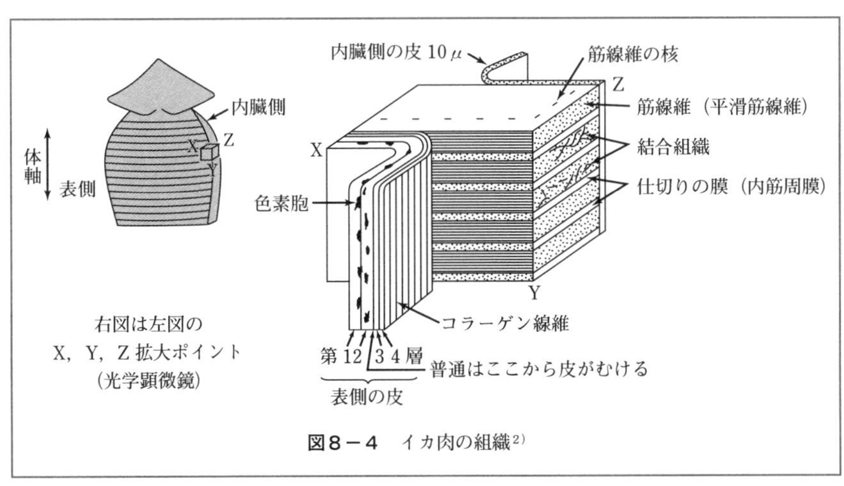

図8－4　イカ肉の組織[2)]

1) 奈須敬二，奥谷喬司，小倉通男共編：イカ―その生物から消費まで―，2，成山堂書店（1991）より
2) 田中武夫：イカの肉組織模式図，東海水研報，20，77（1958）

からむくなどの方法をとっている。

第４層のコラーゲン線維は，ごく細いが強靱でこれが体軸の方向に走っていて，肉線維とは直角に交わり肉組織を固定している。イカ肉が加熱により収縮したり，丸まったりするのは肉線維と皮の第４層の線維の性質とが主因である。

イカ肉の筋線維は，他の動物の横紋筋と異なり，斜紋筋である。前方の腕の中心にトンビとよぶ硬い，鋭くとがった口器がある。これは，キチン様物質からなっている[1)]。

（３）貝類その他

貝類は，軟体動物に分類される。ハマグリ，アサリ，カキ，シジミ，ホタテガイなどの二枚貝，バイガイ，アワビ，サザエなどの巻貝がある。食用とする主な部分は，ハマグリ，アサリ，カキなどは内臓を含めた全体，ホタテガイは貝柱，ミルガイは水管，トリガイは足の部分で，貝の種類でそれぞれ異なる。

エビ・カニ類は節足動物の甲殻類であり，ナマコ，ウニは棘皮（きょくひ）動物，ホヤは原索動物に分類されており，水産食品の種類は非常に多い。

２．魚介類の成分

魚肉類の成分は，表８－１のとおり，およそたんぱく質を20%，脂質を２～15%，水分を65～75%含み，畜肉類と大きく変わるところはないが，魚の種類，部位によって異なり，季節によっても変動する。イカ肉では，たんぱく質約18%，水分約80%，脂質1.2%程度である。貝類の可食部も同様に脂質が少なく，水分が多い。たんぱく質や脂質の構成成分の一部が畜肉のものと異なっていることが，魚介類独特のテクスチャー，味，香り，機能性成分などの要因となっている。

（１）魚肉たんぱく質

魚肉たんぱく質は，獣鳥肉と同様に必須アミノ酸のすべてを含み，魚類の種類による構成アミノ酸組成に大差はない。魚肉たんぱく質のアミノ酸スコアは大部分が100であり栄養価は高い[2)]。

魚肉のたんぱく質をその性状によって分類すると表８－２になる。

筋原線維たんぱく質（ミオシン区たんぱく質）は，筋線維の主体をなすものであり，肉の構造を形成する主要なものである。また，このたんぱく質は食塩などの塩類溶液に溶解する性質があり，調理・加工のときに魚肉に食塩を加えると起こる物

1）須山三千三：イカの利用，98，恒星社厚生閣（1980）
2）渡部終五；魚の科学（鴻巣章二監修），7，朝倉書店（1994）

表8－2　魚介類筋肉のたんぱく質組成

（%）

たんぱく質画分 / 性状種類 / 生物種	筋原線維たんぱく質（ミオシン区たんぱく質）	筋形質たんぱく質	肉基質たんぱく質
性状種類	○筋原線維 ○塩溶性 ○ミオシン，アクチン，トロポニン，トロポミオシン	○筋細胞間，筋原線維間 ○水溶性 ○解糖系酵素，クレアチンキナーゼ，ミオグロビン	○筋隔膜，筋細胞膜，血管などの結合組織 ○不溶性 ○コラーゲン
カツオ（普通筋）[1]	53	45	2
カツオ（血合筋）[1]	42	37	7
キハダマグロ（普通筋）[1]	56	42	1
キハダマグロ（血合筋）[1]	41	44	5
マサバ（普通筋）[1]	60	38	1
マサバ（血合筋）[1]	42	50	3
スズキ[2]	67	26	4
タラ[3]	76	21	3
イカ[3]	77 ～ 85	12 ～ 20	2 ～ 3
ウサギ[3]	52	28	20

性の変化に関与するものである。筋形質たんぱく質は，多種類のたんぱく質の混合物で球状になっている成分が多く，多種の酵素類を含み，色素成分などを含んだコロイド液として筋線維の間を満たしている。水溶性なので，魚を切り身にした後は水で洗うことは避ける。魚肉を加熱したときに浸出してきて豆腐状に固まる成分で，筋線維を接着する役目をもっている。

肉基質たんぱく質は結合組織であり，コラーゲンやエラスチンが主成分で筋隔膜や腱，細胞の膜を構成している。このたんぱく質が畜肉より少ないので，畜肉よりやわらかく，消化もしやすい。魚肉を加熱すると筋節は硬く凝固するのに対して筋隔膜はゼラチン質に変化するため，筋節ではがれやすくなる（p.306，図8－31）。

（2）脂　質

脂質は，魚肉のおいしさに関係する重要な要素である。脂質を蓄積する部位は魚の種類によって異なるが一般に皮下および腹腔内脂肪組織，腹肉，肝臓，脳などである。

1）落合芳博：タンパク質の科学（鈴木敦士，渡部終五，中川弘毅編），92，朝倉書店（1998）
2）落合芳博：魚介の科学（阿部宏喜編），29，朝倉書店（2015）
3）今野久仁彦：魚の科学（鴻巣章二監修），15，朝倉書店（1994）

表8－3　魚肉の脂肪酸組成（%）と脂質量（g／可食部100g）[1]

脂肪酸	炭素数：二重結合	マガレイ	シロサケ	マダイ	マアジ	マイワシ	マサバ	サンマ	カツオ（秋獲り）	クロマグロ（脂身）
ミリスチン酸	14：0	4.6	5.6	4.1	3.5	6.7	4.0	7.7	4.9	4.0
パルミチン酸	16：0	14.6	12.9	20.7	19.9	22.4	24.0	11.6	19.8	15.5
ステアリン酸	18：0	2.6	3.1	6.4	7.3	5.0	6.7	1.8	4.8	4.9
パルミトレイン酸	16：1	8.2	5.5	7.7	6.1	5.9	5.3	3.5	5.2	4.4
オレイン酸（n－9系）*	18：1	15.0	21.0	21.5	18.8	15.1	27.0	4.6	16.5	20.7
イコセン酸	20：1	4.1	11.0	3.1	2.2	3.1	4.0	17.6	2.9	7.9
ドコセン酸	22：1	2.2	9.7	2.1	2.5	1.8	3.5	21.6	2.6	9.8
リノール酸（n－6系）*	18：2	0.8	1.1	1.1	0.9	1.3	1.1	1.4	1.8	1.5
α-リノレン酸（n－3系）*	18：3	0.4	0.8	0.5	0.5	0.9	0.6	1.3	0.9	1.0
アラキドン酸（n－6系）	20：4	2.9	0.3	1.9	1.8	1.5	1.5	0.5	1.8	0.8
イコサペンタエン酸（n－3系）**	20：5	18.9	6.8	6.7	8.8	11.2	5.7	6.7	8.5	6.4
ドコサペンタエン酸（n－3系）	22：5	1.2	2.4	3.4	3.1	2.5	1.3	1.4	1.2	1.4
ドコサペンタエン酸（n－6系）	22：5	4.7	0.2	0.5	0.6	0.4	0.4	0.2	0.9	0.0
ドコサヘキサエン酸（n－3系）	22：6	10.1	13.1	13.8	17.0	12.6	7.9	10.2	20.7	14.2
その他の脂肪酸		9.7	6.5	6.5	7.0	9.6	7.0	9.9	7.5	7.5
脂質量（g／可食部100g）		1.3	4.1	5.8	4.5	9.2	16.8	25.6	6.2	27.5

* 不飽和脂肪酸はメチル基末端から数えた最初の二重結合の位置により，n－3系（オメガ3系）脂肪酸，n－6系（オメガ6系）脂肪酸，n－9系（オメガ9系）に区別される。

**イコサペンタエン酸（IPA）は，エイコサペンタエン酸（EPA）ともいう。

魚介類の脂質は不飽和脂肪酸が60～80％を占める。魚種によって脂質含量が異なる例は表8－1に示した通り，季節により，生息地域により，部位によっても異なる。脂質はカツオやイワシなどの赤身の魚の方が，タラ，ヒラメなどの白身の魚よりも多く，血合肉は普通肉より多い。背肉では少なく腹肉に多く，また天然魚よりも養殖魚の方が多い。脂質は，グリセロールに3分子の脂肪酸が結合したトリグリセリド（トリアシルグリセロール），2分子の脂肪酸と1分子のアルキル基などが結合したジグリセリド，2分子の脂肪酸とコリン，エタノールアミン，セリンなどがリン酸を介して結合したリン脂質などである。魚類の脂肪酸には，炭素数が14から24までの多種類が含まれており，その中で炭素数20，二重結合5個のイコサペンタエン酸（IPA），炭素数22，二重結合6個のドコサヘキサエン酸（DHA）などの高度不飽和脂肪酸（二重結合を4個以上もつ脂肪酸）を多く含んでいるのが特徴である。表8－3に魚種による含有脂肪酸について示した。二重結合の数（不飽和度）

1）日本食品標準成分表（八訂）増補2023年 脂肪酸成分表編（2023）による。

が増えるほど脂肪酸の融点は下がるため，魚介類の脂質は常温で液体であり，飽和脂肪酸の多い畜肉の脂質と異なる（p.235，表７－７参照）。

これらの脂肪酸を含んだ脂質の摂取が，生活習慣病予防になることが注目されている。脂質摂取に際しては，飽和脂肪酸，一価不飽和脂肪酸（二重結合が１個）および多価不飽和脂肪酸（二重結合が２個以上）のバランスが重要である。飽和脂肪酸は摂りすぎると血中コレステロールや血中中性脂肪を増加させ，動脈硬化を進行させる。一方で，不飽和脂肪酸は血中コレステロールや血中中性脂肪を減少させる。また，多価不飽和脂肪酸は炭素鎖のメチル基末端からの最初の二重結合までの位置により，ｎ－３系（またはオメガ３系）脂肪酸とｎ－６系（またはオメガ６系）脂肪酸に区別される。摂取するｎ－３系脂肪酸とｎ－６系脂肪酸の比率が生体機能に影響し，IPA や DHA といったｎ－３系脂肪酸を多く食べている地域では脳梗塞や心筋梗塞などの血栓症が少ないことが知られている。魚油は二重結合が多いために空気中の酸素と結合して酸化物をつくり，さらに酸化分解を起こしやすい。脂肪の多い魚の干物その他の加工品が油焼けを起こしやすいのはこのためである。

表８－４のように魚肉は部位によって脂肪含有量が異なるので，たとえばカツ

表８－４　部位による成分の差[1)]

魚　種	部　位	たんぱく質(%)	脂肪(%)
タ　イ	頭　部	18.98	7.94
	背　肉	20.53	4.12
	腹　肉	19.65	6.02
	尾　肉	19.54	4.95
カツオ	普通肉	20.40	0.6
	血合肉	22.00	3.0

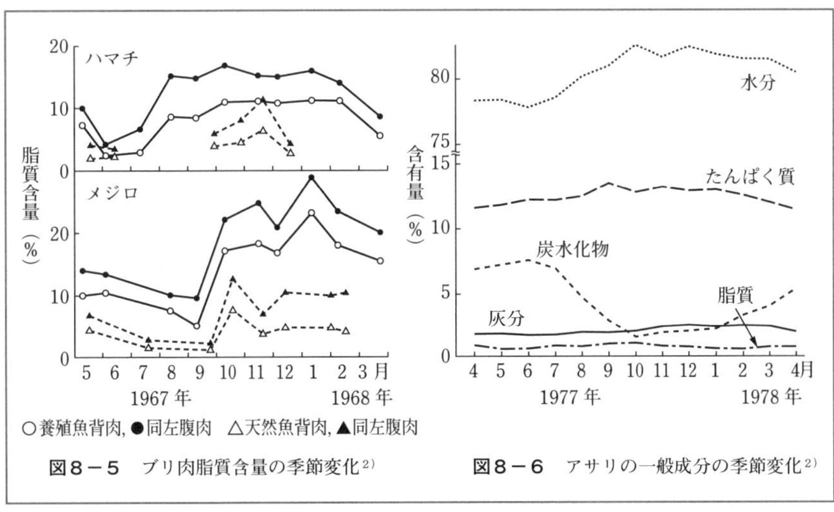

図８－５　ブリ肉脂質含量の季節変化[2)]

図８－６　アサリの一般成分の季節変化[2)]

1) 清水　亘：水産練製品ハンドブック，122，光琳書院（1959）
2) 鴻巣章二，橋本周久編：水産利用化学，33，恒星社厚生閣（1992）

オの普通肉はさしみや照り焼きにし，血合肉はつくだ煮にするなど材料を生かした調理を行う。

季節によって脂肪量の変化の著しい魚に，イワシ，サバ，ブリなどがある（図８－５参照）。魚は産卵のためのエネルギーとして脂肪を蓄積する。産卵前の脂肪量の多い時季がおいしいので，その時期を「しゅん（旬）」という。魚が近海に寄ってきて，多く漁獲できる時季を旬ということもある。脂肪それ自身には味はないが，脂肪量が増すと水分が減少し，うま味成分の濃度が高まる。また脂肪の感触が口腔内でなめらか味に影響することは，マグロの「とろ」と「赤身」の差で明らかある。

表８－５　タイの年齢による成分の違い[1)]

年　齢	たんぱく質(%)	脂　肪(%)
7	19.48	2.26
5	20.11	1.50
4	19.63	0.29

表８－６　魚体の大きさによる成分の違い[1)]

	大きさ(g)	たんぱく質(%)	脂肪(%)
ブ　リ	10,800	23.18	13.03
	6,510	25.22	2.18
	810	24.29	0.18
	560	22.80	0.21
マグロ	195,000	背 25.79	1.90
		腹 19.68	28.28
	1,700	24.62	0.24

年齢による例では，ブリの場合，ワカシ→イナダ→ワラサ→ブリ（東京地方），スバス→ハマチ→メジロ→ブリ（大阪地方）と成長に応じて名称を変えるが，脂肪の量も変化する（表８－５，８－６参照）。

貝類も季節によって成分が変化する。アサリは，たんぱく質，灰分，脂質に大きな変化はなく，炭水化物が夏には増加，秋から冬には減少し，これは水分との入れ替えが生じているからである（図8－6参照）。

（3）うま味・においの成分

1）魚介類のうま味とにおい

魚介類の肉は，生では淡白なうま味と甘味をもっている。その味は，完全には解明されてはいないが，遊離アミノ酸ではグルタミン酸，アラニン，グリシン，リシン，タウリンが多く，赤身の魚にはヒスチジンが多い。海産魚の生肉にはほのかに甘いトリメチルアミンオキサイドが含まれており，また，これらに肉類のうま味の本体である核酸が分解して生じるAMP（アデノシン一リン酸），IMP（イノシン酸）などが混合されてうま味が強く感じると考えられる。生肉を圧縮しても水分はほとんど出ないが，加熱するとたんぱく質の変性によって組織にとり込まれていた水分とともにうま味成分が浸出してくるので，口中でかむとうま味を強く感じる。貝類に

1）清水　亘：水産練製品ハンドブック，121，光琳書院（1959）

表8－7　魚介類筋肉の遊離アミノ酸含量[1)] (mg/100g)

アミノ酸	ネズミザメ	マダイ	ヒラメ	マフグ	マサバ	マアジ	キワダ	カツオ	クロアワビ	*アサリ	ホタテガイ	クルマエビ	イセエビ	ズワイガニ
タウリン	44	138	171	121	84	75	26	16	946	664	784	150	68	243
アスパラギン酸	7	＋	＋	1	－	1	1	3	9	21	4	＋	＋	10
トレオニン	7	3	4	10	11	15	3	4	82	13	16	13	6	14
セリン	10	3	3	4	6	3	2	3	95	24	8	133	107	17
グルタミン＋アスパラギン**		2	1	2	7	－		2						＋
グルタミン酸	12	5	6	4	18	13	3	7	109	103	140	34	7	19
プロリン	7	2	1	13	26	6	2	＋	83	16	51	203	116	327
グリシン	21	12	5	20	7	10	3	9	174	329	1925	1222	1078	623
アラニン	19	13	13	22	26	21	7	23	98	130	256	43	42	187
シスチン	－	－	－	－	－	－	－	－	－	5	8	＋	＋	－
バリン	7	3	1	2	16	6	7	4	37	14	8	17	19	30
メチオニン	6	＋	1	＋	2	1	3	1	13	11	3	12	17	19
イソロイシン	5	3	1	2	7	1	3	2	18	10	2	9	17	29
ロイシン	8	4	1	3	14	5	7	3	24	20	3	13	12	30
チロシン	5	2	1	2	7	1	2	3	57	16	－	20	11	19
フェニルアラニン	4	2	1	1	4	1	2	3	26	20	2	7	6	17
トリプトファン	－	－	－	－	－	－	－	＋	20	－	－	＋	＋	10
ヒスチジン	8	4	1	1	676	289	1220	1110	23	9	2	16	13	8
リシン	3	11	17	128	93	54	35	11	76	25	5	52	21	25
アルギニン	6	2	3	20	11	3	0.6	－	299	94	323	902	674	579

*可食部　　**アスパラギンとして計算　　＋：痕跡　　－：検出されず

はコハク酸が含まれており，グリコーゲンが一時的に増加する時期があってこれらが貝のうま味の特色となっている。表8－7に魚介類筋肉の遊離アミノ酸含量を示した。

新鮮な生肉はにおいが少ない。しかし，鮮度が低下するにつれて生臭いにおいが生じる。これは塩基性物質によることが多く，筋肉内に存在する酵素，あるいは付着した微生物のもつ酵素の作用で発生してくる。トリメチルアミンオキサイドが還元されてトリメチルアミンができ，ジメチルアミン，アルコール類，アルデヒド類，

1）須山三千三，鴻巣章二編：水産食品学，50，恒星社厚生閣（1987）

有機酸，アンモニアも発生し，これらが総合していわゆる魚臭の原因となる。サメ肉やエイ肉には尿素が含まれていて，ウレアーゼの作用でアンモニアが発生するので，さしみでは一般に酢味噌を用いて食べる。

魚臭を除くには次のようにする。①アミン類は水に溶けやすいので魚肉を水洗いする。かまぼこでは，魚肉の水洗いで，筋形質たんぱく質を洗い流し，白くて魚臭のほとんどない練製品のゲルをつくっている。②酸性の調味料を加えると，アミン類と酸類が結合して塩基性物質の揮発が抑えられるのでにおいが抑制できる。煮魚ではうめ干しを加えることがあり，ちり鍋ではたれにポン酢を使う。③醤油や味噌の香りを利用する（p.65 ～ 67 参照）。このような発酵食品には緩衝作用もあり，さらに味噌などの微粒子がにおい成分を吸着する。④しょうが，スパイス類の香りで魚臭をカバーする。⑤茶汁中で煮るとカテキン類の影響でにおいが薄くなる。⑥新鮮な魚，白身の魚では調味料を少なく，味を薄くして，加熱を短時間の煮魚にするが，鮮度が落ちた魚，赤身の魚では，佃煮のように味を濃くし，砂糖などを用いてにおい成分の揮発を抑制する。

（4）肉の色素成分

魚類は一般に筋肉が透明で色が薄い白身の魚と肉質が赤い赤身の魚があり，その中間の魚もある。肉の赤色は，主として肉色素のミオグロビンによるもので，これに血色素のヘモグロビンも加わった色である。白身の魚はミオグロビンが少なく，赤身の魚には多い。カレイ，ヒラメ，タイなどは白身の魚に分類され，マグロ，カツオなどは形が紡錘形をしていて赤身であり，血合肉が多い。その中間になるのは，アジ，イワシなどであるが日常便宜的に赤身の魚に分類されている。サケ肉の色はピンク色であり，カロテノイドのアスタキサンチンによるものであり，白身の魚に分類される。

イカやタコ，アサリやホタテガイなどには赤い血液はなく，淡青色の色素たんぱく質ヘモシアニンが存在し，体内で酸素運搬の役目をしている。生のエビやカニの殻は，赤，褐色，黒などであるが，加熱すると赤くなる。殻に含まれている成分はアスタキサンチンで，これにグロブリン系のたんぱく質が結合し，生の殻の色になっている。加熱するとたんぱく質が変性して結合が切れるので，アスタキサンチンの色である赤色を呈するようになる。

第２節　魚介類の鮮度と保存

１．魚介類の鮮度

（１）死後の魚の状態

魚介類の調理では，鮮度がもっとも重要であり，鮮度によって調理法を決めることもある。淡水魚や貝類は生きているうちに入手し，即殺して，調理に用いる。魚の鮮度を見る一般的な方法は，次の項目で外観から判断をする。硬直する様子は硬直指数から判定する方法がある。

〈鮮度を判定する外観による方法〉

① 眼が澄んでいて生き生きとしている
② 魚体全体の色が鮮やかで輝いている
③ 腹部が締まっている
④ えらが鮮紅色である
⑤ 生臭くない

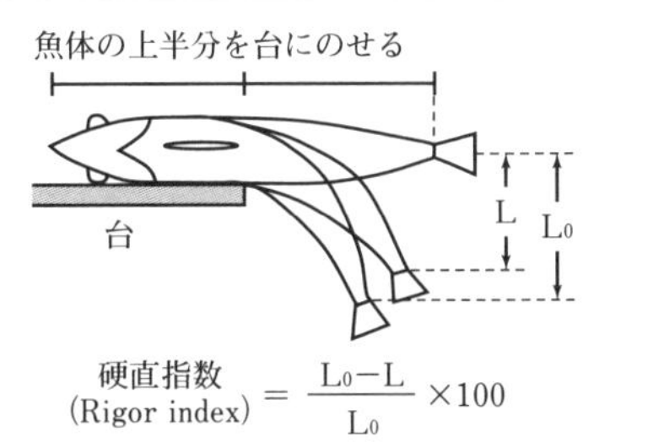

図８－７　魚類の鮮度の見方（硬直指数による）[1]

魚をしめた直後には魚体が柔軟なため尾は台から垂れ下がる（硬直指数＝0），魚体の硬直が進行するにつれ尾は徐々に立ち上がり，最大硬直に達すると尾は台と水平になる（硬直指数＝100）。

〈硬直を判定する指数による方法〉

図８－７に示した方法で測定する。

（２）死後硬直と自己消化

魚は死直後はやわらかいが，10分または数時間以内に魚体が硬くなる。この状態を死後硬直という。硬直を起こすまでの時間，硬直状態の続く時間は魚の種類，年齢，生きていたときの状態，漁獲の方法，死後の取り扱いなどによって

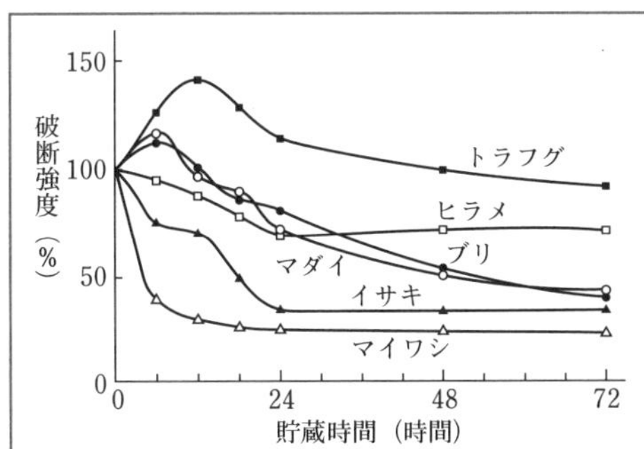

図８－８　代表的な刺身の対象魚を４℃で冷蔵した場合の破断強度の変化[1]

それぞれの魚の即殺時の値を100とした相対値で示してある。魚種により軟化パターンが多様であること，および魚種によってはじめて６～12時間後に一旦破断強度が上昇しているものもある。

1）尾藤方通他：魚の死後硬直に関する研究（1），東海区水産研究所研究報告，109，89 － 96（1983）より作成

2）Masashi Ando et al.：Validity of a Puncture Test for Evaluating Change in Muscle Firmness of Fish during Ice Storage，Nippon Suisan Gakkaishi，57，2341（1991）

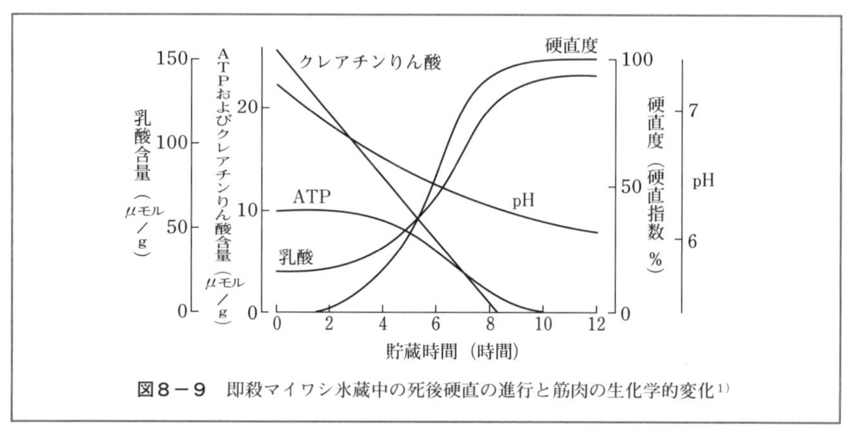

図8－9　即殺マイワシ氷蔵中の死後硬直の進行と筋肉の生化学的変化[1)]

異なる。図8－8に魚種と硬直して起こる硬さとの関係を示す。

魚の死後に，ATP（アデノシン三リン酸）が減少して1mM以下になると硬直が最大に達する[1)]。この間に肉中のグリコーゲンが乳酸に分解され蓄積される。pHの低下も起こる（図8－9参照）。ATPは，図8－10に示した分解系路を経てIMPになり，IMPが蓄積する。これは，うま味成分としてもっとも大切なものである（図8－10参照）。赤身の魚（サバ，イワシ，ブリなど）は白身の魚（タイ，ヒラメ，スズキ）などに比べ硬直が早くはじまり硬直時間が短い。生魚および死直後の魚肉のpHは7.2内外であり，硬直中の魚肉のpHは赤身の魚で5.6～5.8，白身の魚で6.0～6.2となる。魚類は硬直中が美味とされているが，これは筋肉が引き締まり歯ざわりが良いからである。歯ざわりはおいしさの要素の一つであるが，マグロ，ブリなどは硬直期中は硬すぎるので，自己消化をはじめたところが美味とされている。これらの魚は，その間にうま味成分などが増加しているからである。

硬直期が終わると魚の筋肉中および消化器中に存在するたんぱく質分解酵素，脂肪分解酵素などによって魚肉たんぱく質の分解がはじまる。これを自己消化といい，魚肉は軟化する。

魚肉が調理に適するのは自己消化の初期までである。自己消化が進むにつれて，魚体に付着している微生物がこれらの分解物を栄養源として繁殖をはじめるので味も悪くなり，また魚肉は徐々に腐敗へと進むので魚臭が発生する。魚の自己消化の速度は，畜肉に比べて非常に速やかである。

魚の表皮，えら，内臓には多数の細菌が付着している。筋肉自体は生きている間は無菌であるが，死後，血管を通して細菌が侵入し，魚肉の各種成分を栄養源として繁殖する。これら微生物によってたんぱく質その他の窒素化合物が分解され，悪臭や有毒成分を生じて腐敗現象を起こす。アミノ酸のヒスチジンは，分解してヒス

1）阿部宏喜：魚の科学（鴻巣章二監修），46－48，朝倉書店（1994）

タミンを生じ，中毒を起こすこともある。

（3）鮮度の化学的測定

化学的には揮発性塩基や pH の測定，細菌学的には菌数の測定などがあるが，日常生活には応用できない。そこで新鮮時の状態を基準として判断する以外にはない。

簡単な方法は，図８－７（p.287）の方法の応用として，平らに魚体の半身を支え，尾のたれ下がり方の比較でもわかるが，科学的には揮発性塩基性窒素（VBN）や K 値の測定方法があり，経験的な鮮度の判定と K 値による判定とはよく一致する。

〔備考〕魚筋肉中にはたんぱく質のアクチンとミオシンがあり，生体活動に必要なアデノシン三リン酸（ATP）がある。生体中のアクチンとミオシンは十分な ATP の存在下で緩く相互作用しているが，死後 ATP が減少するとアクチンとミオシンは強固に結合した状態になる。これが硬直である[1]。

魚体に付着する微生物は水中菌ではフラボバクテリウム属，プソイドモナス属，アクロモバクター属の菌類，漁獲後は，大腸菌，枯草菌などによって汚染される。

K 値は筋肉中の ATP が次のような経路で分解され，イノシン（HxR または Ino と略記）やヒポキサンチン（Hx または Hyp と略記）が魚肉中に蓄積されることから，ATP やその分解物総量に対する HxR，Hx の割合で示されている（図８－10）。

また魚類の場合，ATP は，ADP（アデノシン二リン酸），AMP を経て IMP になる。その後，マグロ，マダイは HxR を，ヒラメ，カレイは Hx を蓄積し，サンマ，タチウオはその中間とされている。無脊椎動物では一般に，AdR（アデノシン）を経るが，エビ・カニでは IMP を経て分解が進むものもある。スルメイカ，マダコではこれらの核酸系の変化が速い[2]。

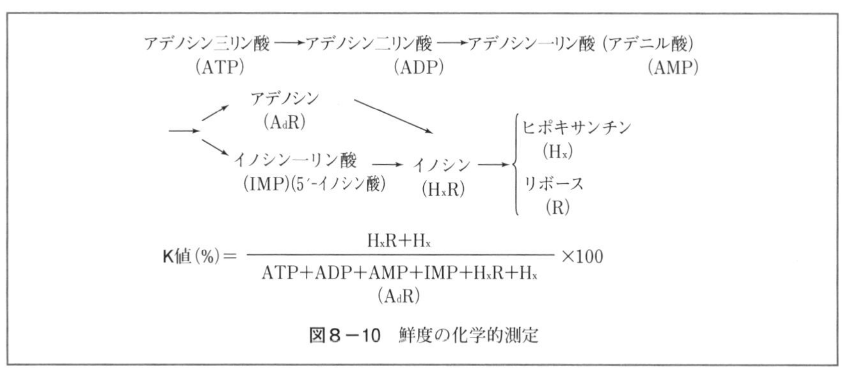

$$K値(\%) = \frac{H_xR + H_x}{ATP + ADP + AMP + IMP + H_xR + H_x\ (A_dR)} \times 100$$

図８－10　鮮度の化学的測定

1）渡部終五：魚類の死後硬直（山中英明編），９－20，恒星社厚生閣（1991）
2）鴻巣章二，橋本周久編：水産利用化学，108，恒星社厚生閣（1992）

２．魚肉の冷凍と解凍

魚類は種類によって漁獲される時期がほぼ決まっているものがあって，そのときには漁獲量が多量にあることも珍しくない。また，マグロをはじめ，サバ，アジ，サケなど，外国から輸入するものも多い。これらを保存・輸送するために，現在行われている凍結点前の－1.5℃で組織の破壊を防いで保存するスーパーチリング，食品中の水が凍りはじめる－３℃付近に保つパーシャルフリージングなどが行われている。魚肉は一般に－５℃以下で凍結するが－30℃か－40℃くらいの冷媒で急速に凍らせ，保管の温度を－35℃以下にする方法が現在は主である。冷凍方法と解凍方法については第１章４節（p.53 － 58）を参照されたい。魚肉の冷凍は生のままで保存できる画期的な方法で，とくにわが国の食生活に見られる生魚を食べる習慣があるところでは，重要な保存方法である。

魚介肉や畜肉は，野菜や果物に比べて耐凍性が高く，家庭の冷凍庫（－18℃が理想である）でも数週間保存でき，解凍方法によって生鮮食品とほとんど変わらない品質で使用できるようになった。とくにマグロは冷凍品が多く，船内で－65℃で急速凍結し，陸揚げしてから－40℃～－60℃くらいの冷凍庫で保存し，冷凍のまま割裁して小売りされている。マグロの肉色は－20℃で２週間以上保存すると，ミオグロビンの自動酸化によりメトミオグロビンが生成し，どす黒く（暗褐色）なる。急速凍結で，－35℃以下の低温で保存するとマグロ肉自体の赤さが保たれる。魚介肉の保存は－20℃以下で１か月以内が肉質の変化が少ないといわれている。しかし，魚種によっても違いがあり，タラやエビなどの肉は，水分の昇華が早く，保存する塩化ビニールの袋に氷がつき，肉はスポンジ化しやすい。このような魚肉は解凍するときにドリップが出やすい。

解凍は，冷蔵庫内など10℃以下の空気中で行うと，表面と中心部の温度差が小さくなるので，表面を解凍しすぎない。中心部が－５℃くらいになると切ることができるので包丁を入れ，－３℃くらいで盛りつけるとさしみはおいしくなる。皮のついた１尾の魚は，氷を浮かせた水中や冷却食塩水中で解凍することもある。

第３節　魚介類の調理性

１．生魚の調理性

（１）魚介類の鮮度

魚介類の生食は新鮮な材料が入手しやすいわが国において発達した料理で，材料のもち味を生かした調理である。調理中の成分の欠損が少なく，消化が良いことも

表８－８　市販マグロの各部分の細菌数（大腸菌群 M.P.N.アンモニア窒素量）[1)]

材料の部分	表面角の部分		表面の部分		深　部	
実験例数	Ⅰ	Ⅱ	Ⅰ	Ⅱ	Ⅰ	Ⅱ
細　菌　数	42,000	56,000	33,000	23,000	700	620
M. P. N. 値	4,900	3,300	45	130	0	0
NH_3－N量(mg)	20.4		15.6		10.5	

M. P. N：最確数法で測定した大腸菌数

特徴である。しかし材料の扱いは清潔にしないと病原菌の付着による危険性がある。鮮度については第２節（p.287）を参考にしてほしい。表８－８に示したように材料に付着する細菌は魚の表面が多く，肉の内部はそれよりもかなり少ない。

生食の代表であるさしみは，なるべく新鮮な材料を用い，さくどり（体側筋をさしみとして調理しやすい大きさに切る）して，内部の肉を用いると細菌が少ない。表面だけ加熱して殺菌し，さしみにするのがカツオのたたきづくりである。初夏のカツオは温度が上がりやすく表面には細菌がつきやすいので，金串を刺して表面だけ５mm くらいまで熱が通る程度に焼くと表面が殺菌できる。その直後，冷水にとり，引きづくりなどにする。塩，食酢，野菜などを振りかけて冷やして食べる。

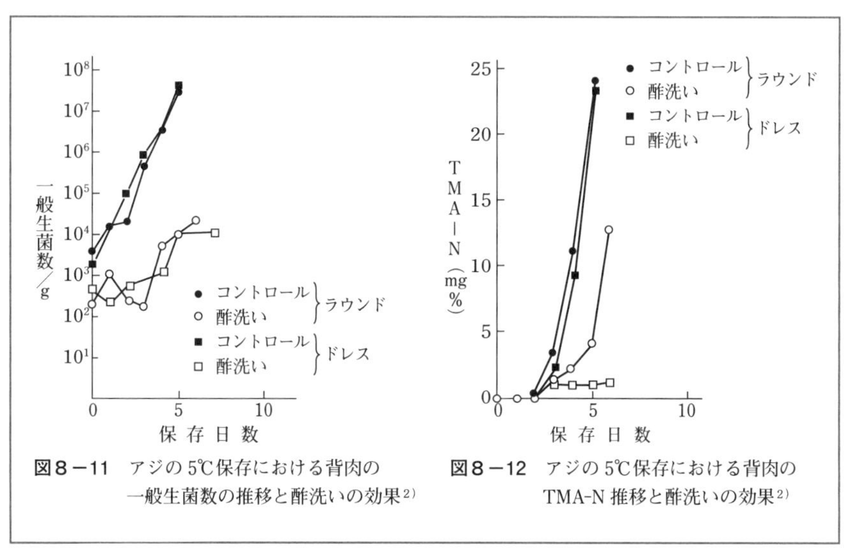

図８－11　アジの５℃保存における背肉の一般生菌数の推移と酢洗いの効果[2)]

図８－12　アジの５℃保存における背肉の TMA-N 推移と酢洗いの効果[2)]

1）斎藤　潔：公衆衛生学，上，金原出版（1956）より作成
2）正井博之，菅野幸一，円谷悦造，柴田邦彦，蓑田泰治：鮮魚の保存に及ぼす酢洗いの効果，家政学雑誌，33，167－172（1982）

また，魚肉を細菌の汚染から守るには，酢洗いという方法がある。一尾のままのラウンドと頭と内臓をとり除いたドレスの酢洗いの効果が示されている。アジ肉の酢洗いを行い保存すると，１週間の保存中に一般生菌数（図８－11）とトリメチルアミン態窒素（TMA-N）の増加が抑制されていた（図８－12）。

アジやサバ，カツオの鮮魚には寄生虫のアニサキスが内臓などにいることがある。この寄生虫は人体に入ると胃痛や虫垂炎と紛らわしい症状を起こすこともあるが，−20℃では数時間で死滅するので，冷凍処理をすると安全である。また，加熱では75℃で死滅する。

赤身魚肉には，遊離アミノ酸のヒスチジンが多く含まれ（p.285，表８－７参照），温度が高いとこれがヒスタミンになり，アレルギーをひき起こすことがあるので，魚肉とくにサバやブリなどの赤身の魚は高温で保存しないように注意が必要である。ブリのヒスタミン増加の例を図８－13に示す。

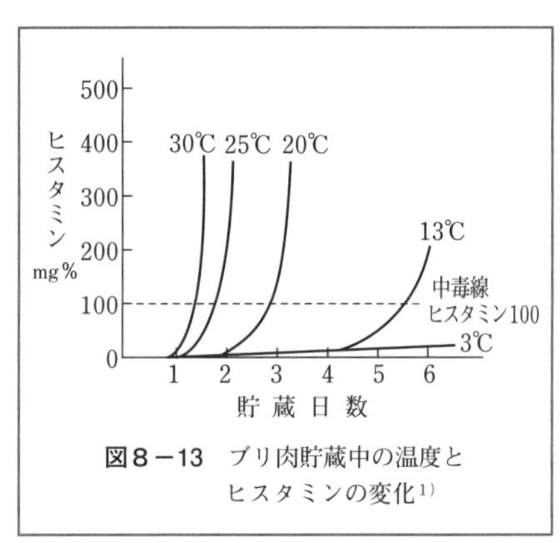

図８－13　ブリ肉貯蔵中の温度とヒスタミンの変化[1)]

表８－９　加熱時におけるたんぱく総量に対する消化たんぱく質量の比率（パンクレアチンによる40℃１時間の消化）[2)]

種別＼加熱時間	生　肉（％）	５分加熱（％）	10分加熱（％）	30分加熱（％）	２時間加熱（％）
タ　イ	57.28	40.73	42.12	42.78	43.72
イ　カ	49.97	46.94	45.65	41.73	38.26

魚肉の消化時間は生肉の方が加熱肉よりも短いといわれている。消化酵素のパンクレアチンによる生肉と加熱肉の消化たんぱく質の割合を表８－９に，実際のさしみと加熱調理における胃消化時間を表

表８－10　魚介類の胃消化時間（100gにつき）[3)]

食品名	消化時間（38℃）	
	生　物	加　熱
カレイ	さしみ　２時間15分	煮　物　２時間45分 塩焼き　３時間00分
サワラ	さしみ　２時間45分	塩焼き　３時間00分
コ　イ	さしみ　２時間15分	水　煮　２時間45分
カ　キ	２時間15分	煮　物　２時間30分

1）清水　亘ほか：京都大学食研報告，10，78（1952）
2）野村万千代：食肉の消化率に及ぼす加熱の影響，家政学雑誌，３，21（1952）
3）伊東きぬゑ：魚肉蛋白の調理形態による消化率の変化について，家政学雑誌，10，171（1959）を一部改変

8－10に示した。生肉と加熱肉では差があるが，加熱時間の影響は大きくはない。

生魚肉では，筋細胞や結合組織などの繊維状たんぱく質とともに筋形質たんぱく質に含まれている多くの酵素類が，温度やpHの変化によって活性になり，肉たんぱく質の分解が起こる。自己消化もその一つである。畜肉においても，と殺後の熟成中にうま味成分が増加する例（p.243，図7－12参照）がみられる。しかし，肉を一度90℃近くまで加熱すると肉のたんぱく質が凝集・変性し，肉中に存在したたんぱく質分解酵素が失活するので，分解は起こりにくくなり，保存性は向上する。これは消化しにくくなることでもある。

（2）食塩による肉質の変化

調理において食塩を加えることは，さしみなど一部の生食調理を除いた多くの加熱調理で行う操作であるが，ここでは前処理，あるいは味つけとして生肉に食塩を加える場合の影響について述べる。

1）塩濃度による魚肉の溶解性

魚の筋肉の中にもわずかではあるが食塩（塩化ナトリウム），あるいは塩化カリウムなどが存在する。魚肉に食塩を加えたときのたんぱく質の挙動を図8－14に示した。

魚肉たんぱく質の筋原線維たんぱく質（ミオシン区たんぱく質）は塩溶性たんぱく質であるが，低濃度の塩水（0.5%以下）には溶けない。

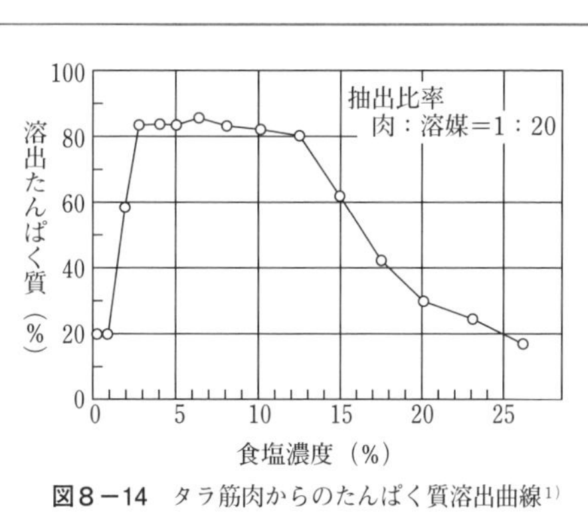

図8－14　タラ筋肉からのたんぱく質溶出曲線[1)]

食塩の濃度2～10%程度の塩溶液では，筋形質たんぱく質はもちろん溶けており，筋原線維たんぱく質のアクチンやミオシンも溶解する（p.281，表8－2参照）ので，肉は膨潤して溶解状態になる。これを撹拌するとアクチンとミオシンは生体内の構造を崩され，互いに再結合して糸状の高分子であるアクトミオシンを形成する。これを静置するとアクトミオシンが互いに結合して3次元の網目構造をつくり，粘度の高いゾルになる（かまぼこ製造では「すわり」という）。加熱すると弾力のあるゲルを形成する。この性質を利用して，かまぼこ，つみれ，しんじょ，魚団子などをつくることができる。調理で使われる魚は，新鮮なものが入手しやす

1）志水寛：かまぼこの技法，調理科学，8，184－190（1975）

いトビウオ，カマス，イワシなどである。

食塩を10%以上の高濃度にすると，食塩による脱水作用でアクトミオシンの形成は阻害され，たんぱく質は凝集・沈殿をする。魚肉は白くなり，不溶になる。食塩濃度の高い塩蔵品は塩抜きしても肉質は元に戻らない。

2）塩締め

魚に食塩を加えるときはふり塩をする。一般には魚重量の1～1.5%であるが，魚体の大きさ，切り方，調理方法によって異なる。ふり塩では魚の表面，また，その一部分のみ濃度が高くなることもある。脱水して締まる部分，ゲルを形成している部分，食塩が浸透しない部分などが存在することになる。このように魚肉の締める状態を締め時間によって調節しているといえる。

塩締め操作には，以下のようなものがある。①ふり塩法：魚肉表面に食塩をふる。②たて塩法：食塩水に魚肉をつける。③紙塩法：魚肉の上に濡らした和紙を置いて食塩をふる方法である。ふり塩法は，食塩量が少なくて手軽な方法であるがむらになりやすい。たて塩法は均一に食塩がゆきわたり，魚が空気に触れないので酸化が起こらないが5～15%の大量の食塩水が必要で，干物の製造などで行われている。紙塩法は和紙を伝っておだやかに魚肉の表面にゆきわたるので，タイ，ヒラメ，アユなど高級魚で行われる。しめさばでは，魚の10～15%の食塩を皮のついたヒレにふり，5時間から10時間冷蔵庫に保存し，その後，食酢に浸す。これは味つけ，締め，のみでなく，食塩による雑菌の繁殖や腐敗の抑制をも目的としている。

3）食酢による魚肉の変化

塩締めした魚肉は，食塩によって肉のうま味が引き出されるのみならず，食酢に浸漬するとさらに締まって肉が硬くなり，歯切れが良くなるなどのテクスチャーの変化が起こる。塩締めしてない魚肉は食酢につけても肉は締まらず膨潤し，重量が

表8－11　塩締めおよび酢締めによるサバ肉の重量変化[1)]

塩締め時間(時)	2		4		6		12		20	
食塩量（%）		酢締め		酢締め		酢締め		酢締め		酢締め
1	91.6	95.5	92.8	93.5	91.9	95.1	91.5	92.0	92.1	90.9
5	91.6	93.1	90.1	90.0	89.8	89.5	89.2	88.5	87.9	86.4
10	86.9	84.7	86.4	82.7	82.1	81.0	83.2	82.2	80.8	79.6
15	85.2	79.9	83.2	77.6	79.8	76.8	78.4	76.9	78.2	77.1

生魚肉	酢浸漬	蒸留水浸漬
	109.9	101.0

1）生魚を100とした。　3）試料15g前後のサバ肉5個の平均値。
2）酢締め，水浸漬は1時間。　4）――は酢締めによって増加したもの。

1）下村道子，島田邦子，鈴木多香枝，板橋文代：魚の調理に関する研究－しめさばについて－，家政学雑誌，24，522（1973）

増加する。しめさばをつくるときの塩締めと酢締めにおける魚肉重量の変化を表８－11に示した。魚肉に対する食塩量が多いほど，また塩締め時間が長いほど多く脱水する。これを，食酢につけると塩締めが十分に行われているものはさらに重量が減少し，肉が締まっていることを示している。

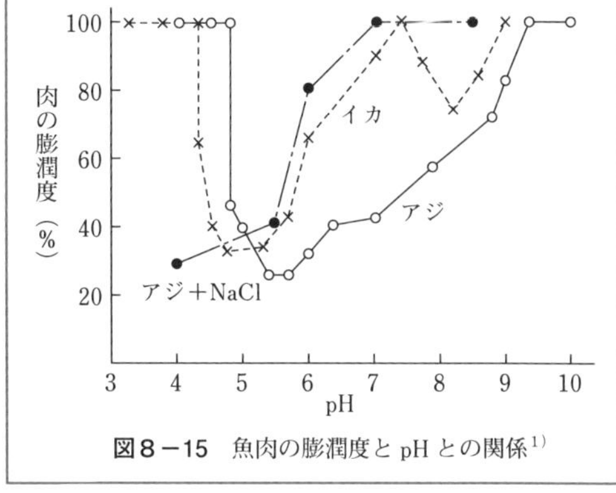

図８－15　魚肉の膨潤度と pH との関係[1)]

〔備考〕

アジ・イカ肉を用いて，pH による肉の膨潤を調べた例を図８－15に示した。

生の魚介肉（アジ，イカ）は pH5～5.6 付近に等電点をもち，その近くでは膨潤度は最低であるので，身が締まっているが，酸性側あるいはアルカリ性側では膨潤している。しかし，食塩を加えて塩締めした肉では生肉の等電点よりも酸性側では水和性を失って膨潤度が低い。等電点よりアルカリ側では膨潤性を増す。この現象は魚肉たんぱく質のミオシンの性質によるもので，このような現象がすでに調べられている（図８－16)。すなわち，食塩の浸透した魚肉は，食酢への浸漬（pH の低下）でさらにたんぱく質の変性が進み，凝集し，肉に付着していた細菌を死滅させるのにも役立っている。

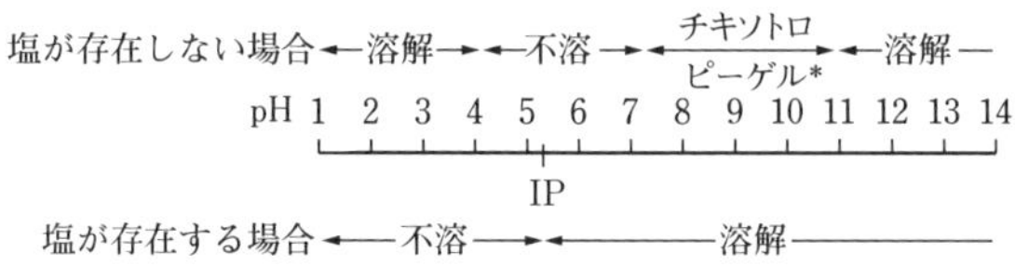

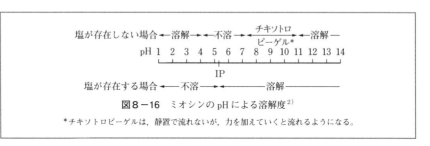

塩が存在しない場合←溶解→←不溶→←チキソトロピーゲル*→←溶解—

pH 1　2　3　4　5　6　7　8　9　10　11　12　13　14

IP

塩が存在する場合←不溶→←溶解—

図８－16　ミオシンの pH による溶解度[2)]

*チキソトロピーゲルは，静置で流れないが，力を加えていくと流れるようになる。

肉の筋細胞のリソゾームには多くの酵素類が存在している。肉を酸性にするとその中の酸性プロテアーゼであるカテプシン D などが働きはじめ筋原線維を分解し始める。筋肉が切断されやすくなって，歯切れが良くなるとともに，遊離アミノ酸が増加してきて，酸味はおだやかになり，うま味が強くなってくる。

1）岡田稔：魚の調理，新調理科学講座Ⅳ（下田吉人，松元文子，元山正，福場博保編），23，朝倉書店（1973）
2）Bailey,K.，Advances in Protein Chemistry 1，289，Academic Press（1944）

(3) 生肉の肉質と変性利用

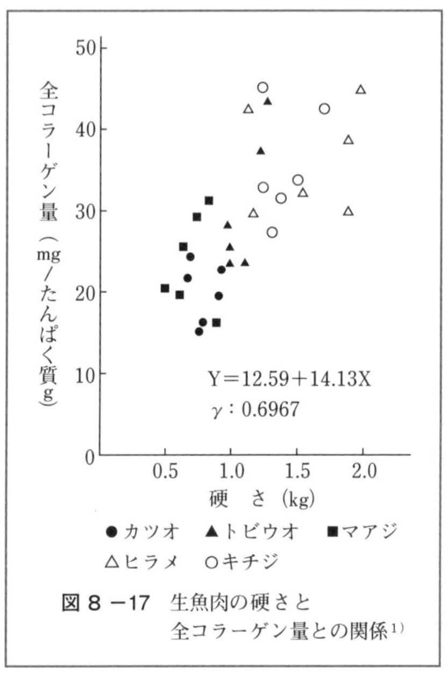

図８－17　生魚肉の硬さと全コラーゲン量との関係[1)]

生魚肉の硬さは，一般に柔軟で，弾力があり，割れにくい。しかし，魚種によってその程度は非常に異なっている。すなわち，魚種によって筋節を仕切っている筋周膜や筋肉を束ねている筋内膜（p.278，図８－２参照）などの結合組織（コラーゲン）の量の多少によって硬さが異なるのである。日常食べている５種類の魚の生肉の硬さと肉中のコラーゲン量の関係を測定した研究がある（図８－17）。

白身魚（ヒラメ，キチジ）の生肉は含まれているたんぱく質中のコラーゲンの割合が高いので，さしみにすると硬く，赤身魚（カツオ，マアジ）のコラーゲンの含量は少ないので，生肉は白身魚よりもやわらかい。表８－２（p.281）で示したように，魚肉のコラーゲンを含む肉基質たんぱく質の割合は全たんぱく質中２～５％であり，畜肉の 20 ～ 40% と比較するとおよそ 1/10 程度で，畜肉よりも魚肉がやわらかいことがさしみにして食べることができる理由である。魚種によって結合組織の量が異なるので，さしみの切り方を変えて食べやすく調理する。

結合組織が多い白身魚は，肉質が硬いので薄く，あるいは細く切る，そぎづくり，糸づくり(細づくり)などにする。マグロ，カツオなどの赤身魚は肉質がやわらかいので厚く切る角づくり，平づくり，引きづくりなどにするのが一般的である（p.308 参照）。

イカの胴部（外套膜）の表皮のうち色素細胞を含む外側の２層をとり除くと，筋肉に密着した第３，４層があり，これは体軸方向に走る強靭な結合組織の線維からできている。筋肉は胴部をとり巻くように走っているので，さしみや加熱肉を食べやすくするために図８－18 に示すように皮部に切り込みを入れたり，細切り，そぎ切りなどにする。

魚は保存時間によって肉の硬さが変化する。魚種によってその変化の様子が異なるが，フグなど白身の魚は 24 時間後，48 時間後にも肉質が硬い(p.287，図８－８参照)。

さしみの一つに“あらい”がある。海洋魚もあらいにすることもあるが，海岸から遠い内陸で淡水魚をあらい処理して生食する。コイやマスなどを即殺後にそぎ切

1) 畑江敬子，飛松聡子，竹山まゆみ，松本重一郎：魚肉の物性とその魚種差に対する結合組織の寄与，日本水産学会誌，52，2001 － 2007（1986）Fig 3を和訳

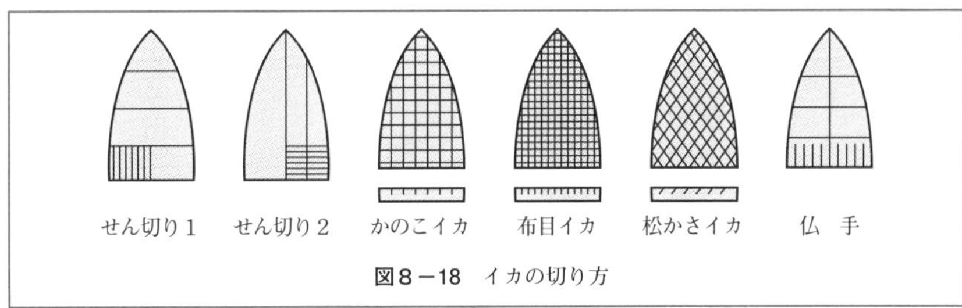

図8－18　イカの切り方

りにし，冷水あるいは49℃の湯で洗うと筋肉の一部が収縮し，独特の感触が生ずる。これに魚臭を消すためにたれをつけて，さしみとして食べる(p.310参照)。あらい処理の時間は水温によっても異なり，低温（0℃付近）では3～5分間，高温（40℃付近）では15～30秒間程度の処理により，魚肉は急激に収縮する。この収縮は死後硬直と同様にアクチンとミオシンが強固に結合したことによる(p.289，備考参照)。また，あらい処理によって肉中のATPはほとんど消失し，IMPが蓄積しているため，うま味が強くなっている(図8－19)。

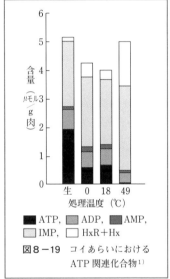

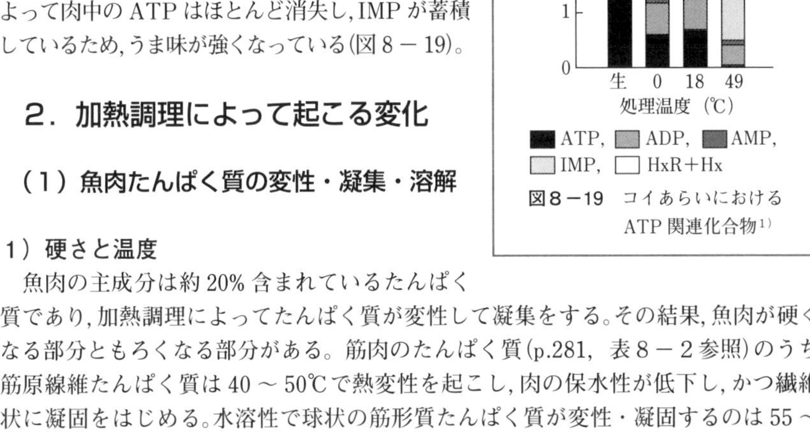

図8－19　コイあらいにおけるATP関連化合物[1)]

2．加熱調理によって起こる変化

（1）魚肉たんぱく質の変性・凝集・溶解

1）硬さと温度

魚肉の主成分は約20%含まれているたんぱく質であり，加熱調理によってたんぱく質が変性して凝集をする。その結果，魚肉が硬くなる部分ともろくなる部分がある。筋肉のたんぱく質(p.281，表8－2参照)のうち筋原線維たんぱく質は40～50℃で熱変性を起こし，肉の保水性が低下し，かつ繊維状に凝固をはじめる。水溶性で球状の筋形質たんぱく質が変性・凝固するのは55～60℃くらいであり，魚肉を70℃以上にすると凝固するので筋線維の間にあって，コンクリートで鉄骨を固めるように固まり，加熱肉は硬くなってくる。この温度でコラーゲンはすでに変性している(p.300，図8－22参照)。アジの生肉を各温度で10分間加熱したときの硬さの変化を図8－20に示した。アジの生肉は弾力があってぷりぷりしているが，45℃を超えるとやわらかくなって汁がしたたるようになり，50℃で非常に

1）畑江敬子：調理への応用，水産学シリーズ86 魚類の死後硬直（山中英明編，日本水産学会監修），83－91，恒星社厚生閣（1991）表8－2を基に作成

やわらかくなる。さらに高温にするにつれて徐々に固まり硬くなる。加熱途中の50℃近辺では魚肉を動かすと肉が崩れやすいので，焼き魚，煮魚ではこの温度は動かしてはならない危険な温度といえる。

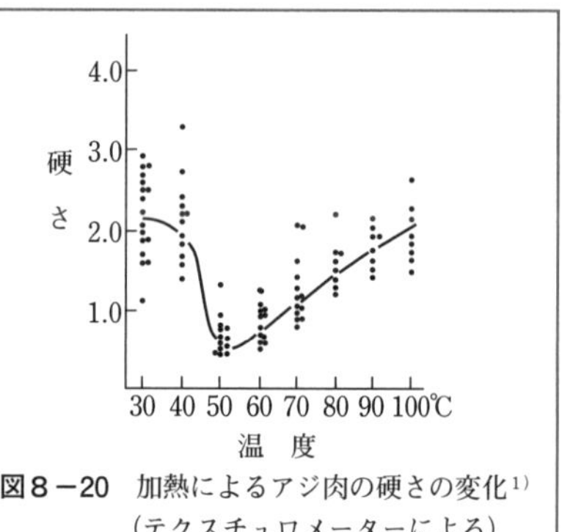

図8－20　加熱によるアジ肉の硬さの変化[1]
(テクスチュロメーターによる)

2）硬さと構造・成分

加熱した魚肉と畜肉の硬さの違いは，肉組織の構造とたんぱく質成分の割合の違いによるところが大きい。畜肉の硬さは強靭な結合組織の多少によるが，魚肉の結合組織は畜肉よりも加熱によって溶解しやすく，容易にゼラチン化する。加熱した魚肉の硬さは，結合組織の量よりも，筋原線維たんぱく質と筋形質たんぱく質の量によるところが大きい。むしろ，筋線維の間隙に存在する筋形質の量によって加熱肉が緻密か，粗いか，になるのである。加熱肉では，赤身魚と白身魚を比較すると赤身魚の方が肉質は緻密で硬い。

表8－12に示すように赤身魚（カツオ）の筋線維（筋細胞）は細く，筋形質たんぱく質が多く，加熱すると肉は硬く固まるのである。一方，白身魚（タラ）では，筋線維は太く，筋形質たんぱく質が少ないので肉をやわらかいと感ずる。しかし，筋細胞は太いのでしっかりしており，そぼろになりやすい。カツオとタラの加熱肉をほぐした筋細胞束の写真を図8－21に示した。

このような魚種による構造，加熱凝固するたんぱく質の成分割合が魚肉のテクスチャーに関係している。また，肉類を加熱すると脱水が起こる。これは肉たんぱく

表8－12　筋線維の太さと筋形質たんぱく質の割合[2)3)]

種　類	加熱肉の硬さ(kgw)	筋線維の太さ(μm)	筋形質たんぱく質の割合*
カツオ	3.50	50.6	33
トビウオ	2.50	90.8	27
マアジ	1.92	90.1	26
ヒラメ	1.88	131.3	25
キンキ	1.07	257.3	20

*全たんぱく質に対する割合（%）

1）下村道子，島田邦子，鈴木多香枝：魚の調理に関する研究 アジ肉の加熱による変化，家政学雑誌，27，484－488（1976）

2）K. Hatae, F. Yoshimatsu, J. J. Matsumoto：Discriminative characterization of different texture profiles of various cooked fish muscle. J. Food Sci., 49, 721－726（1984）

3）K. Hatae, F. Yoshimatsu, J. J.Matsumoto：Role of muscle-fibers in contributing firmness of cooked fish. J. Food Sci., 55, 693－696（1990）

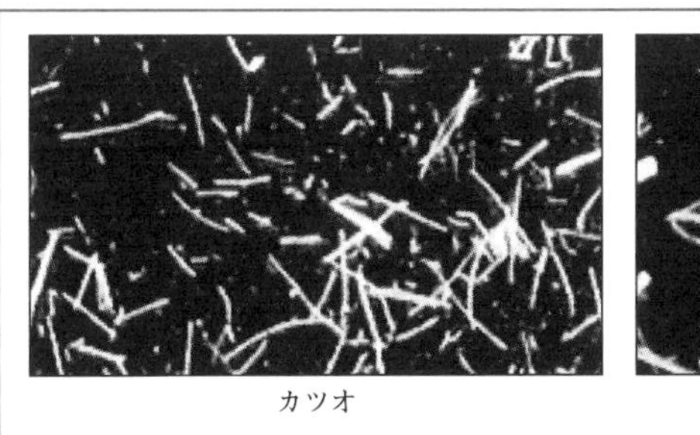

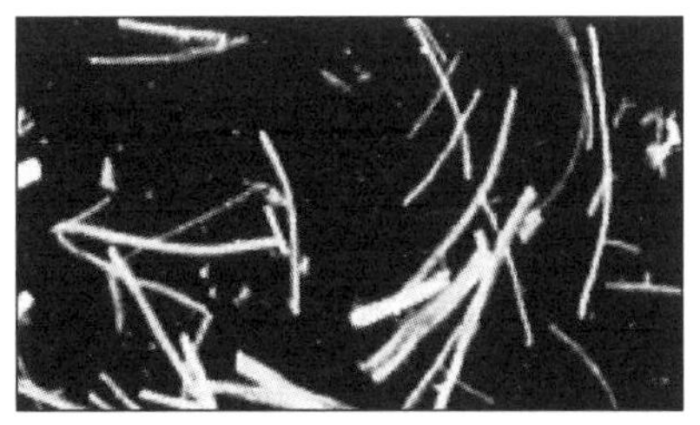

図8－21　加熱したカツオとタラの筋線維束の写真[1)]
（魚肉片を5分間水中加熱し，ほぐしたもの）

表8－13　魚介類の調理による重量･水分の変化[2)]

	加熱後の重量%	水　分
イワシ　生		76.9
〃　素焼き	57	61.9
アジ　生		75.3
〃　塩焼き	67	62.4
サバ　生，皮つき		67.6
〃　素焼き	67	48.7
タイ　生，皮つき		79.2
〃　塩焼き	70	69.5
〃　塩蒸し	77	72.6
サケ　生，皮つき		74.6
〃　塩ゆで	89	71.6
タコ　生，足のみ		83.7
〃　ゆで	77	82.3
ハマグリ　生		88.6
〃　しぐれ煮	50	65.3

表8－14　加熱による魚肉の脱水率とたんぱく質の損失率[3)]

はじめの温度℃	脱水率	溶出するたんぱく質（全たんぱくに対する%）
20	23.4	3.4
25	18.5	1.2
30	18.8	2.1
35	18.8	2.3
40	21.4	3.9
45	24.0	2.9
50	25.7	1.0
55	18.4	1.1
60	21.0	0.4
65	20.3	0.5
70	23.9	0.7
75	23.1	0.2
80	20.8	1.0
90	24.8	0.4

質が加熱変性をして，それまで保持していた水分を放出するからである。加熱によって焼き魚のように水分が蒸発することもある。魚肉は硬くなるが，味成分は濃縮されるので，うま味成分の割合は高くなる。魚介類の調理によって起こる重量，水分の変化の例を表8－13に示す。切り身を加熱するときは高温にしたところへ入れたほうがたんぱく質の溶出率は少ないので，煮汁が沸騰してから入れる。食塩水中で加熱した例を表8－14に示す。

1）下村道子撮影
2）岩田久敬：食品化学，237，養賢堂（1955）
3）清水亘：水産利用学，63，金原出版（1958）より作成

(2) 成分の溶出

1) うま味成分の溶出

新鮮な魚介類肉の潮汁，鯉こく，ブイヤベースなどの汁物はうま味が強くおいしいものである。おいしくなるのは，魚肉を水や煮汁の中で加熱すると，表8－14に示したようにたんぱく質の溶出が起こると同時に遊離アミノ酸や核酸関連物質などのうま味成分も溶出してくるからである。水中加熱において温度が上昇するにつれて，魚肉の筋原線維たんぱく質は変性して保水性が低下し，その後，たんぱく質のS-S結合が起こり凝集する。しかし，筋形質たんぱく質は50℃以下ではほとんど凝固は起こらないので水中に溶出しやすい。

さらに，魚肉中の結合組織は図8－22に示すように50℃以下でも収縮が起こる。そのため，水溶性たんぱく質やエキス分（うま味成分など）は押し出されて水中に溶出してくる。低温の水中に魚肉を入れてから温度を上げると高温にしてから入れるよりもたんぱく質溶出率が高く汁の濁りが強い。

しかし，高温の水中に入れると表面のたんぱく質は凝固し，その後に遊離アミノ酸などが溶出するのでうま味成分が出て汁も透明になる。タイの潮汁では熱湯をくぐらせてから水中で加熱する。同様に，煮魚など肉を食べようとするときには煮汁を沸騰させてから切り身を入れたほうがうま味は保てる。ただし，皮をつけたままの一尾の魚は，冷たい煮汁に入れて煮る場合がある。高温の汁に入れると，筋肉が温まる前

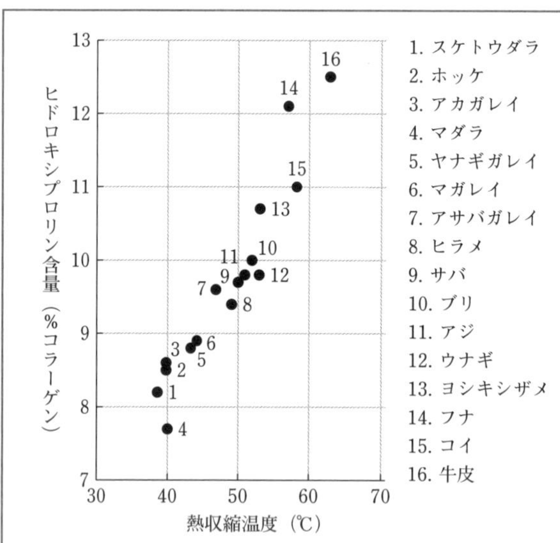

図8－22　魚皮の熱収縮温度とコラーゲンのヒドロキシプロリンの含量（コラーゲン%）[1)]

生息温度の低い魚ほど皮の熱収縮温度が低く，皮コラーゲンに含まれるヒドロキシプロリンの割合が低い。コラーゲンの熱安定性にはヒドロキシプロリン量が関与している。

---

1) 高橋豊雄，横山和吉：水産皮革の理化学的研究－XII・魚皮コラーゲンのハイドロオキシプロリン含有量，日本水産学会誌，20，525－529（1954）

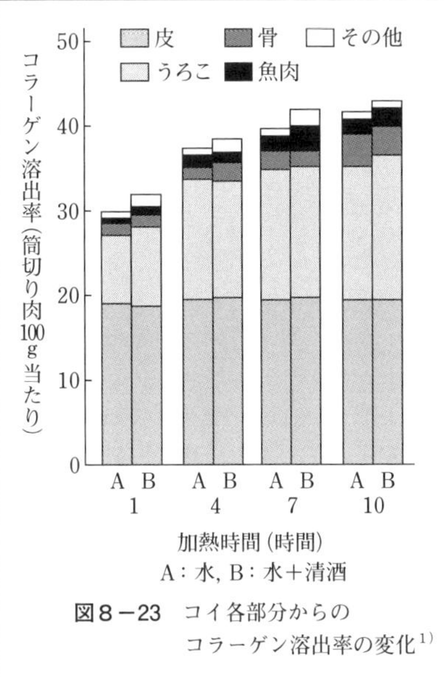

図8－23　コイ各部分からのコラーゲン溶出率の変化[1)]

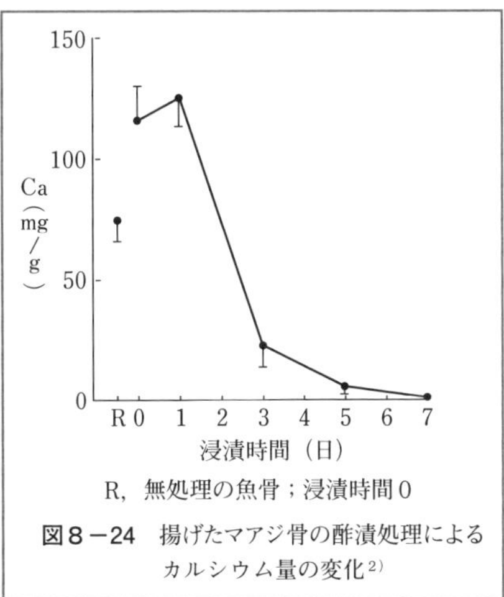

図8－24　揚げたマアジ骨の酢漬処理によるカルシウム量の変化[2)]

に皮が急に収縮して破けることがあるからである。

肉類を水中で加熱すると溶出してくるエキス分には，核酸関連物質が含まれており，鮮度の化学的測定の項で述べたように，筋肉中のATPは死後，ADP, IMP, その他の成分に分解する。とくにIMPは肉類の主たるうま味成分である（p.289，図8－10参照）。

魚肉では畜肉よりも加熱によるコラーゲンのゼラチン化は短時間で起こり，流出しやすい。コラーゲンはゼラチン化の前に収縮が起こる。図8－22に示した魚皮の加熱による収縮温度は，牛皮よりもいずれの魚種においても低温である。魚肉の皮は熱に対して弱いので，煮魚のような短時間の加熱でも煮汁に溶出してくるゼラチンは比較的多く，煮汁を冷やすと煮こごりができる。鯉こくの汁中に溶出してくるコラーゲンは，加熱初期には皮から溶出する割合が大きく，次に鱗（ウロコ）から，その次に骨から溶出する（図8－23）。コラーゲンの溶出は，汁にコクを与えるのに役立っている。

魚肉のうま味成分ではないが，おいしさに関係するものに脂質がある。一般に皮下に脂肪を多く含む層があり，また，腹部の肉の結合組織にも脂肪細胞が多く存在する（p.278，図8－2参照）。加熱によって脂肪を含む細胞膜が破れ，脂肪が外部に押し出されてくる。ウナギ，サンマなど多脂肪性の魚を焼き魚にすると，脂質と調味料とが交じり合って独特の風味をつくり出す。また，皮下から流れ出た脂肪は加熱によって生じた肉の隙間に入り込んで，食べると脂肪味が加わり，肉をおいしくする。

1）下村道子，鈴木和江：鯉こくのテクスチャーに及ぼす清酒の影響，調理科学，26，290－298（1993）
2）下坂智恵：魚骨の調理による変化，日本調理科学会誌，34，106－113（2001）

2）無機成分の変化

骨ごと食べる小魚は日本人の重要なカルシウム供給源である。そこで，食酢につけて骨をやわらかくして，骨も一緒に摂取できる小魚のマリネやイワシの酢煮などには，食べやすさとともに栄養的にも意味がある。骨の成分は魚の成長段階によって異なるが，一般の魚で水分はおよそ 10 ～ 50% 含まれている。骨の乾物中，有機物が 35 ～ 70% であり，ミネラルは 30 ～ 65% である[1]。骨のたんぱく質の大部分が肉基質たんぱく質で，ミネラルの主たるものはカルシウム，マグネシウム，リンで，それぞれの骨乾物中の割合は，およそ 20 ～ 30%，0.2 ～ 0.4%，7 ～ 13% である。

マリネのように食酢を含む液に揚げた魚をつけると，肉は最初にやや軟化するがほぼ一定で大きな変化はない。魚骨は食酢につけておくと急に軟化し，このときにミネラルが溶出して骨のカルシウムは減少する（図8－24）。マグネシウムの溶出も見られ，リンの溶出は割合としては高い（図8－25）。さらにサケの軟骨を食酢につけると，たんぱく質は溶出しないがカルシウムが溶出し，脂質，糖質（97% がムコ多糖類）も溶出していると報告されている（図8－26）。

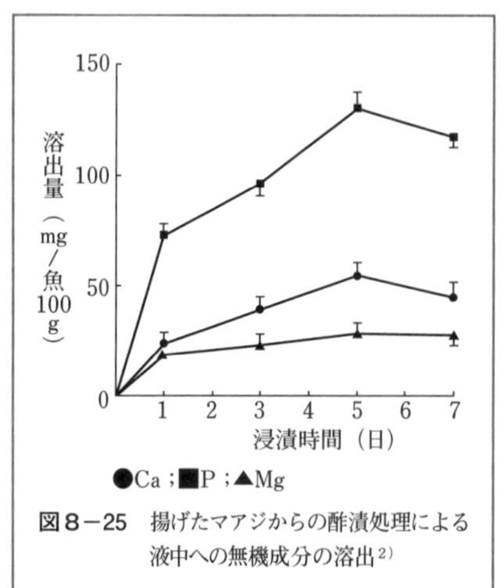

図8－25　揚げたマアジからの酢漬処理による液中への無機成分の溶出[2]

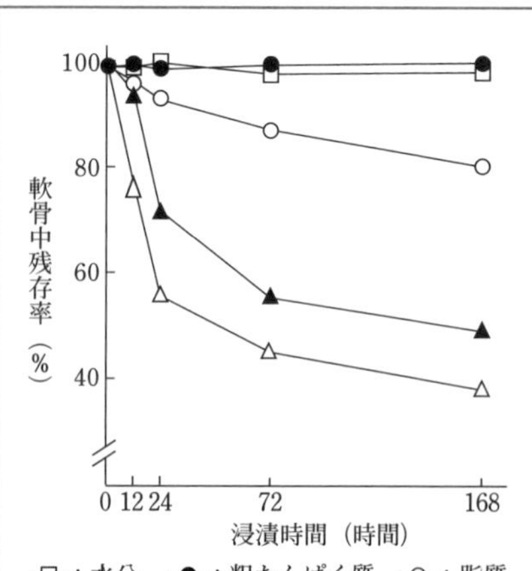

図8－26　酢酸溶液浸漬時間のサケ鼻軟骨一般成分量に対する影響[3]

1）大田静行，魚の骨，New Food Industry, Vol 23（11），66 － 72（1981）

2）下坂智恵：魚骨の調理による変化，日本調理科学会誌，34，106 － 113（2001）

3）畑江敬子，大沼葉子，島田淳子：サケ鼻軟骨のテクスチャーに及ぼす食酢浸漬の影響，日本食品科学工学会誌，37，505 － 510（1990）

(3) 魚肉のゲル形成

魚肉のすり身に食塩を加えておくと，塩溶性のアクチンとミオシンの結合物アクトミオシンができて肉に粘弾性が出てくる。これを加熱するとゲルを形成する。このゲルはちくわやかまぼこの製造に用いられているほか，料理ではムース，クネル，ハンバーグステーキ，しんじょ，魚団子，その他に利用されている。

加熱料理一般の下処理として魚肉のもろさを補うのに食塩を使う場合も多い。すり身の料理では，やわらかなムースなどでは望ましい硬さとテクスチャーを出すために，水分，卵白，でんぷん，クリームなどを混ぜて生地をつくる。ムースのためのすり身生地では，魚肉割合が高いと硬くなり，クリームを多くするとやわらかくなり，卵白は生地の水分によって異なっている[1)]。魚団子では，図8－27に示すように，でんぷんの添加は少量でも生地を硬くする。加熱をはじめると魚肉から放出される水分をでんぷんが吸収して膨潤・糊化するので，これがコンクリートにおける砂利の役目をして，ゲルの硬さを増すことになる。卵白添加の影響は，魚肉のみの生地では大きいが，水を加えた生地ではたんぱく質濃度が低くなるので，影響は少ない。

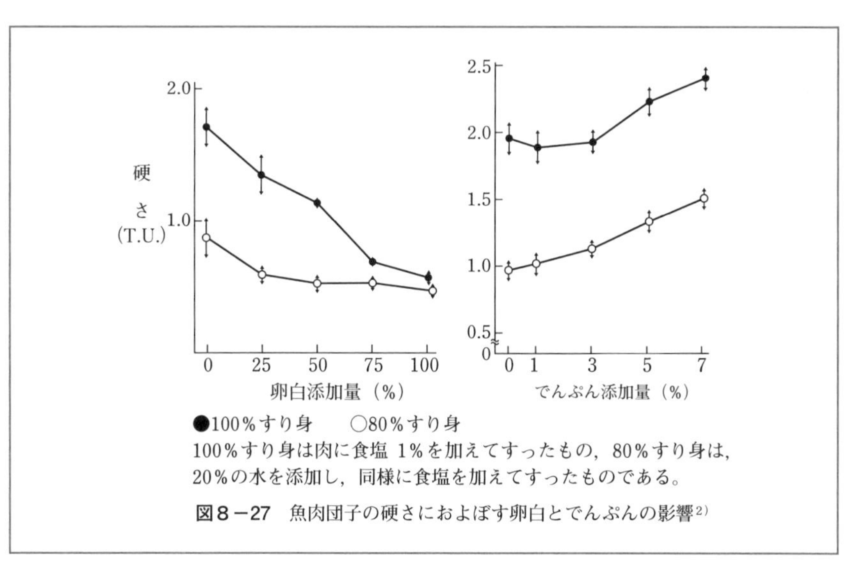

100%すり身は肉に食塩 1%を加えてすったもの，80%すり身は，20%の水を添加し，同様に食塩を加えてすったものである。

図8－27　魚肉団子の硬さにおよぼす卵白とでんぷんの影響[2)]

1) 下坂智恵，高橋ユリア，下村道子：サケ肉ムースのかたさにおよぼす材料の影響，日本家政学会誌，40，815－819（1989）

2) 荒木千佳子，下村道子，吉松藤子：魚肉だんごのテクスチャーに及ぼす卵白及びデンプン添加の影響，調理科学，24，184－192（1991）

（4）イカ，貝類の調理性

イカや貝類の肉は，表８－１魚介類の成分（p.277）に示した通り，水分が約 80 ～ 90%，脂質は約１～２%，たんぱく質は６～18%程度で年間ほぼ一定している。

表８－15　イカ肉の加熱による脱水[1]

加熱時間	脱水率
10 秒	4 ～ 10 %
20	7 ～ 12
30	9 ～ 15
40	12 ～ 20
50	20 ～ 28
60	20 ～ 28

1）イカ肉の調理による変化

イカ肉は，沸騰水中で加熱すると表８－15のように，60 秒間でも約 30% の脱水が起こる。また，その独特の構造のために（p.279，図８－４参照），収縮が起こり，形が変化する。イカの胴部（外套膜）を４cm × ４cm の大きさに切り，加熱した場合の収縮の形と切り込みを入れたときの変形の仕方は図８－28，８－29 に示した。

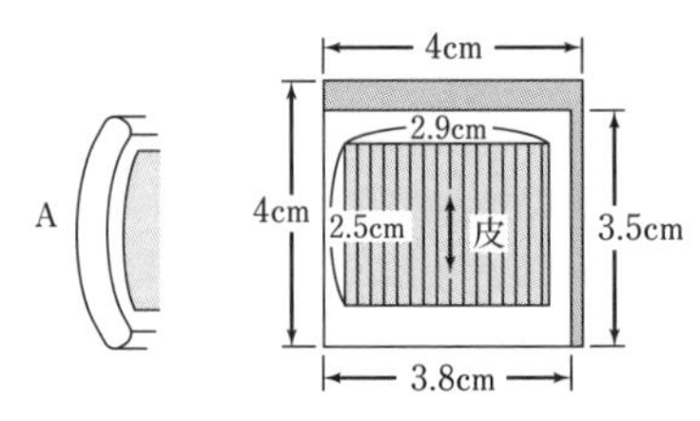

A. 皮つきの場合

加熱 10 ～ 20 秒では体軸の方向に収縮する。これは皮の第４層コラーゲン線維の収縮力によるものである。イカ肉は皮の方へ舟形に曲がる。

加熱 40 ～ 50 秒では，筋肉線維の収縮がはじまるので体軸に直角の方向の収縮があらわれる。

B. 第１～４層の皮を完全に除いた場合

肉はほぼ平らにゆで上がる。縦横の収縮も同時にあらわれる。加熱時間を長くするにつれ，体軸に直角の方向の収縮が大となる。

4㎝×4㎝のイカ肉を 50 秒加熱したときの収縮を示す。イカ筋肉線維の収縮が大となるので破断張力を増し，10 ～ 20 分加熱した肉が硬くなる。

図８－28　加熱によるイカ肉の収縮[1]

1）島田キミエの実験（1966）

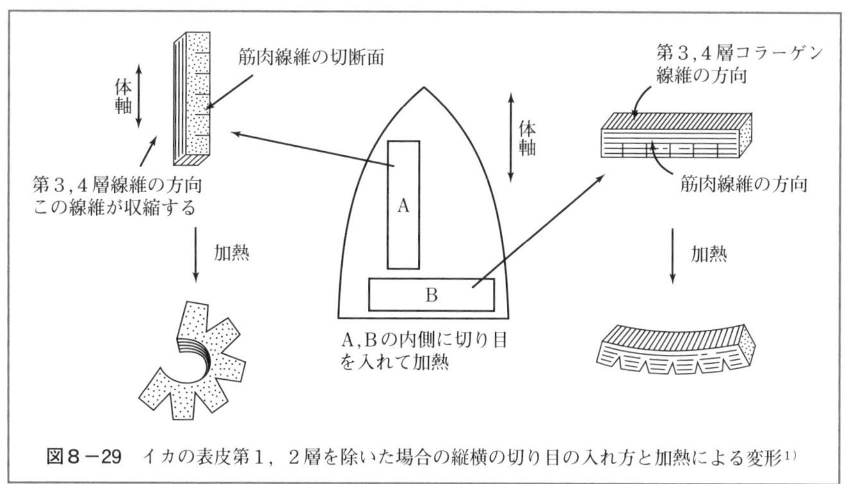

図8－29　イカの表皮第1，2層を除いた場合の縦横の切り目の入れ方と加熱による変形[1)]

イカは外套膜，腕などのほか，内臓は肝臓，墨が料理に用いられる。肝臓には約6～50%の脂質が含まれており，そのうちの多価不飽和脂肪酸の割合は19～55%を占めている。スルメイカの肝臓のDHAあるいはIPAは肝臓100g当たりそれぞれ3,900mg，3,200mgである。肝臓を使った料理ではDHA，IPAの給源になる[2)]。イカのともあえがある。また，イカ墨にはタウリン，ベタインが多く，うま味もあるのでパエリアや塩からの黒つくりに用いられており，抗菌性をもっていることが報告されている[3)]。

2）貝類の調理

貝類は，海水から出しても生きているので，殻を洗ってそのまま調理する。殻つきアサリ，ハマグリの廃棄率は60～70%である。2～3%の食塩水につけて砂をはかせる。食用にするのは，多くの二枚貝では殻をとり除いたほぼ全部で，足，前・後閉殻筋（貝柱），外套膜，内臓（消化器官，生殖器官など）である。ホタテガイは，後閉殻筋だけが大きくなっている。貝塚があるように，有史以前から食べられていたもので，生食から汁物，煮物，その他多くの加熱調理に適するが，新鮮なものを選ぶ。それぞれ食用に適さない時期，生育場所などがあるので注意する。そのうま味は独特で，表8－7（p.285）に示した遊離アミノ酸のうち，タウリン，グルタミン酸，グリシン，アラニン，プロリン，アルギニンが多く，またベタイン類にも富む。さらにコハク酸は貝類の味の特徴となっている。水分が多く，加熱による脱水率は大きいので加熱しすぎないようにする。

1）島田キミエの実験（1966）
2）國崎直道：イカの栄養・機能成分（奥積昌世，藤井健夫編著），40，成山堂書店（2000）
3）山中英明ほか：イカ墨，タコ墨のエキス成分ならびに抗菌性に関する研究，日本調理科学会誌，31，26－33（1998）

(5) 魚肉のつけ物

酢づけについてはすでに述べたが，魚介類肉は粕づけ，味噌づけなどにして調理し，保存する。イカの粕づけでは，短時間加熱し，表皮の第1，2層をとり除いて酒粕につけておくと，第3，4層の結合組織の層が軟化してくる（図8－30）。酒粕中の酵素が皮に作用し，軟化させる。これによってイカ肉は歯切れよく食べやすくなる。サワラ，サケ，カジキ，ギンダラなどの味噌づけは，保存と調味を兼ねている。西京づけは白味噌床に数時間～2日間くらいつけてから焼く。

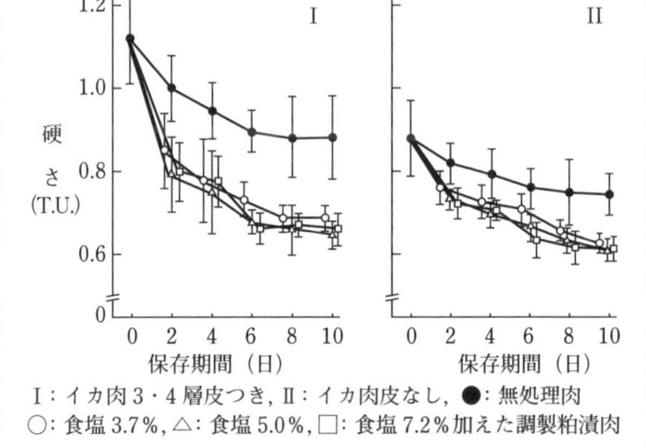

図8－30　イカ粕漬肉の保存期間による硬さの変化[1)]

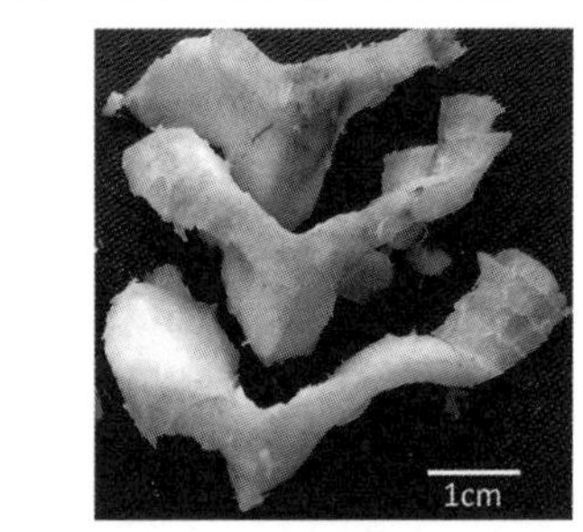

ギンダラ粕づけを焼き，筋節ごとにはがしたもの

図8－31　加熱魚肉の筋節[2)]

味噌づけによって味噌の食塩，遊離アミノ酸などのうま味成分，甘味の成分が浸透していき，魚肉は甘く，うま味が強くなり，おいしくなる。魚の種類に合わせて味噌床を調製する。味噌の中の酵素によって硬い結合組織は弱化し，加熱すると溶けるようにやわらかくなり，一方，筋線維たんぱく質は食塩の作用で硬くなる。したがって，焼いた魚肉は筋隔膜のところから，筋節ごとにはがれるようになる（図8－31）。

1）下村道子，下坂智恵，松本重一郎：イカ肉の粕漬処理における物性とタンパク質の変化，日本食品工業学会誌，39，418－424（1992）

2）下村道子撮影

第４節　魚介類の調理

１．生もの調理

（１）マグロの霜ふりづくり（角づくり）

材　料	分　量（１人分）
マ　グ　ロ	50g
きゅうり	4cm　(25 ～ 30g)
穂　じ　そ	1～2本
青じその葉	2枚
わ　さ　び	適量
醤　　油	材料の重量の約 10%

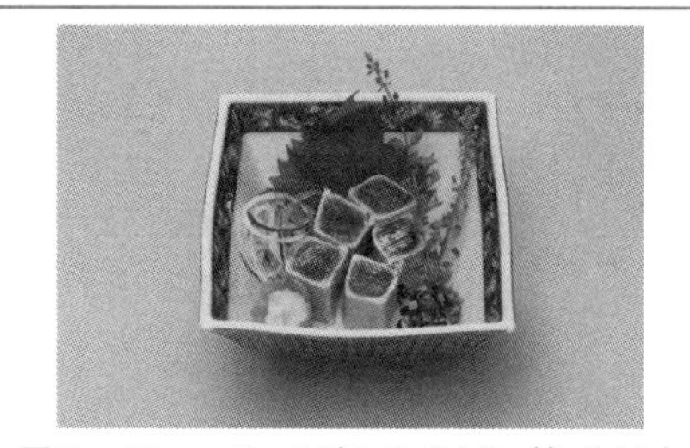
図８－32　マグロの霜ふりづくり（角づくり）

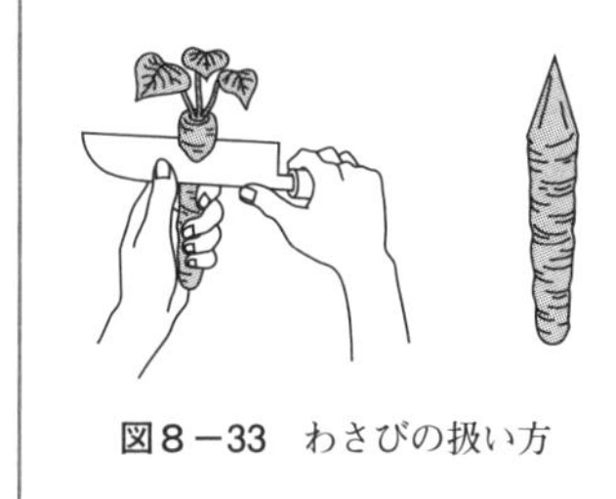
図８－33　わさびの扱い方

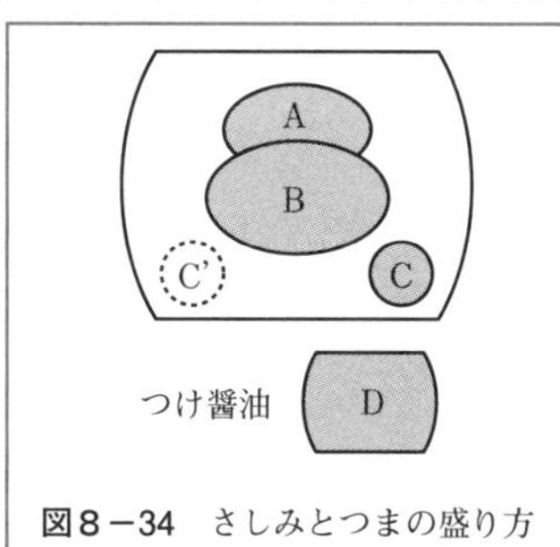

図８－34　さしみとつまの盛り方

① マグロは2.5cm角くらいの棒状に切り，沸騰した湯に２～３秒間くぐらせ，直ちに冷水にとって冷やし，水気をふきラップフィルムに包み，冷蔵庫で冷やす。盛りつける直前に厚さ1.5cmくらいの角切りにする。

② きゅうりは長さ４cmに切り，かつらむき（p.51，図１－18参照）などをせん切りにし，水をつけ，ぱりっとさせて水をきる。

③ 穂じそ，青じその葉は洗って水気をきる。

④ わさびはえんぴつを削るように茎と葉を落とし（図８－33），たわしで根をよく洗い，目の細かいおろし金でまわしながらすりおろす。

⑤ きゅうり，青じその葉を向こうに，マグロを手前に切り口を見せて重ね盛りにし，穂じそなどを添え，わさびを手前に添える。

〔備考〕

（ⅰ）魚肉を熱湯にくぐらせたり，表面を焼いたりして，一部だけ熱変性を起こさせることを霜ふりという。

（ⅱ）さしみの切り方は魚の肉質によって変える（p.296 参照）。

（ⅲ）さしみの盛り方（図８－34）

向こうを高くせん切り野菜，海藻など盛る（A）。

さしみはBの位置に盛る。魚の種類，切り方，組み合わせなどを考え，美しく，7，5，3などの数で，調和よく盛る（B）。

つま（けんなど）は，全体の形，色彩，味などを考えて添える（C）。

C′には辛味と，紅たで，ぼうふうなど香りの強いつまをおく。

【さしみの切り方】

〈平づくり〉身の厚い方を向こうに皮を上にして，手前に包丁を軽く引いて厚めに切る。包丁で切り身を右側に持っていき少しねかし加減に重ねていく。

〈引きづくり〉包丁を引き抜きながら，まっすぐに切り下げる。切り身はそのままおく。

〈角づくり〉おろし身を角形の棒状にしておき，それを小口から切っていく。

〈糸づくり（細づくり）〉サヨリ，キスなどの身の小さい魚に行う。細い線切り。

〈そぎづくり〉右の方に身をおき，左の方に薄く斜めにそぎ切りにして，切り身を重ねる。

〈たたきづくり〉3枚におろし，まな板の上で細かく切り，味噌やしょうがなどを混ぜて供する。

〈背越しづくり〉コハダ，小ブナなど丸のまま背骨とともに切る。

〈切りかけづくり（八重づくり）〉しめさばにみられる切り方で，一切れの間に途中まで切り込みを入れる。

（2）タイの松皮づくり（皮霜づくり）

材　料	分　量（1人分）
マダイ	70g（正味）
うど	25g
めじそ	少量
わさび	1〜2g（おろして）
土佐醤油	
醤油	15mℓ　材料の15%
みりん	5mℓ　同上　5%
かつお節	0.7g　醤油の　5%

① タイは5枚におろし，中骨をとる。皮の上にぬれ布きんをかけ，まな板を斜めにして熱湯を注ぎ，皮目が松皮のように縮む程度を目安にして直ちに冷水をかけて冷まし，水気をふきとる。

② 皮目を上にして平づくりにする。

③ うどはたんざく切り，または，よりうど（p.51，図1－18参照）にし，水に放ちアクを抜く。

④ うどを向こうに盛り，さしみとつまを盛り合わせる。

⑤ 醤油，みりん，かつお節を煮立て，こして土佐醤油をつくり，これを添える。

(3) カツオのたたき

材　料	分　量 (5人分)
カ　ツ　オ	約350g　1/4尾（5枚おろしの背身）
塩	5g　カツオの約1.5%
酢	35mℓ　〃　10%
だいこん	100g
ね　ぎ	50g
あおじその葉	5枚
塩	2g
酢	15mℓ
つ　け　汁	
レモン酢	レモン1個分
醤　油	50mℓ
しょうが	5g

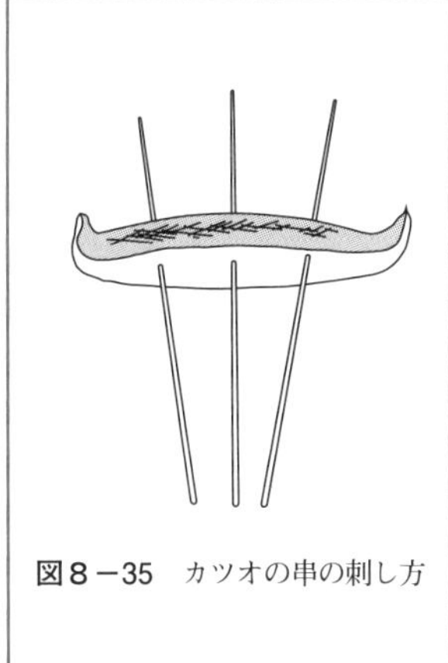
図8－35　カツオの串の刺し方

① カツオの背身をまな板の上におき図8－35のように串3～4本を末広形に打つ。

② 強火で皮目の方から薄く焦げ目がつくようにさっと焼き，次に身の方を焼く。すぐに氷水に入れて冷やし，水をふきとる。

③ まな板の上で串を抜き，厚さ約1cmの平づくりにする。そのまま塩と酢をふりかけて，包丁でひたひたとたたき，身にしみ込ませる。

④ ねぎを小口切りにし，布きんに包み水にさらす（さらしねぎ）。あおじそはせん切り，だいこんはおろし，少し水をきる。しょうがもおろす。

⑤ ③の上に④の野菜をおき塩と酢をかける。つけ汁とともに供する。

〔備考〕

（i）カツオは鮮度が落ちやすいので，とくに新鮮なものを用いる。カツオの皮は生のままでは硬いが，焼き霜にすると歯切れが良くなる。普通のさしみにする場合は皮を除き，この皮はさっとゆでて細切りにして，酢の物に用いる。

（ii）カツオのつくだ煮

血合肉など（さいの目切り）		
醤油	肉の重量の	20%
しょうが（薄切り）	〃	5%
水	〃	20%

しょうがを薄切りにし，鍋の底に敷き，血合肉と調味料を入れ，煮立つまでは強火，あとは弱火で汁がなくなるまで，焦げつかないように煮詰める。

(4) 活魚のあらい

材　料	分 量 (1人分)
スズキ, コイ, タイなど	正味　50g
きゅうり	20g
みょうがたけ	15g
しその葉	3枚
からし酢醤油	適量
氷	〃

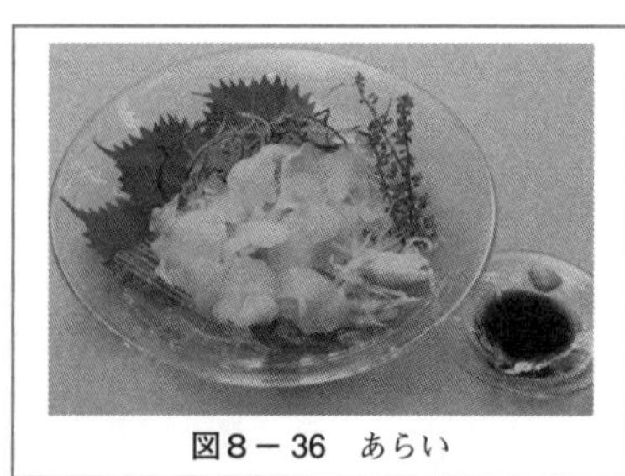
図8－36　あらい

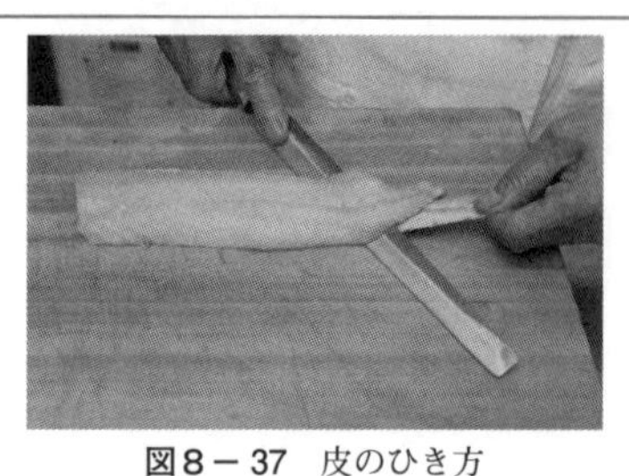
図8－37　皮のひき方

① 魚を3枚におろし図8－37のように皮をとり，皮のついていた方を下にして薄くそぎ切りにする。

② 氷水の中で強くかき混ぜて肉を縮ませ，あるいはざるに上げて高いところから水を流しかけて洗う。

③ ガラス器にガラスのすだれを敷き，氷片とともにさしみの要領で盛る。

〔備考〕

あらいは，死直後の魚肉をそぎ切りにして，氷水に入れてかき混ぜ，筋肉を収縮させて魚肉に特殊な感触を出させる調理法である。コイを用いる場合には湯洗いにすることもある。これは約49℃の湯の中で切り身を手早くかき混ぜ，すぐに冷水で冷やす方法で，コイなどにおいの強い魚の場合に行う（p.296・297参照）。

(5) しめさば

材 料	分　量(5人分)	
サバ	600～700g	(1尾)
塩	70g	身の重量の10%
食酢	300mℓ	〃　50%
だいこん	100g	
パセリまたは穂じそ	少々	
醤油	50mℓ	材料の10%
しょうが	5～10g	

① ごく新鮮なサバを選び3枚におろす。腹骨の部分(薄身ともいう)をすきとり，ざるの上におき，塩をふり，身の上にも塩をする。流れ出る塩水を器に受けながら4～5時間おく。

② 毛抜きで小骨を抜き，約1時間酢につけ，頭の方から皮をつまんでむく（図8－39)。

③ 皮の方を上にして厚さ約0.7cm

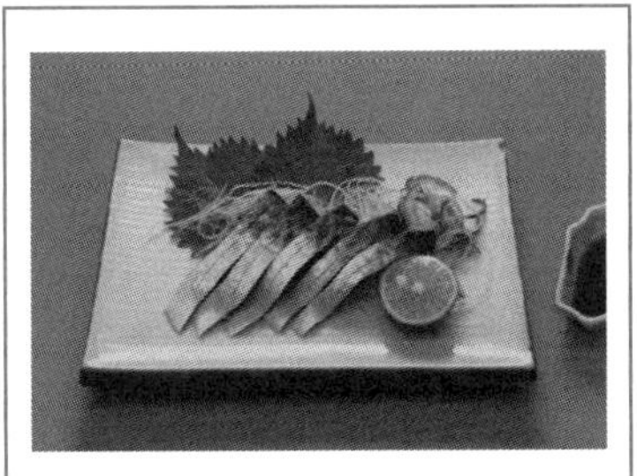
図8－38　しめさば

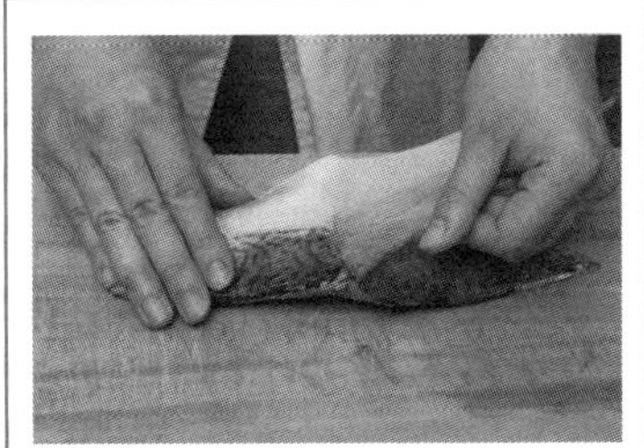
図8－39　しめさばの皮のとり方

の平づくりまたは八重づくりにする。

④　だいこんは長さ4cmに切り，かつらむきにして小口からせん切りして（しらがだいこん）（p.51，図1－18参照）水につけ，ぱりっとさせてから水をきる。

⑤　だいこんを向こうに盛り，手前にシメサバを盛る。おろししょうがを添え，パセリまたは穂じそを添える。

⑥　醤油を別皿に添えて供する。

〔備考〕

さしみの切り方では，さしみの厚さの中央に一本浅く包丁を入れ皮を切る。この切り方を切りかけづくり，八重づくりという。皮が硬い魚では食べやすい。

（6）小アジときゅうりの酢の物

材　料	分　量（1人分）	
小アジ	正味30g	（1尾可食部約40%）
塩	1g	身の重量の3～4%
酢	6～9mℓ	〃　20～30%
きゅうり	30g	
塩	0.5g	きゅうりの重量の1.5%
三杯酢		
酢	6mℓ	材料の10%
塩	0.5g	〃　1%
砂糖	2.5g	〃　3～4%
しょうが	0.5g	

①　小アジは3枚におろし，薄身をとり，塩をして約20分間おく。酢をふりかけて，5分間くらいして皮をむき，皮の方にかのこに切り目を入れた後，二つに切る。

②　きゅうりは，小口うす切りにして塩をふり，やわらかくなったら軽く水気を絞る。

③　きゅうりを器の向こう側に盛り，①を手前に皮の方を上にして丸く盛りつける。

④　しょうがは皮をむきせん切りにし，水洗いして上におく。これを「天盛り」という。

⑤　調味料を合わせて三杯酢をつくり，供する直前にかける。

〔備考〕
（i）小アジは皮をむくので，ぜいご（うろこ）をとらなくてもよい。小アジの酢締めしたものは，酢の物，すし，西洋料理の前菜などに用いる。アジ，コハダ，サバなどの酢魚は，「ひかりもの」とよばれ皮の方を上にして盛る。これらの魚は表皮に輝く光彩物質を有するのでこれを利用して美観を添える。
（ii）調味酢のつくり方はp.60，表1－37参照。

2．加熱の調理

（1）タイの潮汁

材　　料	分　量（1人分）
タイの頭やあら または身	20～30g
塩	0.6g　材料の3%
水	200mℓ
だしこんぶ	水の2%
塩	汁の0.7%
醤　油	1～2滴
うど	長さ4cmのものの1/2
木の芽またはゆずの皮，花など	適量

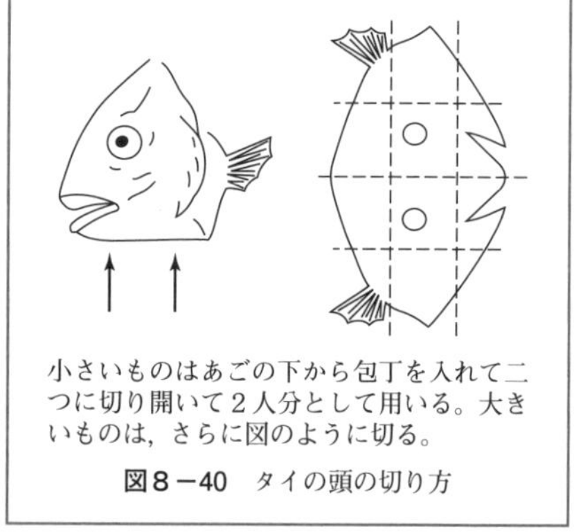
小さいものはあごの下から包丁を入れて二つに切り開いて2人分として用いる。大きいものは，さらに図のように切る。
図8－40　タイの頭の切り方

① 魚の頭，中骨などを適当な大きさに切り（図8－40），塩をふり，30分間以上おき，熱湯をかけ（または熱湯にさっとつける），すぐに水にとって，うろこや血液のかたまりなどを洗いとる。
② こんぶの砂などを乾いた布きんでふきとり，定量の水とともに鍋に入れ，この中に①の魚のあらを入れて火にかける。沸騰したら火を弱め4～5分してこんぶをとり出し，上に浮くアクや油を除きながら，蓋をしないで15～20分加熱する。
③ うどはたんざくに切り（p.51，図1－18参照）水に放す。
④ 味つけは盛りつける直前にする。うどと季節の吸い口を添えて椀に盛る。

〔備考〕潮汁は，汁のうま味を賞味するものであるから，うま味成分に富んだ材料を選ぶ。とくに新鮮で，うま味があり，魚臭が強くないものを選ぶ。
うま味成分は肉から出るエキス分のほかに，皮や骨から溶出するゼラチンも汁にこくを与えるのに役立っているので時間をかけて煮る。
エキス分の溶出は水から時間をかけて煮出すと多くなるが，水溶性のたんぱく質・脂質も溶出して汁が濁る。そこで熱湯をかけて魚肉の表面を軽く凝固させて水溶性たんぱく質の溶出を防ぎ，同時にうろこなどをとり除いておく。

(2) 結びキスの吸い物

材　料	分　量（1人分）	
だし汁	150mℓ	
塩	1g強	塩分汁の1%弱
醤油	1.5mℓ	
キス	1尾	
塩	キスの1%	
みつば	10g	
ゆずなど	少々	

① キスは尾をつけたまま3枚おろしにし，尾を残して骨を切り，塩をふって結び（図8－41参照），皿にのせて5分くらい蒸す。

② だし汁に味をつけ，みつばを4cmに切り，汁に入れてすぐ火をとめる。

③ ①を椀に盛り汁を注ぎ，ゆずの皮を丸くそぎとって吸い口として添える（へぎゆず）。

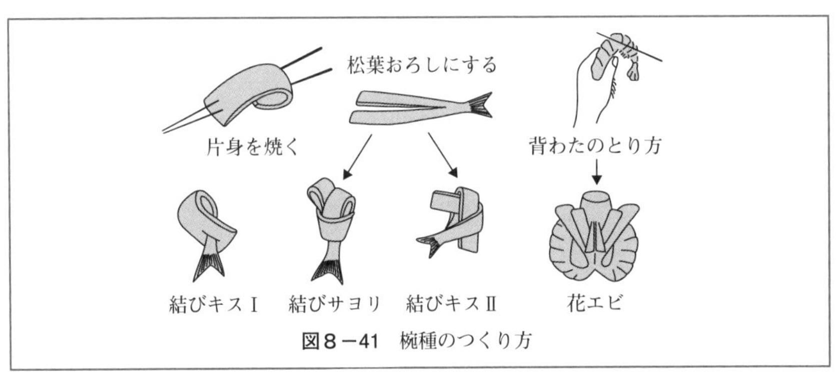

図8－41　椀種のつくり方

(3) イワシのつみ入れすまし汁

材　料	分　量(1人分)	
イワシ（またはトビウオ）	30g	（身だけ）
味噌	3g	魚肉の重量の10%
おろししょうが	0.5g	
だし汁	150mℓ	
塩	1g	
醤油	2.5g	
ねぎ	5g	
しょうが	1g	

① イワシは頭と内臓を除き，水洗いして手で開いて骨をとる。小イワシは骨ごと用いてもよい。まな板の上で包丁でたたいて切り，すり鉢で，味噌とおろししょうがを加えてすり，3個に丸める。

② 熱湯の中で浮き上がるまでゆで，すくい上げる。

③ ねぎとしょうがを，せん切りにする。

表8－16　魚介類の椀種としての用い方

分　類	種　　類	扱　い　方
淡白な味のもの	タイ，ヒラメ，スズキ，キス，サヨリ，シラウオ，ホウボウ	１人分 30 ～ 35g 見当を用い，１％の塩をふり 10 ～ 20 分おいた後，適当に形を整えて，蒸す，焼く，でんぷんをまぶしてゆでる，などして用いる。
青皮の魚	アジ，サバ，イワシ，トビウオ	すまし汁には適さないが，次のようにすれば用いられる。 a. ①塩をしてゆでる。②おろしぎわに少量の酢を加える。③温度を高くして供する。④ねぎ，しょうがなどを添えて魚臭を消す。 b. 焼いて用いる。 c. すりみにして，酒，ねぎ，しょうが，味噌などを加え，団子にしてゆでるか揚げて用いる。
エビ類	シバエビ，小さいクルマエビ	尾を残して殻をとり背わたを除き，次のようにして用いる。 a. 小さいものは，そのままゆでて用いる。 b. 背の方から縦に切り目を入れ，尾の先を身に刺してとめて下ゆでする。花エビ（図８－41参照）。 c. たたいてすりつぶし，調味して丸めてゆでる（しんじょ）。
イカ	ヤリイカ，スルメイカなど	胴肉を開いて皮をむき，次のようにして用いる。 a. イカの筋肉の特性を利用した布目イカ，松かさイカ，カラクサイカ，歯車イカ，くし形イカなどにしてゆでて用いる（図８－18参照）。 b. 肉をたたき，またはひき肉にして調味し，団子にしてゆでる。
貝類	ハマグリ	殻のまま潮汁にする。むきみにして中国風，洋風の汁の実にする。
	アサリ	殻のまま汁の実にする。むきみにして中国風，洋風の汁の実にする。
	シジミ	主として味噌汁の実にする。
	貝柱	小さいものはそのまま，大きいものは３～４枚にそいで椀種や，中国風の汁の実に用いる。

④　だし汁に塩，醤油で味をつけ，つみ入れとねぎを入れて火をとめる。

⑤　椀に盛り，しょうがのせん切りを浮かす。

〔備考〕好みによっては汁の味つけに少量の酢を加えてもよい。味噌仕立てにすると魚臭が少なくなる。また，ゆでた汁をだし汁として使うことができる。

（4）カレイの煮つけ

材料	分　量（1人分）	
カレイ	1切　80g	
醤油	8mℓ	魚の重量の10%
水	20mℓ	〃　25%
酒	12mℓ	〃　15%
砂糖	1.5g	〃　2%
しょうが	5g	

①　カレイは，うろこをとり，えらと，内臓を除き，２～３切れに切る。水洗いして水気をきる。魚の上身になる皮に切り目を２～３本入れる。

②　鍋に調味料全部と水を入れて沸騰させ，魚の上身を上にして並べて入れ，落とし蓋（p.28 参照）をする。さらに鍋蓋をして沸騰したら火を弱

めて汁がわずかに残るまで煮る。

③　火をとめてしょうがのしぼり汁をふりかける。またはせん切りしょうがを上に散らす。

④　器に盛り，残った汁を注ぎかける。

（5）サバの味噌煮

材　料	分　量（1人分）		
サバ切り身	1切れ　約70g		
水	20mℓ	魚の重量の30%	
酒	7mℓ	〃　10%	
味　噌	7g	〃　10%	塩味2%見当
醤　油	4～5mℓ	〃　6%	
砂　糖	2～3g	味噌により異なる	
おろししょうが	1g		

①　鍋に水と酒を入れて加熱し，サバの切り身を皮を上にして入れ，ひと煮立ちしたら，味噌，砂糖，醤油を加え，火を弱めて，鍋を時々ゆり動かしながら煮る。煮汁を上から時々かけながら表返しをしないで煮る。

②　おろししょうがを加えて火をとめる。

〔備考〕

（i）味噌煮は魚臭の強い魚に適している。サバ，イワシ，コイ（コイの味噌汁を「鯉こく」という），ボラ，サケ，マスなどを味噌煮にする。貝類ではカキ，ハマグリなどに味噌を用いる。これは，味噌が魚臭を吸着する性質をもっているからで，獣鳥肉なども味噌づけにすると生臭さが減少する（p.67 参照）。

（ii）味噌の量は味噌の種類によって加減する。味噌は焦げつきやすいので，鍋を動かしながら注意して煮る。八丁味噌がもっともにおい成分を吸着する[1)]。

（6）ニシンの煮物

材　料	分　量（1人分）	
干しニシン	1.5本	戻して約60g
アク（灰汁）	400mℓ	（つけ汁）
米のとぎ汁	200mℓ	（ゆで汁）
だし汁	150mℓ	戻した重量の2.5倍
酒	20mℓ	〃　30%
砂　糖	10g	〃　15%
醤　油	7mℓ	〃　12%

①　干しニシンをアク汁につけて一晩おき，やわらかく戻した後で，ウロコ，小骨を除き，1本を二つに切る。

②　米のとぎ汁でやわらかくゆで，水洗いする。

③　だし汁に酒を加えた中で，汁が1/2くらいに煮詰まるまで弱火で煮て，砂糖を加え約20分煮る。

1）伊東清枝：味噌の調味機能について（第1報），家政学雑誌，18，17－19（1967）

次に醤油を加えて汁がなくなるまで煮る。

〔備考〕

（i）生干しのやわらかいものは，直ちに米のとぎ汁でゆでる。

（ii）アク（灰汁）

アクは水1,000mℓに木灰100g（約3カップ）を加えて一夜おき，上澄み液をとったもので，pH9くらい，主成分は炭酸カリウム（K_2CO_3）である。

（iii）干魚の性質ともどし方

① アユ，ハゼなど素焼きにして干したものは，そのまま水に浸すとやわらかくなる。

② ニシンやタラの干物は，渋味があり，これは脂肪の酸化物にたんぱく質の分解物が多少混じったもので，表面近くに存在するので次のように処理する。

㋑ 米のとぎ汁に一昼夜つけて，よく水洗いしてから加熱，調味する。米のとぎ汁中には無機成分，でんぷんなどの一部が溶出しているので，材料の内外における浸透圧の差が少ないため成分の流出が少なく，したがってうま味成分の溶出が少ない。米のとぎ汁中のでんぷんなどに，渋味成分が吸着される。

㋺ 木灰の10％水溶液（アク）に一昼夜浸した後，水洗いして調理する。木灰は強いアルカリ性であるから渋味を除くと同時に，アルカリによって細胞膜を膨化させて水の浸透を容易にする。中国料理では，乾物の戻しにかん水を利用する例が多い。

（7）蒸し魚（Steamed fish）

材　料	分　量（1人分）	材　料	分　量（1人分）
白身の魚	切り身　約60g	**Bタルタルソース**	
塩	魚の重量の1%	マヨネーズ	15g（大1）
こしょう	少々	かたゆで卵	1/10個分
白ワインまたは酒	3mℓ	たまねぎ	2g
ソース		きゅうりピクルス	2g
Aホワイトソース		みじん切りパセリ	0.5g
バター	15g（6～8人分）	ねり辛子	少々
小麦粉	15g（6～8人分）	**つけ合わせ**	
牛乳	180mℓ（6～8人分）	粉ふきいも	適量
塩	2g（6～8人分）	野菜ソテーなど	
こしょう	少々（6～8人分）		

① 魚の切り身に塩，こしょうをして約10分間おき，皿にのせて酒をふりかけ，蒸気の出ている蒸し器に入れ，8～10分蒸す。または鍋にバターをひいた上に並べ，少量のスープストックを注いで蒸し煮にしてもよい。

② 温かいうちに，つけ合わせ，ホワイトソース（sauce bechamel，p.157），その他

のソースなどを添えて供する。

〔備考〕

（ｉ）蒸し物に用いる魚は，においの少ない，味が淡白なものが適する。

（ii）蒸し魚は形の崩れが少ない。しかし，調味料をつけにくいので，下味をつけておいてから加熱する，あるいはソース，くずあんなどをかける。

（iii）冷製にする場合：蒸した後（魚によっては皮をとる），冷蔵庫で冷やす。この場合はタルタルソースがよい。タルタルソース（Sauce tartar）は，かたゆで卵，たまねぎ，ピクルス，パセリなどをみじん切りにし，マヨネーズに混ぜる。少量のねり辛子を加える。

（8）清蒸魚（チンジョンユイ qīng zhēng yú）（魚の姿蒸し）

材料	分量（1人分）		
スズキ,クロダイなど	1尾		
ねぎ	20g		60g
干ししいたけ	2g	もどすと10g	
しょうが	3g		
薄切りハム	1枚	10g	
ゆでたけのこ	20g		
酒	15mℓ		
塩	魚の重量の1%		
だし汁	30mℓ		
つけ汁			
醤油	15mℓ		
塩	2g		
酢	30mℓ		
砂糖	5～10g		
しょうが汁	5mℓ		

① 魚はウロコ，えら，内臓をとり，よく洗って水気をきる。両面に斜めの切り目を３～５本入れ，腹の中にねぎのぶつ切り，しょうがの薄切りを詰めて，食卓にそのまま出せる皿に盛る。

② 干ししいたけは，もどしてそぎ切りにし，薄切りのハムは六つ切り，ゆでたけのこは薄切りにして魚の上にのせる。酒，塩，だし汁をふりかけて約20分間蒸す。

③ 醤油，塩，酢，砂糖，しょうが汁を合わせて，つけ汁をつくり，蒸し上がった魚に添えて供する。

〔備考〕

（ｉ）サバ，イワシなども，ごく新鮮なものなら用いることができる。

（ii）魚を蒸す場合，はじめは強火で器や魚を温めるが，５分後くらいから中火にする。

（9）魚の塩焼き（アジの姿焼き）

① 魚は新鮮なものを選び，うろこ，えら，内臓をとり出す（アユの香りは内臓にあるのでごく新しいものは内臓を出さない）。アジの場合はぜんごもとる。

② 水洗いして水気をきり，塩をふり20～30分間おく（アユは直ちに焼く，カマ

材　　料	分　量（1人分）
アジまたはカマス，ヒメマス，アユなど	1尾
塩	魚の重量の1.5％
おろしだいこん	約30g
醤　　油	少量

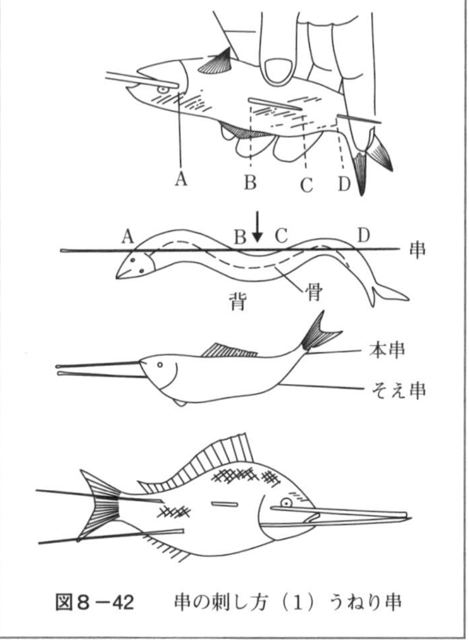

図8－42　串の刺し方（1）うねり串

スは2時間くらいおいたほうが美味である）。

③　さっと水洗いし水気をふきとり，図8－42の「うねり串」を刺し，上身の胸びれをえらぶたの中に入れ（ひれを焦がさないため），上身の方に「化粧塩」をぱらっとふる。

④　遠火の強火で上身の方から焼き，適度な焦げ目がついたら，裏返して下身の方は中火で中まで火が通るように焼く。

⑤　火からおろして熱いうちに胸びれを出し金串をまわし，串に付着した肉を離しておき，少し冷えてから串を抜く（熱いうちに抜くと形が崩れる）。

⑥　皿に盛り（頭を左に腹を手前），手前におろしだいこんを山形に盛り添える。

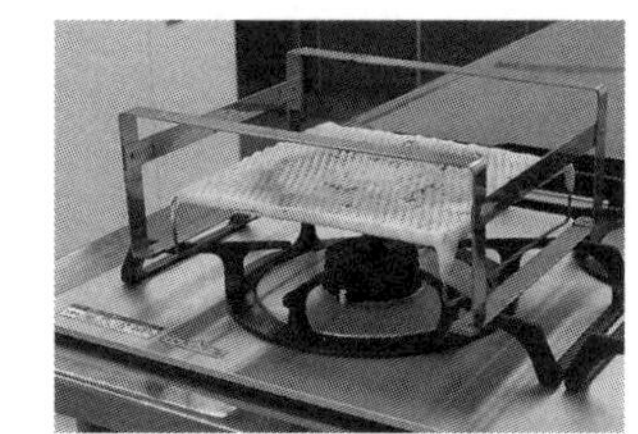

五徳の上に焼き網と鉄弓をのせている

図8－43　焼き網と鉄弓

［備考］

魚の焼き方は「遠火の強火」，すなわち強い火力で，しかも遠くから焦げないように全体を焼くのがよい（p.37参照）。強火で表面を焼き，中の汁が落ちないように，中心部が余熱も含めて72℃ぐらいになるまで焼く必要があり，熱源としては放射熱の割合が高い炭火が適している（炭火の場合，約10～20cm離れた位置で表面は200～230℃）。ガスこんろで焼くときは，こんろの上に焼き網をのせてガスの炎を放射熱に変えて加熱する。さらに鉄弓を用いると熱源から離れ，遠火となる（図8－43）。

(10) ブリのつけ焼き

材　料	分　量（1人分）
ブリの切り身	80g
醤油	7mℓ　魚の重量の8％
みりん	7mℓ　〃　8％
ふでしょうが（またはきねしょうが）	
新しょうが	1本
酢	5mℓ
塩	0.1g
砂糖	3g

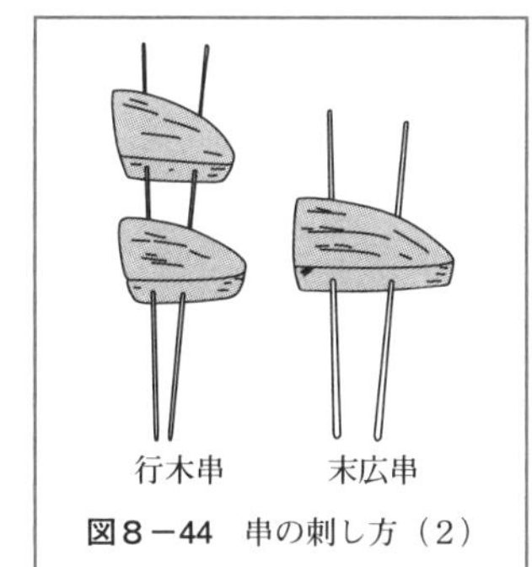

図8－44　串の刺し方（2）

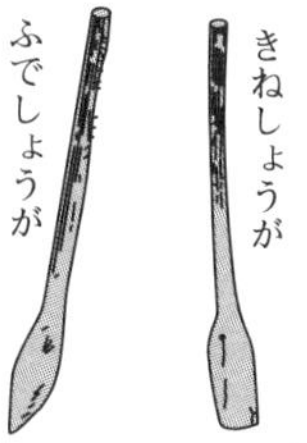

図8－45　しょうがの整え方

① 醤油とみりんを合わせ，ブリの切り身を15～20分つけておく。

② 新しょうがの茎を5～6cm残して切り，しょうがをふでまたはきねの形に整えて（図8－45），熱湯中に約30秒くぐらせ，とり出して少量の塩をふり，甘酢につける。

③ 図8－44のように魚に串を刺す（末広串，行木串）。

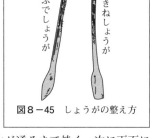

④ 上身（盛りつけるときに上に出す方）から強火で焼き，焦げ目がついたら裏返し，中火で芯まで火が通るまで焼く。次に両面につけ汁の残りを塗り，あぶる程度に焼く。これを2回繰り返して焼き色と照りを出す。串は熱いうちにまわしておき，冷めてから抜く。

⑤ 皿に盛り，ふでしょうが（またはきねしょうが）を手前に添える（前盛りという）。

〔備考〕

（i）たれが焦げると苦味が出るので，たれをつける前に中まで十分火を通しておく。

（ii）前盛りはれんこん，かぶなどの酢の物でもよい。

（iii）魚のつけ汁

① 甘味は魚の種類や好みによって加減する。鮮度が低下しているものは，甘味をや

表8－17　魚のつけ汁（魚の重量に対する％）

種　類	醤油％	みりん％	砂糖％	
A	10	10		このつけ汁を2/3くらいに煮詰める。
B	10	7	1	（同上）
C	10		3	片栗粉を水溶きして加え，粘度をつける。

や濃くする。みりんの代わりに砂糖を用いる場合は，みりん重量の1/3を用いる。
② 鍋に漬け汁と魚を入れて焦がさないように加熱し，汁をからめる「鍋照り焼き」の方法もある。

(11) ムニエル (Muniere)

材　料	分　量（1人分）	
シタビラメ, アジ, カレイ, ニジマス	70～100g	切り身または1尾のまま
塩	0.7～1g	魚の重量の1%
こしょう	少々	
小麦粉	3～5g	〃　約5%
サラダ油	5～7mℓ	〃　約10%
バター	2g	
粉ふきいも		
じゃがいも	50g	
塩	0.5g	いもの重量の1%
こしょう	少々	
レモン輪切り	1切	
パセリ	少々	

① 魚に塩，こしょうをふって10分間くらいおき，水気をふきとり小麦粉をまぶす。1尾魚の場合は尾と頭には小麦粉をつけない。
② フライパンに分量のサラダ油を入れて熱し，バターを加える。魚の余分な小麦粉をはたき落とし，上身（盛りつけたときに上になる方，1尾の場合は頭を左に腹を手前に盛りつける）を下にして入れ，強火で魚をたえず動かしながら，およそ1分間焼く。焦げ色がついたら火を弱めて2～3分間焼き，裏側も同様に焼く。
③ 皿にとり，粉ふきいも (p.169)，パセリを添え，レモンの輪切りを魚の上にのせる。

〔備考〕

(i) 魚に小麦粉をまぶしたら余分な小麦粉ははたき落として直ちに焼く。

(ii) 焼く場合に途中1回だけ裏返す。何度も裏返すと形を崩すおそれがある。

(iii) ムニエルに用いる油は，植物性油（サラダ油）だけでもよい。バターは魚に風味を与えるが，焦げやすい。サラダ油とバターを併用すると焼きやすく，味も良い。

(iv) 西洋ではシタビラメを用いることが多く，身が薄く熱の通りが速い。

(v) ソースを用いる場合はウスターソース，バターソース，タルタルソースなどがよい。バターソースはバターをフライパンで薄く色がつく程度に熱し，火からおろしてレモン汁とパセリのみじん切りを加える。

（12）白身魚の包み焼き（Fish in Foil）

材　料	分　量（1人分）	
オヒョウ，ヒラメ，アマダイなど	60～70g	1切れ
塩	0.7g	魚の重量の1％
こしょう	少々	
白ワイン	5mℓ	
セロリ	5g	20g
にんじん	5g	
たまねぎ	10g	
バター	5g	
塩	0.2g	野菜の1％
こしょう	少々	
アルミ箔	21×28cm	1枚
レモン	1/8個分	

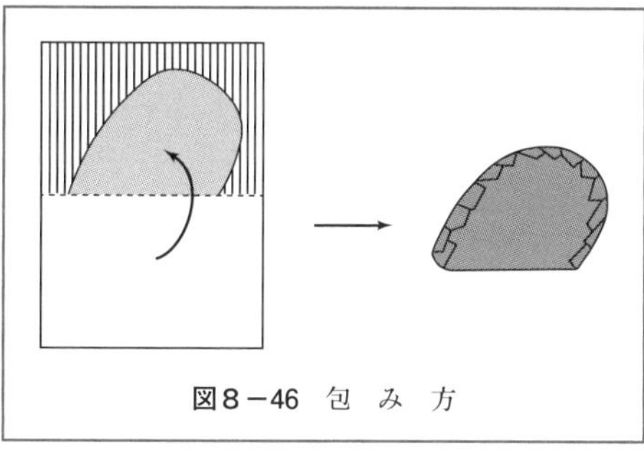

図8－46　包み方

① 切り身は，皮と小骨を除き，横から切り目を入れて左右に開き，塩，こしょうをふって5～10分間おき，白ワインをかけて約20分間おく。

② セロリ，にんじん，たまねぎをせん切りにし，塩，こしょうをふる。

③ アルミ箔にバターを塗り，その1/2の部分にせん切り野菜，さらに魚をのせ，残りの半分のアルミ箔をかぶせ，まわりを図8－46のようにたたむ。強火のオーブンで7～8分焼くか，フライパンで約10分間焼く。

④ 皿に盛りレモンを添える。

〔備考〕

（i）野菜は，マッシュルーム，しいたけなどでもよい。

（ii）魚は他の白身魚，エビなどでもよい。

(13) 魚のグラタン (Filet de sole à la bonne femme 仏)

(フィレ ド ソール ア ラ ボンヌ ファム)

材　料	分　量(1人分)	材　料	分量(1人分)
白身の魚	80g	ソース	
塩	0.8g　魚の重量の1%	バター	6g
こしょう	少々	小麦粉	6g
白ワインまたは酒	15mℓ	牛乳	70mℓ
熱湯	15mℓ	塩	0.8g
マッシュルームまたは生しいたけ(薄切り)	20g	こしょう	少々
		卵黄	1/5個
		おろしチーズ	3g
		バター	1g

① 白身の魚に塩，こしょうをふり，バターをひいた厚手の鍋に並べ，ワインと熱湯を加え，薄切りのマッシュルームを上において，ぴったりと蓋をして約7分弱火で蒸し煮にする。
② ホワイトソースをつくり (p.157)，①の魚の煮汁が残ったらそれも加えて一度煮立て，火からおろして卵黄をむらのないように混ぜ，塩，こしょうで味を整える。
③ バターをひいたグラタン皿に，②のソースを少し入れ，その上に①をのせ，残りのソースをかけ，おろしチーズをふりかけ，バターを小豆大にして上におく。
④ 強火のオーブン (約210℃) の上段に入れ，ほんのりと焦げ目をつけ，熱いところを供する。

〔備考〕
(i) 白身の魚は，タイ，ヒラメ，サワラ，タラなどが用いられる。冷凍魚でもよい。
(ii) マッシュルームは柄が短かく硬いものが良い。ホワイトとブラウンがある。

(14) サワラの味噌漬け

材　料	分　量（1人分）
サワラ切り身	1切れ(70g)
味噌床	
甘味噌	30g
砂糖	6g
清酒	10mℓ
ふでしょうが	
新しょうが	1本
あま酢	適量
ガーゼ	10cm×10cm　1枚

① 味噌に砂糖と清酒を混ぜて味噌床をつくる。
② 魚の切り身をガーゼで包み，味噌床をまわりにまぶして3～5時間おく。
③ 甘酢 (p.60, 表1－37参照) をつくって，ふでしょうが (p.319) をつくり，浸す。
④ 魚をとり出し，焦がさないように中火で焼く。
⑤ 魚を盛りつけ，ふでしょうがを添える。

〔備考〕

（i）魚は白身魚ならば，他の魚でもよい。3日くらいおくときは味噌床の味噌を25gに減らして，水または酒5mℓを加える。

（ii）ふでしょうがは数人分をまとめてつくる。菊花かぶでもよい。

(15) 天ぷら

材　料	分　量（1人分）		
クルマエビまたは小エビ	30g	約100g	
キスまたは小アジ，カマス	30g		
イ　カ	20g		
さやえんどう	5g		
に ん じ ん	5g		
さつまいも	10g		
衣			
小 麦 粉	20g	揚げ種の約20％	
卵	10g	小麦粉の50％	小麦粉の1.7～1.9倍
水	25mℓ	〃　120％	
揚 げ 油	適量		
だ い こ ん	30g		
しょうが	2g		
天 つ ゆ			
醤　油	10mℓ	材料の重量の　10％	
み り ん	10mℓ	〃　10％	
だ し 汁	30～40mℓ	〃　30～40％	

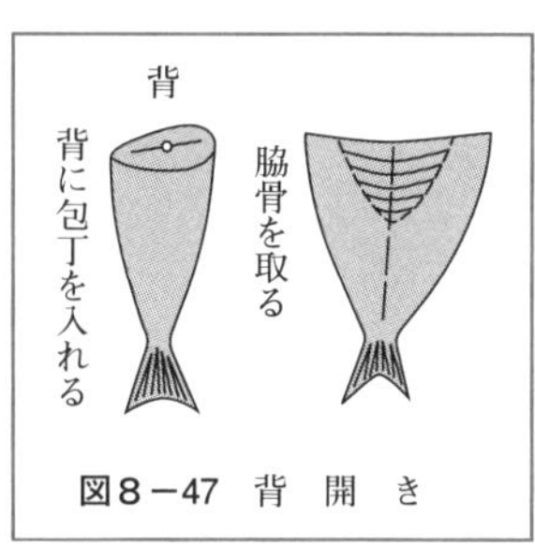

図8－47　背　開　き

① エビは頭を除き，尾の一節を残して殻と足をとり，背わたをとる（クルマエビは背の方から包丁を入れて背開きにする）。次に揚げたときに丸くならないように腹側に2～3か所切り目を入れる。尾の先を少し切って中の水分を押し出す（揚げるときに油のはねるのを防ぐため）。

② キスや小アジなどは頭，ウロコ（小アジはぜんごも）を除き，背開き（図8－47）にして内臓をとる。中骨は尾に近いところを少し残して切りとり，腹骨をすきとる。

③ イカは足と内臓を抜き，開いて水洗いして，表面の皮をむき，水を十分ふきとり，さらに残った薄皮をていねいにむく。両面をかのこに縦横の切り目を入れ（p.297，図8－18），3cm×4cmの大きさに切る。

④ さやえんどうは洗って，筋をとり，にんじんはたんざく，または細めのひょうし木に切る。さつまいもは厚さ0.7cmに切って皮をむく。

⑤ 衣は，卵をよくほぐしてから水を混ぜ，ふるった小麦粉を一度に加えて軽く混ぜる（一部の小麦粉がそのまま残っている程度でよい）。衣の準備ができたころに揚げ油の温度が170～180℃になっていることが望ましい。

⑥　鍋に油を熱し，170℃になったとき，さつまいもに，衣をつけ170℃で4分くらい，にんじんは，衣をつけ，離れないように油に入れ170℃で約2分揚げる。

油を180℃に熱し，さやえんどうは3枚くらいをいっしょに重ならないように衣をつけ，180℃で30～40秒揚げる。

エビ、魚、イカは180℃の油で揚げる。エビの尾を手にもって，尾だけを残して，衣をつけて揚げる（小エビのときは2～3尾そろえて衣をつける）。魚は尾をもって箸で助けながら全面に衣をつけて揚げる。イカは衣がつきにくいので小麦粉を薄くつけてから衣をつけて揚げる。材料は油の表面の1/3程度をめやすとする。一度下がった油の温度が再び上がり材料が浮いてきたら一度裏返し，約1～2分して油温が上がってきたら（およそ180℃）とり出して金網の上などで油をきる。

⑦　熱いうちに紙を敷いた器に盛り，おろしだいこん，おろししょうがを添える。

⑧　天つゆは分量の材料を沸騰させ，器に入れて天ぷらとともに供する。

〔備考〕

（ⅰ）衣の材料とその使い方についてはp.387参照。揚げる順序は，①植物性食品を先に揚げ，次に，動物性食品，②揚げる温度の低いものから高いものとする。

（ⅱ）天つゆなどのつけ汁は，醤油1，みりん1，だし汁4くらいの割合で合わせたもので，いろいろな料理に使えるので八方汁ともいう。

（16）キスのフリッター（Fritter）

材料	分量（1人分）
キス，エビなど	約40g　1～2尾
塩	魚の重量の1%
こしょう	少々
白ワイン	2mℓ
衣	
小麦粉	12g　材料の30%
卵白	1/5個
(牛乳または水)	(5mℓ)
サラダ油	2～3滴
塩	0.3g
揚げ油	適量
トマトソース，タルタルソースなど	適量
キャベツ	適量
パセリ	適量

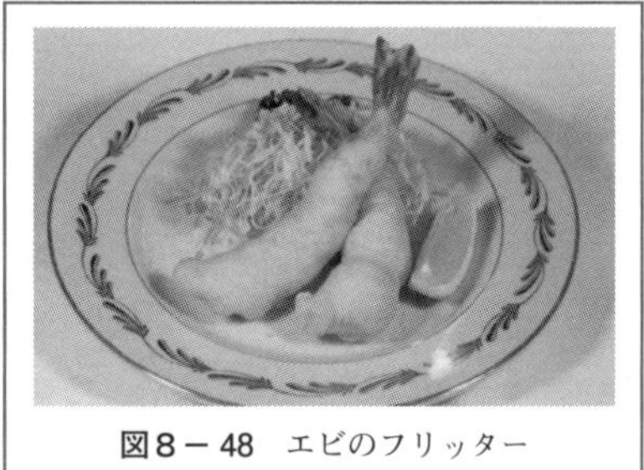

図8－48　エビのフリッター

①　キスを3枚おろしにして，塩，こしょう，白ワインをふる。

②　卵白を泡立て，これに塩とふるった小麦粉とサラダ油を加え木じゃくしで，さっくりと混ぜる（卵の大小により，硬い場合は牛乳または水でゆるめる）。

③　キスに衣をつけて160～170℃に熱した油で1～2分揚げる。
④　つけ合わせの野菜，トマトソースやタルタルソースを添える。
〔備考〕
（ⅰ）フリッターは衣が揚がると同時に中まで火が通るように，小魚または白身の魚のひょうし木切り，そぎ切りなどを用いる。
（ⅱ）フリッターの衣については表8－18参照。

表8－18　フリッターの衣の割合　（材料100gに対して）

種　類	小麦粉（材料の30%）	液状物			塩	小麦粉に対する液体の割合
		卵白	牛乳または水	サラダ油		
やわらかい衣	30g	10g	33mℓ	2mℓ	0.5g（塩分約0.7%）	1.5倍
硬い衣	30g	10g	23mℓ	2mℓ	0.5g弱（同上）	1.2倍弱

（17）サケのフライ（Saumon Frit 仏）

（ソーモン　フリ）

材料	分量（1人分）
生サケ（または白身魚）	70g　切り身1切れ
塩	0.7g　魚の重量の1%
こしょう	少々
小麦粉	3.5g　魚の重量の約5%
卵	3.5～5g　〃　5～7%
パン粉	7～8g　〃　10%
揚げ油	適量
つけ合わせ	
パセリ	適量
粉ふきいも	50g
レモン	1/8個

①　魚に塩，こしょうをして，小麦粉をまぶし，卵水（卵に対し，水1/2）をつけ，パン粉をつけて2～3分おく。
②　油を170℃くらいに熱し，魚の余分のパン粉をはたいて落とし，鍋のふちからすべらせて入れる。途中で一度裏返し，2～3分間揚げ，とり出すときの油の温度は180℃になるように調節する。
③　パセリを約130℃の油で30～50秒揚げる。
④　粉ふきいも（p.169参照），揚げたパセリ，レモンをつけ合わせる。

(18) サバの唐揚げ

材料	分量（1人分）	
サバ	70g	切り身1切れ
醤油	3.5mℓ	
片栗粉	15g	
揚げ油	適量	
おろしだいこん	30g	
しょうが	2g	
醤油	5mℓ	

① サバを3枚におろし，厚さ1cmくらいのそぎ切りにする。醤油をまぶしておき，片栗粉をつける。

② 油を180℃に熱し，魚がからりとなるまで揚げる。

③ おろしだいこん，おろししょうがと醤油をつけて食べる。またはあんかけにしてもよい（(19) 醋溜全魚参照)。

(19) 醋溜全魚（ツウ リウ チュアン ユ／cù liū quán yú）（魚の丸揚げ甘酢あんかけ）

	材料	分量（4～5人分）	
a	コイ，タイ，アジ，サバなど	500g（1～2尾）	
a	醤油	40mℓ	魚の重量の8％
a	しょうが汁	5mℓ	〃　1％
a	片栗粉	25g	〃　5％
	揚げ油	適量	
b	ゆでたけのこ	50g	魚の重量の約1/3
b	にんじん	20g	魚の重量の約1/3
b	干ししいたけ	10g（中4枚）	魚の重量の約1/3
b	にんにく	1g	魚の重量の約1/3
b	しょうが	5g	魚の重量の約1/3
	炒め用油	10g	材料の重量の7％
c	だし汁	200mℓ	全材料重量の1/3
c	塩	2g	約1.5％塩味
c	醤油	10mℓ	約1.5％塩味
c	砂糖	10～20g	
	酢	20mℓ	
	片栗粉	10g	
	ねぎ	30g	
	グリーンピース	10g	

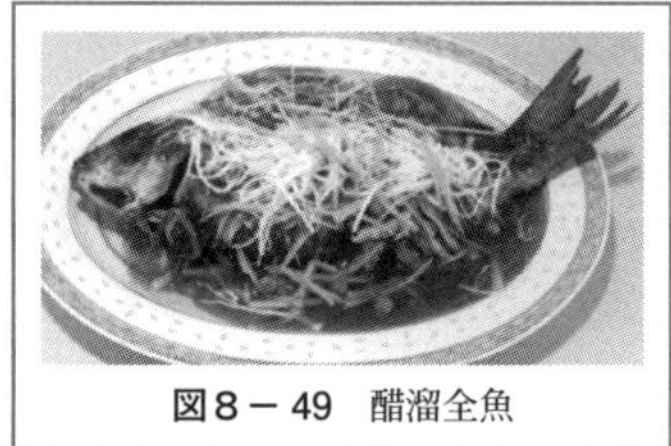

図8－49　醋溜全魚

① 魚はウロコ，えら，内臓を除き洗って水気をきり，両面に骨に達するまで4～5か所切り込みを入れる。醤油としょうが汁を合わせた液に30分くらいつけておく。

② 温水で戻した干ししいたけ，ゆでたけのこ，にんじんはせん切りにする。にんにく，しょうがはみじん切りにする。

③ ねぎは白髪ねぎ（4～5cm長さの細いせん切りにし，水にさらす）にする。

④ 魚に下味がついたら，片栗粉をまぶし，150～160℃に熱した油に入れ15分くらい揚げる。途中で頭や尾が出る場合は時々油をすくってかける。魚をとり出すときは，油の温度が180℃に

なるように調節する。

⑤　鍋に油を熱し，にんにく，しょうがを炒め，たけのこ，にんじん，しいたけを炒める。c の調味料を加え沸騰したら，酢と水溶きの片栗粉と，グリーンピースを加え，直ちに揚げたての魚にかける。白髪ねぎをのせる。

〔備考〕

魚は二度揚げにするとからりと揚がる。140 ～ 150℃で５～ 10 分揚げた数分後，180℃で 30 秒くらい揚げる。

(20) 揚げ魚のエスカベーシュ（Escabeche（エスカベージュ） = Poisson frit sauce vinaigrette（ポアソン フリ ソース ヴィネグレット） 仏）

材　　料	分　量（1人分）	
ヒラメ その他の白身の魚	約70g	1切れ
塩	0.7g	魚の重量の1%
こしょう	少々	
小麦粉	7g	魚の重量の10%
揚げ油	適量	
たまねぎ	10g	
にんじん	5g	
ピーマン	10g	
ローリエ	1/4枚	
フレンチソース		
酢	20mℓ	
サラダ油	15mℓ	
塩	1g	
こしょう	少々	
白ワイン	10mℓ	

①　たまねぎ，にんじんはせん切り，ピーマンは輪切りにし，一緒にさっとゆでる。

②　フレンチソース（sauce vinaigrette）をつくり，①とローリエを加えて混ぜ，さらに白ワインを加えて混ぜる。

③　魚に塩，こしょうをして小麦粉をまぶし，油を 180℃に熱した中でからりと揚げる。深めの器に並べ，熱いうちに②をかけ，１時間くらいおく。

④　野菜とともに盛りつける。

〔備考〕

（ⅰ）この料理はマリネともいい，冷蔵庫で２～３日間保存できる。材料の魚には小魚（とくに日本では小アジを用いることが多い），イカなどもよい。野菜も，きゅうり，トマトなどを加えてもよい。

（ⅱ）エスカベーシュとはスペインの漁村の地名で，その地域で行われている揚げ魚をフレンチソースにつけた料理に由来する。つけ汁は一度煮立てて用いてもよい。

（ⅲ）揚げた魚が熱いうちにつけ汁につけると酢の浸透が速い。アジなどの小魚を骨ごと用いると骨からカルシウムが溶出し，骨がやわらかくなる（p.301，図８－ 24 参照）。つけ汁には，他の無機質も溶出しているので，つけ汁をソースに使う。

（ⅳ）マリネには生魚も使う。生のアジ，イワシなどを三枚におろし，腹骨をすきとり，塩締めした後，酢と油のソース（フレンチソース）につける。前菜などに用いる。

(21) アサリとわけぎの辛子酢味噌あえ

材　　料	分　量（1人分）	
アサリのむき身	30g	
わけぎまたはねぎ	50g	
酢	2mℓ	
辛子酢味噌		
味　　噌	10g	
み　り　ん	5mℓ	
砂　　糖	3～5g	味噌の種類による
酢	5mℓ	
ねり辛子	1g	
しょうが	1g	

① アサリのむき身をざるに入れ，約2％の食塩水でふり洗いして水気をきる。鍋に入れて強火で約30秒，から煎りしてとり出す。このとき出た汁は味噌をのばすのに用いる。

② 沸騰した湯にわけぎまたは，ねぎの根の方から入れて，白い部分がやわらかくなるまでゆで，まな板の上に並べてあおいで冷ます。これを約3cm長さに切り，酢をふりかけて下味をつける。

③ 味噌にみりん，砂糖，貝の汁を加えて火にかけてねり，火からおろして，冷まし，ねり辛子と酢を加える。

④ ③に①と②を加えて混ぜ，器に盛り，しょうがをせん切りにして上におく。

〔備考〕

（i）アサリの代わりに，イカ，コイ，マグロなどの魚類を用いてもよい。白身の魚には白味噌を用いる方がよい。

（ii）生食用としてある貝類のほかは，生食は避ける。貝類の生存している場所には細菌が多く，洗っただけでは内臓の細菌を除くことができない場合がある。カキなどのように，とくに生食を美味とするものは浄化海水による飼育，あるいは塩素消毒を行ったものが生食用として流通している。また，春から夏にかけて，食中毒を起こしやすい貝には注意する。

(22) ハマグリの潮汁

材　料	分　量（1人分）
ハマグリ	大2個　または小5個
水	150mℓ
酒	3mℓ
塩	1.2g　汁の0.8％
吸い口	適宜

① 砂をはかせたハマグリを洗う。

② 鍋に水と酒，ハマグリを入れて強火にかけ，ハマグリの口があいたら塩で調味し，火を弱めて上に浮いたアクをとり，火をとめる。砂の有無を確かめ，砂がある場合には身をとり出し，汁を布きんでこして用いる。

③ 器に盛り，木の芽またはゆずなどの季節の吸い口を添える。

〔備考〕
貝の砂をはかせるには３％前後の食塩水（海水の塩分くらい）に一晩つけておく。

(23) シジミの味噌汁（三州味噌仕立て）

材　料	分　量（1人分）
シジミ	60～70g　または小5個
水	150mℓ
三州味噌	18g
しょうが	10g

① シジミは前夜から水につけ，砂や泥をはかせた後よくもみ洗いして，水とともに鍋に入れ火にかける。
② 沸騰して貝の口があいたら，その汁で味噌を溶かし，鍋に加え，火をとめる。
③ 椀に盛り，しょうが汁を入れて供する。

〔備考〕
（ｉ）三州味噌は愛知県岡崎市でつくられている豆味噌で八丁味噌ともいう（p.66，表1－45参照）。
（ⅱ）うま味調味料を少量入れると，相乗効果（p.8，20参照）によりうま味が強まる。

(24) ハマグリ酒蒸し

材　料	分　量（1人分）
ハマグリ	大2個または中3個 小なら5～7個
酒	5mℓ

① ハマグリは約３％の食塩水に一晩つけて砂をはかせ，よく洗い，大きな貝の場合は，貝の開くのを防ぐために，ちょうつがいを包丁で削り落とす。小さいものの場合は蒸し上がったときは口を開いた方が形が良いので，そのままでよい。
② 受け皿に①を入れ，酒をふりかけて10分間くらい蒸す。

〔備考〕塩味はつけなくても貝に含まれている塩分でよい。しかし，ハマグリの身を生のときにとり出して洗い，貝に入れて蒸す方法もあるので，この場合には，酒に塩（貝の身の１％）を加えて味をつける。ハマグリの代わりにアサリなども酒蒸しにする。

(25) カキとほうれんそうのグラタン (Huitres aux epinard gratin 仏)

ユイトル オー エピナール グラタン

材　料	分　量（1人分）	
カ　キ	70g	
ほうれんそう	70g	
塩	0.5g	
こしょう	少々	
バター	3g	
ベーコン	1/2枚	薄切り
ホワイトソース	約90mℓ	でき上がり
バター	8g	でき上がりの約8%
小麦粉	8g	
牛　乳	100mℓ	
塩	0.8g	
こしょう	少々	
パン粉	3g	
粉チーズ	1g	
バター	5g	
きざみパセリ	0.3g	

① ほうれんそうをゆで，長さ3cmに切り，塩，こしょうをしてバターで軽く炒める。

② ベーコンは長さ1cmに切る。

③ カキはざるに入れ，約2％の食塩水でふり洗いをして水をきり，強火で約1分間から煎りをする。浸出した汁はとっておきホワイトソースに用いる。

④ ホワイトソースをつくる（p.157参照）。

⑤ グラタン皿に少量のバターをひき，①を広げて入れ，③を並べ，②を散らす。その上に，ホワイトソースをかけ，パン粉，粉チーズをふりかけ，バターを大豆くらいの大きさにして，ところどころにおく。

⑥ 強火（約210℃）のオーブンの上段に置き，表面に焦げ色がつくまで6～7分焼く。

⑦ とり出してきざみパセリをふりかけ，敷き皿にのせて供する。

〔備考〕

グラタンとは，焼きつけ料理のことで，容器に貝殻を用いた場合にはコキーユ Coquille という。

(26) カキフライ (Fried oysters, Huitres frits 仏)

ユイットル フリ

① カキはざるに入れ，約2％食塩水で，ざっとふり洗いして，乾いた布きんの上に並べ，上から乾いた布きんをかけ，そっと押えて水気をきる。

② 塩，こしょうをふり，小麦粉をむらなくまぶし，よく溶いた卵をつける。次にパン粉を全面につけ，手で丸く形を整え1～2分おく。

③ 180℃の揚げ油で1人分ずつ入れ手早く裏返し（油の温度が下がらないように強火にする），約1～2分間でとり出し油をきる。

④ カキを揚げた後，火をとめて油の温度が約130℃になったらパセリを入れて，約30秒でとり出して紙の上におき，塩少量をふる。

⑤ 皿に③を盛り，くし形に切ったレモンと④を添え，熱いところを供する。

材　料	分　量（1人分）
カ　　キ	約50g　5～6個
塩	0.5g　カキの重量の1%
こしょう	少々
小麦粉	5g　カキの重量の10%
卵	5g　〃
生パン粉	8～10g　〃　15～20%
揚げ油	適量
つけ合わせ	
レモン	1/8個分
パセリ	1枝

〔備考〕

（i）カキフライは揚げたての熱いところを食べるのがもっとも美味である。レモン汁と塩だけで食べてもよいが，タルタルソース（p.316・317），ウスターソースなどを用いてもよい。

（ii）カキは色が白いところは白く，ころりとしたものが新鮮である。

（iii）カキは水分が多いので揚げるのに時間を長くかけると中から水分が出て，衣がはがれるので，一度裏返し少し焦げ色がついた程度でとり出す。時間では1分10秒くらい。内部温度は50～65℃くらいが食味は良いが，中心部が70℃になるには1分50秒（カキの大小により異なる）くらいかかる。

たっぷりとした油の中で揚げるのは英国流の揚げ方でディープ・ファット・フライ（deep fat fry），フランス風ではひたひたの油の中で，炒め物と揚げ物の中間のようなシャロー・フライ（shallow fry）で行うこともある（p.42参照）。

（iv）カキなどの二枚貝はノロウイルス汚染のおそれがあり，食中毒予防には内部温度85～90℃で90秒以上の加熱が効果的である[1]。180℃の油でカキフライを揚げたときに，中くらいのカキ（約15g）は3分揚げると，内部温度が87.5～92.2℃となる。大きめのカキ（約26g）は3分30秒揚げると，余熱も含め85℃を1分間保つ[2]。

（27）松かさイカの照り煮

材　料	分量（1人分）
イカ（胴）	70g
醤　油	7g
みりん	7mℓ
いんげん	20g
だし汁	20mℓ
塩	0.2g

① イカは胴部を用い，表面の2層の皮をとり，2切れにし，松かさイカにする（p.297，図8－18参照）。

② 鍋に醤油，みりんを入れて沸騰させ，イカを入れて加熱し，イカに火が通ったらイカを引き上げ，煮汁を煮詰めてイカを戻して，汁をからめる。

③ いんげんを6～7cmに切って塩ゆでし，塩を加えた冷たいだし汁につけておく。

④ イカを盛り，いんげんを添える。

1）食品安全委員会：ノロウイルスによる食中毒にご注意ください https://www.fsc.go.jp/sonota/e1_norovirus.html（2018）

2）畑江敬子：家庭料理での食中毒防止のために，食品安全，12，8（2007）

(28) イカのともあえ

材　料	分量(1人分)
イ　カ	40g
イカ(肝臓)	10g
酒	10mℓ
塩	少々
醤　油	2mℓ

① イカは胴の部分を開いて皮をむき，生のまま縦4つに切り，せん切りにする。

② 肝臓は鍋に絞り出し，酒，塩，醤油を加えて加熱する。味噌のようになったら冷ます。

③ ②に①を加えてあえる。

〔備考〕

①のイカを，タラコの卵粒であえたものを，真さごあえという。

(29) イカの幽あん焼き

材　料	分　量 (1人分)	
イ　カ	40g～50g	胴肉
幽あん汁		
醤　油	4～5mℓ	イカの重量の10%
みりん	2mℓ	〃 4%
酒	3mℓ	〃 6%
サラダ油	3～5mℓ	〃 5～10%
粉さんしょう	少々	

① イカは足と内臓をとり，胴を開いて皮をむき，よく洗って水気をきる。

② 胴肉を縦に二つ切りにして，内側には0.5cm間隔の斜めに，外側には0.5cm間隔の布目に切り込みを入れる（ともに肉の厚さの1/3まで)。これを3～4切れに切る。

③ 幽あん汁をつくりこの中につける。つける時間は，モンゴウイカのように身の厚いものは約30分，スルメイカなら約15分でよい。

④ 厚手のフライパン，またはすき焼き鍋を熱して油をひき，十分熱して③を並べて入れ，先に内側を焼き，少し焦げ目がついたところで裏返し，中央部が少し生焼き程度に焼き上げる。

⑤ 器に盛り，粉さんしょうを少々ふりかけ，焼きたての熱いところを供する。

〔備考〕

幽あん焼きは「醤油，みりん，酒」を混ぜた汁につけてから焼く方法で，幽庵（ゆうあん）という人がつくった汁といわれる。つけ汁に，ゆずを入れることもある。この汁は他の材料，クルマエビ，鶏肉，豚肉，アワビなども用いる。

(30) 炒墨魚(チャウモウユイ)(イカの炒め煮)
chǎo mo yú

材　料	分　量(1人分)
イカ	30g
おろししょうが	1g
酒	5mℓ
シバエビ	20g
干ししいたけ	3g (中1枚)
ゆでたけのこ	30g
たまねぎ	30g
さやえんどう	10g
油	10g～12g　材料全部の重量の7～10%
湯(タン)(ストック)	50mℓ　〃　40%
塩	1.5g　〃　1%強
醤油	2mℓ
片栗粉	2g 汁の4%

① イカは内臓をとり除き，胴を開き胴と足の皮をむく。胴肉の表側に松かさイカ（p.297，図8－18参照）の切り目を入れ，3cm角に切る。または仏手に切り，足も胴肉に合わせて切る。おろししょうが，酒を混ぜた中に約10分つけておく。

② シバエビは洗って皮をむき，背わたをとる。

③ 干ししいたけは温湯で戻して四つのそぎ切りにし，たけのこはたんざく切り，たまねぎは縦1cm幅のくし形に切る。さやえんどうは筋をとる。

④ 油を半量だけ鍋で熱し，さやえんどう，シバエビ，イカを別々に強火でさっと炒めてとり出しておく。次に残りの油を熱し，たまねぎ，しいたけ，たけのこを炒め，湯(タン)（ストック）と調味料を加えて煮立て，イカ，シバエビ，さやえんどうを戻し入れ，同量の水で溶いた片栗粉を加え手早く混ぜて火を通し，器に盛り熱いうちに供する。

〔備考〕

（i）汁を濁らないようにする場合には，シバエビ，イカを炒めた後で，鍋をきれいにしてから次のものを炒める。

（ii）イカ肉の構造は第1節で述べたように（p.279，図8－4参照），表皮の第3・4層が強靭であり，繊維は縦に走っており，筋肉は横に走っているので，調理の方法によって，切り目をつける方法を変え，やわらかく食べられるよう工夫する。

（iii）イカを仏手（p.297，図8－18参照）に切ると調理名をとくに炒仏手墨魚(チャオフオショウモウユイ)という（仏手は仏の手の意味）こともある。

第９章　鶏卵の調理

第9章　鶏 卵 の 調 理

鶏卵は，養鶏技術の進歩によって，その生産量は世界的に増加している。とくに中国では近年増加割合が高い。日本は横ばいであるが，消費量では日本はメキシコに次ぎ世界第2位で，年間1人当たりおよそ，約333個である[1)]。その調理性は幅広く，色，形が美しく，食べやすいので，多くの調理に利用される。

栄養的にみると，受精卵がひなになるのに必要な栄養素をすべて含み，きわめて栄養価の高い食品で，たんぱく質の栄養価をあらわすアミノ酸価は，100というすぐれたアミノ酸組成を有している。脂質は，トリグリセリド（中性脂肪）とりん脂質が多く，融点が低くて，消化吸収が良い。ビタミンは，全卵ではビタミンCを除いた他のビタミン類を豊富に含んでおり，とくに水溶性ビタミンのなかでは，パントテン酸，ビオチンの供給源として有効である[2)]。ミネラルも微量成分を含めると元素の種類が多く，とくにりん，鉄に富み，鉄は利用効率が高い。しかし，カルシウムは大部分が卵殻を構成する成分であり，全卵中には少ない。

第1節　卵の構造と鮮度

1．卵の構造

詳細な実験に基づいた卵の構造図は図9－1のようである。

卵黄は，黄色卵黄と白色卵黄が層をなしている。黄色卵黄は昼間に，白色卵黄は夜間に蓄積されたものである。卵黄は，卵黄膜に包まれ，産みたての卵では卵のほぼ中央に位置する。両端はよじれた濃厚なたんぱく質のカラザ（chalazae）でつくられ，卵黄が自由に回転でき，卵が動揺しても，卵黄の位置を安定に保つようになっている。卵黄表面の中央には胚がある。卵黄膜の外側は，内水様卵白で包囲され，粘性のある濃厚卵白と接触していない。卵殻膜に接するところは外水様卵白である。

卵白は，二層の卵殻膜に包まれ，その外側は卵殻でおおわれている。二層の卵殻膜は半透過性の薄い膜で，産卵直後，鶏の体温と外気の温度の差のために，卵の卵白と卵黄の体積が収縮し，卵殻は収縮しないので，卵の鈍端で二つに分かれ，そこに空気が満たされて気室ができる。

卵殻膜はケラチンとムチンからなり卵殻の気孔から侵入する微生物の繁殖を抑え，

1）IEC（国際鶏卵協会）2017年報告より

2）福渡　努：ビタミン供給源としての卵，日本食品科学工学会誌，65，325－330（2018）

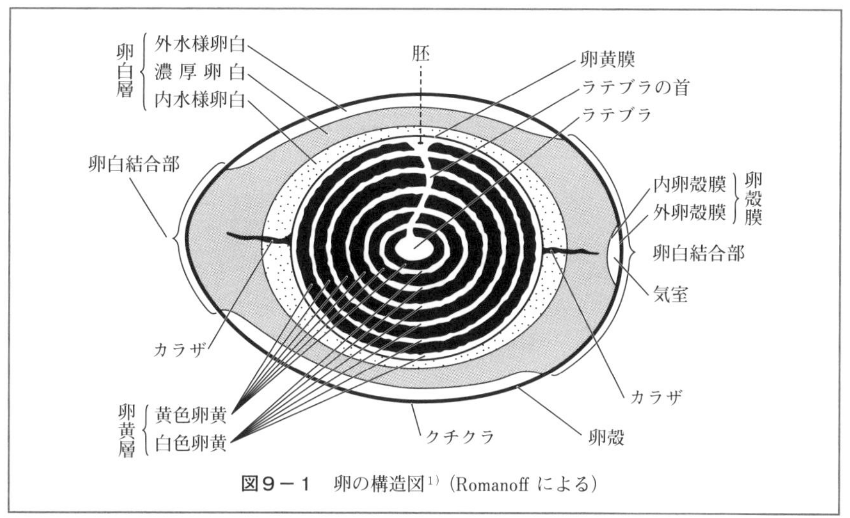

図9－1　卵の構造図[1]（Romanoff による）

表9－1　鶏卵の重量と各部の割合[2]

卵の種類	卵内容（%）	卵黄（%）	卵白（%）	卵殻（%）
白色レグホーン	89.2	31.5	57.7	10.8
ロードアイランドレッド	89.4	30.9	58.5	10.6
市場混合卵	88.5	32.1	56.4	11.5
50g 以下のもの	88.4	32.6	55.8	11.6
51 ～ 55g　〃	89.2	32.6	56.6	10.8
56 ～ 60g　〃	89.0	30.4	58.6	11.0
61g 以上　〃	89.6	30.2	59.4	10.4

重量 40 ～ 45g を SS, 46 ～ 52g を S, 53 ～ 58g を MS, 57 ～ 64g を M, 65 ～ 70g を L, 71 ～ 76g を LL としている。

卵白，卵黄を保護している。

卵殻は成分の大部分が炭酸カルシウムで，その表面には無数の気孔がある。新鮮卵の表面がざらざらしているのはクチクラ層におおわれているからで，卵殻の保護と細菌の侵入を防ぐ役目をしている。

鶏卵の重量と各部の割合は，表9－1のようで，小さい卵の方が卵黄の割合はやや多い。鶏卵の比重は，同重量の卵では卵殻が厚くなれば，比重は大きくなる。卵黄は脂質が高いので，卵白よりやや比重が小さい。水平におくと，ごく新しい卵の

1） A. L. Romanoff, A. J. Romanoff, The Avian Egg, John Wiley and Sons, New York, 1949
2） 日本調理科学会編：総合調理科学事典，192，光生館（1997）を参考に作成

表９－２　鶏卵の各部の比重

	全　卵 （卵殻を含む）	全　卵 （卵殻を除く）	卵　　白			卵　黄
			外水様卵白	濃厚卵白	内水様卵白	
比　重	1.088 ～ 1.095	1.04 ～ 1.05	1.038	1.054	1.043	1.038

場合は卵黄はカラザに支えられて卵のほぼ中央に保たれているが，産卵後日が経つとカラザがゆるみ，卵黄をとりまいている濃厚卵白が水様化するので，比重の小さい卵黄は，しだいに鈍端側の卵殻に近くなる。

２．卵の鮮度

卵は卵殻付きのまま保存するが，二酸化炭素（CO_2）の放出，水分の減少とともに次第に構造の変化を起こす。卵が古くなると，卵白のたんぱく質の一部が変性して水様化する。たんぱく質の変性は，卵白中の CO_2 の発散による pH の上昇[1)]が主な原因であると考えられている。

卵白は，固形分が約 12％でその大部分がたんぱく質である。たんぱく質は，水溶液の状態であり，鶏胚からひなになる際，生体に水を供給する働きをもつものである。またミネラルの一部も溶液に溶けて胚に利用されやすくなっている。卵白の水分は，卵殻を通して徐々に蒸発し，卵の重量は減少する。これに伴って気室はしだいに大きくなる。一方，水分は，卵黄の中にも浸透し，卵黄の水分は多くなり，卵黄は重量，容積ともに増加するが，卵黄膜は弱化する。卵白の pH は，新鮮卵では 7.6 くらいのものもあるが，一般には 8.2 ～ 8.4 である。卵を貯蔵すると卵白中の CO_2 は，卵殻

表９－３　新鮮卵卵白の品質による高さおよび粘度の変化[2)]

品　質	高　さ （mm）	粘　　度		
		濃厚卵白	内水様卵白	外水様卵白
A	8.18	148.4	25.2	47
B	5.86	99.8	25.6	49.4
C	4.26	90.4	29.1	40.6

粘度は Brookfield（spinning type）粘度計の読み，水様卵白と濃厚卵白とでは異なった spindle を用いて測定したものである。

1）野並慶宣：鶏卵の化学と利用法，136，140，地球出版（1960）
2）Sturkie, P.D. Polin D.：Poultry Sci. 33，9（1954）

外に発散するため pH は上昇し 9.5 にもなる（p.354，図９－７参照）。

卵を割って平板上にのせた場合に，卵白のもっとも高い部分の高さを，卵白の広がった底面の平均の直径（最大径と最小径の平均値）で除した値を卵白係数といい，この数値が大きいほど品質が良い。前ページ表９－３には高さのみが示してある。また，濃厚卵白の粘度は高い方が品質が良く，水様卵白の粘度は品質の良いものと悪いものの差は少ないようである（表９－３参照）。

卵を割って卵黄を卵白から分離し，平板にのせると，卵黄は盛り上がっている。卵黄の高さを卵黄の直径で除した値を卵黄係数という。この係数が大きいほど新鮮である（表９－４）。

表９－４　卵黄係数の変化と卵黄係数 0.3 に達するまでの保存温度と日数[1]

東京の夏季における産卵後の卵黄係数の変化		卵黄係数 0.3 に達するまでの保存温度と日数	
6 ～ 9 時間	0.44	27℃	3 日
5 日	0.36	16℃	23 日
12 日	0.26	2℃	100 日

第２節　鶏卵の成分

卵白と卵黄は，化学的組成や物理化学的性質が異なるので，その特性を利用して別々に調理したり，これを混合して，さまざまな調理をする。

表９－５　鶏卵各部の化学組成（g /100g）[2]

	水　分	たんぱく質	脂　質	炭水化物	灰　分	ミネラル（mg/100g）	
						Na	Fe
全　卵	75.0	12.2	10.2	0.4	1.0	140.0	1.5
卵　白	88.3	10.1	Tr	0.5	0.7	180.0	Tr
卵　黄	49.6	16.5	34.3	0.2	1.7	53.0	4.8

１．卵白の成分

卵白は，水分 88.4％，たんぱく質 10.5％，糖質 0.4％，灰分 0.7％で，大部分が水

1）松元文子：全訂 調理実験，70，柴田書店（1966）
2）日本食品標準成分表（八訂）増補 2023 年（2023）

表９－６　卵白たんぱく質の種類，組成および性質[1)]

たんぱく質	組成（%）	等電点pH	分子量	備　考
オボアルブミン	54	4.7	45,000	A_1, A_2, A_3と3成分の混合である。熱変性を受けやすい
オボトランスフェリン（コンアルブミン）	12～13	6.0	77,700	60℃で変性する。また鉄イオンなどと結合し，抗微生物作用をもつ
オボグロブリン G_2，G_3	8.0	5.5～5.8	49,000	グロブリンは，G_1（リゾチーム），G_2, G_3 に分別されている。かき混ぜると泡立つ性質がある
オボムコイド	11	4.1	28,000	糖たんぱく質で熱に安定で凝固しない
オボムチン	1.5～3.5	4.5～5.0	2.2～8.3 ×10^6	卵白に粘性を与えるもので，卵白のあわの安定性に役立っている。赤血球凝集阻止作用をもつ
アビジン	0.05	10.0	68,300	真性の糖たんぱく質で，大量の生の卵白を食べると，アビジンは，ビオチン（ビタミンH）と結合する性質があり，そのためビオチン不足によるビタミン欠乏性を起こすといわれる。しかし加熱によってビオチンとの結合能は不活性になる
リゾチーム	3.4～3.5	10.7	14,300	比較的安定で，細菌細胞壁に対し溶菌性がある

このほか，オボインヒビター，オボグリコプロテイン，オボフラボプロテイン，オボマクログロブリン，シスタチンなどがあり，組成は，合計で1.6～3.5%程度である。

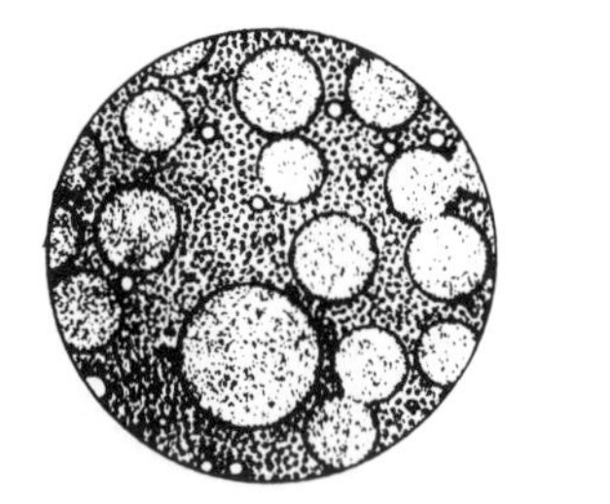
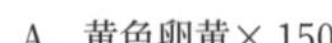

A. 黄色卵黄×150

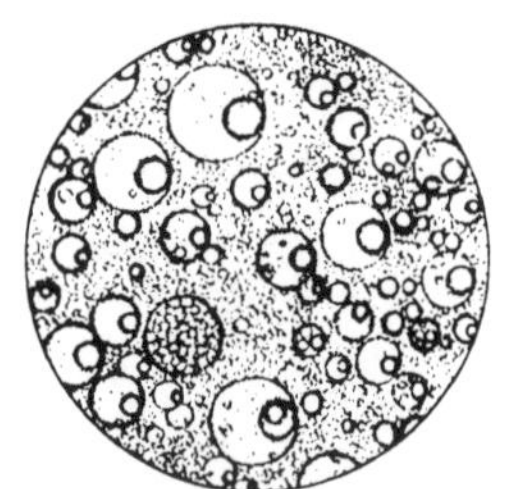

B. 白色卵黄×150

図９－２　卵黄の微細構造（Wileyによる）[2)]

分である。新鮮卵の卵白の割合は，およそ外水様卵白23.2%，濃厚卵白57.3%，内水様卵白16.8%，カラザ2.7%である。

卵白は，半固体の繊維状組織が，水溶性たんぱく質をくるんで網目組織をつくり，

1）中村　良：卵の科学，11，朝倉書店（1998），その他の文献より作成
2）小澤康郎：畜産製造学，199，朝倉書店（1955）

形を保っている。卵白中には，表9－6に示すように，多種類のたんぱく質が存在している。濃厚卵白は，この繊維状組織が水様卵白より多いので形態が保たれている。

2．卵黄の成分

卵黄は，乳白色液状のラテブラ（latebra）を中心として黄色卵黄層と白色卵黄層が交互に層をなしている。図9－2に示すように黄色卵黄は，径0.025～0.150mmの球状体を多く含み，その間に無数の顆粒が満たされている。白色卵黄は，径0.004～0.075mmの小さい球状体と，また別の球状体が均質に浮かんでいるように見える。

硬い「ゆで卵」の卵黄が粒状にほぐれやすくなるのは，球状体をなす小さい粒子からできているためである（図9－2）。

また縦断面をみると，胚の下から卵黄の中心に向かって縦に長く十分凝固しないところがある。これがラテブラである。これは白色卵黄からなり，卵黄の中心から胚を育てる胚盤への卵黄実質の輸送路となる。

卵黄は，100g中水分49.6g，たんぱく質16.5g，脂質34.3g，炭水化物0.2g，灰分1.7gを含み，ビタミンもA・B_1・B_2・Dなどそれぞれ豊富に含んでいる。またpHは6.2～6.6である。

古い卵では卵黄膜が弱化しており，破れやすい。

卵黄のたんぱく質は，りん脂質を介して脂質とたんぱく質が結合したリポたんぱく質を主体とし，その他に，わずかながら水溶性たんぱく質がある。これまでの研究結果による卵黄たんぱく質の組成は表9－7の通りである。

表9－7　卵黄たんぱく質の種類と性質[1)]

	組成(%)	分子量	性質その他
低密度リポたんぱく(LDL)	65.0	10.3×10^6 (LDL_1) 3.3×10^6 (LDL_2)	組成の少し異なる2成分（LDL_1, LDL_2）があり，いずれも90%近くの脂質を含む
高密度リポたんぱく(リポビテリン)	16.0	4.0×10^5	約20%脂質を含む
リベチン	10.0	α-リベチン　8×10^4 β-リベチン　4.5×10^4 γ-リベチン　15.0×10^4	α，β，γ-リベチンの3種類があり，卵黄中の酵素のほとんどが含まれる
ホスビチン	4.0	35,500	約10%のりんを含み，種々の金属を結合するリボフラビンと結合
リボフラビン結合たんぱく質	0.4	36,000	
その他	4.6	—	—

1）中村　良：現代の食品科学 第2版（中村良他編），274，三共出版（1992）

卵黄は不均一な構造で超遠心分離機にかけると上澄（プラズマ）と沈でん（顆粒）部分に分かれ，その割合はほぼ４：１である。プラズマたんぱく質には低密度リポたんぱく質の大部分とリベチンが含まれ，顆粒たんぱく質には高密度リポたんぱくとホスビチン，低密度リポたんぱく質の一部が含まれている。プラズマたんぱく質中で86％を占める低密度リポたんぱく質は脂質含量が高く，卵黄の乳化性，凍結によるゲル化現象に関与しているとされている[1)]。

卵黄では脂質が約33.5％を占め，重要なエネルギー源，栄養素源として存在し，その大部分がたんぱく質と結合している。卵黄脂質はトリアシルグリセロール（トリグリセリド）65％，りん脂質28％，コレステロール５％，コレステロールエステル１％などで構成されている。多量のりん脂質とコレステロールが特徴である。りん脂質の中で70％はホスファチジルコリン（レシチン）である。また，全脂質中の脂肪酸では，オレイン酸（$C_{18:1}$）が42.7％，パルミチン酸（$C_{16:0}$）が25.2％を占めている。

第３節　卵の調理性

１．希釈性（流動性）・粘着性

全卵を混ぜると粘性のある液状（ゾル）となるので，ひき肉やすり身に加えると生地を混ぜ合わせやすくなり，しかも味を良くするとともにつなぎの役目をする。卵とじは，溶いた卵が熱によって凝固する際，共存する材料をつなぎかためる性質を利用した調理である。親子どんぶりもこの例である。また，卵液にだし汁や牛乳などを加えて適当な濃度に希釈してから加熱調理すると，茶碗蒸しやプディングなどの調理がつくられる。

スープを取るとき，卵白を牛すね肉などと一緒にかき混ぜて入れてから加熱を始めると，卵白がスープのアクひきの役割を果たし，澄んだスープに仕上げることができる。

卵黄は粘性のあるエマルションであるため，これに少量の酢と多量のサラダ油を撹拌しながら混合するとマヨネーズをつくることができる（p.347，乳化性の項ならびにp.399参照）。

1）中村　良：卵の科学，19－24，朝倉書店（1998）

2．泡立ち性（起泡力と安定性）

（1）卵白の泡立ち性

卵白を撹拌すると気泡ができて泡立ってくる。一般にたんぱく質を含む溶液は起泡性をもつ。卵白の泡立ちにはたんぱく質の中でもオボグロブリンとオボムチンが大きく寄与している。泡立ちやすさにはオボグロブリンが，泡の安定性にはオボムチンが働いているという[1)]。気泡のまわりをたんぱく分子が薄い膜になって包んでいる状態であるから，薄膜状の構造をもった表面変性[2)]である。卵白たんぱく質の1/2量を占めるオボアルブミンはpH4.6付近で起泡性が高い[1)]。

撹拌が進むにつれて泡は細かく均一になり，泡の集合体の容積が大きく，安定した状態になる。泡立て器の先についた泡の状態で適度な泡立ての程度を判定することが行われる。

安定した泡でもそのままおくと，泡と泡の間にある液状の卵白がわずかずつ流れ，これに伴って泡も消えていく。これを泡の戻りという。また，安定した泡をさらに撹拌していると泡膜が破れ，凝集が起こる。これを泡の立て過ぎといい，液が分離してくる。

泡立ち性については，泡の立ちやすさ（起泡力）と泡の戻りにくさ（安定性）の両面が必要であるが，両者は必ずしも一致しない。

起泡力の判断には泡の比重を測定し，その値が小さい場合を泡立ちが良いとしている。安定度は泡から出てくる分離液量を測定し，少ないものが安定度が高いとしている。

日常の調理で，泡立ち性に影響する主な要因は，①温度，②混入物，③添加物，④撹拌方法などである。

1）温　度

卵白はある程度温度は高い方が，粘度が下がって表面張力が小さくなるので，泡立ちが良くなる（表9－8）。

しかし温度が高いほど泡膜は乾きやすく，つやのないもろい泡となる。

低温の卵は泡立てにくく，泡立ちも多少劣るができた泡はしっかりしていてつやが良く，こしも強い。低温では粘度が高いため泡の合併が起こりにくく，細かい泡が密集した状態になるのでこしが強くなる。また，液の蒸発がおそいので液体の薄膜は乾きにくいのでつやがあり，泡が戻って分離することも少なく安定した泡となる。

したがって良質の泡を得るためには，冷蔵庫で冷やしてから泡立てが行われる。

2）混　入　物

ボウルに卵白を入れて撹拌しても正常に泡立たないことがある。これはボウルや泡立て器に残っていた脂肪が泡の薄膜に吸着されて膜を不安定にすることが原因で

1）中村　良：卵の科学，86－90，朝倉書店（1998）

2）右田正男：缶詰技術，5，520（1964）

表９－８　卵白温度が起泡力に及ぼす影響[1)]

種　類＼卵白温度℃	10	20	30	40
卵白（全）	100	110	120	130
水様卵白	150	170	200	240
濃厚卵白	84	91	88	94

（中原氏式）内径 15mm，長さ 15 ～ 16cm の試験管に卵白 4.5mℓ および蒸留水 1.5mℓ を取り，30 秒間に 60 回の割に上下振動を加え，5 秒後にその泡立ての高さを測り，10℃における泡の高さを 100 としたときの値。

ある。したがって，泡立てに用いる器具はとくに油気がないようによく洗い乾かして用いることが必要である。また，卵白と卵黄を分ける際にわずかでも卵黄が混入すると泡立ちにくくなるが，これは卵黄中の脂質によるものと思われる。卵白を泡立てるとき，油あるいは卵黄が混入したときの影響を表９－９に示した。

泡の比重が大きいのは泡立ちがわるいことを示し，流出液量の％が高いほど泡の安定度が低いことを示す。

表９－９　卵白起泡力および安定度におよぼす卵黄と油の影響[2)]　（％）

種　類	経過時間（分）＼あわ比重	10	20	30	60	100	180
卵　白	0.1503	3.54	14.83	25.49	36.50	52.06	60.35
卵白＋卵黄	0.2151	13.72	29.65	41.59	57.36	68.97	73.63
卵白＋ 油	0.2925	57.96	67.26	73.12	77.75	87.04	88.21

卵黄，油は卵白重量の１％添加，電動撹拌機により撹拌時間２分（室温 16.5℃）。
数値は卵白あわ重量に対する流出液重量の百分率である。

３）添　加　物

添加物として重要な役割を果たすのが砂糖である。最初から卵白に砂糖を加えると泡立てにくいからある程度泡立ててから加えることが多い。砂糖を加えてさらに泡立てると泡のきめはなめらかになり，粘度が高くなるので，泡の合併が起こりにくく，また砂糖の保水性のため表面が乾きにくく，つやの良い泡になる。

砂糖量は多い方が泡の安定度および可塑性が高く，絞り出したとき形を保つよう

1）中村　良：卵の科学，86 － 90，朝倉書店（1998）
2）松元文子，向山りつ子：卵白の泡立に関する研究（第一報）－卵白の気泡－，家政学雑誌，7，115 － 120（1956）

表9－10　砂糖添加量の違いによる泡の比重，安定度への影響[1)]

卵白重量に対する砂糖量%	経過時間(時) / 比　重	泡の安定度（分離液%） 0.5	1.0	2.0	3.0
100	0.2382	0	0	3.64	9.09
80	0.2090	0	0.31	7.27	15.54
50	0.1711	1.39	1.46	28.23	29.11

電動撹拌による。回転数800回/分。撹拌は卵白のみで1分，砂糖を加えて2分である。

になる。表9－10は砂糖を加えた場合の泡の比重と安定度を示したものである。

卵白を適度に泡立てた後，砂糖を加える場合は，砂糖添加後には泡の立てすぎは起こりにくいからよく撹拌した方がよい。卵白に始めから砂糖を加えて泡立てることもある。卵白だけの場合より泡立てにくいが，きめは細かく安定した良質の泡ができる。しかし，泡立ちには時間がかかるのでこの場合には電動撹拌機による泡立てを行うのがよい。

4）メレンゲと可塑性

メレンゲをつくるときに加える砂糖の使用量は卵白と同重量～2倍重量位を用いる。卵白の水分は約88%であるが，たんぱく質などが溶けているのですべてが自由水ではなく粘性がある。卵白に加えた砂糖はすべてが溶けているわけではなく，固体粒子として残っており，これが泡の周りにある粘稠な液の中で互いに接触し合い，その間の引力により可塑性を生じる[2)]。メレンゲはいずれの場合も可塑性が生じ，絞り出すことができるようになる。絞り出す場合は引力が破れ，流動状態になって出るが，絞り出されると固体粒子間の引力が戻って，絞り出されたままの形を保つ。この力は砂糖の量が多いほど大きい。

5）撹拌方法

茶せん型泡立て器（手動撹拌）では濃厚卵白より水様卵白の方が泡立ちが良い。手動撹拌は撹拌力が弱いので，粘度の低い水様卵白の方が泡立ちやすいからであ

表9－11　手動，電動によるあわ立ちの比較[3)]

方　法	比重 水様卵白	比重 濃厚卵白	備　　考
手動3分	0.162	0.295	茶せん型あわ立て器 180rpm
電動2分	0.147	0.135	サンビームミックスマスター 800rpm

1）松元文子，向山りつ子：卵白の泡立に関する研究（第二報），家政学雑誌，8，47－51（1957）
2）右田正男：蛋白質と調理（Ⅶ）蛋白質の調理的特性（2），調理科学，2，238－242（1969）
3）松元文子編著：調理学，161，光生館（1980）

る。古い卵が泡立てやすいのは水様卵白が多くなっているからである。

電動撹拌では濃厚卵白の方が泡立ちが良くなっている。これは撹拌力が強いため濃厚卵白が切断され泡立ちが良くなったものである（表９－11）。

（２）卵黄の泡立ち性

卵黄はそのままでは泡立ちにくいが，時間をかけて泡立てると，とろりとした硬さになる。卵黄の起泡性にはプラズマ中に存在する低密度リポたんぱく質（LDL）が関与していると考えられている（p.341，表９－７参照）。また，水を加えて撹拌すると容易に泡立つようになる。

電動撹拌器（800rpm）による卵黄の泡立ち性についての研究報告[1)]から主な点をまとめると次の通りである（図９－３参照）。

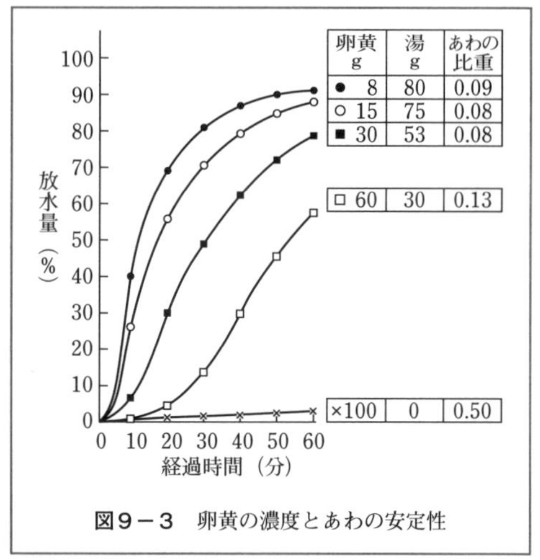

図９－３　卵黄の濃度とあわの安定性

① 卵黄の泡立ちは卵黄濃度が低い方の比重が小さく泡立ちは良いが，泡は粗く泡の戻りが大きく，泡の安定性は低くなっている。

② 加える湯の温度は60～80℃が起泡性・安定性ともに良い。

③ 砂糖を加えると比重は大きくなるが安定性が増す。ことに100％添加の場合は著しく安定になった。

（３）全卵の泡立ち性

全卵の泡立ち性は卵白の泡立ち性によるところが大きい。卵白にわずかでも脂肪が混入すると泡立ち性は低下するが，脂肪を30％含んだ卵黄と卵白を混合して砂糖を加え，粘度を上げて泡立てると良好な泡ができる。これは，卵黄中の脂肪は小さな粒子となりその周りをリポたんぱく質が包んでいるので，卵白に脂肪が直接混入しないためといわれる。しかし，卵白のみを泡立てる場合に比べて泡立てにくいので，湯煎にし，卵液の温度を35～40℃くらいにして泡立てる。この方法を「共立て法」という。卵白たんぱく質中のコンアルブミンは熱に不安定であるが，金属イオンと

1）野口道子：卵黄泡による小麦粉の膨化調理に関する研究（第１報）泡立ち性に関する基礎実験，家政学雑誌，21，166－171（1970）

結合すると比較的熱に安定になる性質がある。卵黄中には鉄イオンが含まれているので，全卵で泡立てるときは，この鉄イオンと結合して安定になるともいわれる。

３．乳化性

卵黄は，それ自体がO/W（水中油滴型）の乳濁液（emulsion）である。卵黄の乳化力は，卵黄中にもっとも多いリポたんぱく質およびホスファチジルコリンすなわちレシチンによるものである。レシチンは分子中に親水基と疎水基をもっているので，水と油の界面で，親水基を水中に，疎水基を油中に向けて並ぶようになる。この場合，油は脂肪球となり，その外側にレシチンやたんぱく質が吸着して脂肪球を包み，脂肪球の合併を防ぐのである。

このように卵黄は油と水の界面に吸着されやすい物質を含んでいるので，大きな乳化性を示す。この乳化性を利用する調理は，マヨネーズである（p.397，マヨネーズの項参照）。

４．熱凝固性

たんぱく質の分子は，ポリペプチド鎖からなり，この分子鎖（実線）はＳ－Ｓ結合，水素結合，イオン結合（これらは点線）などの二次的な結合によって図９－４－①のＡのように折りたたまれた形で，分子全体は球状をなしている。

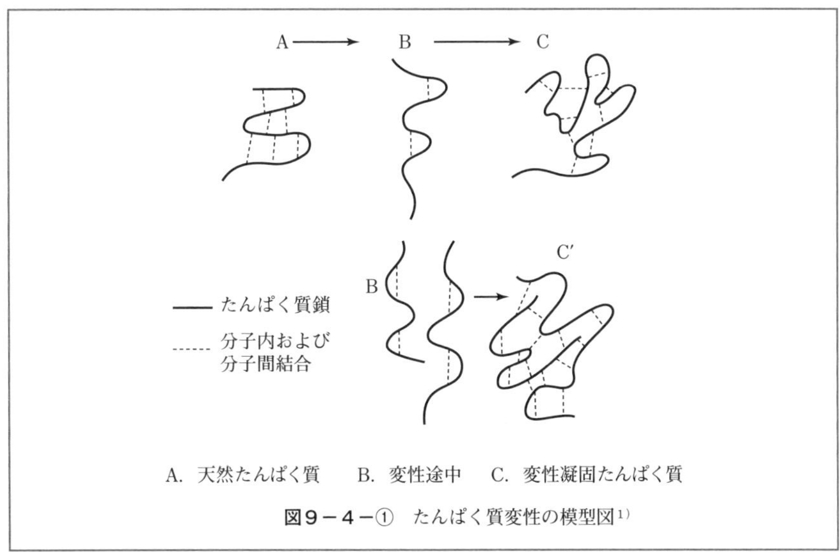

図９－４－①　たんぱく質変性の模型図[1)]

1）右田正男：缶詰技術，5，263（1964）

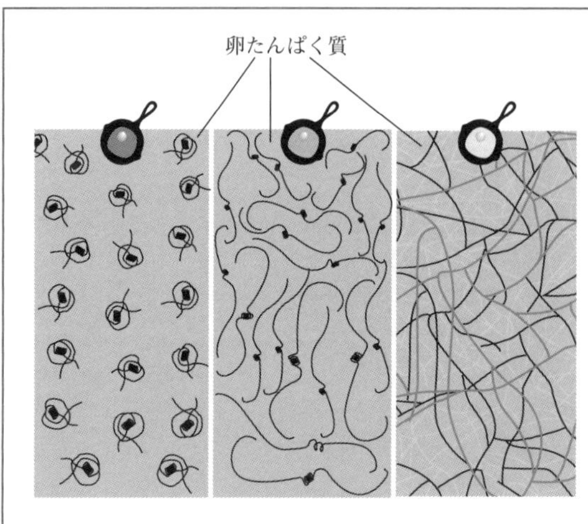

液状の卵が加熱により凝固する過程，加熱前の卵たんぱく質はアミノ酸鎖が折りたたまれた状態にある（左），加熱すると運動性が高まり，部分的に結合が切れ，折りたたまれた鎖がほどけてゆく（中），ほどけたたんぱく質は互いに結合し合って，長い分子が連続した網状構造を形成し（右），水分は多いが固まった状態になる。

図９－４－②　液状卵の加熱による凝固過程の模式図[1]

球状になっているたんぱく質は，一般に多くの水分子と共存し，ミセル構造も強くないので生のままでも消化される。しかし食味や消化性を良くするために加熱が行われる。たんぱく質を水のある状態で加熱すると折りたたまれた分子鎖はＢのようにＳ－Ｓ以外の二次結合が切れて分子が変形し，糸状にのびて糸状分子と糸状分子の間に cross linkage（橋かけ結合，支えの結合）ができ，ＣまたはＣ′のような状態になり変性し凝固する。

卵たんぱく質でＡは生，Ｂは半熟，Ｃはかたゆで卵の状態と考えればよい。模式図は上述（図９－４－②）のようにも表される。生の卵白は，透明な半固体であるが，加熱により上述のような変化が起こって，cross linkage ができると，これが光を散乱させるために，白色不透明なものになる。長く加熱すると，ミセル構造が発達し糸状分子間の cross linkage が増加し，硬くなる。

卵白にこの変化のあらわれる温度は，加熱速度が影響し，加熱速度が小さければ，低い温度で変化が起こる（p.351，表９－13 および p.352，図９－６参照）。薄めない卵白は約 60℃で変性を始める[2]。卵黄は，卵白よりも変化を始める温度は高温で，まず色が変わり，粘稠さを増してくる（p.350，表９－12 参照）。

卵黄を，あらかじめ攪拌すると卵黄顆粒が機械的に崩壊して無構造の小顆粒群となる。この状態で加熱されると，粒状性を失いなめらかになる。また粒状のものより，粒状でないものの方が消化しやすい。

1）Harold McGee（香西みどり監訳）：マギーキッチンサイエンス，83，共立出版（2008）
2）岡村喜美：調理教材に関する基礎的研究並びにその取扱いについて（第１報）ゆで卵について，家庭科教育学会誌，1，21－26（1960）

熱凝固性に影響するものは，以下の条件があげられる。

① 加熱条件（温度，時間，温度上昇速度）

② 希釈の種類（だし汁，牛乳）とその割合

③ 添加物（塩，砂糖，酢，その他）

④ pHの変化

調理の場合は，これらが複雑に関与しながら変性凝固する。

（1）加熱条件

卵白やオボアルブミンが加熱によって白濁・凝固する原因が，たんぱく質の構造変化によることがわかってきた。

オボアルブミンは熱によって変性し，分子の表面に疎水性アミノ酸残基が露出する。これが相互作用をして凝集体を形成することによる。模式図が図9－5のように示されている。

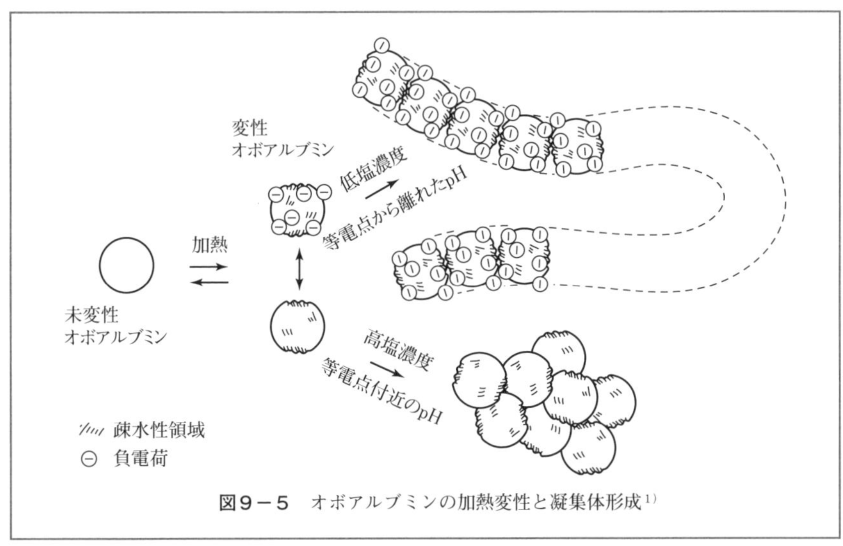

図9－5　オボアルブミンの加熱変性と凝集体形成[1)]

たんぱく質は，両性電解質であるから，各分子は帯電している。これに食塩のような電解質を加えると，帯電している電荷とは反対のイオンを吸着して電気的に中和されて中性に近づく。すなわち中性のpHでは，オボアルブミンの負の電荷を食塩のNa^+が中和するために凝固しやすくなる。また酢を加えるとpH4.8の等電点に近づき，水に対する溶解度が減少し分子の凝集力を増すため，熱凝固しやすくなる。

1）北畠直文：卵の科学（中村　良編），79－85，朝倉書店（1998）

この性質はポーチドエッグをつくるとき，ゆで水に塩や酢を加えることに応用されている。

卵黄と卵白に分けて撹拌し，各々を５ｇずつ試験管に入れて，55 ～ 90℃の温度帯を２～５℃間隔で設定した湯煎に８分間浸したときの結果を，表９－12に示す。

表９－12　加熱による卵白・卵黄の凝固と温度との関係[1)]

温度(℃)	加熱時間(分)	卵白の凝固状態	卵黄の凝固状態
55	8	液状，透明でほとんど変化しない	
57	8	液状，薄く白濁	
59	8	乳白色半透明で，ややゼリー状	
60	8		変化はない
62	8	乳白色やや半透明で，ゼリー状	
63	8		やや粘稠，ほとんど変化はない
65	8	白色やや半透明のゼリー状，動かすとややゆれる。周囲に未凝固の部分が分離	粘りのある軟らかい糊状，試験管を逆にしても出ない
68	8	白色ゼリー状，やや固まる。周囲に未凝固の部分が分離	粘りのある硬い糊状，半熟に近い
70	8	やや軟らかい凝固，形ができる。周囲に未凝固の分離が残る	粘りのあるもち状，半熟
75	8	やや軟らかい凝固，形ができる。未凝固の分離はない	弾力のあるゴム状，硬い半熟。色がやや白っぽくなる
80	8	完全に凝固，硬い	やや粘りがあるがほぐれる。黄白色
85	8	同上　試験管内に盛り上がる	粘り，弾力ともに少なく，よくほぐれる。白色を増す
90	8	同上	白色を増し，非常によくほぐれる

卵白は，まず変性して白濁し，続いて流動性を失い，ついに不溶解性の凝固（coagulation）が起こる。卵黄は，完全に熱凝固すると，きめがあらく光沢のない粒状性を呈するようになり，ほぐれやすくなる。これは卵黄顆粒が熱凝固により，その形と大きさが固定されて，粒状になるためであるといわれる[2)]。

1）岡村喜美：調理教材に関する基礎的研究並びにその取扱いについて（第１報）ゆで卵について，家庭科教育学会誌，1，21 － 26，(1960)，一部改変

2）黒田嘉一郎，藤野政昭：熱凝固卵黄の粒状性とその栄養学的意義，栄養と食糧，7，9 (1954)

表9－13　湯の温度と加熱時間の変化による卵の状態

湯の温度／加熱時間	100℃	95℃	90℃	85℃	80℃	75℃	70℃　65℃
1分	卵白の周囲は固まるが半分生，卵黄はほとんど生						
3分	卵白は大部分固まる 卵黄は流れ出る						
5分	卵白凝固 卵黄中心半熟	卵白軟らかく固まる 卵黄流れ出る	同　左	卵白は半熟 卵黄は半熟と生	卵白半熟1/3生 卵黄半熟になりかける	卵白半熟生の部分あり 卵黄半熟になりかける	卵白｝半熟 卵黄｝少し生
8分	卵白凝固 卵黄ほとんど固まり中心はやや軟らかい	卵白凝固 卵黄外側は固まりかけるが中心半熟	卵白軟らかく固まる 卵黄どろどろ	卵白はやや固まる 卵黄半熟少し流れる	卵白 卵黄 ｝半熟◉		
10分						卵白半熟，ごくわずか生◉ 卵黄半熟	卵白半熟，ごくわずか生◉ 卵黄半熟
11分	卵白凝固 卵黄ほとんど凝固	卵白凝固 卵黄半熟よりやや硬い	卵白凝固 卵黄は中心半熟	卵白 卵黄 ｝ほとんど固まる	卵白 卵黄 ｝半熟◉		
14分	卵白 卵黄 ｝凝固 卵黄の周囲変色する	卵白凝固。卵黄はほとんど固まる。中心はやや軟らかい	同　左	卵白凝固。卵黄はほとんど固まるが中心は少し軟らかい	卵白固まりかける 卵黄丸く固まる		
15分						卵白 卵黄 ｝半熟◉	卵白半熟◉ 卵黄少し固まる
17分	同上 卵黄の周囲変色強し	卵白 卵黄 ｝凝固	同　左	同　左	卵白軟らかく固まる 卵黄硬くなる		
20分		卵白 卵黄 ｝凝固	同　左	同　左	卵白 卵黄 ｝固まる	卵白半熟 卵黄硬くなり盛り上がる	卵白半熟 卵黄軟らかく固まる
23分		同上 卵黄の周囲やや変色	同　左	同　左	卵白ほとんど凝固 卵黄凝固		
25分						卵白半熟より硬い 卵黄固まる	卵白半熟 卵黄硬くなりさらに盛り上がる
30分						卵白大部分固まる 卵黄凝固	同　上
35分						卵白 卵黄 ｝凝固	卵白半熟 卵黄丸く硬くなる

（２）ゆで卵の加熱

各温度の湯の中に卵を入れて加熱時間ごとに卵を取り出して状態をみると，表９－13[1)]のようになる。卵白も卵黄もほぼ半熟になっているのは◉印の温度と時間のところである。卵を65～70℃の湯に15～20分間入れておくと，卵白も卵黄も半熟になるが，さらに長くおくと卵白は半熟，卵黄は固まった状態の卵になる。これを俗に温泉卵という。卵黄は，65～70℃で固まるが卵白は凝固温度がそれより高く75～80℃を必要とする。

１）沸騰までの時間と沸騰持続時間

ゆで水の量や火加減，その他の条件の違いにより，沸騰までの時間が長くかかれば，沸騰持続時間は短くてよい。表９－12によると，卵白，卵黄が凝固したかたゆで卵にするのに必要な温度は80℃であるから中心まで80℃にするため約12分加熱すればよい。すなわち，沸騰を持続させる時間は，厳密にいえば12分から，沸騰までの時間の約1/4を差し引いた時間でよいことになる（図９－６）。

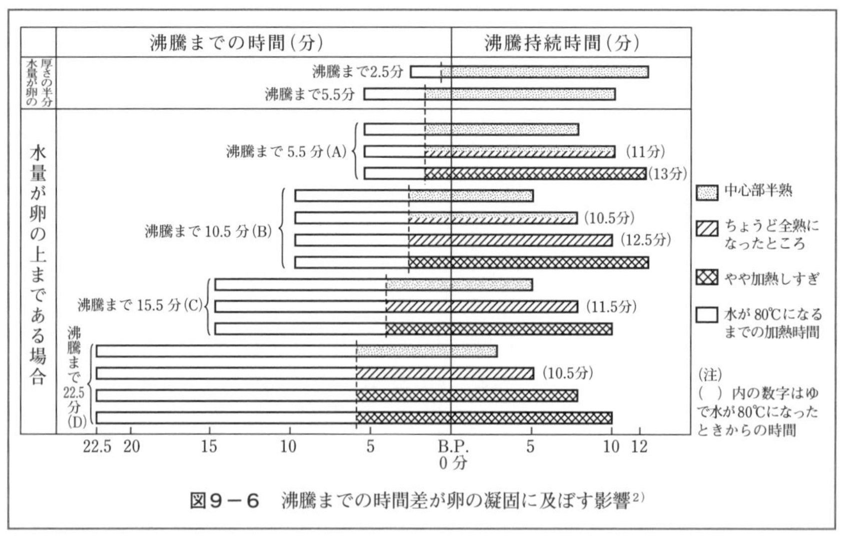

図９－６　沸騰までの時間差が卵の凝固に及ぼす影響[2)]

２）撹拌の温度

日数が経過した卵は，静置した場合卵黄が中心より上位にかたよるので，卵黄を中心にすることが望ましい調理では，ころがしながらゆでるのがよい。

1）山崎清子：調理実験（３），家庭科教育，31，37－41（1957）一部改変

2）岡村喜美：調理教材に関する基礎的研究並びにその取扱いについて（第１報）ゆで卵について，家庭科教育学会誌，1，21－26（1960）

表9－14　卵黄を中心にするための適当な撹拌の温度[1)]

動かした温度(℃)	沸騰まで5分	動かした温度℃	沸騰まで20分
		19 ～ 60	◎
19 ～ 80	◎	19 ～ 80	◎
40 ～ 80	◎	50 ～ 80	◎
60 ～ B.P	◎		
80 ～ B.P	◎		

表9－15　卵白・卵黄の主要ミネラル(mg%)[2)]

	Na	K	Ca	Mg	P	Fe	Zn	Cu	S[3)]
卵　黄	53	100	140	11	540	4.8	3.6	0.13	16
卵　白	180	140	5	10	11	Tr	0	0.02	195

表9－14の実験結果によれば水温19℃から80℃まで動かしたものが，もっとも良い。したがって水から入れて沸騰まで動かしていれば卵黄が中心になり卵白の外側は凝固するので卵黄が中央になって安定する。

3）加熱卵の硫化第一鉄形成による黒変

卵を15分以上ゆで続けると卵黄の表面が暗緑色になる。さらに長く加熱しても卵黄内部まで暗緑色になることはない。卵白や卵黄中に含まれているアミノ酸のシスチンやメチオニンにはイオウが含まれている（卵白と卵黄のたんぱく質1g当たり，それぞれシスチンは2.6mg，3mgで，メチオニンは4.2mg，3.9mgである[4)]）。

卵白のアミノ酸は熱によって容易に分解して硫化水素（H_2S）を発生する。発生した硫化水素は，卵黄中の鉄と化合して黒色の硫化第一鉄（FeS）を生成するため変色が起こる。古い卵は，新しいものよりpHが上昇しているので，硫化水素が発生しやすい。また煮熟温度は低いものより高いものの方が反応が起こりやすく，加熱時間は長い方が硫化水素を発生しやすいので着色が顕著になる。

表9－15は卵白，卵黄の主要ミネラルを示したもので卵白にはイオウが多く，卵黄には鉄の多いことが明らかである。なおゆで操作中に卵白に発生した硫化水素は，温度が高い卵殻に近い方から温度が低い卵黄に近い方へ拡散するために，卵黄の表

1）岡村喜美：調理教材に関する基礎的研究並びにその取扱いについて（第1報）ゆで卵について，家庭科教育学会誌，1，21－26（1960）
2）日本食品標準成分表（八訂）増補2023年（2023）
3）浅野悠輔・石原良三編著：卵その化学と加工技術，91，光琳（1985）
4）日本食品標準成分表（八訂）増補2023年　アミノ酸成分表編（2023）

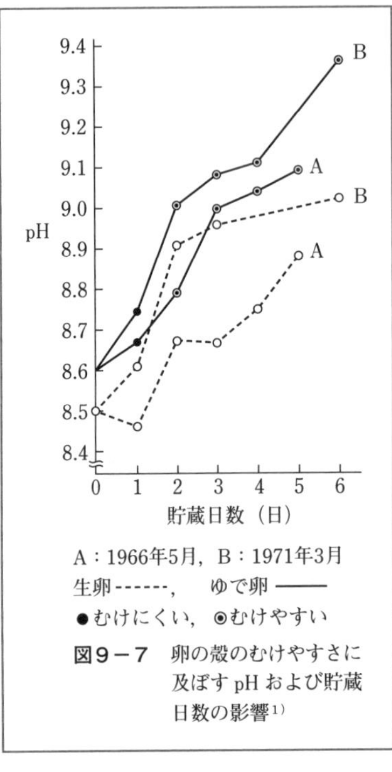

図９－７　卵の殻のむけやすさに及ぼすpHおよび貯蔵日数の影響[1)]

面に硫化第一鉄ができやすいのである。

卵を12分くらい加熱した後，直ちに冷水に入れると，卵の表面の温度が低下するために，圧力も下がり，発生した硫化水素は，卵の表面に向かって拡散して，卵黄に達しないため硫化第一鉄はできない。

「ゆで卵」を水に入れるのは，一つには加熱の持続を避け，硫化水素の発生をとめるためと，卵を急冷して卵殻膜と卵白の密着を防ぎ，卵殻をむきやすくするためである。

４）ゆで卵の卵殻のむけやすさ

産みたての卵をゆで卵にすると卵殻と卵白がくっつき殻がむけにくく，味もおいしくないといわれる。ゆで卵の卵殻のむけやすさについて次の条件で実験した。結果は図９－７の通りである。

産卵後３～８時間のものを新鮮卵とし，７℃の冷蔵庫に保存したものを貯蔵卵とした。加熱４～５分で沸騰するように火力を調節し，沸騰後火力を弱めて15分間加熱し，すぐに流水中で10分間冷却した。

貯蔵日数による生卵とゆで卵の卵白のpHと卵殻のむけやすさについて調べた。

A，Bともに新鮮卵のゆで卵の卵殻はむけにくいが，貯蔵日数が長くなるのに伴いpHは上昇し，殻は２日後からむけやすくなっている。産みたての卵は，むけにくいということが立証されている。

生の卵では二酸化炭素が卵白中に溶け込み，卵殻内に充満して卵白のpHを低く保ち，微生物の侵入を阻止している。そして卵白と卵殻膜を二酸化炭素の圧力で卵殻に押しつけているため，卵白と卵殻膜は殻にくっついてはがれにくくなっているといわれる[2)]。

卵を貯蔵しておくと二酸化炭素は発散し，次第にpHは上昇してくる。新鮮卵を早くむきやすくするために，アンモニアガスを入れたデシケーター内に新鮮卵をおくと10分でむきやすくなったという報告もある[1)]。

また，産みたての卵と室温に７日おいた卵をゆで卵にし，その卵白の味を比較した場合，77％の人が両者を識別し，７日おいた方が味が良いと答えた[2)]。

1）吉松藤子，下村道子，岡田洋子，宮沢礼子：新鮮卵のゆで卵の卵殻のむけやすさに関する研究，家政学雑誌，28，471－476（1977）

2）吉田　実：食の科学，55，41，丸ノ内出版（1980）

（3）希釈卵液の熱凝固

希釈卵液のゲル化に及ぼす影響についてさまざまな検討がされている。

① 望ましい蒸し上がり状態にするための加熱条件：図９－８，９－９の結果から，蒸し板直上付近の温度が85℃で，加熱3分後の試料温度は45℃がもっともよい。しかしこれは加熱時間に36分間を要するので，実用面からみると，90℃で加熱3分後の試料温度53℃，加熱時間12分間のものが合理的である。さらに加熱温度が高くなるほどゲルの硬さは増し，崩したときの分離液は多い。

② 卵液濃度による加熱終了時の温度設定：加熱終了時の試料中心部の温度は，卵液濃度20％では78℃，30％，40％では76℃，50％では74℃となり，濃度が上昇するにしたがって，熱凝固点は下がり，硬さが増し，分離液量は少なくなる。

③ 塩類添加によるゲルの硬さ：全卵の加熱ゲル強度は，食塩濃度および加熱温度が高くなるにつれて，上昇している（図９－10）。

全卵希釈液の加熱ゲルの破断強度（レオメーターで測定）に及ぼす塩の種類の影響については，NaClをKClに代えた塩では硬さへの影響が少ない（代替塩として市販されている）。NaClの代わりに$MgCl_2$を使うと硬くなり，$CaCl_2$を使うと硬さは低下している（図９－11）。食塩には二価の金属イオン成分を含むものも天然塩として市販されている（p.64，表１－42参照）。

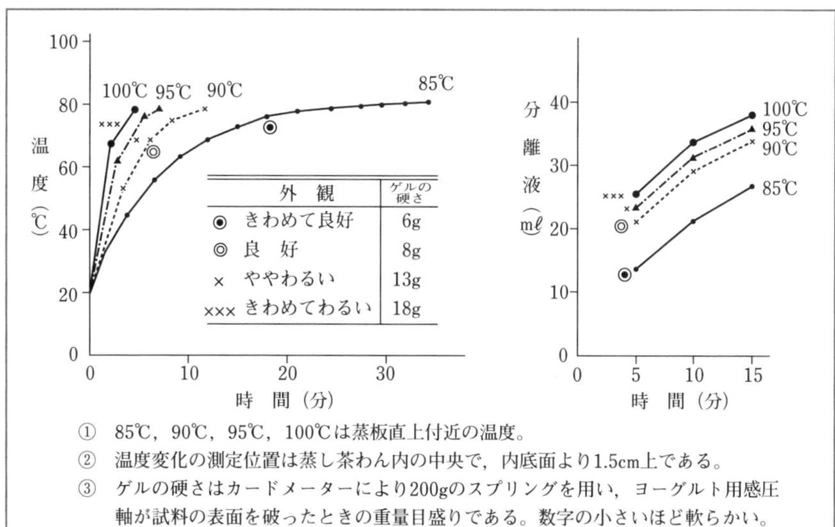

① 85℃，90℃，95℃，100℃は蒸板直上付近の温度。
② 温度変化の測定位置は蒸し茶わん内の中央で，内底面より1.5cm上である。
③ ゲルの硬さはカードメーターにより200gのスプリングを用い，ヨーグルト用感圧軸が試料の表面を破ったときの重量目盛りである。数字の小さいほど軟らかい。

図９－８　卵豆腐の加熱速度の影響[1)]　　**図９－９**　卵豆腐の分離液[1)]

1）山脇芙美子，松元文子：鶏卵の調理に関する研究（第２報）卵豆腐の加熱条件，家政学雑誌，15，248－251（1964）

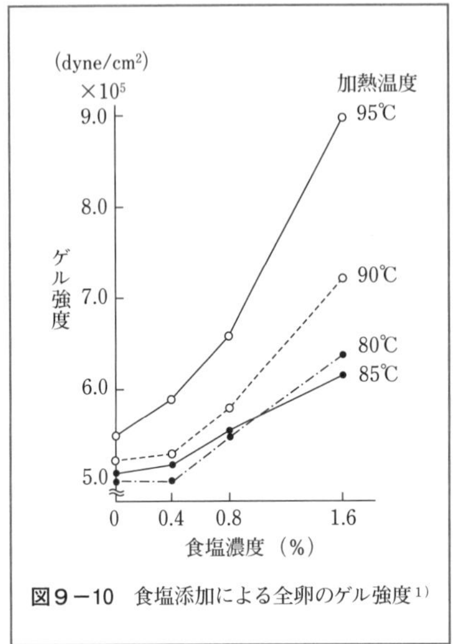

図９－10　食塩添加による全卵のゲル強度[1]

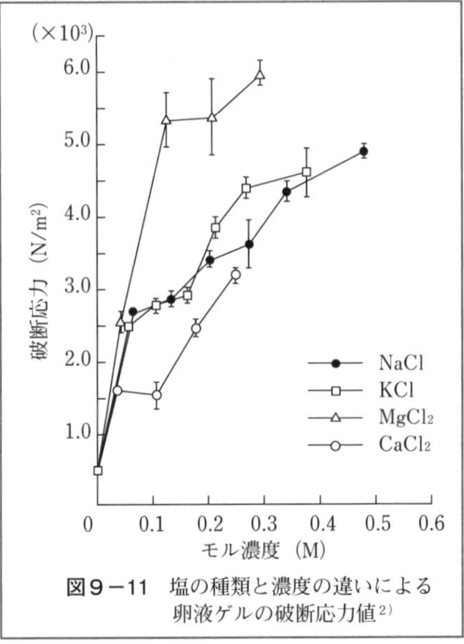

図９－11　塩の種類と濃度の違いによる卵液ゲルの破断応力値[2]

（4）カスタードプディングのゲル化に及ぼす諸条件

①　卵，牛乳，砂糖の影響

卵と牛乳のみのゲルが，もっとも凝固しやすく硬い。砂糖の量が多くなるにしたがい凝固力が減少し，硬さは低下する（表９－16）。ショ糖分子中のOH基が水素結合により卵アルブミンと結びつき，凝固の前段階である分子の変形（分子鎖のほぐれ）を妨げること（p.347，図９－４－①参照），また，ショ糖の親水性により希釈卵液中の自由水が減少することなどが熱変性を遅らせる原因とされる。砂糖濃度が30％を超すと，きわめて弱いゲルとなる。

②　牛乳の代わりに水を用いて砂糖を10％添加したゲルは，凝固力が低下し，型から出したとき形を保ちにくい（表９－16）。このことは，牛乳中の塩類が卵たんぱくの凝固力を増強していることを示す（p.413，牛乳の調理性（３）参照）。

③　カスタードプディング生地（ゾル）とカラメルソースの比重の関係

型にカラメルソースを入れ，その上にゾル状生地（ゾル）を流し入れるとき，接触面で両者が混ざり合わないことが必要となる。このことについて以下の事例がある。

・卵20％，牛乳65％，砂糖15％の卵液ゾルの比重は1.092であった。

1) 重白典子，松本ヱミ子：調理卵の物性に及ぼす食塩添加の影響（第１報），調理科学，9，215－218（1976）
2) 市川朝子他：卵液ゲルの食味と物性に及ぼす塩類の影響，日本調理科学会誌，34，190－195（2001）

・砂糖を用い常法で190℃まで加熱したカラメルに，その1/2量の熱湯を加えて調整した80％カラメルソースの比重は1.392であった。
・上記のカラメルソース，卵液ゾルは型に入れると分離している。これを蒸し加熱したカスタードプディングは，型から出すとプディングの上からカラメルソースがかかった好ましい性状（口絵参照）を呈した。

表９－16　カスタードプディングの硬度におよぼす牛乳と砂糖の影響[1)]

卵：牛乳 1：2	砂　糖	硬　度
100％	0％	27.5
90	10	23.0
80	20	14.9
70	30	8.1
60	40	5.2
卵：水 1：2	**砂　糖**	**硬　度**
90％	10％	4.5

硬度はカードメーターにより，重錘50g，感圧軸8mmを用いて，ゲルの表面が切れたときの重量を示した。

④　加熱方法の違いが仕上がり性状に及ぼす影響

（オーブン加熱）
・卵液はあらかじめ60℃付近まで攪拌しながら加熱し，プディング型に入れる。
・天板に熱湯を試料の高さの1/2～1/3まで入れ，150～160℃に予熱した天火に試料を入れる。
・卵液が80℃に達するまで約10～15分焼成する。このとき，卵液の平均温度上昇速度は2℃／1分以下，最終温度91℃付近となるよう調整するとよい（図９－12）。

（蒸し器加熱）
・緩慢加熱方法：蒸し始めの卵液と蒸板直上付近の温度を60℃にする。加熱後10分前後で蒸板直上付近が85～90℃に達するよう，温度上昇速度を2℃／1分以下で調節する。図９－13中◉印はもっとも良い性状のものである。しかも，蒸し器を用いた場合はオーブン加熱に比べガス消費量は1/3以下となる。
・急速加熱で余熱を利用する方法：プディング型に入れた卵液（40℃）を都市ガス〔５ℓ/分〕で加熱すると，図９－14中Aに示すように，4分足らずで中心部の温度は86℃に達する。このとき底部は86℃を超えているが，両者の温度差は小さい。これ以上温度が上がらないよう消火し，5分静置する。両部とも余熱によって消火直後わずかに温度上昇するが，その後は降下し，すだちのないゲルが形成される。

Ｂは〔2.5 ℓ / 分〕で加熱した場合で中心部が86℃に達したとき底部は100℃近くになり，火を止めると底部の温度は下がるが中心部は熱の移動により上がる。

Ｃは電熱器300Wで加熱力を弱くした場合である。加熱速度が遅いので，カスタードの凝固温度は加熱速度の速い場合に比べて低くなっている。凝固は吸熱反応であるから，凝固が始まると温度上昇はとまるか低下する。この時期を過ぎる

1）山崎清子：調理実験（３），家庭科教育，31，37 － 41（1957）

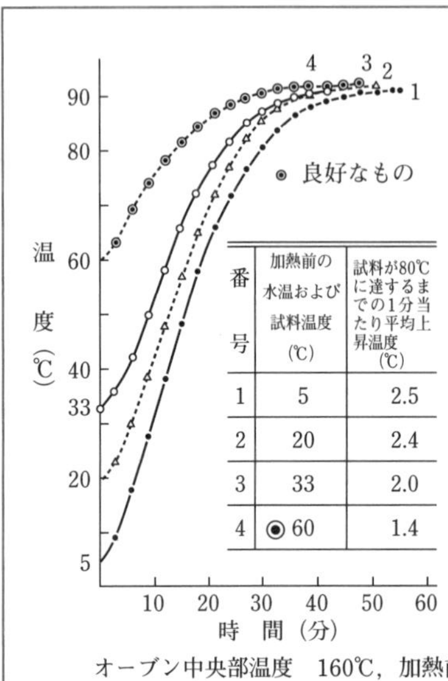

番号	加熱前の水温および試料温度（℃）	試料が80℃に達するまでの1分当たり平均上昇温度（℃）
1	5	2.5
2	20	2.4
3	33	2.0
4	◉ 60	1.4

オーブン中央部温度　160℃，加熱前の天板内水量　600mℓ

図９－12　加熱開始時の温度の相違による試料の温度変化[1]

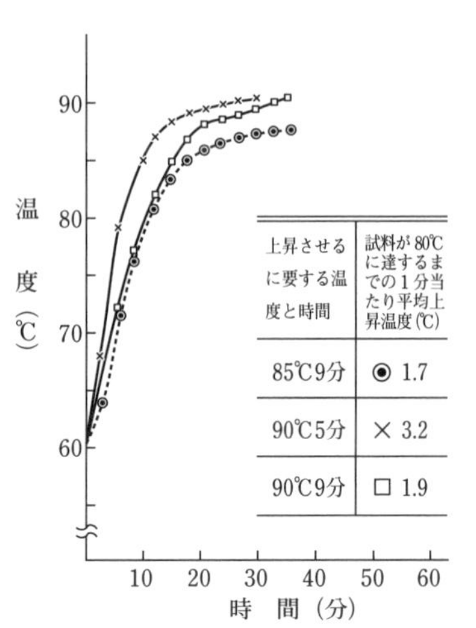

上昇させるに要する温度と時間	試料が80℃に達するまでの1分当たり平均上昇温度（℃）
85℃9分	◉ 1.7
90℃5分	× 3.2
90℃9分	□ 1.9

図９－13　蒸し器を用いた場合の試料の温度変化（蒸し器内水量400mℓ）[1]

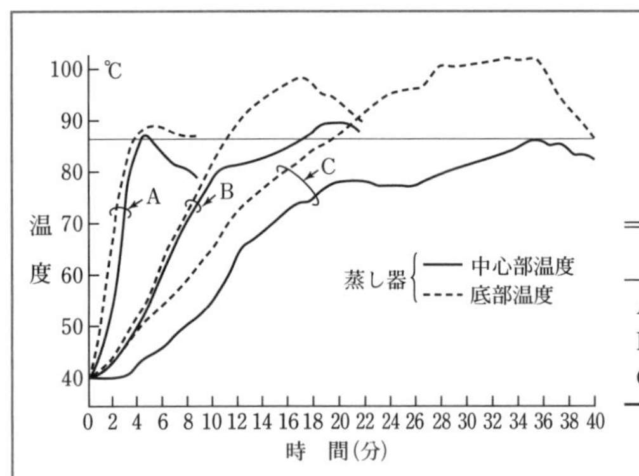

1分当りの上昇温度（40 ～ 86）（℃）

	加　熱　力	蒸し器上昇温度 ℃/分
A	都市ガス　5ℓ/min	27.18
B	都市ガス　2.5ℓ/min	5.38
C	電熱器　300W	2.32

図９－14　プディング中心部最終温度 86℃，余熱５分利用の昇温図[2]

1) 山脇芙美子，松元文子：鶏卵の調理に関する研究　プディングの加熱条件，家政学雑誌，14，155 － 160（1963）

2) 布施静子，冨山アイ子，松元文子：カスタードプディングの品質のおよぼす加熱速度の影響（第1報），家政学雑誌，28，264 － 278（1977）

と温度は再び上昇して凝結（すだち）現象が現れる。中心部と底部の温度差が大きくなり，中心部が86℃に達した時は底部にすだちができていることが想像される。したがって低速加熱の場合は凝固点で加熱をやめなければならない。

（5）卵ゲルのすだち

卵ゲルの鬆（す）形成について，凍結乾燥卵と生鮮卵を用いて，卵濃度，加熱時間，予備加熱処理，卵液の脱気とエアレーション（aeration 通気）の影響を検討した結果から，以下のことが報告されている[1)]。

① 卵濃度の増大に伴ってゲル強度と「す」の増加が顕著にみられた。このことは「す」を形成する主な気体は希釈水溶存気体や容器壁付着気体というより，卵由来の気体であることを示している。

② 「す」の球状の径は，加熱10分までは増大し，その後の変化はみられなかった。ゲル強度については加熱30分で3.8倍近く高くなった。

③ あらかじめ60℃前後に予備加熱した卵液ゾルでは，加熱時間とともに「す」の数が減少した。このことは卵液溶存気体の減少はすだちを抑制するとみなされる。

④ 凍結乾燥卵14％ゾル液を3～15分間減圧脱気した液を90℃で30分間加熱したゲルの脱気時間と「す」の比較をした結果，10，15分間脱気したゲルにはほとんど「す」はみられなかった。一方，ミキサーでエアレーション処理した卵液のゲルには多くの「す」が形成された。このことから卵液ゲルの「すだち」は卵液溶存の気体によるものであろうとみなされた。

熱凝固性を利用する卵の調理には，表9－17のようなものがある。

表9－17　熱凝固を利用した卵の調理（例）

1）殻のまま用いるもの	かたゆで卵，半熟卵
2）殻を除いてそのままを用いるもの	目玉焼き，ポーチドエッグ
3）全卵を撹拌したままのもの	卵とじ，かきたま汁
4）全卵を撹拌し調味した卵液を用いるもの	薄焼卵，卵焼き，煎り卵
5）全卵にだし汁または水，牛乳などを加えて調味した卵液を用いるもの	卵焼き，厚焼き卵，オムレツ，芙蓉蟹，卵豆腐，茶わん蒸し，カスタードプディング
6）つなぎ，その他に用いるもの	ハンバーグステーキ，肉だんご，フライの衣など

1）富江ハス子，大久保一良：加熱調理におけるすだち現象に関する研究（第1報），鶏卵ゲルの「す」形成主要因の再検討，家政学雑誌，33，419（1982）

第４節　卵の調理

（1）かたゆで卵

材　料	分量（1人分）
卵 水	50g（1個） 適量

① 鍋に卵がかぶるくらいの水を入れて火にかけ，沸騰したら，火を弱めて約12分間ゆでる。
② 鍋から取り出して水に入れて冷やす（p.352，図９－６参照）。

（2）半熟卵

材　料	分量（1人分）
卵 水	50g（1個） 適量

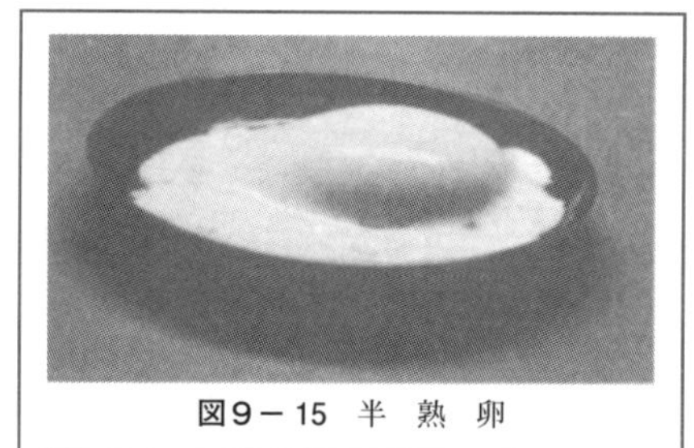
図９－15　半　熟　卵

① 半熟卵を簡単につくる一般的な方法

水500mℓくらい入る「蓋つきどんぶり」に卵１個を入れる。これに熱湯をまわりからいっぱい入れて，蓋をして15分間おく。

室温が20℃の場合,熱湯をどんぶりに入れたときは85℃,15分後には65℃になる。

② 卵を70℃前後の湯に10～15分間入れておく。一定時間加熱後，水に入れて冷やす。固まり方の好みによって湯の温度と加熱時間を調整する。

〔備考〕

温泉卵の凝固状態へ及ぼす加熱温度と時間[1]で以下について報告されている。

・冷蔵した卵を65℃，68℃，70℃の湯煎で加熱した場合，卵の中心温度が水温に達する時間は各々，30分，28分，27分であった。

・卵白の状態：65℃では加熱をより長く続けても流動性を維持した。68℃では80分，70℃では40分以上加熱すると流動性が減少した。

・卵黄の状態：流動性を出すには65℃で30分，68℃で20分以内の加熱，ある程度凝固させ軟らかく仕上げるには，65℃で30～40分，68℃で25～30分，70℃で20～25分の加熱であった。

1）辰口直子，大　雅世，温泉卵の凝固状態への加熱時間と保持時間の影響，日本調理科学会誌，52，345－351（2019）

（3）目玉焼き（Fried egg）

材　料	分　量（1人分）
卵	50g　(1個)
油	5mℓ　卵の　10%
水	5mℓ　〃　10%
塩	0.3g　〃　0.6%

① フライパンを火にかけ油をひく。フライパンが熱くなったら，火からおろして卵を静かに割り入れ，弱火にかける。卵白が白くなってきたら，卵白のまわりに小さじ１の水を入れる。卵黄の上に白膜がかかったようにしたいときは，水を入れたらすぐ蓋をする。卵を割り入れてから約３分を要する。

② 焼き上がったら卵白のところに塩をふる。卵黄にふると斑点になることがある。フライ返しで器に取る。

〔備考〕

（i）目玉焼きは，卵白が白く凝固，卵黄表面に白膜がかかり，まわりは焦げないのが望ましい状態である。水を加えるとフライパンの温度が下がり，また水は水蒸気になり卵の上部を加熱する。焦げを防ぎ，器に取りやすい。

（ii）火力を弱火で一定にし，水を５mℓ加える場合，フライパン底面のはじめの温度は120～170℃で，加熱３分，焼き上がったときの鍋の底面温度が，101～103℃ならばいずれも良好な目玉焼きが得られるという報告[1)]がある。この場合，仕上がり時の卵黄内部の温度は，50～55℃である。

（iii）フッ素樹脂加工をしたフライパンでは，油を用いなくてもよい。

（4）薄焼き卵

材　料	分　量（１人分）
卵	50g　(1個)
塩	0.35g　卵の0.7%
砂　糖	0.25g　〃　0.5%
片栗粉 (水とき)	0.5g　〃　1%

① 卵をよく溶いて，裏ごしを通して均質にする。塩，砂糖，片栗粉を同量の水で溶き，これに加えてよく混ぜる。

② 卵焼き鍋，またはフライパンに油をひいて火にかけ，余分な油をふき取る。

③ 鍋に卵液を落として，じゅっと音がする温度（120～200℃）になったら火を弱め，卵液を鍋の中心部に流し入れ，全体に広がるように鍋を回し，余分の卵液は器にもどし，すぐ弱火にかける。実験の結果，卵液15℃の場合，120℃で60秒，140℃で50秒，160℃で40秒，180℃で30秒，200℃で20秒ぐらいが適当である[2)]。いちいち温度をはかることはできないから全体に固まる程度を目安にする。表面が固まったら裏返して軽く焼き，すぐ乾いたまな板または器に取る。

1）岡村喜美：家庭科教育学会誌，2，39（1961）

2）山崎清子，手塚信子：焼き物調理に関する研究（第２報）薄焼き卵について，家政学雑誌，17，152－156（1966）一部改変

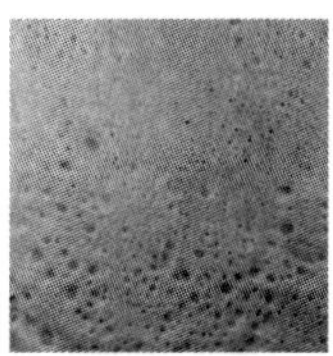

(a) 200℃, 20 秒
油をひく

(b) 200℃, 20 秒

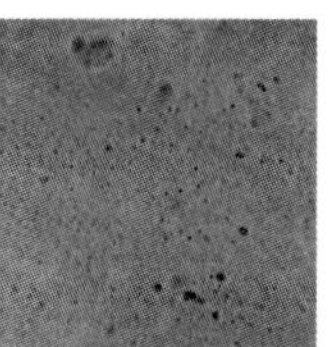

(c) 160℃, 40 秒

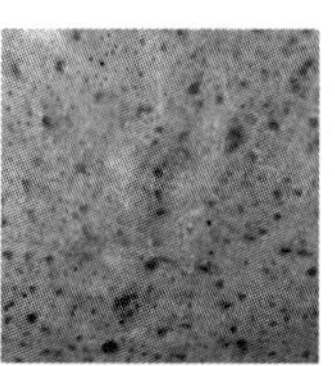

(d) 120℃, 60 秒

図９－16　温度別薄焼き卵の外観[1)]

鍋はだについた方を上にして中央部を切り取ったもの。温度と時間は加熱条件を示す。
フッ素樹脂加工の卵焼き器を用いて，(a) は油をひいてから焼き，(b) ～ (d) は油をひかずに焼いた。

〔備考〕

（ⅰ）薄焼き卵を焼く際，熱した鍋に卵液を流すと，鍋の温度は急に降下するが，そのときの温度が 100℃以上の場合は，温度が高いほど自由水の大部分が瞬間的に蒸発し，同時にたんぱく質は凝固するので，きめが細かくなる。100℃以下の場合は水分が急に蒸発しないので，たんぱく質が凝集してきめが粗くなったり，全体にゼリー状になってから凝固するので柔軟なフィルム状になったりする。また油をひいたままで卵液を流すと油が均質に油膜をつくらないため，油の多いところは卵液が浮き上がって焼け，あばたのような面になる。

（ⅱ）卵液に片栗粉を加えると，焼いた際，自由水と結合して糊化するので，水分の蒸発が少なく，薄焼き卵の水分は比較的多く保たれ，しかも焼きやすくなる。添加量３％では，でき上がりが白っぽく味と色が悪くなるから，2％以下が適当である。

（ⅲ）薄焼き卵は細く切って金糸卵にして，すしや酢の物にのせたり，広げたままを使って茶きんずしにしたり，蛋巻（ダンヂュアン）(卵巻き)にしたり，その他応用範囲は広い。使用目的によって厚さを加減して焼く。

（ⅳ）フッ素樹脂加工をしたフライパンを用いると，焼きやすい。

（5）厚焼き卵

①　卵をボウルに割り入れて，ほぐし，だし汁，塩，醤油，砂糖を加え，泡立たないように混ぜ合わせる。

②　卵焼き鍋に油を少量入れて火にかけ，鍋全体に回して余分の油を戻し，テッシュで軽くふきとる。

③　鍋に卵液を一滴落としてじゅっと音がしてすぐ固まるくらいの温度になったら，

1）大石恭子実験

材　　料	分　量（1本分）
卵	200g（4個）
だし汁	60mℓ　卵の30%
塩	2g（卵+だし）の0.8%
醤　　油	1mℓ　〃　0.4%
砂　　糖	13g　〃　5%
油	少量

卵液の1/2～1/3を流し入れる。

④　下の方がやや固まりかけたら，箸で軽く混ぜて，上の生の部分を下の方へ流し，卵液全体に火が通るようにする。

⑤　これを手前に二つ折りにして図9－17の手順で焼く。

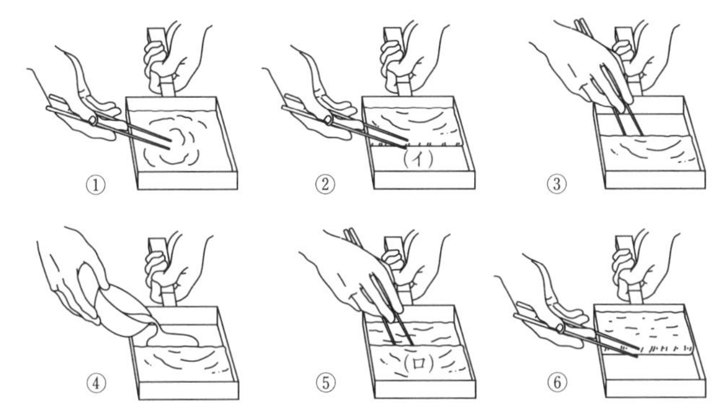

図9－17　厚焼き卵の焼き方

①　鍋に油をひき，卵液を1/2～1/3流し入れ1～2回かき混ぜる。
②　焼けたら向こうから手前に二つに折る。
③（イ）のところに油をひいて卵を向こうへ押しやり，その後に油をひく。
④　残りの卵液を流し込み全体に広げる。
⑤　先に焼けた部分を，箸で持ち上げ，卵液を下へ流し込む。焼けた（ロ）の部分全体を箸でつついて下から蒸気を逃がすようにして焼く。
⑥（ロ）の下が焼けたら手前に折り，鍋を左右に傾けて横をよく焼く。
⑦　量の多い場合は，②～⑥を繰り返す。

（6）ポーチドエッグ（Poached egg）

材　料	分量（1人分）
卵	50g（1個）
水	400mℓ
塩	3.2g　水の0.8%
酢	12mℓ　水の3%

①　卵は小さい器に割っておく。

②　小鍋に水を入れて火にかけ，塩と酢を入れる。湯が沸騰したら，火を弱め，卵を静かに落とし入れる（湯温90～95℃）。卵黄が卵白に包まれてから，火からおろして，蓋をして2分ぐらいおき，卵黄の内部が半熟程度になったとき，穴じゃくし

で取り出し水気をとる。

〔備考〕

ポーチドエッグは，そのまま器に入れるか，バターを塗ったトーストの上にのせて供する。

（7）いり卵（Scrambled egg）

	材　料	分　量　（1人分）	
A	卵	50g	（１個）
	塩	0.3g	卵の0.6％
B	卵	50g	（１個）
	塩	0.3g	卵の0.6％
	醤　油	1mℓ	
	砂　糖	3～5g	卵の5～10％
	だし汁	7.5～10mℓ	〃 15～20％
C	卵	50g	（１個）
	塩	0.4g	卵の0.8％
	こしょう	少々	
	牛　乳	15～20mℓ	卵の30～40％
	バター	5g	〃　10％

【A　塩のみ・B　和風】

①　卵を割りほぐし，調味料その他を加えて，泡立てないようにかき混ぜ，均質にする。

②　片手鍋に薄く油を敷いておく。

③　②にかき混ぜた卵を入れて火にかけ，弱火にして卵がようやく固まろうとするところを４～５本の箸でかき混ぜる。

まだ卵液が残っているところを火からおろして，さらにかき混ぜて余熱で火を通す。色よく仕上げるときは卵４個に卵黄１個の割合で加え，卵白を少なくする。加熱は湯せんにすると焦げつく心配がない。

【C　洋風】

①　卵を割りほぐし，調味料・牛乳を加えて泡立てないようにかき混ぜ均質にする。

②　きれいな厚手鍋にバターを入れて火にかけ，熱したら卵液を流し入れて蓋をして弱火にする。全体がようやく固まるころ，火からおろしてかき混ぜる。比較的大きな固まりのやわらかいいり卵で，トーストなどの上にのせる。

（8）オムレツ（French omelet または Plain omelet, Omelette（オムレット）仏）

①　卵をボウルに割り入れ，牛乳と調味料を加えてかき混ぜる。

②　フライパンを火にかけ，フライパンが熱くなったら油を入れ全体にゆきわたったら，バターを溶かす。

③　②に卵液を流し入れて，卵が少し固まりはじめたら大きくかき混ぜ，半熟状態になったら，鍋の先の方に形良くまとめる。鍋の柄をたたきながらひっくりかえして焼き上げる。

④　焼けたら，皿に取って，トマトケチャップをかけ，パセリを添える。

材　料	分 量（1人分）
卵	100g（2個）
牛　乳	30mℓ 卵の20～30％
塩	0.9g（卵＋牛乳）の0.7％
こしょう	少々
サラダ油	5mℓ
バター	5g
トマトケチャップ	15g
パセリ	適量

〔備考〕

（ i ）フライパンは，油がしみこんだもので表面はなめらかな厚手のものが適している。あらかじめ焼く前に油を入れて火にかけ，熱したら油をふきとる（油焼き）。焼く油は，サラダ油とバターを半々に用いると焼きやすい。フッ素樹脂加工したフライパンを用いると焼きやすい。

（ ii ）オムレツは，表面が美しく黄色に凝固して火が通り，内部はやわらかく半熟程度になっているものが良い。

（ iii ）卵白を泡立てて，卵黄，牛乳，調味料を加えて混ぜ合わせて焼く場合もある。Puffed omelet という。空気が含まれ，熱の通りが遅いので弱火で蓋をして加熱する。

（ iv ）中に入れる材料のうち，トマト，パセリ，ねぎなどは生で入れるが，多くのものは加熱してから用いる。卵液に材料を混ぜてから焼く場合は，卵重量の1/3量を超えないように，牛乳は卵の重量の10％程度とする。

（ v ）スペイン風オムレツは，炒めたたまねぎややわらかくゆでたり炒めたじゃがいもを，ときほぐした数個の卵に入れて，フライパンで大きく焼きあげたもの。

（9）芙蓉蟹（フロンシイエ fú róng xiè）（カニたま）

材　料	分 量（1人分）		材　料	分 量（1人分）
卵	50g（1個）	約90g	油	10mℓ
カニ（缶詰め）	20g（約1/8缶）	約90g	あん	
ねぎ	10g	約90g	湯（タン）（ストック）	30mℓ
干ししいたけ	1g	約90g	塩	0.3g
ゆでたけのこ	5g	約90g	醤油	1mℓ
油	1.5mℓ	約90g	砂糖	1g
グリーンピース	5g		片栗粉	1g
塩	0.5～0.6g	材料の重量の0.8%（塩分の合計として）		
醤油	1～0.5mℓ	材料の重量の0.8%（塩分の合計として）		
砂糖	1g			
こしょう	少量			

① カニは身をほぐして，骨を除く。

② 干ししいたけは水で戻す。ねぎ，たけのこ，しいたけを長さ2cmのせん切りにして炒める。グリーンピースは，生の場合は塩ゆでにし，缶詰めの場合は熱湯を

かける。

③　卵を割りほぐし，②の材料を全部加えて混ぜ調味する。

④　中華鍋に油を半量入れて熱し，③を入れて，やや固まりかけたら鉄べらでかき混ぜ，全体を半熟程度にする。残りの油を鍋の周囲から入れ，卵を中央にまとめるようにして寄せる。形良くまとまったら鉄べらですくい，裏返して焼き，器に取る。

⑤　湯（タン）（ストック）を火にかけ調味料を加えて，沸騰したら水溶きした片栗粉を加えてあんをつくり，④の上にかける。

〔備考〕

（ⅰ）１人分ずつ焼いたものを器に盛って供する場合と，数人分をまとめて焼いて器に盛り，食卓で適宜切り分けて取り回す場合とがある。

（ⅱ）あんは，かけない場合もある。

(10) 卵豆腐

	材料	分量（１人分）
A	卵	50g　(1個)
	だし汁	50mℓ　卵と同量
	塩	0.5g　(卵+だし)の0.5%
	醤油	0.5mℓ　〃　0.5%
	みりん	4mℓ　〃　4%
B	卵	50g　(1個)
	だし汁	100mℓ　卵の２倍
	塩	0.8g　(卵+だし)の0.6%
	醤油	0.8mℓ　〃　0.5%
	みりん	6mℓ　〃　4%
くずあん4〜5人分	だし汁	100mℓ
	塩	0.6g　だし汁の0.6%
	醤油	1mℓ　〃　1%
	砂糖	3g　〃　3%
	片栗粉	3g　〃　3%

【A　硬いもの】

①　だし汁を冷ましておく。

②　卵を泡立てないように溶き，だし汁と調味料を加える。裏ごしでこす。

③　流し箱または同様の容器に②の卵液を流し入れ，表面の泡を除く（図９－18）。

④　蒸気の上がった蒸し器に③を入れて，85～90℃を保つように，弱火または蓋をずらして約15～20分間蒸す。卵液の表面がなめらかになり，串を刺しても濁り汁が出なければ，完全に固まったと考えてよい。

⑤　容器から取り出し適宜に切って器に盛る。

【B　やわらかいもの】

方法はAとまったく同じであるが，やわらかいので蒸し茶わんに入れて蒸し，器のまま供した方が食べやすい。離乳食，老人食，病人食に適している。

【くずあんのつくり方】

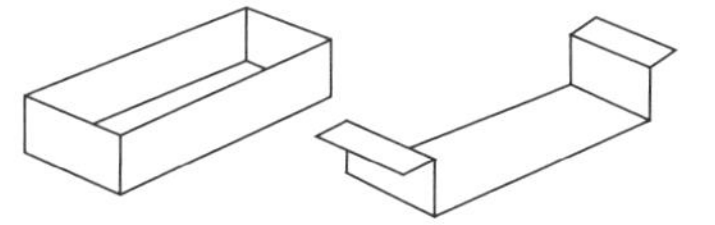

①　だし汁を火にかけ，調味料を加える。沸騰したら片栗粉を水で溶いて加え，かき混ぜながら火を通す。

図９－18　流し箱，中底（抜き板）

〔備考〕

（ⅰ）硬い卵豆腐をつくる容器は，図９－18の流し箱に，これに合った中底（抜き板）を入れるか，クッキングシートを容器の内側に水ではりつけてから，卵汁を入れると取り出しやすい。上に箸を渡して布きんまたは紙をかぶせ水滴の落ちるのを防ぐ。

（ⅱ）硬い卵豆腐は，２～３cm角に切って大きい場合は１個，小さい場合は２個を盛る。くずあんをかけ，おろしゆず，またはおろしわさびを添える。木の芽を添えてもよい。またはスプーンですくって椀種としたり，３cm角に切って豆腐とともに冷やして金銀豆腐にする。

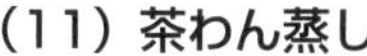

（11）茶わん蒸し

材料	分量（１人分）	
卵	25～33g	（1/2～2/3個）
だし汁	75～100mℓ	卵の重量の3倍
塩	0.6～0.8g	卵＋だしの0.6%
醤油	0.5～0.7mℓ	〃　0.5%
みりん	4～5mℓ	〃　4%
鶏肉（ささみ）	15～20g	
かまぼこ	10g	
ぎんなん	6g	1～2個
干ししいたけ	2g	
みつば	5g	
ゆず（皮）	少量	

①　だし汁をとって冷ましておく。

②　卵を溶き，だし汁と調味料を加え，裏ごしする。

③　中に入れる材料は，p.368，表９－18に示すようにそれぞれ下ごしらえをして蒸し茶わんに入れる。②の卵液を静かに器に流し入れ，泡を除く。

④　蒸気の上った蒸し器に入れ，85～90℃で15～20分間蒸す。

⑤　ゆずを松葉ゆずにして茶わん蒸しに添える（図９－19参照）。

木の芽やわさびを吸い口にしてもよい。

〔備考〕

（ⅰ）うどんの入った茶わん蒸しのことを小田巻き蒸しという。ゆでうどん（100～120g）に温湯をかけてほぐし，水気を切って器に入れ，さらに表９－18の材料を適宜取り合わせてのせ，希釈卵液を加えて，茶わん蒸し同様に蒸したもの。

（ⅱ）茶わん蒸しは，口の中に入れて溶けるようなやわらかさがおいしいので，でき上がりはきわめてやわらか

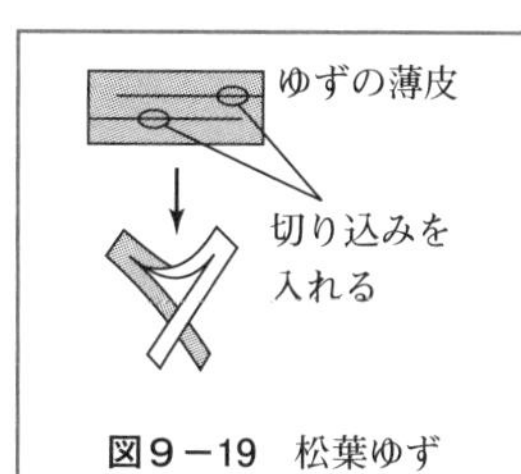

図９－19　松葉ゆず

表９－18　希釈卵の蒸し物の中に入れる材料と下ごしらえ　（１人分）

材　料	下ごしらえ	分　量
鶏　肉	そぎ切りにして，醤油·酒をふりかける	15g
白身魚	そぎ切りにして，薄塩をする	10g
エ　ビ	頭と背わたを取り，塩ゆでにして殻をむく	10g
アナゴ ハ　モ	照り焼きにし，1口くらいに切る	10g
かまぼこ なると巻き	厚さ0.3cmくらいに切る	10g
くり	鬼皮を取ってゆでる。または焼いて渋皮を取る	6～10g
ぎんなん	鬼皮を取って，煎るかゆでる	3～5個 (6～10g)

材　料	下ごしらえ	分　量
ゆり根 くわい	ゆでて薄味をつけて下煮する	5～10g
干ししいたけ	水に戻して，そぎ切りにして，醤油·砂糖で薄味をつけて煮る	1～2g
たけのこ	ゆでていちょう切りに薄く切り，醤油·砂糖で薄味をつけて煮る	10g
にんじん	適宜に薄く切って，塩·砂糖で味をつけて煮る	5g
さやえんどう ほうれんそう しゅんぎく	ゆでて菜は長さ3～4cmに切る	10～15g
みつば	そのまま，または熱湯を通して長さ2～3cmに切る	5g

い。したがって，蒸し茶わんのまま食卓に供する。

夏季は冷やして食べることもあるが，普通蒸したての熱いものをすすめるので受け皿，または茶たくの上に紙を敷いて（器がすべらない）その上に蒸し茶わんをのせる。蒸し茶わんの熱い間は紙とともに，あるいは受け皿または茶たくごと持って食べる。

（ⅲ）マイタケを茶わん蒸しに加えると卵液が固まりにくくなることがある[1)]。これはマイタケに含まれる耐熱性プロテアーゼ（最適温度 70℃）の作用による。したがってマイタケを入れるときは加熱して加える。

(12) カスタードプディング（Custard pudding）

① プディング型の内側にバターを薄く塗る。

② 小さなフライパンに砂糖と水を入れて火にかける。しだいに色づき褐色になって香ばしい香りがしたら（温度 180 ～ 190℃），水（希釈用）を加えて煮溶かしカラメルソースにし，プディング型の底に入れる。

③ ボウルに卵を割り入れて，泡立てないようによく混ぜる。

1）森本美里，有泉文賀，志田 万里子：マイタケで茶碗蒸しはなぜ固まらないのか―他の食用きのこ類プロテアーゼとの比較，山梨学院短期大学研究紀要，30，７－14（2010）

材　料	分量(4〜5人分)	全体の割合
卵	100g (2個)	25%
牛　乳	240mℓ	60%
砂　糖	60g	15%
香　料 (バニラエッセンス)	少量	
カラメルソース		
砂　糖	40g	
水	30mℓ	
水	20mℓ (希釈用)	

④　牛乳に砂糖を入れて混ぜ合わせ，55℃まで加温する。

⑤　④を③に加え，裏ごししてから香料を加え，②のプディング型に分け入れる。

⑥　蒸し器を火にかけ蒸気が出たら，内部の温度を 85 〜 90℃に保って 15 分前後蒸し，冷まして，型の内側を串でひと回しして静かに器に移す。

〔備考〕

（i）カスタードプディングの好ましい性状

外観・内部ともになめらかで，型から出したときに崩れず，口に入れたときは舌にとけ込むようにやわらかい感じのものが良い。甘味は強すぎない方がおいしい。このような性状に仕上げるには，卵液を均質になるよう裏ごしし，さらに加熱条件を調整する。また，カラメルソースを用いるのは風味や色どりを良くするばかりでなく，甘味の補いにもなる。

（ii）カスタードプディングの材料配合

プディング型の容量から割り出すのが合理的である。卵，牛乳，砂糖のおいしい配合は，卵 20 〜 25，牛乳 65 〜 60，砂糖 15 とされる。卵は個数で扱うので，実際につくるときは，卵を基準として他の材料分量を調整する方法が実用的である。

(13) 二色卵（ニシキ）(i)

材　料	分　量(5〜6人分)
卵	250g　(5個)
砂　糖	50g　卵の20%
塩	2g　卵の0.8%
クッキングシート	

①　卵はかたゆでにする。卵白(ii)と卵黄に分けて別々に裏ごしにする。これに砂糖と塩を 1/2 量ずつ，別々に混ぜておく。

②　流し箱にクッキングシートを敷き，①の卵白を平らに入れ，上にぬれ布きんを広げて軽く押さえる。布きんをとって卵白の上に①の卵黄を広げて平らにし，流し箱の上部に和紙(iii)をのせる。

③　②を蒸し器に入れて中火で 12 分くらい蒸す。指で押して弾力があるようになったら取り出す。十分冷ましてから適当に切り分ける。

【別　　法】

すだれの上にぬれ布きんを平らにのせ，①の卵黄を平らに広げて軽く押さえ，中央に①の卵白を棒状にのせ，巻きずしのように巻いて，その布きんで包み，両端をねじっておく。これを蒸し器に入れてすだれごと強火で12分くらい蒸す。

〔備考〕

（ｉ）二色卵は裏ごしして，ばらばらになった卵白や卵黄が，再度の加熱により接着してまとまった形を保つようになることを応用している。錦卵とも書く。

（ii）卵白は温かいうちの方が裏ごしをしやすい。

（iii）和紙の代わりに流し箱に合わせた大きさのぬれ布きんを用いてもよい。

（14）卵とじ（ごぼうと豚肉の柳川もどき）

材　料	分　量（1人分）
ご　ぼ　う	30g ┐a
豚肉（薄切り）	50g ┘
卵	50g（1個）
だ　し　汁	80mℓ　aの材料と同重量
醤　　油	6mℓ　aの8%
砂　　糖	2.5g　aの約3%
粉さんしょう	少量

①　ごぼうは皮をこそげ取り，縦に適宜切り込みを入れて，なるべく薄くささがきにする。これを水に入れてアクを抜き，ざるに上げて水をきる。

②　浅鍋にごぼうを平らに広げて入れ，だし汁と調味料を加えて火にかけて煮る。ごぼうがやわらかくなったら，豚肉を入れ，火が通ったらよく溶いた卵を，まず周囲から全面に流し入れて，蓋をし半熟に固まったら火をとめる。

〔備考〕

卵とじに用いられるものは豆腐75g，カキ50g，ねぎ20g，牛肉または豚肉40g，たまねぎ50g，高野豆腐または厚揚げ60g，なまり50g，みょうが30gなどを適宜，上記と同様に煮て調理し，卵1/2～1個を溶いて流し，加熱し固める。

（15）桂花蟹羹（ゴイ ホウ シイエ ゴン／guì huā xiè gēng）（卵とカニの薄くず汁）

材　料	分量（1人分）
カニの缶詰め	10g
ね　　ぎ	7g
干ししいたけ	1g
卵	25g（1/2個）
湯（タン）（ストック）	150mℓ
塩	1g
醤　　油	1mℓ
片　栗　粉	1.5g

①　カニは身をほぐして軟骨を取る。ねぎと水に戻したしいたけは，せん切りにする。

②　湯を煮たてて，塩，醤油で調味し，しいたけとカニを入れる。

③　片栗粉を水で溶いて流し入れ，強火にしてねぎを加え，溶いた卵をかきたま汁の要領で流し入れ，蓋をしてすぐ火をとめる。

(16) ① メレンゲ (Meringue，コールドメレンゲ)

材　料	分　量
卵　白	30g（1個）
砂　糖（グラニュー糖）	30g

①　卵白を泡立て器で切るようにたたき，濃厚卵白をよくほぐしてから泡立てる。

②　砂糖に固まりがあればふるいを通す。

③　泡立てた卵白に砂糖を２～３回に分けて加え，十分混ぜる。できたメレンゲは，季節の果物を生のまま下ごしらえをしたものや，種類によっては砂糖煮したもの，またはゼリーなどの上にかける。または絞り出して飾りとして用いる。

〔備考〕

（i）いちご，夏みかんなどは，卵白１個のメレンゲに対し 200 ～ 300g，りんごやもものコンポート（compote（仏）砂糖煮）は，りんご 300g に砂糖はりんごの重量の 20 ～ 30％くらい用いる。

（ii）メレンゲは，砂糖の量が多い方が泡の安定度が高い。一般的には卵白重量の 100％を加える（p.345，表９－10 参照）。

② イタリアンメレンゲ (ホットメレンゲ)

材　料	分　量
卵　白	60g (2 個)
砂　糖	20g
シロップ	
砂　糖 (グラニュー糖)	100g
水	30mℓ

基本配合：卵白と砂糖の比率＝1：1～1：2

①　砂糖・水を小鍋に入れ，118 ～ 120℃（p.185，表４－３参照）に加熱し，濃いめのシロップをつくる。

②　卵白に砂糖を加え，ミキサーで泡立てる。

③　②が八分立てに泡立ったら，中速で混ぜながら①の熱シロップを一定の速度で注ぎ入れ，粗熱がとれるまで泡立て続ける。

〔備考〕

（i）ホットメレンゲについて：砂糖をシロップにすることで沢山の量の砂糖を卵白に加えられるようになる。砂糖を溶かすには水が必要であるが，卵白中の水のみでは多量の砂糖を溶かすことができない。そこで, 砂糖を溶かすのに十分な水を加えて溶かし, 煮詰めて水分を飛ばしてから加える方法が用いられる。シロップは冷めるにしたがい粘性が強まるので，泡立てた卵白の保形性もよくなる。

(17) マカロン

材料(直径約2cmのマカロン 約40個)	分　量
マカロンの土台	
卵白	70g（2個）
グラニュー糖	30g
アーモンドパウダー	80g
粉糖	130g
食料色素	少々
ピンクマカロン用ガナッシュ	
ホワイトチョコレート	80g
生クリーム	80g
ブランデー	5mℓ

マカロンの土台

① ボウルに卵白を計り入れ，ハンドミキサーで，泡立て始める。砂糖を加え，しっかりとしたメレンゲをつくる（ピンクにするときは，でき上がったメレンゲに少しずつ水溶きした色素を加える）。

② ①にアーモンドパウダーと粉糖をふるったものを少しずつ加え，混ぜ合わせる。

③ ②の生地を丸口金をセットした絞り出し袋に入れ，オーブンシートを敷いた天板に直径２cmくらいに絞り出す。

④ ③を室温でそのまま30分前後放置し，表面を触っても手に生地が付かなくなるまで乾かす。

⑤ ④を130℃で15分，170℃に温度を上げ数分焼き，あら熱をとる。

ピンクマカロン用ガナッシュ

① ボウルに細かくきざんだチョコレートを入れておく。

② 鍋に生クリームを入れ加熱沸騰させる。

③ ②を①に入れ，チョコレートが溶けてなめらかなクリーム状になるまで混ぜ合わせ，ブランデーを加える。

④ 氷水に③のボウルを入れ，ゴムべらで混ぜながら冷やし，クリームをもったりとさせる。

⑤ ガナッシュの適量を，仕上げた２組のマカロンの間にサンドする。

〔備考〕

ココアマカロンの場合:上記のマカロン生地分量にココア10ｇを,粉糖の中に混ぜ込む。また，ガナッシュの材料はホワイトチョコレートをブラックチョコレートに代える。

第 10 章　油脂を用いた調理

第１節　油脂の種類と成分
第２節　油脂の調理性
第３節　揚げ物
第４節　炒め物
第５節　サラダ用ドレッシング
第６節　製菓・製パン用油脂

第10章　油脂を用いた調理

第1節　油脂の種類と成分

油脂は栄養的にはエネルギー源として，また必須脂肪酸（リノール酸，リノレン酸，アラキドン酸など）の給源として重要な食品である。

ビタミンA・D・E・Kなどは，油脂に溶解させると吸収がよくなる。とくに野菜類に多く含まれているカロテンは，油脂とともに摂取することによって，その吸収率が高まり，体内でビタミンAになる。

調理では，油脂をそのまま単独で食用に供することはほとんどなく，油脂の調理性を活かして他の食品のテクスチャーや風味を向上させたり，調理によっては欠くことのできない副材料として，また熱媒体として用いることが多い。したがって，油脂を用いた調理は，各食品の項目で触れているので，ここでは，主として油脂の調理性と基本的な事項についてまとめた。

食用油脂は原料により，植物性油脂と動物性油脂に大別され，さらにこれらは常温で液体か，固体かの状態で油と脂に分けられる。また，含まれている脂肪酸組成によってラウリン酸系，オレイン酸系，リノレン酸系などにも分類される。食用油脂としての分類を図10－1に，主要脂肪酸組成を表10－1に示した。また，油脂の種類によって特徴があるため，調理に用いるときは，その特徴を活かして調理効果が上がる種類を使い分けする。調理の種類によって使われる油脂の種類をまとめると表10－2のように表される。

植物性油脂は大部分が油であるが，やし油やカカオ脂などは脂に属す。動物脂や

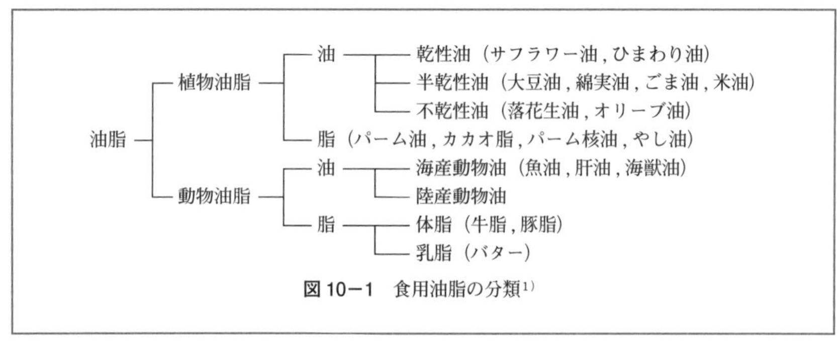

図10－1　食用油脂の分類[1)]

1）露木英男，田島　眞：食品学―栄養機能から加工まで―，133－134，共立出版（2002）に加筆

表 10－１　食用油脂の主要脂肪酸組成[1]

	ラウリン酸 (12：0)	パルミチン酸 (16：0)	ステアリン酸 (18：0)	オレイン酸 (18：1)	リノール酸 (18：2)	α-リノレン酸 (18：3)	融点・凝固点*[2] (℃)
植物油脂							
オリーブ油	0	10.4	3.1	77.3	7.0	0.6	(0～6)
ごま油	0	9.4	5.8	39.8	43.6	0.3	−20～0 (−3～−6)
サフラワー油 (ハイリノール)	0	6.8	2.4	13.5	75.7	0.2	
大豆油	0	10.6	4.3	23.5	53.5	6.6	(−7～−8)
なたね油	0.1	4.3	2.0	62.7	19.9	8.1	(0～−12)
綿実油	0	19.2	2.4	18.2	57.9	0.4	(−4～−6)
やし油	46.8	9.3	2.9	7.1	1.7	—	20～28 (14～25)
アマニ油	0	4.8	3.3	15.7	15.2	59.5	−18～27
えごま油	0	5.9	2.0	16.8	12.9	61.3	
動物油脂							
牛脂	0.1	26.1	15.7	45.5	3.7	0.2	40～50[3]
豚脂（ラード）	0.2	25.1	14.4	43.2	9.6	0.5	28～48
バター	3.6	31.8	10.8	22.2	2.4	0.4	28～38

*(　) 凝固点

表10－2　油脂の調理の種類

調理の種類	油脂の種類
揚げ物	大豆油，なたね油，ごま油，綿実油，米油，とうもろこし油
炒め物	上記の油のほか，バター，マーガリン
焼き物	同上，サラダ油
ドレッシング	サラダ油（オリーブ油，大豆油，なたね油，綿実油，米油，とうもろこし油，サフラワー油（紅花の油）を精製したもの）
製菓用	バター，マーガリン，ショートニング，豚脂，カカオ脂（チョコレート用），やし油
食卓用	バター，マーガリン，オリーブ油
油づけ用	オリーブ油，大豆油，綿実油
風味づけ	ごま油

1）日本食品標準成分表（八訂）増補 2023 年　脂肪酸成分表編（2023）より
2）福場博保：新調理科学講座１　調理と化学，59，朝倉書店（1971）
3）下村道子，橋本慶子編：調理科学講座５　動物性食品，５，朝倉書店（1993）

マーガリン，ショートニングのような加工油脂は，固体で脂に属すが，ショートニングは流動状のものもある。魚油は高度不飽和脂肪酸を多く含むので，油に属す。

液体と固体の違いは，油脂の脂肪酸組成によるもので，オレイン酸（$C_{18:1}$），リノール酸（$C_{18:2}$）などの不飽和脂肪酸の多いものは液体，ステアリン酸（$C_{18:0}$），パルミチン酸（$C_{16:0}$）などの飽和脂肪酸の多いものは固体である。また，脂肪酸組成は融点に深く関係する。

【トランス脂肪酸について】

植物や魚油から得られる天然の油には，トランス脂肪酸はほとんど含まれていない。一方，液状油から固体脂を製造するために行う不飽和脂肪酸を水素添加する工程で，飽和脂肪酸にならなかった一部の不飽和脂肪酸のシス型結合がトランス型結合に変化し，直線的な構造をとるようになる。これをトランス脂肪酸といい，自然界では反芻動物（牛，山羊など）の肉や乳の脂質中に2.5％程含まれる。トランス脂肪酸は水素を添加してつくるマーガリン，ファットスプレッド，ショートニングなどの製造工程中に生じやすく，多量に摂取し続けると循環器系の疾患を高めるとして，これを含む製品の使用量を規制する国が増えてきている。WHO/FAOのレポートより，摂取量は全カロリーの1％未満が推奨されている。日本人の食生活においては，トランス脂肪酸の平均摂取量はこれよりかなり少ない。

第2節　油脂の調理性

油脂は，次にあげるような調理上の特性をもっているので，油脂特有の調理操作を行うことができ，味にも影響している。

1．油は，加熱媒体となる

水は，常圧で加熱すると100℃で沸騰し蒸発し始めるが，100℃以上にはならない。油は，比熱（0.47）が小さく，容易に100℃以上の温度が得られるので，130～200℃くらいで調理に利用している。加熱を続けていると温度は上昇し，ついに煙が出るようになる。この点を発煙点という。発煙点は油の種類により，また，精製の程度によって異なる。精製度の高い油ほど発煙点は高い（p.385，表10－5参照）。

油の量を多くして，この中で食品を加熱する場合は揚げ物になる。揚げ物に必要な温度は，150～200℃である。揚げ物は，全面から急速に加熱されるので，材料の水分が激しく蒸発し，材料は短時間に軟化したり変性したりする。

少量の油で材料を加熱すると炒め物となり高温加熱ができる。

2．油と水は混ざらないので，油は潤滑油になり，食品の付着を防ぐ

焼き物をする際に，鍋または天板に材料が付着しないように少量の油を用いる。鍋に油をひくか，少量の油を入れて加熱すると油の粘度は下がり，鍋全体に広がり，油の膜または層ができる。そこに材料を入れると，材料表面のたんぱく質は直ちに変性凝固し，でんぷんは糊化する。脂肪は溶出してくるので材料が鍋に付着しない。これは水が親水性の強いたんぱく質やでんぷんとともに存在し，油と水が混ざらないためである。

加熱に時間のかかるものは，油を多くして材料を動かしやすくし，熱が平均にいきわたるようにする。ハンバーグステーキ，ムニエル，オムレツを焼く場合などの操作はこの例である。

短時間に火の通る薄焼き卵，桜もちの皮や焼きはだを美しく仕上げるホットケーキ，どら焼きの皮などを焼く場合は，鍋または鉄板にごく薄く油をひき，加熱器具への付着を防ぐ。この際，薄くのばした油は酸化が速やかなので，煙が出ないうちになるべく早く材料を入れるのがよい[1)]。スパゲッティをゆでた後，油をまぶして混ぜる操作も付着を防ぎ，後でほぐしやすくするために行う。

3．食品に油脂味を付与する

揚げ物，炒め物，焼き物，いずれの場合も油脂を用いた場合は，高温加熱に役立つばかりでなく，材料と油脂の成分が反応し合って香気を生成したり，口ざわりのやわらかい油脂味を付与する。その他，ビーフステーキの仕上げにバターをのせたり，中国料理に辣油（ラーユ）が用いられるのは一種の風味づけにもなっている。

4．油は，エマルション（乳濁液）をつくりやすい

ビンに，油と水を入れて強くふると，油は油滴になって分散し，乳濁状になる。このエマルションをつくりやすい性質を利用した調理がフレンチドレッシングである。しばらくおくと，油と水は，組成の違いと比重の差により分離してくる。フレンチドレッシングは，食前によくふって油と酢を混合させて用いる。市販のフレンチドレッシングは，乳化剤を添加して容易に分離しないようにしたものも多い。卵黄の乳化性を利用して，安定なエマルションにしたものがマヨネーズである（p.397参照）。

1）広井　勝：郡山女子大学紀要，第26集，15－20（1990）

5．製品にショートニング性やクリーミング性を付与する

ビスケット，クラッカー，クッキー，パイなどのように油脂を小麦粉練り菓子に多く混ぜた場合，製品にもろく，砕けやすい性質（ショートネス）が加わる。これをショートニング性[1)]という（p.153参照）。

クリーミング性とは，油脂を撹拌することで中に空気を細かい気泡として抱き込む性質をいい，バタークリームやパウンドケーキをつくるときに要求される性質である。このような目的に用いる油脂は，固体で融点が低く，酸敗しにくいことが必要である。

6．脂肪には，融解性がある

脂は常温では固体であるが熱を加えると液状になるので，豚脂やショートニングが加熱調理に用いられる。バターやマーガリンは，口の中の温度で溶けるので食卓用としてそのまま用いられる。

クッキーやケーキ類をつくる際，脂肪の多少がドウやバッターのやわらかさに関係する。脂肪は温度によって状態が異なるので，バターやマーガリンを液状物として換算する場合は10gの脂肪を3～6gくらいと見積もる。これは，温度によって換水値が異なるからである（p.116，表2－16参照）。

第3節　揚げ物

揚げ物用油脂は，液状の植物性の油が多く用いられるが，固体脂でも熱すれば液体になるので牛脂や豚脂も用いられる。バター，マーガリンは特別の場合を除いて普通は用いられない。固体脂は，熱いうちに食べれば問題はないが，冷めた場合は口ざわりの悪いものになる。したがって，冷めてから食べるような調理では，常温で液体の油を用いる方が適している。

1．揚げ物の適温と時間

揚げ物は，揚げる材料によって適温が異なる。表面だけの加熱でよいものは，温度を高くして短時間で揚げ，中まで十分熱を通さなければならないものは，温度を下げて加熱時間を長くする。

揚げ物は脱水が激しいから，ポテトチップや魚のから揚げのように脱水・加熱を

1）戸谷洋一郎監修：油脂の特性と応用，368，幸書房（2012）

目的とするものは，材料をそのまま，または魚，肉などは小麦粉や片栗粉を薄くつける程度で揚げる。また，天ぷらなどは材料の水分蒸発を少なくして，揚げ材料(種物(たねもの))の持ち味を生かすように水分の多い衣を薄くつけて揚げる。衣の水分が蒸発し油を吸収している間に材料が加熱される。

揚げ物の材料や種類による適温を表10－3に示す。揚げ油の適温を知るには温度計を用いるのがもっともよいが，天ぷらの衣を少量入れたときの状態で判断することもできる。

〈温度のめやす〉

油温150～160℃：衣はいったん沈んでから浮かぶ

〃　170～180℃：衣は油の途中まで沈んでから浮かぶ

〃　200℃　：衣は直ちに表面に浮かぶ

表10－3　揚げ物の適温と時間[1)]

調理の種類	温　度	時　間	調理の種類	温　度	時　間
天ぷら（魚介類）	180～190℃	1～2分	コロッケ	190～200℃	1～1.5分
さつまいも　厚さ0.7cm	160～180℃	3分	ドーナツ	160℃	3分
かぼちゃ　厚さ0.7cm	160～180℃	3分	クルトン	180～190℃	30秒
れんこん　厚さ0.7cm	160～180℃	3分	フリッター	160～170℃	1～2分
かき揚げ（魚介類／野菜）	180～190℃	1～2分	ポテトチップ	130～140℃	8～10分
			コイのから揚げ	140～150℃	5～10分
フライ	180℃	2～3分		180℃二度揚げ	30秒
カツレツ	180℃	3～4分	パセリ	150～160℃	30秒

2．揚げ物の重量・水分の減少と吸油

普通の揚げ物では，衣や種の水分が蒸発するので重量，水分は減少するのが常である。これに伴って油が吸収される。吸収される油の量は，揚げ物の種類，食品やその切り方などによってさまざまである。フライ類の吸油量は多く約20％である(表10－4)。

揚げ物では食品の脱水と油の吸収が同時に進行している。ポテトチップにおける実験では，これらはほぼ直線的な変化を示し，水と油の交代は図10－2のように示される。160℃，5分のものと130℃，10分のものは水と油の交代がほぼ同程度であり，160℃では短時間でできるが着色しすぎる傾向があり，130℃では常に一定の揚げ上がり状態で風味も良好であった。しかし，低温度で揚げると着色はしないが油切れは良くないからいったん取り出して，油温を170℃くらいに上げ，3～30秒くらい

1）著者作成（1967）

表 10－4　冷凍調理加工食品の含有油脂量[1)]

100g当たり

食品名	フライ用冷凍品			フライ済食品	
	エネルギー(KJ)	水分(g)	脂質(g)	水分(g)	脂質(g)
コロッケ　クリームタイプ	668	67.0	6.3	54.1	16.0
コロッケ　ポテトタイプ	662	63.5	4.9	55.5	12.6
いかフライ	618	64.5	2.0	54.9	11.3
えびフライ	589	66.3	1.9	50.5	11.6
白身フライ	625	64.5	2.7	50.7	21.8
メンチカツ	826	58.3	7.2	50.3	18.7

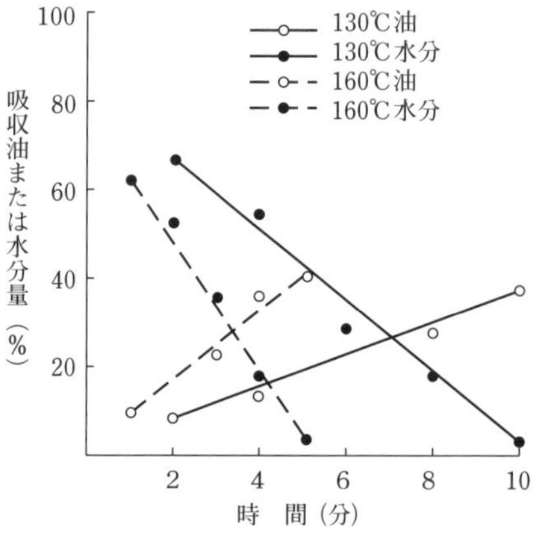

図 10－2　油の吸収と脱水との関係[2)]

の短時間で二度揚げするとからっとする。

また劣化した油では，水と油の交替が行われにくい。これは油の分子が重合して高分子の化合物をつくるので粘度が高くなっており，そのために油が吸収されにくいことも一因と考えられている。

3．揚げ物の内部温度

揚げ物の内部温度は，揚げ方の種類，材料，形，大きさなどによって異なる。じゃがいもの厚さを変えて 180℃で素揚げにしたときの内部温度の変化と適度な焼き色のつく点を図 10 － 3 に示した。厚さの薄いものほど内部温度の上昇は速く可食状態になるのも速い。また可食状態になったときほぼ並行して表面を黄金色に仕上げるためには，揚げ温度と材料の大きさの関係にも考慮が必要であった。

揚げ色は揚げ物の種類による影響が大きく，同じ厚さで同じ油温の場合，素揚げより衣揚げの方が 1.5 分ほど遅れる。内部が可食状態となるとき，外部が適当な揚げ色になる油温は一般的には 160 ～ 180℃とされる。

1）日本食品標準成分表（八訂）増補 2023 年（2023）
2）浜田滋子：調理における油脂の吸収に関する研究 I，三重大学教育学部研究紀要，34，37 － 43（1966）

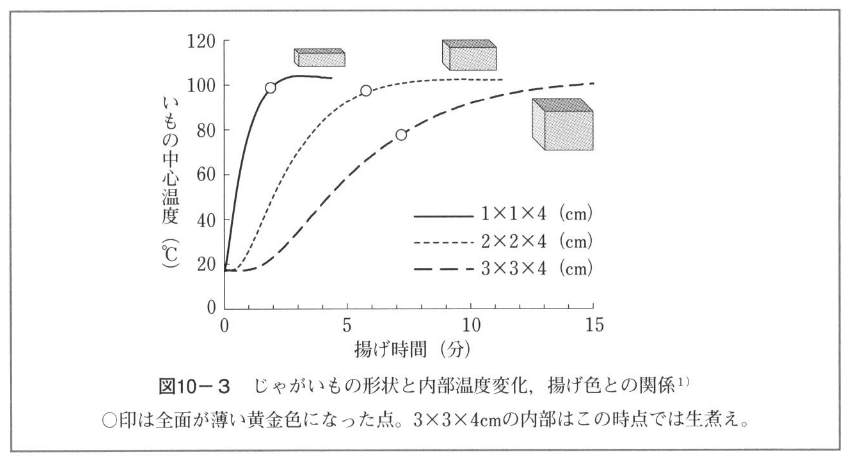

図10－3　じゃがいもの形状と内部温度変化，揚げ色との関係[1)]

○印は全面が薄い黄金色になった点。3×3×4cmの内部はこの時点では生煮え。

4．揚げ油の加熱による変化

（1）材料の量と揚げ油の温度の変化

適温になった揚げ油に材料を入れると，材料の温度が低いことと材料の水分が蒸発するために気化熱を奪われて油の温度は下がる。材料が少ない場合は火力を強めるとすぐにもとの温度に回復するが，材料が多いと回復が遅れ，適温より低いとこ

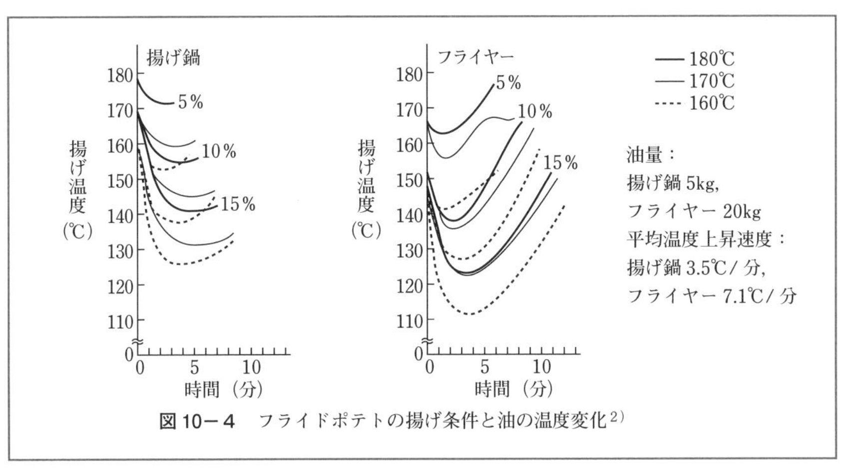

図 10－4　フライドポテトの揚げ条件と油の温度変化[2)]

1）大石恭子実験

2）殿塚婦美子編：大量調理，66，学建書院（2008）

ろで揚げている場合が多い。火加減や揚げる材料の分量によって，適温を保つようにすることが大切である。給食施設の揚げ鍋やフライヤーを用いて，フライドポテトの揚げ条件を 160℃，170℃，180℃の 3 段階とし，投入量を 5 %，10%，15%の 3 段階に設定したときの揚げ時間に伴う油の温度変化は図 10 － 4 に示す通りであった。

じゃがいもの素揚げの食味は，いずれの揚げ温度においても，投入割合 10%，15%で揚げ時間 8 ～ 12 分が有意に好まれている。大量の揚げ物では，揚げ物の量により適温に戻るまで加熱時間の保持が必要である。

(2) 油の減り

揚げ物では，揚げ終わったときの油の量は最初に鍋に入れた油の量よりも少なくなっている。始めと終わりの油の量の差を“油の減り”という。油の減りの大部分は揚げ物の吸油によるものである。その他加熱中の①揮発性物質（揚げ材料中の水分と熱による加水分解，脂肪酸の酸化による炭素鎖の切断などによるアルデヒド，ケトン，炭化水素など）の生成，②重合物（器壁に生じる樹脂状物）の生成，③揚げ物中の飛沫による損失などがある。

油の減りにもっとも重要な関連をもつ吸油量は，揚げ材料の種類，性質，材料配合の割合により顕著な差がみられる。同一食品で揚げ方法を変えたときの揚げ油の減量の比較を図 10 － 5 に示す。

一般に動物性食品は加熱による変性・凝固が速いので，でんぷん性食品より吸油量は少ない。はるさめのように揚げると膨張するものは組織があらくなって吸油が多くなる。動物性食品で油脂を多く含むものは，油脂が溶出してくるのでみかけの減りは少ない。

また，同じ加熱時間なら揚げ温度の高い方が，揚げ温度が同じなら揚げ時間が長くなるほど吸油量は多くなるので油の減りは大きくなる。

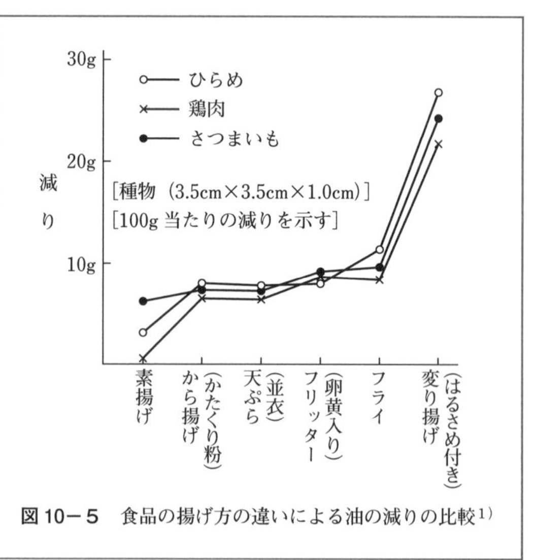

図 10－5　食品の揚げ方の違いによる油の減りの比較[1)]

1）太田静行：食用油脂，47，学建書院（1974）

さし油：

揚げ操作を続けていると，揚げ物の吸油に伴って揚げ油が減少して，揚げ条件が適切に保てなくなる。この足りなくなった揚げ油を補うことをさし油といい，揚げ物を最初から最後まで上手に仕上げるための操作でもある。

油の劣化は，次のような現象によって知ることができる。

（3）揚げ油の泡立ち性の変化

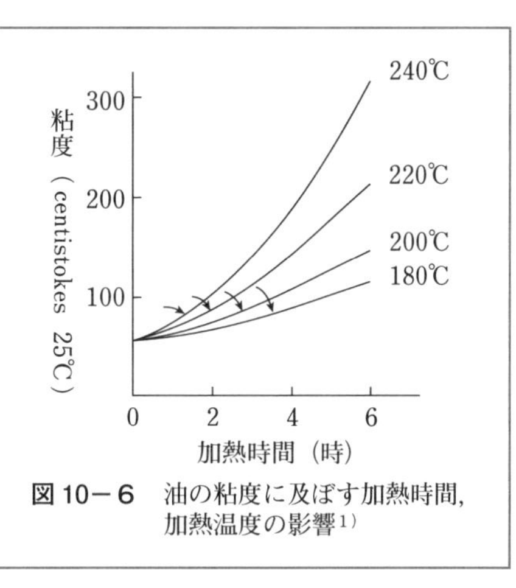

図 10－6　油の粘度に及ぼす加熱時間，加熱温度の影響[1)]

新しい油を熱し適温になったとき，揚げ材料（種物）を入れると材料から水分が盛んに蒸発し，材料の周囲に大きな泡ができるが，揚げている材料を取り出すと，泡はすぐ消える。揚げ油が疲れてくる（何度も揚げ物をした油）と，材料を入れたとき細かい泡が全面に広がり，盛り上がるようになって，材料を取り出した後もしばらく消えないようになる。このような泡を持続性の泡立ちという[2)]。油の加熱中に生じた酸化重合物が原因で，この量と油の粘度とは深い関係がある。図 10 －6は大豆白絞油を用いて加熱温度を変えて加熱したときの粘度曲線を示し，曲線上の矢印は種物を入れたとき細かい泡立ちが起こり始める点を示している。油の加熱温度は高いほど，加熱時間は長いほど粘度が高くなり，細かい泡立ちが起こり始めるのも速い。

持続性の泡立ちの中には油の酸化重合によらないものもある。鶏卵を多く用いた天ぷらの衣，とんかつやかきフライを揚げた場合にこの種の現象が起こる。これは卵黄中のレシチンが揚げ油に移行することで生じる。

1）太田静行：食用油脂，45，学建書院（1974）
2）太田静行：揚げ物油の劣化現象，油化学，14，784 － 754（1965）

（4）揚げ油の粘度と曝気面積（油と空気の接触面積）

油の劣化の要因の一つとして空気中の酸素があげられる。油と空気が高温で接触すると激しい酸化反応が起こる。油と空気の接触面積が大きいほど，さらに加熱温度が高いほど，その影響を強く受け粘度は上昇する。

大豆油の変質に対する温度および空気接触面積の影響を水噴霧加熱法[1]で試験した結果は図10－7の通りで，この粘度上昇は熱酸化によるものと考えられている。

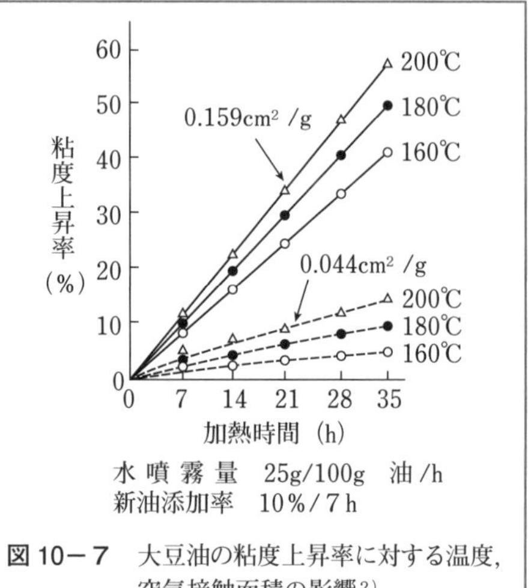

図10－7　大豆油の粘度上昇率に対する温度，空気接触面積の影響[2]

（5）揚げ油の着色

揚げ物を長時間継続すると揚げ油は着色してくる。揚げ油の着色には，揚げ材料中の成分から生じるものと，揚げ油の構成脂肪酸の酸化重合で生じるものがある。揚げ材料成分としてはグリシンなどアミノ酸を含むとアミノ・カルボニル反応（メイラード反応）に関与し[3]，油脂中に生じたカルボニル（$-\overset{\overset{\displaystyle O}{\|}}{C}-$）が共役位置にエチレン基（－CH＝CH－）をもつ構造を示すと着色に関与する[4]といわれる。その構造を次に示す。

$$[-CH=CH-\overset{\overset{\displaystyle O}{\|}}{C}-CH=CH-]$$

油の劣化は着色の程度だけからは判断しにくい。

1）太田静行，湯木悦二：フライ食品の理論と実際，80，幸書房（1977）
2）湯木悦二：水噴霧加熱法によるフライ油の変質について（第4報）温度，水噴霧量および新油添加率の影響，油化学，16，499－502（1967）
3）島田淳子：揚げ物の品質に関与する要因について（第5報），家政学雑誌21，364－370（1970）
4）太田静行，吉松藤子：調理と油脂，67，学建書院（1977）

(6) 揚げ油と発煙

揚げ油を加熱し続けると発煙し始める。これは油脂が分解して揮発性生成物を生じるためである。この煙が出始める点を発煙点といい，油の種類や精製度によって異なる（表10－5）。たとえば，大豆油の原油の発煙点は190℃であるが，精製油は238℃となる。

表10－5　各種の油脂の発煙点[1)]

種　類	発煙点（℃）		
	平均値	最大値	最小値
食用大豆油	238	247	230
食用綿実油	230	233	224
食用ごま油	170	193	154
食用なたね油	233	250	221

精製した油の発煙点が高いのは，油の中の発煙しやすい不純物が除かれたことによる。また，ごま油が他の油に比べて発煙点が低いのは，ごまの香気を残すために，一般油に施される精製工程の一部を省略しているためである。

揚げ時間や揚げ回数が多くなるのに伴い，発煙点が低下し，酸価（油脂1g中に存在する遊離脂肪酸を中和するのに要する水酸化カリウムのmg数）は増加する。図10－8はドーナッツ揚げにおける発煙点の低下と酸価の増加の関係を示している。煙の成分は揮発性分解生成物で，主なものは脂肪酸であり，その他にアルデヒド，ケトン，アルコール，炭化水素なども含むが，その量はわずかである。

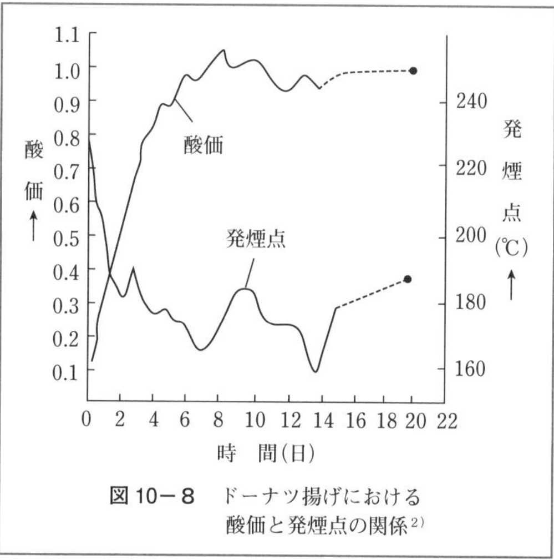

図10－8　ドーナッツ揚げにおける酸価と発煙点の関係[2)]

1）（財）日本油脂検査協会調査（2011.1）他より作成
2）太田静行，吉松藤子：調理と油脂，66，学建書院（1977）

5．揚げ鍋について

揚げ油の劣化は鍋の曝気面積が広いと速く進み，その程度も大きくなることから，鍋の形は筒形で，油の深さが約4cm以上になるものが望ましい。揚げ鍋の材質は保温性がよく，形状は揚げ油が周辺に飛び散らないものが良い。実用的には家庭で揚げ物をするとき用いる鍋には，中華鍋，天ぷら専用鍋，フライパンなどが考えられる。中華鍋は油が少量でもある程度油の深さを保てること，油が外に飛び跳ねにくいことは長所であるが，コンロの形を選ばないと不安定なこと，曝気面積が比較的大きいことなどは問題である。天ぷら専用鍋の中央部に油を入れて揚げ，揚がった天ぷらは鍋周囲の縁の部分に金網をのせ，そこで油を切れる形のものは，次の材料を油に入れても生じた水蒸気が前の揚げ物に触れないため合理的である。いずれの方法においても，揚げ物が次に揚げる材料から蒸発する水分を吸収しないよう，揚げ鍋とは別に，油切り網の付いたバットを準備し，揚げたものをできるだけ重ねないように油切りすることが大切である。

従来から家庭で揚げ物をするには，揚げ鍋にある程度（たとえば約4cm以上）の深さになるような揚げ油が必要とされてきた。しかし今日，エコロジカルクッキングの面から，揚げ物に使った残油をどのように使い切るか等を考慮すると，少人数で揚げ物の量が少ない場合，少量の油を厚手のフライパンなどに入れ，手際よく加熱調理する工夫も考えられる。

6．油の保存

油は長く保存すると空気中の酸素によって酸化が進み，不快なにおいを発するようになる。この酸化は温度が高いと速く進み，光や金属によっても促進される。

油の酸化の原因はいくつかあるが，その一つに不飽和脂肪酸の自動酸化がある。二重結合をもつ不飽和脂肪酸は，空気中の酸素によって酸化され，過酸化物（ペルオキシド）をつくる。この酸化は自動的に分解や重合を繰り返すので自動酸化と呼ばれる。したがって油の保存には，空気中の酸素，温度，光，容器に注意が必要である。

カン入りの油は酸素も光も遮断されているので製造後2年，ガラスビン入りの油は光を通すので製造後1～2年，プラスチック（ポリエチレン）ビン入りの油は酸素の透過性があるので半年～1年くらいは保存できる。また，金属イオンの影響の大きさは，銅>鉄>ステンレス>アルミニウムの順になる。いずれの場合も，開缶，開栓後は酸素の影響は避けられないので，なるべく早く使うように心掛ける。

【使用した油の処理】

使用後の油は油こし器または油こし紙でこして，口の小さいビンに一杯になるように入れて空気との接触面を小さくしておく。油量の多いときは小ビンに分けると使い回ししやすい。油の温度が下がると粘度が高くなりこしにくくなる。また，湿度や光の影響を受けないように冷暗所に保管し，計画的に早く使うようにする。

7．天ぷらの衣

天ぷらは，新鮮な材料を小麦粉と卵水でつくった衣で包んで揚げたもので，衣のでき具合がおいしさに大きく影響する。

良い衣は，①焦げ色がつかず，淡黄色をしている，②中の具材が透かして見えるくらいに薄く，樹氷状である，③表面はからりと乾いている，④口に入れると，歯もろく，歯ざわりが良い，⑤快い油の香りがする，などの条件を満たすものである。

（1）衣の材料とその扱い方

1）小麦粉

小麦粉のグルテンは，衣の網目構造の骨格をつくる上で必要なものであるが，グルテンが多いと吸水性が強くなり脱水されにくく，衣はからりと揚がらない。衣がからりとしていることは，水分が少なく油分が多い状態であるから，これに用いる小麦粉はグルテンの少ない薄力粉が適している。

小麦粉に上新粉やでんぷんを加えて衣をつくる方法は，相対的にグルテンの量を少なくして薄力粉化するためであり，適当な薄力粉を得られないときなどに応用される。

小麦粉はふるいにかけてかたまりがないようにし，卵水と混ぜたときに衣がさらりとして混ざり，かたまり状にならないようにする。必要な小麦粉の分量は揚げ材料の重量の 15 ～ 20％くらいで，加える水は小麦粉重量の 1.5 ～ 2.0 倍である（p.323，天ぷらの項参照）。

2）卵

小麦粉を溶く水は，その 1/3 ～ 1/4 量を卵におきかえると味が良くなるばかりでなく衣の揚げ上がり容量も大きくなる[1)2)]。

卵を用いると卵の固形物の分だけ，水分が少なくなる。また，卵は水によく溶けるので，小麦粉を加えたとき，水だけの場合よりグルテン形成が妨げられる。さらに卵のたんぱく質は高温加熱により卵豆腐のすだち（p.359 参照）と同様に凝固しながら脱水されやすいことがあげられる。

3）水

天ぷらの衣は粘らないように小麦粉のグルテン形成を少なくすることが重要であ

1）浜田滋子：家政学研究，8，93（1961）
2）比留間トシ，広島秀子，松元文子：天ぷらの衣について，家政学雑誌，22，159－163（1971）

る。グルテン形成には衣をつくるときの水の温度も影響する。水温を 2℃，15℃，30℃と変えてつくった衣を 180℃の油で揚げ，浮き上がり時間や衣の水分と脂質量を比較した実験によると，水温 15℃の衣がもっとも良かった。水温 15℃ではたんぱく質の水和が遅く，グルテン形成が緩慢なため，加えた水は自由水の状態であり，脱水されやすく油との交代も良いので浮き上がりが早いとみなされる。水温 30℃ではたんぱく質の水和が強く，種に衣をつけて揚げる前に粘度が高くなるので，衣が厚くなり，水と油の交代が緩慢となりからりと揚がらない。また，水温 2 ℃では，衣を油の中に入れてから脱水し始める前に，小麦粉との水和が進むために，浮き上がりが遅く水と油の交代も行われにくいと考えられている。このことから室温の高い場合は，溶き水を入れたボウルを氷水あるいは冷水につけて冷たくして用い，また水温 30℃の場合は，衣に加える水を多少多くすることで，粘度が下がり 15℃の衣と同様に扱える。

4）衣の水分と歯もろさ

揚げる前の天ぷらの衣の水分は 60 ～ 70％であるが，揚げた後は少なくて 5％，多いもので 18％程度になる（表 10 － 6）。水分の少なくなったものほど，吸油量は多くなっており，水分が少ない衣は砕けやすい。

衣の水分は種に接している部分と表面とでは異なるが，口ざわりに強く関与してくるのは表面の水分である。‘アジの天ぷら’ の衣の表面の水分変化を研究した結果[1]によると，卵を用いた衣（c）の水分は，7.4％くらいであるが，30 分経過すると 20％

表 10－6　衣の材料配合と揚げ衣の砕け分，成分比の比較[1]

材料＼種類		(a)	(b)	(c)
小麦粉	g	10	10	10
重　曹	g		0.02	
水	g	15	15	13.2
卵	g			5
衣（%）	砕け分	7.39	21.31	11.38
	脂　質	32.42	53.86	46.05
	水　分	18.36	5.07	13.22

この実験は上記材料の配合の衣だけを揚げたものである。砕け分は，揚げた後の衣をミキサーで砕き，これを 5 メッシュのふるいでふるい，下に落ちた試料の重量の揚げ衣の重量に対する百分率である。

砕け分の多いことは，もろく砕けやすいことを示す。

1）松元文子，林恵美子：油脂の調理に関する研究（第三報）天ぷらの味について，家政学雑誌，9，68 － 70（1958）

となり，吸湿がきわめて速い。実験結果から，天ぷらは揚げたてが最高の食べどきであることが示された。

重曹を用いたもの（b）は，衣が分散しやすく表面積が大きくなることや，加熱中に二酸化炭素を発生することから，水分の蒸発が活発に起こり，揚げたての水分は5％程度で（c）よりかなり少なく，60分経過後もほとんど変化しない。揚げたてを供することのできない弁当や既製調理食品の天ぷらは，重曹を併用するのも理のあるところである。なお，天ぷらの衣に用いる重曹の量は小麦粉の約0.2％量が効果的とされている[1)]。

衣の水分は食味と深く関わり，水分の少ない方が良いが，水分が少ないからおいしいというものではなく，表面に焦げ色の付かないおいしい天ぷらの衣は10～15％の水分が保持されている[1)]。したがって，揚げたてのものはできるだけ水分を吸収しないように取り扱う。

また，天ぷらの衣をつくるとき10％のしょうが汁を添加することで，水と油の交代が効果的に行われ，嗜好的に好ましい衣が調製されたという報告がある[2)]。これはしょうがに含まれるプロテアーゼがグルテンの低分子化に作用した結果とされる。

天ぷらの衣の香気成分は，外観・色・食味・テクスチャーに加え天ぷらのおいしさを左右する。この香気成分について揚げ油，小麦粉の両面から研究した結果から[3)]，揚げ油に由来するリノール酸部，および小麦粉に含まれるアスパラギン酸，グルタミン酸などの酸性アミノ酸部，この両者の存在が香気の形成に重要な役割を果たすことが確かめられている。

8．パン粉揚げの材料と役割

パン粉揚げは，コロッケ，フライなどで行われており，乾いた衣が表面についているので焦げ色がつき，しかも香ばしい。食品材料とパン粉の衣との間に，卵水，小麦粉の薄膜があるので，揚げ処理後時間を経ても衣はべたつかない。

〔衣材料各々の役割〕

（ⅰ）小麦粉は材料の水分を吸収し卵水をつけやすくし，また，加熱すると糊化して薄膜をつくる。

（ⅱ）卵水はパン粉をつけやすくし，加熱すると卵たんぱく質が変性して薄膜をつくる。

（ⅲ）パン粉は水分が13.6％で，揚げるとさらに水分は減少し，ほど良い焦げ色がつき油を吸収して良い風味を加える。

1）松元文子，林恵美子：油脂の調理に関する研究（第三報）天ぷらの味について，家政学雑誌，9，68－70（1958）

2）青柿節子，黒澤和子，藤木澄子，吉松藤子：天ぷらの衣に関する研究　しょうが汁添加の影響，家政学雑誌，33，451－456（1982）

3）市川（松原）朝子，松元文子，桜井芳人：天ぷらの衣の香気（第1報），（第2報），家政学雑誌，23，104－109，368－375（1972）

第4節　炒め物

炒め物は，少量の油で食品を加熱する調理である。これを加熱法からみると油の量や材料，目的によって，煮る，揚げるなどを兼ねる場合が多い。煮物，焼き物，揚げ物などの部類に入れる場合もある。表10－7は，このような観点から炒め物を分類したものである。

表10－7　炒め物の種類

種類	例
油炒め（ソテー）	調理の予備的操作として炒める場合，みじん切りたまねぎの油炒め，ルーなど，炒めて仕上げる場合，野菜類の油炒め，飯またはめん類の油炒め。
炒め煮	調理の予備的操作として油炒めをして，これにだし汁や調味料を加えて煮る。中国料理の炒菜，日本料理ではきんぴらごぼう，いり鶏など。
炒め焼き	食品を動かしうる程度の油で食品の付着を防ぎながら加熱。炒めることと焼くことをかねている。ムニエル，ハンバーグステーキなど。
炒め揚げ	揚げ物のかわりに油の量を調節しながら加熱する。食品の下部は，油の中に浸って盛んに水分を蒸発し，揚げ物のようになる。メンチボール，魚のフライ，カツレツなどの場合に用いられることがある。

1．炒め油について

炒め物に油を用いる目的は，①食品に付着したり吸収されたりして油の持ち味を出す，②食品の色やフレーバーの発現に役立つ，③食品が鍋に付着するのを防ぐ，などにある。

用いる油の量は，材料の種類や切り方，加熱時間などによって異なるが，材料が望ましい炒め状態になったときに鍋の底に水や油が残らない程度がよい。キャベツやもやしのように水分が90％以上あり炒め時間の短いものは，材料重量の3％くらい，炒めるとすぐにたんぱく質が凝固するような薄切りの牛肉や魚肉などは5％くらい，油を吸収しやすい卵や飯などは7～10％くらいが適量である。

2．材料の分量・下処理について

炒める材料が多いと，材料内部から出た水分が炒め中に蒸発し切れずに鍋底にたまると共に材料に付着した油も落ちて遊離油量が多くなる（表10－8）。一度に炒める分量は，一般に鍋の容量の半分位が適量とされている。

表10－8　材料の量，発散水分，遊離油，水量[1]

材　料	材料の量(g)	発散水分量(%)	遊離油量(mℓ)	放水量(g)
もやし	100	18.8	0	0
	150	13.3	0	0
	200	12.6	0.4	2.7
キャベツ	100	15.5	0	0
	150	12.3	0	0
	200	11.5	0.4	1.8

底径18cmの鉄製揚げ鍋使用

さらに，炒め時間を短く仕上げられるように，火の通りの悪いもの（にんじんなど），水気の出るもの（イカなど）にはあらかじめ下調理を施しておく。

3．火力の強さ

炒め物は火力の強さによってでき上がり状態が違ってくる。キャベツ，もやしを炒めるとき，火力の強さを変えた結果は表10－9のように，強火ではやや焦げるが，弱火では材料から出た水分が蒸発し切れず水っぽい炒め物となるので中火がよい。

表10－9　火力の強さと炒め物[1]

材　料	加熱の程度	重量の減少(%)	調理後の水分(%)	調理の状態
水分(%)	強火	30	64.2	ややこげる
キャベツ	中火	15.5	78.7	良好
96%	弱火	10.8	83.4	水っぽい
水分(%)	強火	29.3	65.6	ややこげる
も　や　し	中火	18.8	76.1	良好
92%	弱火	8.2	86.7	水っぽくビタビタしている

都市ガス流量1ℓ分，強火（4.8ℓ／分），中火（4.2ℓ／分），弱火（1.8ℓ／分）

4．調理温度と時間

炒め物をするときは，鍋底を180℃くらいにしてから材料を加えて炒めるのが常法である。キャベツの分量と加熱温度を変えて炒めた結果は，表10－10に示す通りであった。180℃から炒めた場合は，炒め時間1分30秒であるが，室温から炒め

1）太田静行：いためもの，調理科学，1，124－130（1968）

表10−10　炒め物の加熱条件と仕上り状態[1)]

加熱条件	材料の量(g)	発散水分量(%)	遊離油量(mℓ)	放水量(g)	炒めに要した時間
室温より	100	19.0	0	0	
	150	15.0	0.5	1.9	2分30秒
材料投入	200	9.5	0.5	3.4	
180℃より	100	18.5	0	0	
	150	16.5	0	0	1分30秒
材料投入	200	14.0	0.4	2.7	

フライパン径18cm

始めたものは，2分30秒を要し，材料の分量が多くなると鍋底に水も油も多く残り，良い炒め物に仕上がらない。ただし，鍋に油を入れそのまま加熱し続けると油の変敗（劣化）が急速に進むので，炒め物では，油を入れてから煙が出るまで加熱する必要はない。

たまねぎのみじん切りの油炒めについて，油脂の添加量，加熱時間，調理後の材料の状態などについて実験した結果[2)]から，添加された油は次の4段階の変化に関与するとみなされる。①フライパンの内面に付着する，②たまねぎに付着，浸透などの状態で移行する。添加量10％までの移行率は，85～90％である，③加熱操作中に，たまねぎの水分蒸発とともに微粒となり飛散する。その量は，加熱時間が長くなるほど多くなる，④過剰に添加されたものは残油となる。添加量が10％を超すと残油が認められる。残油は加熱時間が短いほど多い。

たまねぎの状態，色，香りは表10−11の通りである。7～8分の加熱で，炒めたまねぎの特徴的な色，香り，甘味を発揮することができる。この実験からたまねぎを炒める場合は，油脂の添加量は7～10％，加熱は弱火で7～8分が適当であった。糖質はカラメル化するので褐色に色づくのである。

5．炒め物によるビタミン類の変化について

炒め物は，高温・短時間加熱で操作されることから，野菜に含まれるビタミン中，もっとも加熱による変化が顕著であるとされるビタミンCにおいても，70～80％の残存率である（表10−12）。

1）広井　勝：ホットプレート加熱油脂の劣化とその防止について（第1報），郡山女子大学紀要，26，15−20（1990）

2）島田キミエ：タマネギの調理に関する研究（第1報）みぢん切りタマネギの油炒めについて，家政学雑誌，17，389−394（1966）

表 10−11　加熱によるみじんたまねぎの変化

（弱火）

加熱時間(分)	状　　態	色	香　り	味
2	たまねぎから水分放出が激しい 添加油脂と水分が混ざり，煮物に近い加熱状態 透明になる 歯ざわりは生に近い	着色しない	たまねぎのにおいが残る	薄い甘味 辛味が残っている
5	水分の蒸発が激しくなり小片がはねる 添加油脂の移行状態がよくなる 歯ざわりはやわらかくなる	黄褐色	甘味を伴ったよい香り	甘味は相当に出る
8	べっとりとした状態になる 小片には少し焦げ目がつく	褐色	香ばしいよい香り	甘味が強くなる
10	うすく煙がたち，小片が焦げる	濃褐色	焦げ臭の混じった香ばしさ	濃厚な甘味に少し苦味がある

表 10−12　野菜を炒めたときのビタミンC残存率[1)]

野　菜	生の総ビタミンC (mg%)	総ビタミンC残存率(%)	
		3分加熱	8分加熱
に ん じ ん	15.1	80.6	58.7
ほうれんそう	139.5	76.2	46.8
た ま ね ぎ	16.9	77.4	46.0
キ ャ ベ ツ	51.9	81.4	60.2
さやいんげん	15.9	68.3	40.2

6．炒め物の調理

(1) 八宝菜（パァパオツァイ）

① イカは内臓を取り，表面の皮をむき，松かさに切り目を入れ3×4 cmくらいの大きさに切る。下味をつけ，片栗粉をまぶし，熱湯を通す。

② シバエビは頭，殻，背わたを取り，下味をつける。

③ 豚肉は繊維に直角に1cm幅に切る。

④ ウズラの卵は沸騰水中で数分加熱し，冷水につけ，殻をむく。

1）太田静行，吉松藤子著：調理と油脂，127，学建書院（1977）より一部改変

材　料	分　量(4人分)
イカ	150g（1/2杯）
清酒	5mℓ
しょうが汁	3mℓ
塩	2g
片栗粉	4g
シバエビ	8尾（1人2尾）約50g
塩	材料の1％
しょうが汁	3mℓ
片栗粉	3g
豚肉赤身薄切り	80g
ウズラの卵	4個
干ししいたけ	6g（3個）
キクラゲ	4g
たけのこ(ゆで)	40g
にんじん	40g
キャベツ	200g
ねぎ	60g（中1本）
しょうが(みじん切り)	10g
サラダ油	50mℓ
湯(タン)（ストック）	100mℓ
塩	7g
清酒	15mℓ
こしょう	少々
片栗粉	6g　汁の3～4％

⑤　たけのこ，にんじんは長さ4cmくらいのたんざく切り。キャベツは幅2cm，長さ4cmに切る。ねぎは0.5cmくらいの厚さで4～5cm長の斜め切り。

⑥　干ししいたけ，キクラゲは水で戻して，同様に切る。

⑦　鍋を温め，油（10mℓくらい）を入れ，下味をつけたシバエビに片栗粉をまぶし，手早く炒めて器に取る。

⑧　温めた中華鍋に残りの油を入れ，しょうがのみじん切り，豚肉，にんじん，しいたけ，きくらげ，たけのこ，キャベツの順に炒める。

⑨　さらに，①のイカ，⑦のシバエビ，④のウズラの卵を加え，最後に調味料，片栗粉を合わせた湯(タン)（ストック）を加えて混ぜ合わせ，火を通す。

（2）ほうれんそうのソテー（つけ合わせ用）

材　料	分　量(4人分)
ほうれんそう	200～240g
バター	15～17g　材料の7％
塩	1.6～2.0g　材料の0.8％
こしょう	少々

①　ほうれんそうを洗い，0.5％の塩水（材料重量の5倍以上）を沸騰させた中でさっとゆでる。

②　直ちに冷水につけ，色よく仕上げ，水気を絞り，3～4cm長に切る。

③　フライパンを温め，バターを溶かし，②を入れ，手際よく撹拌しながら，味を整える。

〔備考〕

付け合わせに用いるサヤインゲンは，1人分を30～40gとする。このときは，スジを取ったサヤインゲンを塩で板ずりし，1％の塩水（材料重量の5倍以上）を沸騰させた中で，色よくゆでる。以下の操作は，③に続く。

第5節　サラダ用ドレッシング（Salad dressing）

サラダ料理の調味料として一般に用いられる。フレンチドレッシングの主材料はサラダ油と酢である。使用の際はよく振って乳化させて使う。市販品には乳化剤の添加により乳化状態を保つようになっているものがある。

1．フレンチドレッシング
[French dressing, Vinaigrette（ヴィネーグレット）（仏）, 酢油ソース]

（1）材料配合とドレッシングの安定度

フレンチドレッシングの材料配合は好みにより油：酢の割合が3：1, 2：1, 3：2などである（p.60, 表1 − 38参照）。フレンチドレッシングの安定度に及ぼす各材料の影響は表10 − 13の通りで，以下のことがいえる。①油の量の多い方が安定度は高い。②塩，こしょうともに安定度を低下させる。塩，こしょうを併用したものは一層分離量が多く安定度が低下する。

表10−13　フレンチドレッシングの材料とドレッシングの安定度[1]（分離量 mℓ, 気温は21℃）

材　料	油・酢				油・酢・塩（酢の20%）・こしょう（酢の5%）			
油：酢の割合	1：2	1：1	2：1	3：1	1：2	1：1	2：1	3：1
経過時間（分）								
0.5	4.5	2.0	0	0	3.5	1.5	0	0
1	5.3	3.0	2.0	0	4.1	3.4	2.0	0
3	5.7	3.5	2.0	0	5.8	5.0	3.7	1.1
5	5.8	3.5	2.0	0	6.1	5.2	3.7	1.8
10	6.0	3.5	2.2	0	6.5	5.3	3.9	2.1
20	6.0	3.7	2.2	0.5	6.6	5.5	4.0	2.5
30	6.0	3.8	2.2	1.2	6.8	5.5	4.0	2.5
60	6.0	4.0	2.5	1.7	6.8	5.5	4.0	2.7

（2）油の種類や酸味材料の種類によるドレッシングの安定度

フレンチドレッシングの安定度には，油の種類や酸味材料の種類が影響する。表10 − 13の材料配合で酢と油の量を1：1にし，その2.5%のレシチンを加えたフレンチドレッシングの実験では，図10 − 9のようにサラダ油の中でも精製度が高く，

1）松元文子，林恵美子：油脂の調理に関する研究（第2報），家政学雑誌，8，265 − 268（1957）

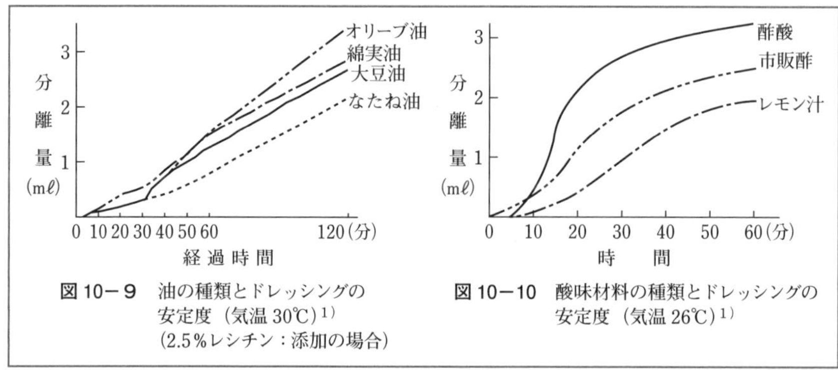

図10－9　油の種類とドレッシングの安定度（気温30℃）[1]（2.5％レシチン：添加の場合）

図10－10　酸味材料の種類とドレッシングの安定度（気温26℃）[1]

酸価の低いなたね油の安定度が高い。酸味材料について比較した結果からは，図10－10に示すようにレモン汁がもっとも安定度が高く，酢酸水溶液がもっとも安定度が低い。このことから，酸味材料中に含まれる酸以外の成分がドレッシングの安定度を高める作用をするようである。とくに，レモン汁が安定度を高めるのは，その中に含まれるペクチンの作用による。フレンチドレッシングを土台として，他の材料を加えたソースの事例を表10－14に示した。

表10－14　フレンチドレッシングの応用

種類	材料	適した調理
ラビゴットソース (Sauce ravigote)	フレンチドレッシング 100mℓ さらしたまねぎ　6g（大1） みじんパセリ　1g（小1） パプリカ，ケッパーなどのみじん切りを加える	魚，肉の冷製調理，サラダ
トマトフレンチドレッシング (Tomato French dressing)	フレンチドレッシング 100mℓ きざみトマト　100g たまねぎ汁　4g（小1） みじんパセリ　1g（小1） カイエンペッパー 少々	ゆで卵，前菜のサラダ（とくにゆでたじゃがいも，蒸し魚料理）

※この他，おろししょうがやおろしわさびをフレンチドレッシングの10～20％加えたソースも応用されている。

〔備考〕

野菜にフレンチドレッシングをかけて食する場合，その調味方法と嗜好性について比較した研究[2]から以下のことが応用される。ドレッシング全部を調整してからかける

1）松元文子，林恵美子：油脂の調理に関する研究を一部改変（第2報），家政学雑誌，8，265－268（1957）

2）直井婦美子，吉松藤子：フレンチドレッシングに関する研究（第1報）油脂の付着量について，家政学雑誌，22，164－168（1971）

より，加える塩の1/2量で下味をつけてから残りのフレンチドレッシングをかける方法，あるいは塩，酢，サラダ油の順にサラダにする野菜を調味していく方法が嗜好的には好まれる。

2．マヨネーズ［Mayonnaise］

マヨネーズは，地中海にあるミノルカ島の港，マオン市（Mahon）に由来し，この島に多く産した卵とオリーブ油でつくられたのが始まりである。このほか語源には諸説[1)]がある。

卵黄は約30％の脂肪を含んだエマルション（乳濁液）である。これに，油と酢を加えてエマルションを増量し，塩や香辛料を加えて独特の風味と口ざわりの良いものにしたのがマヨネーズソースで，単にマヨネーズともいう。

（1）マヨネーズの成り立ち

酢と油は攪拌しても一時的には乳濁するが，すぐに分離してしまう。これに乳化剤として卵黄を用いると，安定なエマルションになる。マヨネーズに用いる材料にはそれぞれ役割があり，種々の条件がマヨネーズの品質に影響を及ぼす。

① 卵黄はそれ自体がエマルションであり，その乳化力は卵黄中のリポたんぱく質

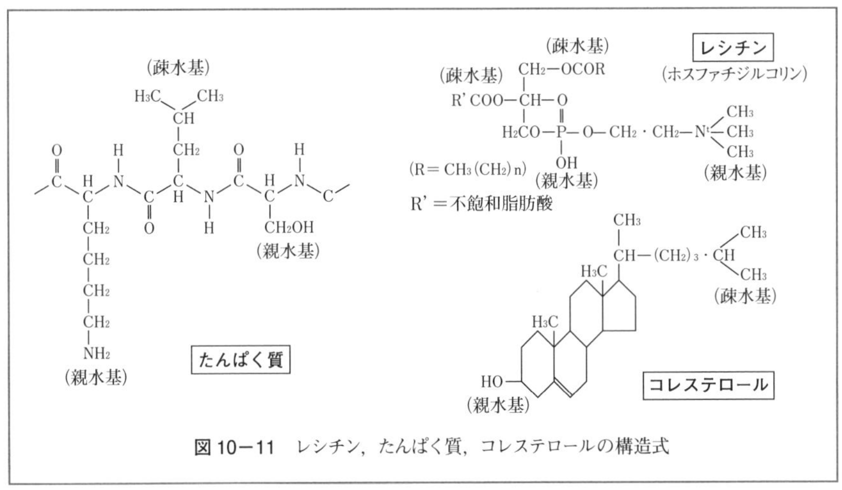

図10－11　レシチン，たんぱく質，コレステロールの構造式

1）太田静行，吉松藤子：調理と油脂，139，学建書院（1977）

（脂質たんぱく質）とレシチンによる。このリポたんぱく質は，リン脂質を介して脂肪と結合している。リン脂質であるレシチンやたんぱく質は，構造式（図10－11）でわかるように一つの分子中に極性基（polargroup）と非極性基（non-polargroup）をもっているので，乳化剤として重要となる。

〔備考〕乳化については以下ように説明されている[1]。

－OH，－CHO，－NH_2などは，電子の偏在があるため極性基といい，水との親和性があるので親水基ともいう。CH_3－CH_2－CH_2－の結合のようなアルキル基は電子の偏在がないため，非極性基という。非極性基は，非極性基とは親和性があり，互いに溶解するが，極性をもつ水には溶けにくいために疎水基という。これは油に溶けるので親油基ともいう。

乳化剤の分子は，油と水の界面では図10－12のように極性基（親水基）を水中に，非極性基（疎水基）を油中にして並ぶ。このため界面張力は低下して油は分散質または分散相（分散している粒子）となり，水は分散媒または連続相となる。マヨネーズでは酢と卵黄中の水が分散媒にあたる。このようなエマルションを水中油滴型（oil in water type）といい，略してO/Wで表す。分散媒が油で分散質が水の場合は，油中水滴型（water in oil type），略してW/Oといい，バター，マーガリンなどはこの型のものである。

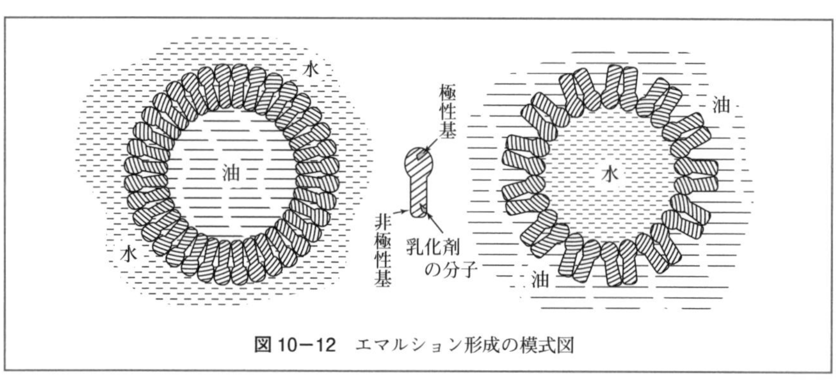

図10−12　エマルション形成の模式図

レシチンを含むリポたんぱく質は，O/W型エマルションをつくるが，卵黄中にはW/O型の乳化作用をもつコレステロールも含まれている。レシチンもコレステロールも分子中に親水基と疎水基をもち，いずれも乳化するが，レシチンはO/W型の乳化に都合よく，コレステロールはW/O型の乳化をするので，マヨネーズの場合はレシチンの多い方が扱いやすい。レシチン8に対しコレステロール1の比率であると水中油滴型のエマルションはつくりやすいといわれる。新しい卵はこの比が保たれているので

1）芦田　淳：栄養化学概論，83，養賢堂（1962）

マヨネーズをつくりやすいが，卵が古くなるとレシチンが少なくなるため，この比が崩れマヨネーズをつくりにくくなる。この点から卵はできるだけ新しいものが良い。

② 油はマヨネーズの主成分で，サラダに用いるものであるから，油臭がなく色も薄く，冬季冷蔵しても混濁しない精製度の高い油が良い。そこで，大豆油，綿実油，米油，とうもろこし油などを精製したサラダ油を用いる。

③ 酢はマヨネーズに酸味と香り，防腐性を与えるばかりでなく，乳化を容易にしマヨネーズの粘性を低下させ，安定性をよくする。酢には普通，酢酸含有量３～4.5％の食酢類を用いるが，果実やレモンの絞り汁なども用いられる。酢を加えるとマヨネーズはやわらかくなる。酸味をきかせたい場合は，りんご酢あるいはレモン汁を用いる。レモン汁は酸味が強いので，少量加えることでマヨネーズをやわらかくしすぎずに酸味がおぎなえる。さらに，果汁中に含まれるペクチンにはエマルションを安定にする作用もある（p.396，図10－10参照）。

④ 塩はマヨネーズに塩味を与えるとともに，水中油滴型エマルションを安定にする傾向がある。しかし，多量に用いると乳化を妨げる。また，0.1％以上Ca塩を含む塩はO/W型エマルションの妨げとなるため好ましくない。

⑤ 香辛料としては，辛子，こしょうを用いる。いずれもマヨネーズの風味をよくする。辛子は卵黄と共存する場合には乳化安定性を良くし，防腐効果もある。

（２）マヨネーズの材料と分量

マヨネーズの材料と分量は次の１）のように，従来から卵黄１個に対する分量で示され，卵としては卵黄のみを用いてきた。しかし近年は便利な調理機器が幅広く使用でき，しかも材料すべてを用いることは合理的なことから，全卵でつくるマヨネーズも開発され，すでに市場に出回っている。

１）卵黄を用いたマヨネーズ

材料	分量	配合比
卵黄	15～18g（1個分）	12.4 ┐
サラダ油	90～100mℓ	71.2 ├ 油：水分
酢	15～20mℓ	13.1 ┘ 80：20
塩	2g	1.5
粉辛子	0.5g	0.4
こしょう	0.5g	0.4
（砂糖	1.5g）	1.1）

① 卵黄，塩，こしょう，辛子をボウルに入れ，泡立て器で混ぜる。

② ①に酢またはレモン汁を小１入れ，生地をやわらかくする。

③ ②を絶えずかき混ぜながら，サラダ油を少しずつ，卵黄の色が白っぽくなめらかになったら，加える油の量を少しずつ増して加えていく。

④ 生地が硬くなったら，酢を少し加える。

⑤　サラダ油と酢を生地の硬さを調整しながら，交互に加え，全部を入れ終える。

〔備考〕

最近は食嗜好の変化から，砂糖は好みにより加える。

2）全卵を用いたマヨネーズ

材　料	分　量	配合比
全卵	50～55g（1個）	油：水分 76：24
サラダ油	200mℓ	
酢	20～30mℓ	
塩	2.5g	
粉辛子	1g	
こしょう	少々	

ハンディーフードプロセッサーを用いる方法

①　全卵を筒状の高さのある容器に溶きほぐす。

②　①に酢，塩，粉辛子，こしょうを加えよく混ぜる。

③　②をフードプロセッサーでかき混ぜながら少量ずつサラダ油を加え，全部入れ終えたら，生地の上部にフードプロセッサーをあて，一気に撹拌し，均質なマヨネーズに仕上げる。

〔備考〕

この方法はフードプロセッサーを用いると卵1個でも簡単につくることができるが，ミキサーなどを用いるときは，卵2～3個を用いないと，十分に撹拌することが難しい。

（3）マヨネーズのつくり方の要点

【油の添加方法】

マヨネーズをつくるとき，失敗するのは最初に加える油が多すぎたときである。最初に加える油の量についての実験によると（卵黄だけで調味料や酢を加えない場合）10秒撹拌して10秒休む場合には，卵黄10mℓに対し油の量は3～4mℓである。休む間隔を25秒にすると油の量は6.5mℓまで増すことができると報告されている[1)]。休止期をとるのは，その間に乳化剤吸着の時間を与え，連続撹拌より安定性をもたすことができるためである。

最初に加える油量が少なければ少ないほど安定したマヨネーズが容易につくれる。油の添加速度については[2)]，ゆっくり添加するほど，マヨネーズの乳化状態はよくなり，油滴の粒径が小さくなる。油の添加速度を一定にした場合は[3)]，手早く撹拌

1）ロウの調理実験，347，柴田書店（1964）

2）戸井文一，太田静行，鈴木輝子：マヨネーズの流動学的研究（第1報）マヨネーズの粘性について，家政学雑誌，13，1－4（1962）

3）太田静行，高山昭子：マヨネーズの流動学的研究（第2報）マヨネーズの粘弾性について，家政学雑誌，14，161－168（1963）

することが密な粒度分布を得るのに効果的であるという。

【酢の添加方法】

さまざまな酢の添加方法がこれまでに比較されてきた。その代表的な方法は以下の通りである。

方法1　卵黄に塩，辛子，こしょうなどの乾燥材料を加えてよく攪拌後，油を滴下しながら攪拌し，粘度が高くなって糊状になったら酢を加え，粘度を調整する。この方法は卵黄の水分の中に油の粒子が分散するので，油の粒子は初めから小さく油の量を増やすに従ってさらに小さくなるので攪拌しにくくなる。酢を加えて攪拌すると粒子はやや大きくなり，粘度は下がる。油添加の限界を超えると失敗することがある。

方法2　卵に塩，香辛料，酢を加えてよく攪拌した後油を加えていくと，はじめ乳化した油の粒子は大きいが，油の添加量が増すにしたがい，粒子は小さくなりマヨネーズは硬くなる(図10－13)。この場合も前述の油の添加方法に準じて行えば，方法1のように油の過剰添加による不安定性はなく，粘性が低いため攪拌は容易である。

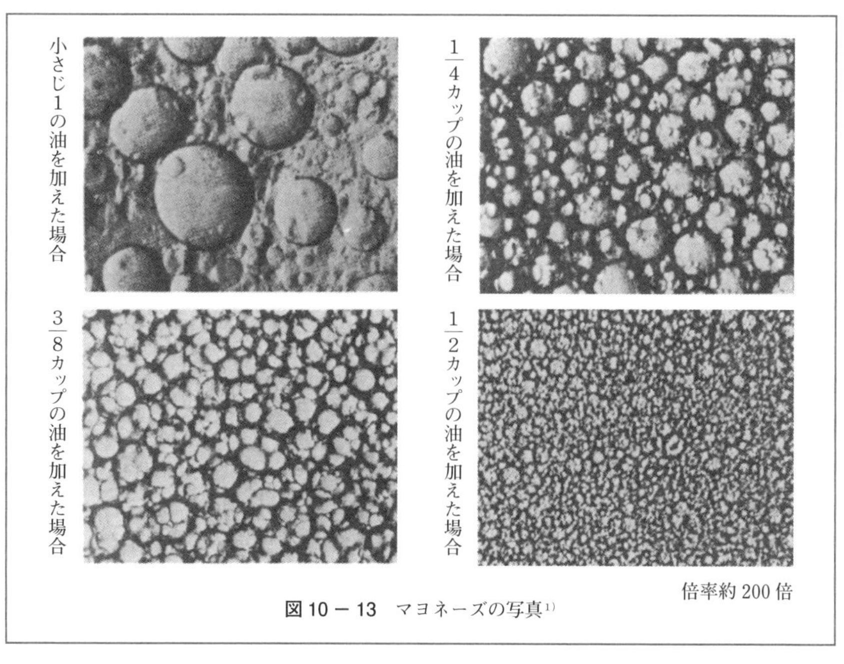

図10－13　マヨネーズの写真[1)]

1) Belle Lowe Experimental Cookery, 193, 299 (1950)

【混合時の温度】

冷蔵庫で冷たくなった卵を用いてマヨネーズをつくると，良いマヨネーズができないことがある。逆に温度が高すぎても良い結果が得られない。

混合時の温度が18℃と30℃のマヨネーズの粘稠度（Consistency）を測定した結果[1)]によると30℃より18℃の方が粘稠度が高く乳化状態がよかった。一般的にも16～18℃くらいがよいとされている。

（4）マヨネーズの分離とその再生

マヨネーズは次のような条件で分離が生じやすい。

①卵黄にはじめに加える油量が多すぎるとき，②卵黄の鮮度が低下しているとき，③油の温度が冷えすぎているとき，④加える油量と撹拌速度の均衡が崩れたとき，⑤卵黄に加える油量が限度を超えたとき（油量がマヨネーズの80％以上になると分離が生じやすい）。

分離したマヨネーズは次のようにして再生することができる。

①分離した油を取り分け，卵黄に酢を1滴ずつ加えて十分かき混ぜる。これに，取り分けた油を，生地を撹拌しながら少しずつ加えて作り直す。②新しい卵黄，あるいはすでにできているマヨネーズに分離したマヨネーズを少量ずつ加えながらかき混ぜる。調整したマヨネーズをそのまま供する場合には，ゆでたじゃがいもをつぶしたもの，あるいは糊化したでんぷんを少量加えて混ぜても再生できる。

表10−15　マヨネーズの応用

種　類	材料（マヨネーズに対する割合）	適した調理
タルタルソース （Tartar sauce）	ゆで卵20％，さらしたまねぎ10％，ピクルス10％，パセリ2％の割合ですべてみじん切りにして混ぜる	サラダ 魚介類のフライやムニエル 肉類の網焼き料理 （肉類はからしをきかす）
サウザンドアイランドドレッシング （Thousand Island dressing）	ケチャップ15％，きざみオリーブ3～4％，みじんゆで卵25％，きざみピクルス6～8％，おろしたまねぎ2～3％，ウスターソース2％を混ぜ合わせる	冷製鳥料理 冷製魚料理 野菜サラダ （ソースが粒々の形状をしていることから，海に浮かぶ千の島々に見立ててこう呼ばれる）
クリームマヨネーズ （マヨネーズシャンティ）	生クリーム30～50％を泡立てたものとレモン汁少量を加えて混ぜる	うど，アスパラガス，カリフラワーのような淡色野菜料理

※この他，料理によって，おろしわさびや醤油をマヨネーズの10％くらい加えて混ぜて用いることもある。

1）金谷昭子：マヨネーズの研究，調理科学，1，204－207（1968）

（5）マヨネーズの応用

マヨネーズを土台にして，他の材料を加えると，表 10 － 15 のような変化のあるソースをつくることができる。

第6節　製菓・製パン用油脂

菓子にショートニング性（Shortening）やクリーミング性（creaming）を与える油脂は固体であるが，ドウ（dough）にねり込んだり，バッター（batter）に混ざりやすい組成の油脂が好ましく，風味が良いことも要求される。バターは優れた風味をもち，融点（28 ～ 30℃）も低いので，調理性に優れる。しかしバターには，低級脂肪酸が含まれるため，長く貯蔵すると分解し，風味を害するもとになるので，早めに使い切ることが望ましい。

マーガリンとショートニング（shortening oil）は，いずれもほぼ同様の方法でつくられ，原料は，やし油，牛脂，豚脂のほか，綿実油，大豆油，魚油・鯨油の硬化油などである。高級製菓用や家庭用には，純植物性油を原料とするものもある。ショートニングは上記の油脂に乳化剤，酸化防止剤，窒素や炭酸ガスなどを混入して製造され，ほとんどが業務用である。一方，マーガリンは食用油脂に発酵乳，食塩，乳化剤，着色料，香料などを混ぜて乳化させた水分約 15％を含むバター代替品として考案されたのが始まりである。

菓子やパンの種類によって要求される特性が異なるので，用途に合わせた種々のショートニングが製造されている（表 10 － 16）。形態上からは固型ショートニング，流動ショートニング，粉末ショートニングがある。流動ショートニングについては，ケーキ製造の際の利点[1]が種々あげられている。

表 10－16　菓子類とマーガリン，ショートニングの特性との関係[2)3)]

特性	菓子類
可塑性とくに広いもの	パイ
〃　とくに狭いもの	キャンデー，チョコレートなどの糖菓類
ショートニング性	クラッカー，クッキー，ビスケット類
クリーミング性	パウンドケーキ，レアケーキ，バタークリーム，アイシング類
乳化分散性	ハイレシオケーキ（高含糖），マドレーヌ（高含水）
酸化安定性	ビスケット，クッキー，クラッカー
耐熱性	ドーナツ，ポテトチップ，その他の揚げ菓子類およびビスケット類

1）松井宣也：ショートニングの調理への利用，調理科学，6，68 － 75（1973）
2）製菓ハンドブック，47　朝倉書店（1965），渡辺長男：菓子の科学，106，同文書院（1982）
3）柳原昌一：食の科学，64，丸ノ内出版（1981）

1．マーガリンやショートニングの特性

マーガリンやショートニングには，菓子の種類に応じて次のような特性をもつものがある。

可塑性とは温度に対する油脂の物理的な変化をあらわす性質をいう。油脂の可塑性を保持する温度範囲は油脂の種類によって異なる。チョコレートのように硬くて簡単に折れるものでも，口に入れるとすぐ溶けるようなものは，硬化・軟化の温度範囲が狭いので，これを可塑性範囲が狭いという。この温度範囲の広いものは可塑性範囲が広く，パイやケーキ類にはこのような油脂が必要である。

ショートニング性とはすでに述べたように製品にもろさ，砕けやすさ（ショートネス）を与える性質をいう。ドウやバッターの中に可塑性の広い油脂が存在すると，小麦粉のでんぷん粒子やたんぱく質は油脂のフィルムに包まれるため，多くの水を吸着できず，グルテンの網目構造が形成されにくくなる。そのために，もろく，さくさくした製品になる。

クリーミング性とは油脂を砂糖，その他の材料とともに攪拌するときに空気を抱き込む性質をいう。油脂に対して抱き込まれる空気量の割合が大きいものほど，クリーミング性は優れている。一般に動物性脂肪は脂肪粒子の結晶が粗いためクリーミング性が劣るが，マーガリンやショートニングなどは加工技術の向上により脂肪粒子の結晶形を細かくすることができるので，優れた製品ができている。

乳化・分散性はバターケーキなどに必要な特性で，油脂と砂糖を十分ホイップして空気を含ませ，溶き卵を加えた後，小麦粉を混ぜ合わす。このとき油脂は気泡を取り込んだ状態で水相に乳化・分散する。ケーキを焼くときには，乳化・分散した気泡が核となりケーキの構造をつくっている。

比較的保存期間の長い油脂に対しては，油脂が酸化あるいは分解しないよう，酸化安定性を高めるために水素添加したり,酸化防止剤を加えるなどして対処している。

2．ショートニングの添加と製品（パン，ケーキ，クッキー）の成績

粉練り菓子やパンにショートニングを添加すると，栄養価を高めるだけでなく，その製品のすだちをよくし，柔軟な弾力性が付与され，内相，外相ともに無添加のものより優れたものとなる。

パン生地にショートニングを加えると，ショートニングの適度な可塑性により，生地中のでんぷんとグルテンとの界面に単分子膜状に広がり，パン生地中に分散する。したがって，パン生地に練り込むショートニングには適度の可塑性をもつものが望ましい。

一方，ケーキの場合，卵，砂糖が配合された水分の多いやわらかい生地となり，油脂は乳化状態になる。しかも生地中の気泡は，でんぷんや，卵，砂糖などの水溶

液には存在せず，分散した油脂中に存在する。したがって，ケーキに加える油脂の条件としては乳化分散しやすい流動性を有することが望ましい。

ビスケットを図 10 － 14 に示す材料配合で調製し，製品の膨化度とショートネスの結果を併せて示した。ショートニングが多いほどショートネスは優れるが，膨化度はその反対である。ビスケットにショートニングを多く加えるとショートネスが増えるのは，材料配合中，小麦粉の相対量が減少することでグルテン形成量が下がり，グルテン相互の結合が弱められるため，製品がもろくなるものと考えられている（p.153，クッキーの項参照）。

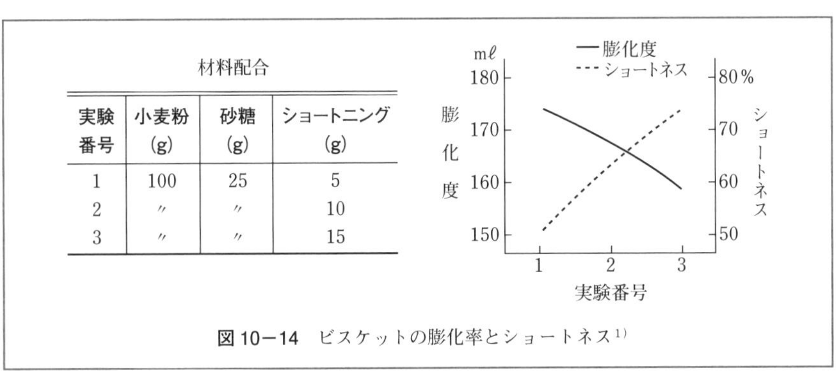
材料配合

実験番号	小麦粉 (g)	砂糖 (g)	ショートニング (g)
1	100	25	5
2	〃	〃	10
3	〃	〃	15

図 10－14　ビスケットの膨化率とショートネス[1]

〔備考〕

（i）膨化度はドウ 100g 当たりの製品の体積を mℓ であらわしたもの。

（ii）ショートネスはビスケットをジューサーミキサーにかけて砕き，20 メッシュの標準ふるいを使い，ふるい落とされた細粒の重さをビスケットに対する百分率で示したものである。

3．揚げドーナッツの亀裂に及ぼす副材料の影響

ドーナッツの材料配合では，脂肪が多いと砂糖が多い場合と同様に，ドウを揚げている間に生地が溶けて崩れやすくなる。この場合は砂糖を少なくし，つなぎとなる卵を多くする。

ドーナッツの亀裂が起こるのは，ドーナッツの内容物が膨張し外に向かって押す力が，揚げ中にできた外皮相当の外側の部分を破るだけ大きくなったときに生じる。亀裂が起きる部分は，ドウの材料配分によって異なり，バターが多い軟らかいドウ

1）松元文子，中野美恵子，新野サツエ：小麦粉の調理に関する研究（第 1 報），家政学雑誌，9，14 － 17（1958）ビスケットのデータを基に作成

ではリングの上側に，バターが入らない砂糖の多いドウではリングの内側に，バターや砂糖が少ない硬いドウではリングの外側にできるという。しかし亀裂は，リングを小さくすると起きにくいことも長尾氏は示している[1)]。

1）エスユフェ協会日本支部：新西洋料理大系，第4巻，173，日本ディック（1997）

第11章　牛乳・乳製品の調理

第11章　牛乳・乳製品の調理

第1節　牛乳の成分と調理性

乳汁は，哺乳動物の子が出生後，それだけを飲んで育っていくのに十分なあらゆる栄養素をきわめて配合良く含み，しかも消化吸収されやすい状態になっているものである。

牛乳は，栄養知識の普及とともに動物性たんぱく質やカルシウムの給源として，また多くの機能性をもつ食品としても重要視され，乳およびその加工品の消費量は増加の傾向にある。

飲用乳は原料乳の検査，清浄化と貯乳を経て，殺菌，冷却までの工程中，装置内で60℃前後に予熱してから均質化する。乳の脂肪球の直径は平均3 μm で比重0.93であるから静置しておくと浮上する。直径1 μm 以下の微細な脂肪球にするとクリームの分離が起こらなくなるので，わが国の牛乳は大部分が均質化処理がされている。

1．牛乳の成分

牛乳には普通液状類と粉乳類があり，液状乳は生乳，加工乳，脱脂乳，乳飲料がある。液状乳類の成分を表11－1に示す。

表11－1　液状乳類の成分[1]

食品名	エネルギー	水分	たんぱく質	脂質	炭水化物	灰分	ミネラル					ビタミン						
												A						
							ナトリウム	カリウム	カルシウム	りん	鉄	レチノール	βカロテン	レチノール当量	B_1	B_2	ナイアシン	C
	kcal	(……g……)					(……mg……)					(…mg…)		IU	(……mg……)			
生乳　普通乳	61	87.4	3.3	3.8	4.8	0.7	41	150	110	93	0.02	38	6	38	0.04	0.15	0.1	1
加工乳　濃厚	70	86.3	3.4	4.2	5.3	0.8	55	170	110	100	0.1	34	14	35	0.03	0.17	0.1	Tr
低脂肪	42	88.8	3.8	1.0	5.5	0.9	60	190	130	90	0.1	13	3	13	0.04	0.18	0.1	Tr
脱脂乳	31	91.0	3.4	0.1	4.8	0.8	51	150	100	97	0.1	Tr	0	Tr	0.04	0.15	0.1	2

1）日本食品標準成分表（八訂）増補2023年（2023）

乳糖およびミネラル，ビタミンなどの水溶液に，脂肪が脂肪球となって乳濁（エマルション）し，たんぱく質はコロイド粒子となって懸濁して分散している。乳中の成分でとくに重要なものはたんぱく質であり，その他の成分も理想的な割合で含まれている。

（1）たんぱく質

たんぱく質には，カゼインと乳清たんぱく質がある。

1）カゼイン

カゼインは牛乳の主要たんぱく質で，全たんぱく質の約80％を占め，牛乳中ではカゼインカルシウムとなり，さらにりん酸カルシウムと結合した複合体を形成し，カゼインミセルを構成し分散している。カゼインは，pH4.6にすると沈澱するたんぱく質である。

カゼインは一種類のたんぱく質ではなく，α_s－カゼイン，β－カゼイン，κ－カゼインなどがあり，これらはカルシウムに対する感受性の違いから分類されている。それぞれのカゼインは会合してミセル（サブミセル）をつくり，これらはコロイド性りん酸カルシウムを介してさらに大きな（平均直径150nm）カゼインミセルをつくっている。その模型はいろいろなものが提案されているが広く受け入れられている例を図11－1に示した。サブミセルの内側にはα_s－カゼイン，β－カゼインがあって，外側にはκ－カゼインが存在するとされている[1)]。

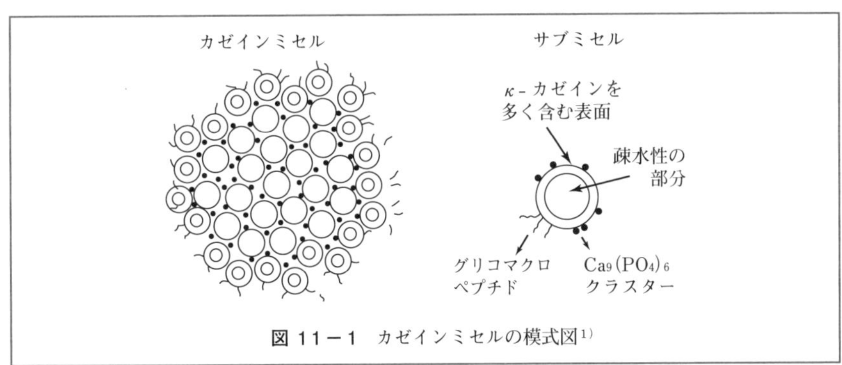

図11－1　カゼインミセルの模式図[1)]

カゼインミセルはpH6.6では負に帯電しており，この電荷がミセルの相互作用を抑制し，安定にしている。酸を添加してpH4.6にするとカゼインミセルはカルシウムを放して凝集する。キモシン（レンニン）を添加すると巨大カゼインミセルの表面に存在するκ-カゼイン末端のグリコマクロペプチドが遊離され，電荷の減少に

1）Goff, H.D. and Hill, A.R.: Dairy Sci. and Tech. Hanbook-1, Principle and Properties (Hui, Y.H. ed.), VCH Publishers, Inc. (1993)

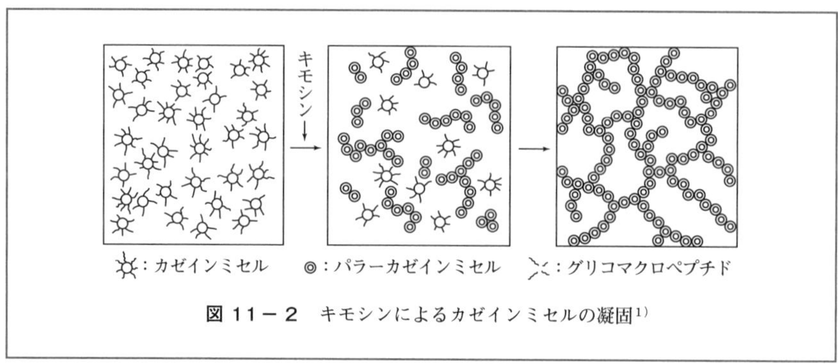

図 11－2　キモシンによるカゼインミセルの凝固[1)]

より，ミセルの凝集，ゲル化が起こる。凝固過程の模式図を図11－2に示した。キモシンによる凝集の場合には，カルシウムやりん酸塩が結合したまま凝固するので，酸沈澱カゼインに比べ，ミネラル含量が高い。これがチーズの製造工程に重要な役割をもつ。

牛乳 ─酸または／レンネット─┬─カード……カゼインおよび脂肪・脂溶性ビタミン類
　　　　　　　　　　　　　　└─ホエー（乳清）……ラクトアルブミン，ラクトグロブリン，乳糖，ミネラル，ビタミンB_1，B_2，C

牛乳のカゼインは100℃以下の加熱では加熱凝固せず化学的変化も受けないが，100℃で長時間，あるいは120℃以上で加熱するとカゼインのアミノ基と還元糖（牛乳の場合は乳糖）のカルボキシル基間に反応が起こり複合化合物を生じ，褐色化する。物理的性質も63℃以下では影響はないが，それ以上に加熱すると酸とレンネットによる凝固性が変化する。

カゼインを主とした乳加工品にヨーグルトとチーズがある。

ヨーグルトは脱脂乳や脱脂糖乳に純粋培養した乳酸菌（スターター）を加えて一定の温度に保ち，発酵・凝固させたもので，カゼインの酸による凝固性を利用したものである。

チーズは牛乳に乳酸菌を加えて一定の温度に保ち，これにレンネットを加えて凝固させたもので，酸とレンネットによるカゼインの凝固性を利用した乳製品である。カゼインと脂肪を主成分として，カルシウム，りんおよびイオウの給源としてすぐれたものである。レンネットは生後１～２週間の仔牛の第４胃から取り出した酵素

1）仁木良哉：乳の科学（上野川修一編），15，朝倉書店（1996）

剤で，その主要な酵素はキモシンである。レンネットでカードをつくる場合は，牛乳の温度は40～42℃で，10℃以下あるいは65℃以上では凝固は起こらない。しかも，温度の高い方が硬いカードを生じ，温度が低いとやわらかいカードになる。これはチーズ製造工程で重要視されている性質である。

〔備考〕

レンニンは，仔牛の第４胃に含まれる凝乳酵素で，レンネットはその製剤である。

２）乳清たんぱく質

乳清たんぱく質は，牛乳全たんぱく質の約18％を占め，このうちβ－ラクトグロブリン10％，α－ラクトアルブミン3.5％である。これらのたんぱく質は酸による沈澱はしないが，熱により凝固沈澱する。牛乳を加熱する場合，ラクトグロブリン，ラクトアルブミンいずれも完全に凝固するのは80℃で60分，90℃で30分，95℃で10～15分，100℃で５～10分と温度が高いと速く凝固する。

３）たんぱく質の生理作用（とくにラクトフェリン）

ラクトフェリンは他の牛乳たんぱく質と異なり，生体内のさまざまな外分泌腺，リンパ球にも存在することから，もっとも注目すべき機能性たんぱく質とされる。抗菌作用（リゾチームと共存すると殺菌作用をもつ），鉄欠乏性貧血を改善する，免疫機能調節作用，脂質の酸化抑制作用などがあげられる。

（2）脂　肪

牛乳に3.8％含まれる脂質は直径が平均3.4 μ mの脂肪球として分散している。牛乳の脂肪球の表面は，リポたんぱく質，すなわちりん脂質（主としてレシチン）とたんぱく質の複合化合物を吸着して，図11－３のように疎水基を内側に親水基を外側に向けて脂肪球を取り囲み，水中油滴型の安定なエマルションを形成している。脂肪酸組成は，他の動物性脂肪と異なり，不飽和脂肪酸が少なく，低級脂肪酸が比較的多い。とくに酪酸を含んでいることが牛乳の特徴である（表11－２）。低級脂肪酸は揮発性脂肪酸で，牛乳の香りに関係している。この脂肪を抽出し，主成分としたものが，クリームやバターである。

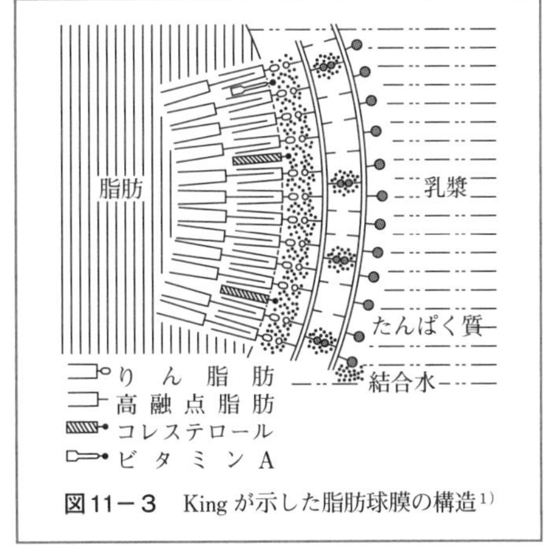

図11－３　Kingが示した脂肪球膜の構造[1)]

1) Davis, H. and D. C. Roahen Food Eng, 28, 50 (1956)

表11－2　牛乳の脂質の脂肪酸組成（mol％）[1]

脂肪酸数記号	慣用名	融点（℃）	組成
4:0	酪酸	−7.3	3.3
6:0	ヘキサン酸（カプロン酸）	−3.4	1.6
8:0	オクタン酸（カプリル酸）	6.7	1.3
10:0	デカン酸（カプリン酸）	31.6	3.0
12:0	ラウリン酸	44.2	3.1
14:0	ミリスチン酸	53.9	9.5
16:0	パルミチン酸	63.1	26.3
16:1	パルミトオレイン酸	45.0	2.3
18:0	ステアリン酸	69.6	14.6
18:1	オレイン酸	13.4	29.8
18:2	リノール酸	−5.2	2.4
18:3	リノレイン酸	−11.3	0.8

（3）乳　糖

牛乳の炭水化物の主なものは乳糖で約4.4％含まれている。甘味はショ糖よりはるかに弱いが，牛乳の甘味の主体をなすものである（p.5，表1－4参照）。

乳糖は110℃の加熱では変化は生じないが，110～130℃に加熱すると結晶水を失い，130℃以上になると分解が起こり，150～160℃でカラメル化が始まり，170℃になると褐色化してその重量の30％を失う。

（4）ミネラル

ミネラルの主な成分は，表11－1のようにカルシウム，りん，カリウム，鉄，ナトリウムなどである。いずれも塩類として存在する。牛乳を63℃以上に加熱すると，可溶性カルシウムとりんが減少する。これは加熱により，カルシウムとりんがりん酸三カルシウム（$Ca_3(PO_4)_2$）となって沈澱するためと考えられている。

食用形態としては，その大部分が飲用され，コーヒー，紅茶などにも加えられる。その他，菓子やスープ・ソースの主材料や副材料にしたり，肉，魚，野菜などの調理に用いられる。

調理への利用範囲は広いが，牛乳が主体になる調理は比較的少ない。牛乳を用いた調理については，主な食品の調理に含めてあるので，ここでは調理面からみた牛乳の性質を中心にまとめた。

2．牛乳の調理性

（1）料理を白くする

牛乳はカゼインがコロイド状に分散し，脂肪が乳化しており，これらの粒子に光があたり反射して白色の液となっている。牛乳を多く用いると，ブラマンジェ，奶（ナイ）

1）菅野長右エ門：乳の科学（上野川修一編）21，朝倉書店（1996）より抜粋

豆腐（ドウフ），ムースなどのデザート類や，ホワイトソースなどのように，料理を白く仕上げることができる。

（2）快いなめらかな触感と，やわらかい味と芳香を与える

牛乳はコロイド溶液であるから，そのまま飲用しても口ざわりがよく，かすかな甘味と芳香を感じる。調理には特別の操作を加えず，多くの食品に混合・添加することができ，スープ，シチュー，クリーム煮などに牛乳特有のなめらかさと風味を加えることができる。

（3）ゲルの強度を強める（たんぱく質，カラギーナンなど）

カスタードプディングの項（p.356）に記したように，卵に牛乳を加えた卵液を適度に加熱すると，牛乳に含まれているカルシウムその他の塩類の作用によって，たんぱく質のゲル化を容易にし，ゲル強度も高くなる。カルシウム塩はナトリウム塩の約4倍のゲル化力を有する[1)]。カラギーナンを凝固剤としたゼリーをつくるときにも，ゲルの硬さは，牛乳を加えると加えないものの2.5～3.0倍となったとの報告がある[2)]。

（4）良い焦げ色を付与する

牛乳を用いた菓子類を焼いたときにつく焦げ色には，砂糖の他に牛乳も大きな役割を果たしている。たとえばホットケーキは，牛乳を用いると焼き色がよくなり，その上，焼きはだも美しくなる。この焦げ色は，牛乳中のアミノ酸と還元糖が160℃前後に加熱されることによって生じるアミノ・カルボニル反応（メイラード反応）に基づく。

（5）魚類，レバーなどの生臭みを吸着する

牛乳には微細な脂肪球やカゼイン粒子が多く含まれており，いろいろなにおいを吸着する。この性質を利用して，魚やレバーを焼いたり揚げたりする前には牛乳に浸すことによって生臭みを減少させる。

1）右田正男：蛋白質と調理（Ⅰ），調理科学，1，80－83（1968）

2）市川朝子，菊嶋和菜，下村道子：ι-カラギーナンのゲル物性に及ぼす副材料の影響，日本調理科学会誌，41，370－377（2008）

3．牛乳の加熱調理と酸添加による変化

(1) 加熱による皮膜の形成

牛乳を 60 ～ 65℃以上に加熱すると皮膜ができる。この皮膜は加熱時間と温度に比例して厚くなり，箸ですくい取れるようになる。これは，牛乳中に分散している脂肪球が，加熱によって凝固したたんぱく質と絡んで浮き上がり，表面に薄い膜を張ることで生じる。そこで調理に際し，ソースやスープに牛乳を加えるときは，軽く混ぜたり，仕上げにバターを加えたりして皮膜ができるのを防ぐ。

(2) 加熱による風味の変化

牛乳を加熱すると特有の風味を生じ, 74℃で瞬間加熱を行うと, 加熱臭が発生する。これはとくに不快感を与えるものではない。加熱臭は，β - ラクトグロブリンや脂肪球皮膜たんぱくの熱変性によって，活性化した SH 基から生じるもので，揮発性硫化水素などである。75℃以上に上げると徐々にカラメル臭に変化していく。

(3) 野菜・肉などとの加熱による凝集物

野菜に牛乳を加えて煮ると，長く加熱しなくても凝集物を生じることがある。この現象の一因として，野菜のタンニン，塩類などがあげられている。

野菜に含まれている有機酸やタンニンの含有量は野菜の種類により，また，栽培の土壌や栽培法，収穫期などによって異なるので，一概にはいえないが，アスパラガス，えんどう，いんげん，にんじんなどは凝集物を生成しやすいようである。

トマトスープをつくるとき，トマトの量が多くなるとトマト汁は pH4.4 ～ 4.6 であるからスープの pH が下がり，4.6 ～ 4.8 になるとカゼインの等電点になるので，加熱しなくても凝固する。そこで，トマトスープの調製は以下のように行う。

① トマトを少しずつ撹拌しながら加えると，トマトの酸が少しずつ牛乳に作用するので，凝固を少なくすることができる。
② トマトをあらかじめ煮て酸を揮発させ，ルウで濃度をつけた後，牛乳を加えると凝固しにくい。
③ 牛乳とトマトを一緒にして加熱する時間を短くする。
④ 重曹を少し加えて pH を上げる[1)]。

牛乳中で肉類を加熱するときには，新鮮な肉よりも塩漬けした肉を使った方が凝固しやすい。塩含量が多いと，牛乳に含まれる塩類の平衡が破れるためである。ク

---

1) ロウの調理実験，383 － 384，柴田書店（1964）

ラムチャウダーは，ハマグリにカルシウムが多いので凝固を起こしやすい。

〔備考〕

牛乳１本（180mℓ）を加熱して生成する皮膜重量は１回目には 1.2 ～ 2.3 g で，皮膜の除去によって失われる栄養素の全量に対する割合はたんぱく質 3.3％，脂質，カルシウム各 3％，ビタミン A 3.5％，ビタミン B_1 1.5％，ビタミン B_2 1.3％程度であった。この量は栄養素の損失量の面からは問題にならない程度であったとされる[1)]。

（4）酸による凝固

いちごに牛乳をかけると，果実中の有機酸によってカゼインが凝固する。また，牛乳を長く適温に放置しておくと，乳酸菌が繁殖して乳酸を産生する。乳酸のために牛乳は酸性になり，カゼインが凝固する。自然にこのように発酵を起こした場合は，乳酸菌以外の雑菌や有害細菌が混入している場合もあるので，注意しなければならない。

牛乳を加熱した場合に急速に固まることがある。これは，微酸性になっている牛乳が加熱により凝固が促進されるためである。

第２節　乳製品の種類と調理性

乳を保存，輸送などのために加工することが古い時代から世界中で行われてきた。概略を図 11 － 4 に示す。主な乳製品の主要栄養成分を表 11 － 3 に示す。

１．クリームの調理

（1）クリームの種類

牛乳を遠心分離機にかけて脂肪含量の多い部分（クリーム）と脱脂乳に分離し，前者を取り分けたものである。この中にホイップ用（40％以上）とコーヒー用（30％以下）の２種類がある。

ホイップ用はバター製造用にも用いられ，コーヒー用は飲み物，アイスクリーム製造に用いられる他，スープやソースの仕上げ用としても用いられ，風味を増し，口ざわりをよくするのに役立っている。

また，クリームには全成分が乳脂肪でなく 1/2 が植物性脂肪で置換された脂肪置換クリームもある。

1）荒井　基：牛乳の加熱により生ずる皮膜成分の検討（第１報）皮膜中の主な栄養素の含量，家政学雑誌，24，95 － 98（1973）

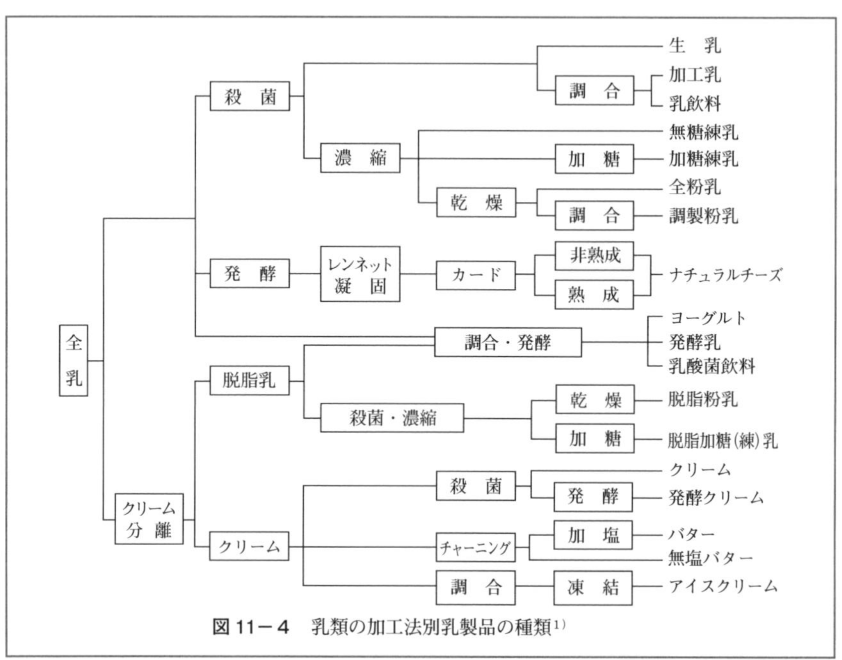

図11－4　乳類の加工法別乳製品の種類[1)]

表11－3　主要乳製品の栄養成分[2)]

(100g 中)

		エネルギー	水分	たんぱく質	脂質	灰分	ミネラル Na	Ca	P	Fe	ビタミン A(レチノール)	B_1	B_2	C
		kcal	…… g ……				…… mg ……				μg	…… mg ……		
バター	有　塩	700	16.2	0.6	81.0	2.0	750	15	15	0.1	500	0.01	0.03	0
	無　塩	720	15.8	0.5	83.0	0.5	11	14	18	0.4	780	0	0.03	0
	発　酵	713	13.6	0.6	80.0	1.4	510	12	16	0.4	760	0	0.02	0
ナチュラルチーズ	エダム	321	41.0	28.9	25.0	3.7	780	660	470	0.3	240	0.04	0.42	0
	カテージ	99	79.0	13.3	4.5	1.3	400	55	130	0.1	35	0.02	0.15	0
	パルメザン	445	15.4	44.0	30.8	7.9	1500	1300	850	0.4	230	0.05	0.68	0
プロセスチーズ		313	45.0	22.7	26.0	5.0	1100	630	730	0.3	240	0.03	0.38	0
ヨーグルト	全脂無糖	56	87.7	3.6	3.0	0.8	48	120	100	Tr	33	0.04	0.14	1
	脱脂加糖	65	82.6	4.3	0.2	1.0	60	120	100	0.1	0	0.03	0.15	Tr
クリーム	乳脂肪	404	48.2	1.9	43.0	0.4	43	49	84	0.1	150	0.02	0.13	0
	植物性脂肪	353	55.5	1.3	39.5	0.4	40	50	79	0	1	0.01	0.07	0
コーヒーホワイトナー	乳脂肪	205	70.3	5.2	18.3	0.7	150	30	150	0.1	150	0.01	0.05	Tr
	植物性脂肪	244	68.4	4.3	24.8	0.7	160	21	130	0.1	1	0	0.03	Tr

1）露木英男，田島　眞編著：食品加工学，75，共立出版（2002）を一部改変
2）日本食品標準成分表（八訂）増補 2023 年（2023）

(2) クリームの泡立て

高脂肪のクリームの起泡性について，起泡前の温度履歴が起泡性に影響を及ぼすことが報告されている[1)2)]。クリームの品温を５℃，10℃，20℃の各温度に１時間保存後，再び５℃で起泡実験を行ったところ，終始５℃に保存したクリームは起泡には時間を要したが起泡性はもっとも優れていた。保存温度の高いクリームほど起泡時間は短いが，起泡性は劣っていた。この結果よりクリームを泡立てるときは，あらかじめ５℃前後で十分冷やしておくことが望ましい（図11－5）。

クリームの泡は，撹拌によって抱き込まれた空気の泡のまわりに，たんぱく質皮膜ができ，脂肪粒子が液層／空気界面または液層中に凝集することによってその構造がしっかりしてくる（図11－6参照)。脂肪含量が多く，脂肪粒子が大きいほど凝集が起こりやすく，泡が安定化する。したがって，脂肪含量は少なくとも30％以上のものでなければならない。また，撹拌のため熱が加わらないように静かに泡立てることが大切である。泡立てすぎると脂肪が分離するので，少し泡立てたときに砂糖やエッセンスを入れ，さらに泡立てる。絞り出せるようになったら，泡立てをすぐやめる。とくに乳脂肪のみのクリームは気をつける。

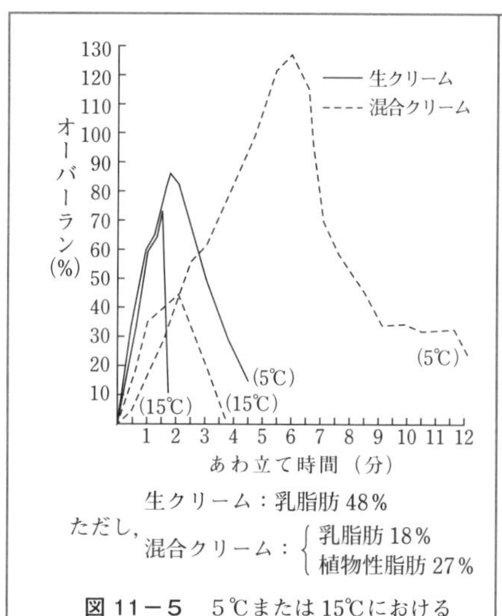

ただし，生クリーム：乳脂肪48％
混合クリーム：乳脂肪18％，植物性脂肪27％

図11－5　５℃または15℃における クリームの起泡性[2)]

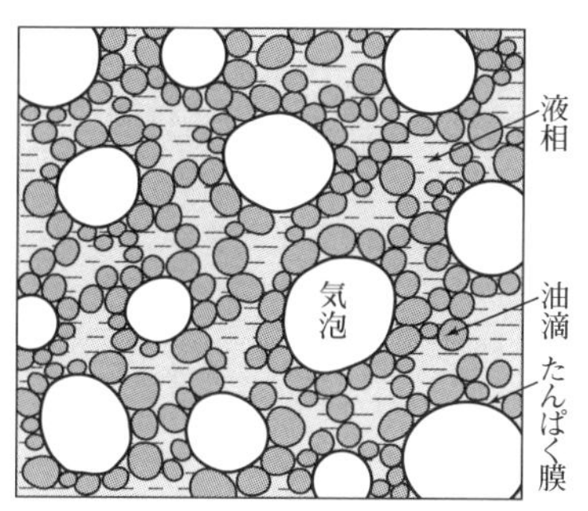

参考）大武ら著：畜産食品，125，文永堂（1958）
Lowe : Experimental Cookery, 307
Dl.Wells : Focus on Food, 25 (1981) Forbes Publications Ltd. U. K.

図11－6　ホイップクリームの模式図

1）平野雅子，谷口富貴子，松元文子：生クリームの起泡性について（第１報），家政学雑誌，22，24－28（1971）

2）松本睦子，河村フジ子：市販クリームの起泡性と起泡クリームの特性，調理科学，11，188－191（1978）

2．バターの調理

バターは牛乳からクリームを分離, 殺菌して酵素を失活させた後, チャーニング（撹拌操作）により脂肪球を粒状に集合させ, ワーキング（練圧）したものである。工程中, 水中油滴型であったクリームはバターにすると転相して油中水滴型のエマルションとなる。主成分は脂質で有塩バターでは約81％, その他, 水分を16.2％, レチノールは500 μg/100gを含む。バターの風味は脂肪酸によるところが大きく, その脂肪酸組成は牛乳の調理（p.412, 表11－2）と同様である。また, バターは常温では固体であるが, 融点が28.5～33.3℃で[1]溶けやすく, 消化は良好である。

バターの種類には発酵バターと非発酵バターがある。発酵バターはスターター（乳酸菌）を添加して多くの香気成分を生成させている。発酵バターにはプロピオン酸, 酪酸, カプロン酸などが普通バターの5～10倍も含まれ, 風味を豊かにしている（表11－4）。

さらに, 加塩バターと無塩バターに分けられる。加塩バターはワーキングのとき食塩を約2％添加したもので, 風味をよくし保存性を高めたものである。食卓用バターはほとんどこの種のものである。無塩バターは主として製菓原料用と調理用である。食卓用の無塩バターは減塩を必要とする患者用である。

表11－4　バター脂肪中の揮発性化合物（mg%）[2]

揮発性化合物名	普通バター脂	発酵バター脂
有機酸	－	18.5
プロピオン酸	1.91	12.03
イソ酪酸	1.35	痕跡
酪　酸	0.97	11.85
イソバレリアン酸	0.87	痕跡
バレリアン酸	1.02	痕跡
カプロン酸	1.81	11.77
カプリル酸	－	0.93
ジアセチル	0.004	0.3
揮発性カルボニル化合物	2.09	2.30

バターはバタークリーム, バターロール, ケーキ, パイなどの材料として, また焼き物, 炒め物などの多くの調理に用いられている。バターのクリーミング性は温度を22～25℃に一定時間保存後, 同温度下で撹拌した場合に値（クリーミング価）は高くなる（図11－7）。

【バタークリーム Butter cream】

1）油　脂

マーガリン, ショートニング, バターは, 固体脂と液体脂とを適当に混合したものであるから, 温度が上昇すると固体脂が溶けてやわらかくなり, 逆に温度が下がれば硬くなる。油脂を泡立てる場合は, 固体脂のあることが大切で, およそ固体脂20％, 液体脂80％くらいのものが良いとされている。

1）中西武雄：食の科学, 11, 33, 丸ノ内出版（1973）
2）野口洋介：牛乳・乳製品の知識, 142, 幸書房（2002）

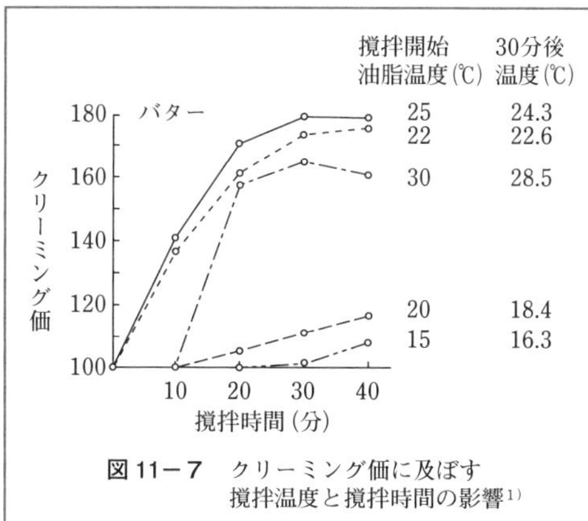

図11－7　クリーミング価に及ぼす攪拌温度と攪拌時間の影響[1)]

一般に，バタークリーム用ショートニング，マーガリンは常温でこの比率近くにつくられている。このような油脂を攪拌すると，抱き込まれた空気は固体脂の結晶格子に保持され，液体脂は固体脂の結晶をつなぐ役目をする。

油脂のクリーミング(creaming)性，すなわち攪拌の際，空気を抱き込む性質は油脂の種類や攪拌時の温度と攪拌の速度が影響する(図11－8，11－9参照)。

最終温度15℃と低すぎたり，30℃と高いより，22～25℃の場合が泡立て時間が短くて，泡立ちがもっとも良い[1) 2)]。ミキサーの回転数は，低速のものより高速のものが短時間によく泡立つことが明らかである。フレッシュバターは融点が低いので口溶けがよく，風味も良いが，気温の高いときは溶けやすく，クリーミング性も劣る。また，動物性脂肪であるため酸化しやすい。高級純植物性ショートニングは淡白でくせがなくクリーミング性もよく酸化安定性がある。両者を混合して使用すると，長所・短所が補われて良いバタークリームができる。また飾りのバラの花をつくる場合は，少し硬めの油脂を用いると，美しく保持できる。

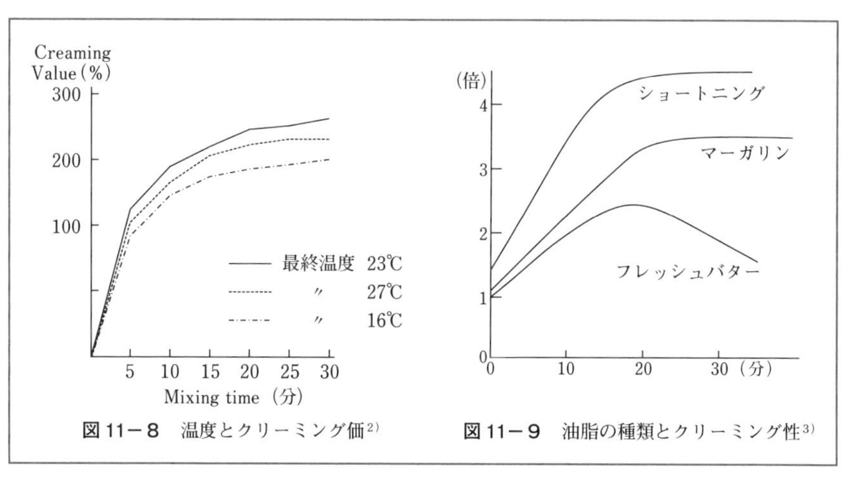

図11－8　温度とクリーミング価[2)]　　**図11－9**　油脂の種類とクリーミング性[3)]

1) 越智知子他：バタークリームの理化学的性状（第1報），家政学雑誌，32，339－343（1981）
2) 福永良一郎：ベーカーズ・マンスリー，10，12，26（1963）
3) 小菅昭夫：食品と科学，12（2），40（1970）

2）砂　糖

一般にはバターのホイップでは粉砂糖を使うこともあるが，バターに加える砂糖はシロップにして加えることが多い。このとき，シロップが熱すぎると油脂が溶けて分離するからシロップは冷ましてから用いる。また，泡立てた油脂が，固くなってから冷めたシロップを加えるとシロップと油脂が均質に混ざらないために分離することもあるので，泡立てたらすぐ 25 ～ 30℃のシロップを加えて混ぜ合わす。濃度の低いシロップは分離しやすいから，煮つめて温度 105℃くらいのシロップを用いる。シロップの粘度を高め，砂糖の結晶が出るのを防ぐために，水あめを加えることが行われる。

3．チーズの調理

チーズは牛乳を原料とする乳製品の中でもっとも多く生産されている。チーズの種類は世界で 500 種以上あるといわれる。チーズは牛乳の酸性化，凝固，脱水，整粧（圧搾，型詰め），加塩の 5 操作を経てできたグリーンチーズを熟成してつくる。チーズ風味化合物生成の主たる経路を図 11 － 10 に記す。

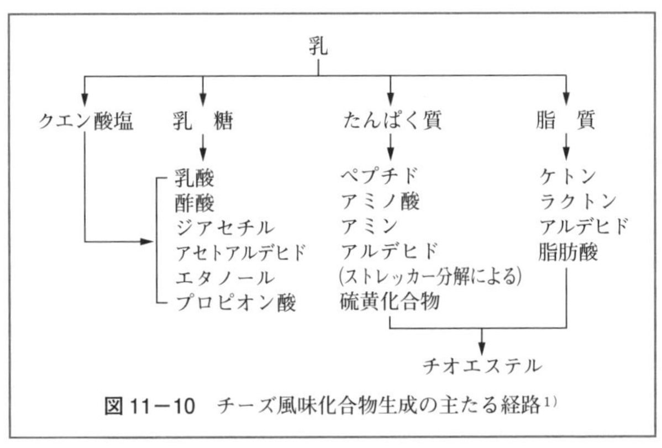

図 11－10　チーズ風味化合物生成の主たる経路[1)]

【チーズの種類】

1）ナチュラルチーズ

ナチュラルチーズは，4,000 年の歴史をもち，世界各国にそれぞれの特色をもった製品があり，日本における漬物のように欧米風の食事には欠かすことのできないものである。ナチュラルチーズは乳酸菌が活性状態で含まれているので品質が変化しやすく，その熟度により味も香気も異なっている。軟質のフレッシュタイプのものは水分が多く保存が困難である。牛乳，山羊乳，羊乳に乳酸菌やレンネット（キモシンを含む）を加えて凝固したカードからホエー（乳清）を除去し，固形状にしたもの，またはこれを細菌や酵母・カビなどによって熟成させてつくる。チーズに加

1）Manning, D.J. and Nursten, H.E.: Developments in dairy chemistry-1 (Fox, P.F. ed.), 217, Elsevier Applied Sci. (1985)

える食塩は，熟成中に有害菌の生育を抑えたり，風味の形成に役立つ[1)]。

チーズの製造法には，水分を強制的に排出する強制排出法，水分をできる限り残す自然排出法およびお湯で練って組織をつくるパスタフィラータ法の３種類がある。このパスタフィラータ法により，モチ状に伸びる組織がつくられ，フレッシュモザレラ，裂けるチーズなどができる。

日本でよく使用されているナチュラルチーズの分類は，図11－11に示すような７つのタイプに分類する方法である。併せて世界的に有名なチーズと日本でも比較的親しまれているチーズの分類について次ページの表11－5に示す。

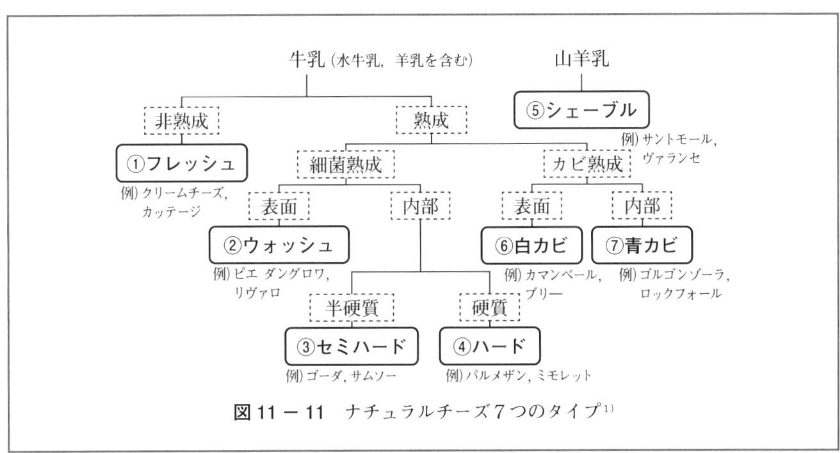

図11－11　ナチュラルチーズ７つのタイプ[1)]

２）プロセスチーズ

既成のナチュラルチーズ（主として硬質チーズ）を原料として，熟成度，酸度，風味などを考慮し２種類以上を配合してつくる。粉砕し，70～80℃で溶かし，乳化剤，水などを加えて脂肪を均一に乳化させ，粘着性のあるものに塩分，色素，香辛料などを添加して滅菌処理後，成形し，冷却包装したものである。プロセスチーズの特徴は，以下の通りである。

①　チーズ独特の香り，味をマイルドにし，日本人嗜好の味につくられている。

②　チェダーチーズ，ゴーダチーズ，エメンタールチーズなどを粉砕，混合し，加熱溶融，乳化して成形してあるので，使いやすく，包装も便利である。

③　殺菌されているので，保存しやすい（5℃で6か月くらいは保存可能）。

1）佐々木正弘：ナチュラルチーズの紹介，日本調理科学会誌，46，59－62（2013）

表11－5　チーズの分類(世界的に有名なチーズと日本でも比較的親しまれているもの)[1)~4)]

1．ナチュラルチーズ

分類	チーズ例の名称（主な生産国）	熟成法	特徴
超硬質チーズ (水分15.4％ 食塩3.8％)	パルメザン （イタリア）	細菌による長期熟成	熟成2～3年，15～24kgの円筒型，分割またはすりおろして販売
硬質チーズ (水分25～36％以下 食塩1.3～2％)	エメンタール （スイス） グリュイエール （フランス） チェダー （イギリス，各国） ゴーダ （オランダ，フランス） エダム（オランダ）	細菌による穴(目)あり	内部に大きな穴(目)あり，甘い木の実の芳香，高価 大型チーズ，いずれもフォンデュ，ピッツァ，サンドウィッチなど 硬いマイルドな味，おつまみ，サンドウィッチなど 風味温和，35～40kgの大型，プロセスチーズのベースになる 球状で赤いワックス包装，一般向きサンドウィッチ，ハンバーグなど
半硬質チーズ (水分36～40％ 食塩1.5～2.5％)	サムソー （デンマーク）	細菌による穴あり	やわらかい肉様組織，マイルドな味，軽食用
（食塩3～5％）	ロックホール （フランス） ブルー（フランス，アメリカ，カナダ）	青カビ熟成	羊乳でつくり洞窟内で熟成，日本に多くきている青カビチーズ 牛乳の青カビチーズ，いずれも塩からいチーズ
軟質チーズ (水分40～60％ 食塩1～2％)	カマンベール （フランス） ブリー（フランス）	カビ熟成	白カビチーズ，おつまみ，サンドウィッチ カマンベールの大型，由緒あるチーズ
フレッシュ軟質チーズ （水分50～70％）	カッテージチーズ （イギリス，アメリカ） クワルク（ドイツ） クリームチーズ （アメリカ，デンマーク）	熟成なし	粒状，脂肪少なく低エネルギー，サラダ，チーズケーキ ペースト状，さわやか，ドイツでは広く調理に用いられる

2．プロセスチーズ

A．ハードタイプ（日本で広く通常用いられているもの）
○箱型カルトン入り，小型アルミ包装
○スライス，粉末
○チーズ以外に香辛料・調味料入りのもの
○棒状（ややややわらかい）
○溶けるチーズ（ナチュラルチーズに似て溶ける）

B．ソフトタイプ
チーズスプレッド

3．チーズフード　チーズを51％以上含むもの，水分は50％前後である。

1）大沢はま子：チーズと調理，調理科学，6，135－142（1973）
2）日本食品標準成分表（八訂）増補2023年（2023）
3）新沼　杏：チーズの話，新潮選書（1983）
4）中川定敏：チーズ，新星出版（2000）※1）～4）により作成

第3節　牛乳および乳製品の調理

(1) カスタードクリーム（仕上がり量 約300g）

材　料	分　量
小麦粉	15g
コーンスターチ	15g
砂　糖	40～50g
牛　乳	250g
卵　黄	30g（2個）
バニラエッセンス	数滴

① 小麦粉とコーンスターチをふるって小鍋に入れ，砂糖を加えてよく混ぜる。

② 牛乳を①に入れ，均質に混ざったところで，火にかけ十分に糊化させる（生地温度80℃以上）。

③ バニラエッセンスを加え，生地が80℃以下になったら，卵黄を入れて手早くかき混ぜ，クリーム状に仕上げる。冷めるまで，蓋をしておく。

〔備考〕

この分量で牛乳を350gにして電子レンジ加熱で行うこともできる[1)]。

（i）耐熱ボウルに卵黄と砂糖を入れ，白っぽくなるまでよく混ぜる。

（ii）ふるった粉を（i）に入れよく混ぜた後，牛乳を少しずつ加えてのばす（用いる牛乳は室温に戻しておく）。

（iii）バニラエッセンスを加え，ラップはかけず，電子レンジ（600W）で2分間加熱後，よく混ぜる。

（iv）同様に2分間加熱後よく混ぜ，さらに2分間加熱後よく混ぜる（計6分間加熱）。（生地温度80℃以上）

（v）氷水につけ，一気に泡立て器で攪拌する。

※電子レンジ加熱では水分蒸発が激しいので，上述の材料中，牛乳の量はでんぷん濃度が7％前後になるように調整するのがポイント。

(2) チーズフォンデュ（Cheese fondue）

① パンを一口大に切り（フォークに刺しやすいようにパンの一面に必ず皮がついているように），器に盛る。

② チーズとコーンスターチを混ぜる。

③ 鍋（耐熱陶器など）の内側にバターを塗り，にんにくをすりつける。

④ 鍋に②を入れ，白ワインを加えて強火でたえずかき混ぜながら煮る。煮立ったらキリッシュ，塩，こしょう，ナツメグで風味をつけ，静かに煮続ける。

⑤ 各人は小皿にパンをひとにぎりずつ取る。パンをフォークに刺して（皮の

1）廣瀬めぐみ，市川朝子：加熱条件の違いが米粉カスタードクリームの物性と食味におよぼす影響，日本食品科学工学会誌，60，723 － 727（2013）

方から）溶けたチーズに浸し（このとき中をかき混ぜる。こうすると終わりまで糸を引かない），口に運ぶ。

材　料	分量(4～5人分)	
グリュイエールチーズ	おろしたもの300g	配合は好みで同量でもよい。溶けるチーズなら何でもよい。ミックスでも売っている
エメンタールチーズ	同上150g	
コーンスターチ	10g	
白ワイン	200～300mℓ	
キリッシュまたはブランデー	15mℓ	桜桃酒で香りがよい
バター	5g	
にんにく	1/2かけ	
塩，こしょう	少々	
ナツメグ		
フランスパン	200gくらいのもの，3～4本	皮の硬いぱりっとしたものを選ぶ

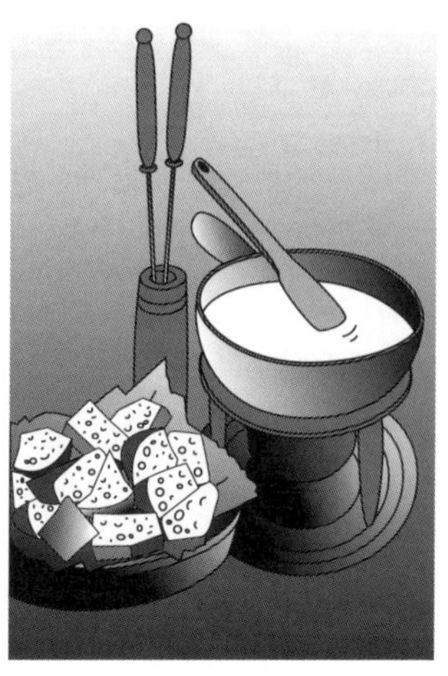

図11－12　チーズフォンデュ

〔備考〕

（i）ワインの代わりに日本酒を水で倍に薄めて用いてもよい。

（ii）溶けたチーズが薄すぎたり，ままこ（だま）になったときはかたくり粉をワイン少量で溶いて加える。

（iii）長く加熱していると底にチーズが固まってもちのようになる。この乳もちはスイスでは最高のごちそうとされている。

（iv）フォンデュはメインディッシュである。前菜を添え，デザートにはフルーツサラダかケーキとコーヒーなどを添える。食事中には白ワインや紅茶が好まれる。

（v）フォンデュとは“鍋料理”を意味する。

（vi）ナチュラルチーズのたんぱく質は，ポリペプチドの鎖が折りたたまれて球状をなしている。この立体構造を保つのは，分子内あるいは他の分子との間に橋かけ結合（Cross-linkage）をつくっているからである（図11－13）。この橋かけ結合は比較的切れやすく，またできやすいものである（p.347，図9－

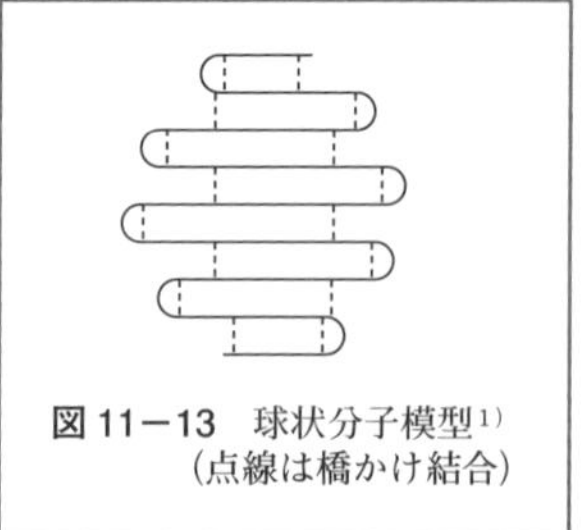

図11－13　球状分子模型[1)]
（点線は橋かけ結合）

1）右田正男：蛋白質と調理（II）蛋白質はなぜ変性しやすいか，調理科学，1，136－140（1968）

4－①参照)。球状たんぱくの場合の変性は，橋かけ結合が切れてポリペプチド鎖は伸びて糸状に近くなり，分子の活動は自由度が増す。粉末のナチュラルチーズを白ワインの中でかき混ぜながら加熱するのはこの段階である。糸状に伸びたたんぱく質の鎖は互いにふれ合う機会が多くなり，からみ合ったり網状構造をつくりやすくなるので長く煮続けているとゴムのような糸を引くようになる。

(3) ベークドチーズケーキ (Baked cheese cake)

材　料	分量(18cm 丸形1個分)
クリームチーズ	250g
小麦粉	20g
卵白	60g（2個）
砂糖	50g
レモン汁	7mℓ
レーズン	30g
ラム酒	5mℓ
小麦粉	3g
卵黄	30g（2個）
砂糖	18g
バニラエッセンス	少々

① クリームチーズをハンドミキサーなどでやわらかくする。
② 卵白を八分立てとし，砂糖を2～3回に分けて入れ，硬く泡立て，さらにレモン汁を加えて泡立てておく。
③ レーズンをラム酒につけてやわらかくし，粗みじんに切っておく。
④ 卵黄をバニラエッセンス，砂糖を加えて十分に泡立てる。
⑤ ①のチーズに④の卵黄，②の泡立てた卵白を入れて軽く混ぜ，最後に小麦粉と③のレーズンに少量（3g）の小麦粉をまぶして加え，軽く混ぜる。
⑥ ケーキ型に⑤を入れ，170℃に温めたオーブンで10分，160℃にして40分焼く。

〔備考〕
・クラストのあるベークドチーズケーキをつくるときは，下のクラストの材料でつくる。
・粗みじんに切ったレーズンは，生地中で沈まないように，少量の小麦粉をつけてから焼成直前に生地に加える。

クラスト

材　料	分量(18cm 丸形1個分)
小麦粉	150g
ベーキングパウダー	1.5g
塩	少々
卵黄	15g（1個）
砂糖	40g
牛乳	3mℓ
バター	50g

① 小麦粉にベーキングパウダー，塩を混ぜて2回ふるっておく。
② バターはよく冷やして，5mm角に切る。
③ 卵黄に砂糖を加えて混ぜ，牛乳を加えてさらに混ぜる。
④ ①の生地の中に②のバターを入れ，バターをつぶすようにしながら小麦粉と混ぜ，③を加えて混ぜて均一な生地

にする。
⑤　めん板の上で厚さ2～3mmにのばし，ケーキ型の内側に貼り付ける。
⑥　上記のクリーム生地をクラストを貼ったケーキ型に入れ，オーブンで焼く。

（4）レアチーズケーキ（Rare cheese cake）

材　料	分　量（直径15cm，高さ4.5cmのセルクル，または底をはずせる丸型1個分）
底生地	
ビスケット	80g
バター	55g
チーズクリーム	でき上がり　450g
粉ゼラチン	5.5～6.5g
水	25mℓ
砂糖	40g
レモン汁	25mℓ
クリームチーズ	200g
クリーム（高脂肪）	160mℓ
リキュール	5mℓ
卵白	25g（小1個分）

①　ビスケットを砕き，湯煎で溶かしたバターを混ぜ，型の底に敷き詰める。
②　粉ゼラチンを水に膨潤させ，湯煎で溶かしておく。
③　ボウルにクリームチーズを入れ，泡立て器でクリーム状にし，砂糖の1/2量を入れさらにホイップしレモン汁を加える。
④　クリームに残りの砂糖を入れ，八分立てに泡立てる。②，③をこれに混ぜ，リキュールも加える。
⑤　卵白をしっかり泡立て，④に加え，型に入れ，冷蔵庫で冷やし固める。

〔備考〕
底生地に使うビスケットは，甘味の少ないものが良い。チーズのことをフランス語では，フロマージュ（fromage）という。

（5）カッテージチーズ（Cottage cheese）

材　料	分量（でき上がり：約120g）
牛　乳	500mℓ
レモン汁または酢	30mℓ（大さじ2）

①　鍋に牛乳を入れ，約45℃に加温する。
②　火から下ろし，牛乳を木べらで混ぜながら，レモン汁を少しずつ加え，しばらくおく。
③　②がぷつぷつ固まったら，ペーパータオル等を敷いたザルでこす。

〔備考〕
・p.409，カゼインの項参照のこと。

・酸による凝固については p.415 を参照。
・使用方法：そのままサラダに用いる他，ドレッシング，サンドウィッチ，洋菓子などに用いられる。

(6) ヨーグルトフルーツサラダ（Yogurt fruit salad）

材　料	分　量（1人分）
り　ん　ご	20g
バ　ナ　ナ	30g
レ モ ン 汁	2 mℓ
キウイフルーツ	30g
みかん（缶詰）	25g
プレーンヨーグルト	50g
砂　　糖	1 g

① りんご，キウイフルーツは皮をむいて厚さ1cmのいちょう切りにする。
② バナナは皮をむいて1cmの輪切りにし，レモン汁をかける。
③ ボウルにプレーンヨーグルト，砂糖を入れて混ぜ，さらに果物を入れて混ぜる。
④ 器に中高に盛りつける。

〔備考〕
・ヨーグルトとマヨネーズを半々に用いてもよい。
・ドレッシングにヨーグルトを混ぜたソースとしても応用できる。

第 12 章　野菜・果物の調理

第12章　野菜・果物の調理

第1節　野菜・果物の成分と性質

1．野菜・果物の種類と成分

野菜は，西洋野菜や中国野菜などが加わり，さらに最近では地産地消とともに地域野菜（伝統野菜）も見直され，その種類や品種が非常に多くなっている。野菜の分類の仕方は複数あるが，食用する部位により分類すると，葉菜，茎菜，根菜，果菜，花菜類に分類される（表12－1）。ここでは，発芽野菜，未成熟豆（完熟豆は第6章参照），とうもろこしの未熟種子（スイートコーンやヤングコーンなど）を別に分類した。栄養指導などにおいては，緑黄色野菜とその他の野菜の二つに区別して扱われることが多い。緑黄色野菜の基準は厚生労働省が設定しており，原則として可食部100g当たりβカロテン当量が600 μｇ以上のもの，加えてこの基準未満のものでも，1回に食べる量や使用回数が多い色の濃い野菜（トマト，さやいんげん，ピーマンなど）も含むとしている。

果物も種類や品種が多く，食用部位によって分類すると，仁果，核果，液果，柑橘，小果，殻果，熱帯果実類に分類される（表12－2）。熱帯果実類はトロピカルフルーツとも呼ばれ，近年その種類は増えている。

野菜や果物は一般に水分が多く，エネルギー量は低いが，微量成分であるビタミン（主としてカロテン，ビタミンCなど）やミネラル（カリウム，カルシウム，鉄，マグネシウムなど）および食物繊維の給源となる重要な食品である。最近では，野菜や果物に含まれる抗酸化成分（ビタミンCやビタミンE，カロテノイドなどの抗酸化ビタミン類および多種多様なポリフェノール類など）は生活習慣病に対する予防効果も期待されている。

野菜や果物には，たんぱく質分解酵素が含まれているものがある。代表的な酵素と果物として，パパイン（パパイヤ），アクチニジン（キウイフルーツ），プロメライン（パイナップル）などがある。たんぱく質を分解するのでこれらの果物の生果を用いるとゼラチンの凝固を阻害する（p.504参照）。

野菜や果物は栄養素，生理機能の上から大切な食品であると共に，料理を美しく彩る上からも大きな役割を果たしている。

これらは生で食することも多いので，洗浄に注意し，衛生的に取り扱わなければならない。また加熱する場合は栄養素の損失を少なくし，色を美しく保つようにすることが大切である。

表12－1　野菜の分類と適する調理，旬と特徴

種類	主な野菜	適する料理 (調理法または料理名)	旬と特徴
葉菜類	こまつな	炒め物，あえ物，浸し物，漬物	春，アクが少ないので下ゆでする必要がない
	青梗菜	炒め物，スープ，煮物	春，油との相性がよい，煮崩れしにくい
	しゅんぎく	浸し物，あえ物，鍋物	冬，特有の香りがある
	ほうれんそう	浸し物，あえ物，スープ	冬，アクが強い，生食用のサラダほうれんそうなど
	キャベツ	生食，漬物，炒め物，煮物，汁物	春と冬，色は緑と紫など
	はくさい	漬物，鍋物，煮物，あえ物，スープ	冬，味が淡白で甘味があり，水分が多く組織がやわらかい
	レタス	生食，炒め物	冬，玉レタスやリーフレタスなど
茎菜類	アスパラガス	サラダ，炒め物，あえ物，揚げ物	春，グリーンとホワイトアスパラガスなど
	うど	あえ物，揚げ物，汁物，炒め物	春，山うど（自生）と白うど（栽培）など
	たけのこ	煮物，あえ物，汁物，揚げ物，炊き込みご飯	春，時間とともにシュウ酸が増える，部位による使い分け
	たまねぎ	生食，あえ物，汁物，煮物，炒め物，揚げ物	春，刺激臭，辛味がある，加熱によって甘味がでる
	ふき	煮物，あえ物，きゃらぶき，砂糖漬け	春，特有の香りと歯ざわり，苦味がある
	わらび	煮物	春，山菜，アク抜きが必須
	セロリ	サラダ，スープ，煮物	秋，特有の香りと歯ざわり，食物繊維が多い
	根深ねぎ	薬味，煮物，鍋物，炒め物，焼き物	冬，千住ねぎや下仁田ねぎなど，加熱によって甘味がでる
根菜類	にんじん	サラダ，ジュース，あえ物，煮物，炒め物	秋，アスコルビン酸オキシダーゼを含む
	だいこん	生食，煮物，ふろふきだいこん，サラダ，漬物	秋，辛味がある，ジアスターゼを多く含む
	ごぼう	煮物，炒め物，揚げ物，サラダ	冬と春（しんごぼう），褐変しやすい，特有の香り
	かぶ	あえ物，漬物，煮物	冬，紅かぶや白かぶなど
果菜類	ピーマン	炒め物，肉詰め料理，揚げ物，煮物，サラダ	春，色は緑（未成熟）・赤・黄・オレンジなど
	オクラ	あえ物，揚げ物	夏，切りきざむと粘りがでる
	トマト	生食，ソース，ジュース，あえ物，スープ，炒め物	夏，グルタミン酸を多く含む，調味料として使われる，色は赤・黄・緑・黒など
	かぼちゃ	煮物，揚げ物，あえ物，蒸し物	秋，西洋かぼちゃや日本かぼちゃなど，収穫後時間とともにでんぷんが分解され甘味が増す
	きゅうり	生食，巻き寿司，漬物	夏，アスコルビン酸オキシダーゼを含む
	ズッキーニ	煮物，炒め物	夏，かぼちゃの一種
	なす	焼きなす，炒め物，煮物，揚げ物，漬物	夏，油脂を吸収しやすい，褐変しやすい
	にがうり	炒め物，あえ物	夏，特有の苦み
花菜類	ブロッコリー	サラダ，あえ物，煮物（シチュー），煮物	冬，茎ブロッコリーや紫色のものなど
	みょうが	薬味，揚げ物	夏
	カリフラワー	サラダ，煮物（シチュー），炒め物	冬，オレンジや黄緑，紫色のものやロマネスコなど
未成熟豆	さやいんげん	あえ物，揚げ物，炒め物，煮物	春，完熟豆はいんげん豆
	さやえんどう	浸し物，汁物，あえ物，煮物	春，若いさやごと食べる，絹さややスナップエンドウなど
	グリーンピース	あえ物，炒め物，炊き込みご飯	春，生のほか水煮や冷凍品など，完熟豆はえんどう豆
	枝豆	ゆで物，ずんだ	夏，さやごと塩ゆでにする，完熟豆は大豆
発芽野菜	豆苗	炒め物，汁物	春，えんどうの若芽，特有の香りがある
	かいわれだいこん	生食，薬味	旬はない，辛味がある
	もやし	あえ物，炒め物，サラダ	旬はない，大豆もやしや緑豆もやしなど
その他	とうもろこし	ゆで物，スープ，炒め物，揚げ物	夏，収穫後時間とともに糖分が分解して甘味は薄れる

表12－2 果実の分類

種 類	特 徴	主 な 果 実
仁果類	花托が発達して果実となったもの	りんご，なし，びわ，かりんなど
核果類	子房壁が発達して果実になったもので中心に核がある	もも，すもも，うめ，あんず，さくらんぼなど
液果類	子房または花托が発達して果実になったもので，果肉が多肉質で多汁のもの（熱帯産のものを除く）	ぶどう，かき，いちじく，キウイフルーツ，すいか，メロンなど
柑橘類	みかん類。いくつかの袋に分かれており，袋の中の多汁な果肉を食用とする	温州みかん，オレンジ，グレープフルーツ，ぶんたん，レモン，ゆず，きんかんなど
小果類	灌木や草になる小さい果実。ベリー類	いちご，こけもも，ブルーベリー，すぐり類など
殻果類	種子の中の仁（胚および胚乳）が発達したもの。ナッツ類	くり，くるみ，ぎんなん，アーモンド，カシューナッツ，落花生など
熱 帯 果実類	一般にトロピカルフルーツといわれるもの。多くは多肉多汁で液果類に分類されることもある	パイナップル，バナナ，パパイヤ，マンゴスチン，ライチ，ドリアン，アボカドなど

※いちご，メロン，すいかは，草木の果実のため，野菜に分類されることがある。

2．保 存

野菜や果物は，収穫後も呼吸を続け，植物体内の糖分などを分解してエネルギーを得ており，呼吸量が増えるほど鮮度が落ちる。呼吸量は，温度によって大きく影響を受けるため，低温保存することによって鮮度を保つことができる。しかし，青果物のなかには，低温にすると褐変や陥没などの障害（低温障害）を受けるものもあるので注意する（表12－3）。

さらに，野菜や果物の表面からは水分の蒸発（蒸散）が起きており，蒸散量が多

表12－3 青果物の種類と低温障害発生温度および症状[1)]

種 類	発生温度（℃）	症 状
きゅうり	7～8	ピッティング*
な す	7～8	ピッティング*，やけ
ピーマン	6～8	ピッティング*，がくと種子褐変
かぼちゃ	7～10	内部褐変，ピッティング*
トマト（熟果）	7～9	変色，異味・異臭
バナナ	12～14.5	果皮褐変，オフフレーバー
も も	2～5	剥皮障害，果肉褐変

*ピッティング：食品表面のクレーター状の陥没

1) 食品総合研究所：食品大百科事典，676，朝倉書店（2001）より作成

いと目減りやしおれを生じて鮮度が低下する。したがって，一般にプラスチックフィルムの袋や密閉容器に入れて保存する。包装は，水分蒸散を抑えるだけでなく，呼吸作用も抑制する効果がある。包材や容器内部の酸素が消費され，炭酸ガス濃度が高くなり，「低酸素・高二酸化炭素」の状態になると，呼吸は抑制される。これはりんごなどの保存で利用されているCA（controlled atmosphere）貯蔵の原理である。CA貯蔵では，貯蔵庫を用いて，一般的に０～５℃，酸素濃度５％，二酸化炭素濃度５％に大気組成を調整している。しかし，密封包装の場合には，酸素不足になってかえって貯蔵性が悪くなってしまうこともあるので，酸素濃度と二酸化炭素濃度のバランスを一定の割合で保つことのできる微細孔フィルムが青果物保存用として開発されている。このようにフィルム包装によるガス貯蔵効果をねらった方法をMA（modified atmosphere）貯蔵という。

野菜や果物を冷凍保存する場合もある。しかし，青果物をそのまま凍結すると，水分が氷結することによって膨張し，細胞壁が破壊され，解凍時には大量のドリップが流出し，酵素も働き褐変などが生じ品質が低下する。そのため，凍結する前に加熱処理（ブランチング）を行い，諸酵素を不活性化させ，組織を柔軟にしてから，凍結する。

第２節　野菜・果物の調理性

１．生食調理における吸水と脱水

生食は，歯ざわりを楽しむ調理であるから，パリッとさせるために切ったあとで水につけるのが定法である。一方，少ししんなりした状態にする場合や，水分をある程度少なくしたいときには塩を加える。また，生野菜サラダにドレッシングをかけると，野菜から水がにじみ出てくるので，食べる直前に行うようにする。これらは，植物細胞の性質を理解した適切な処理である。

植物の細胞は硬い細胞壁に囲まれている。細胞壁は，セルロース，ヘミセルロース，ペクチン質，リグニンなどからなり，細胞と細胞はペクチン質を主成分とする中葉組織（細胞間層）で接着されている。細胞壁の内側には脂質二重膜の細胞膜があり，主成分はリン脂質とたんぱく質である。細胞壁や中葉組織は溶質も溶媒もすべての物質を通してしまう透過性（全透性）があるが，細胞膜（原形質膜）は溶媒は通すが，溶質は通さない半透性（図12－１）であり，水は通すが食塩や砂糖などの溶質は通さない。したがって，細胞内液の濃度よりも低い（浸透圧の低い）溶液に細胞を浸けた場合と，濃度が高い（浸透圧が高い）溶液に浸けた場合で次のように細胞の状態は異なる。なお，野菜の細胞内液の浸透圧は，約0.85％食塩溶液，10％ショ糖溶液，0.2％酢酸溶液とほぼ等しい。

〈細胞内液より濃度の低い溶液（水などの低張液）に入れた場合〉

浸透現象が起こり，水は，細胞内に移動し，細胞は膨れる（内外の圧力が等しくなるまで水は浸入する）ので，組織全体が緊張した歯ざわりになる。

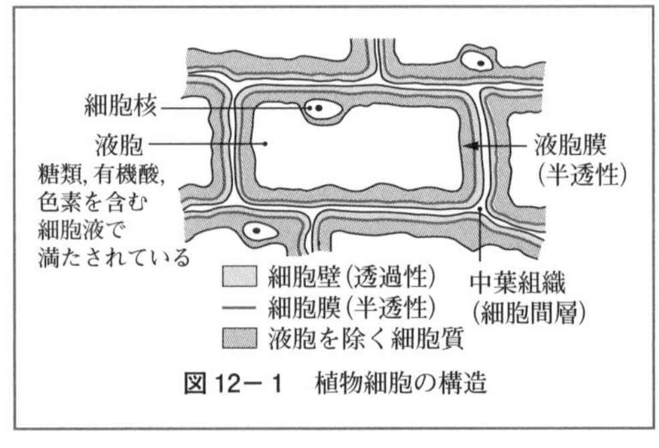

図12－1　植物細胞の構造

〈細胞内液より濃度の高い溶液（高張液）に入れた場合〉

細胞内の水は細胞外に移動し，細胞膜におおわれた部分（原形質）は収縮する。細胞壁は硬く収縮しにくいので，細胞壁と細胞膜が離れ，原形質分離が起こる（図12－2右図）。

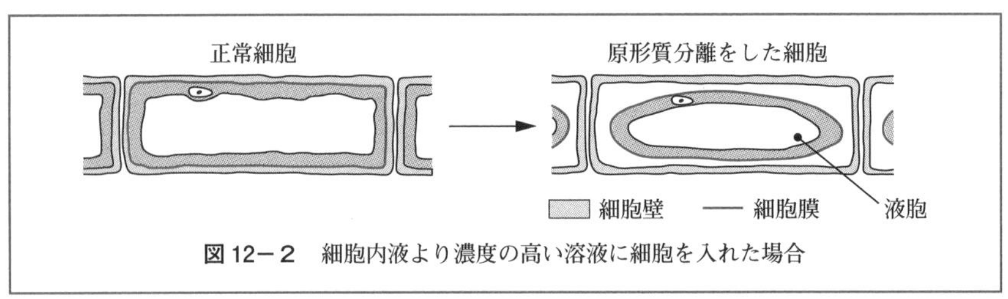

図12－2　細胞内液より濃度の高い溶液に細胞を入れた場合

酢の物やあえ物をつくるときに，下ごしらえとして野菜に１％程度の塩をふって脱水し，軽く絞ってから調味酢やあえ衣とあえる。これは，あえた時に野菜から放出される水で味が薄まってしまうのを防ぐためと，調味料の浸透を助けるためである。

実際にきゅうりに塩をすると，食塩濃度は濃い方が脱水量は多くなり，塩をしてから，５分くらいで急速に水が放出され，15分で60分放置したときの約80％の水が放出される（図12－3）。

漬物を作る際には，野菜に３％程度の塩を振りかけて重しをする。食塩は野菜についている水に溶けて濃度の高い食塩水となる。これは細胞の浸透圧より高いので，細胞内の水分はさらに外に出てくる。やがて原形質部分（細胞質と細胞核）が細胞壁から離れて原形質分離を起こす。

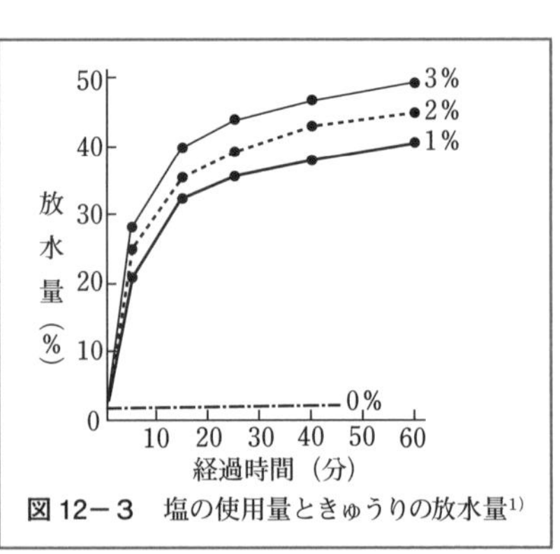

図12－3　塩の使用量ときゅうりの放水量[1)]

1）松元文子：調理と水，23，家政教育社（1963）

その結果，細胞壁と細胞膜の間に食塩水が浸入してくる。さらに進むと，細胞膜の半透性が消失し，食塩水が細胞膜内に浸入する。この状態になると，野菜中の酵素作用や微生物の作用によって作られたうま味成分も細胞の中に浸透してくるようになって，漬物独特の風味が出てくる。

一方，野菜をあらかじめ加熱した場合は，細胞膜の半透性は失われるため，調味液による脱水は起こらない。調味料は拡散によって細胞内に入る。したがって，あえ物をつくる場合，加熱した材料を使うと時間が経っても水っぽくなることはない。

2．ビタミンの調理による変化

野菜に含まれるビタミンは，その種類によって性質が異なる。

（1）ビタミンA（カロテン）について

カロテノイドはプロビタミンAで脂溶性である。酸化によって分解されるが，他のビタミンに比べると調理による損失は比較的少ない。図12－4に調理によるカロテンの残存率を示す。ほうれんそうでは，ゆでたものよりも，油で炒めたもの，蒸したものの方が損失が少ない。にんじんをゆでた場合には，ほとんど損失が見られない。にんじん中に存在するβ-カロテンは，結晶で存在しており，油を使用して調理をすると，油に一部溶解し，体内での吸収も良くなるといわれている。

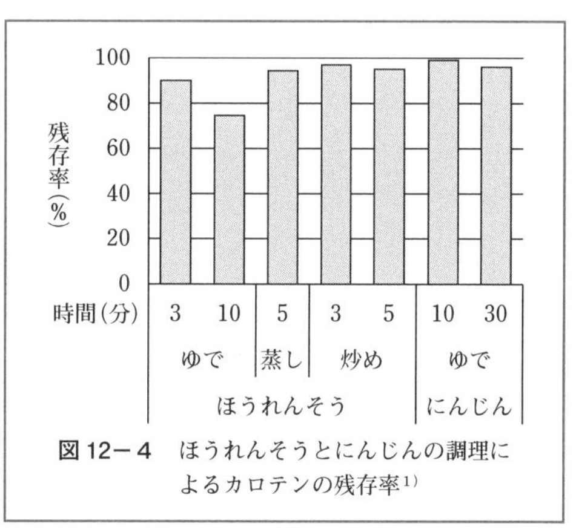

図12－4　ほうれんそうとにんじんの調理によるカロテンの残存率[1)]

（2）ビタミンB_1について

ビタミンB_1は，水溶性であるため，水浸漬によって溶出する。図12－5に調理によるビタミンB_1の残存率を示す。調理法の中では煮る操作による損失が大きいが，煮汁とともに用いるともっとも損失は少なくなる。アルカリ性で分解されやすいので，重曹などを加えたアルカリ性の水で加熱すると損失が大きい。

1）足利千枝：調理科学，調理科学研究会編，526，光生館（1984）より作成

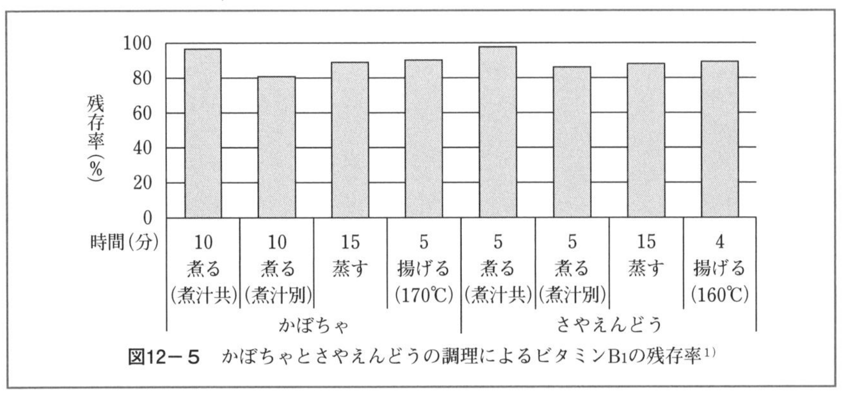

図12－5　かぼちゃとさやえんどうの調理によるビタミンB_1の残存率[1)]

（3）ビタミンCについて

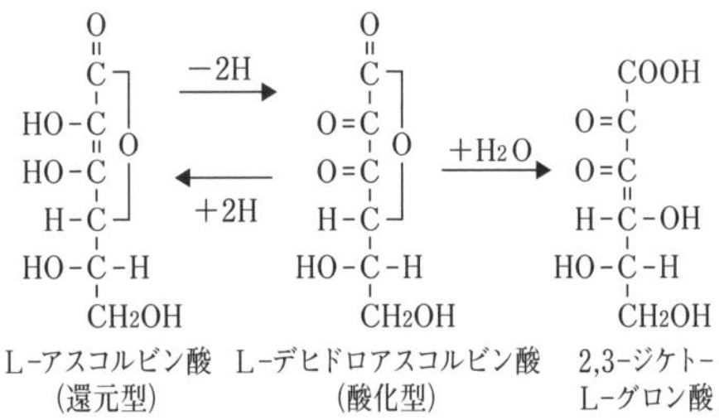

L－アスコルビン酸（還元型）　L－デヒドロアスコルビン酸（酸化型）　2,3－ジケト－L－グロン酸

図12－6　ビタミンCの変化過程

ビタミンCは，水溶性であり溶出しやすく，酸化されやすい。食品中のビタミンCは還元型ビタミンC（L-アスコルビン酸）と酸化型ビタミンC（L-デヒドロアスコルビン酸）として存在する。還元型ビタミンCは保存中や調理操作中に酸化され，酸化型ビタミンCに変化するが，生体内で酸化型から還元型への変換は一般的には容易にかつ速やかに行われるために，酸化型のビタミンCとしての生理効果は還元型とほぼ等価とみなされている。しかし，食品中に存在する酸化型ビタミンCは加水分解されて，2,3-ジケト-L-グロン酸（ビタミンC効力をもたない）となると，酸化型ビタミンCに戻ることはない（図12－6）。

アスコルビン酸の標準品を使用して安定性への温度の影響を調べた結果を図12－7に示す。5～50℃では，温度が高いほど，また，保存時間が長くなるほど酸化が進み，アスコルビン酸の残存率が低下している。50℃と90℃では，アスコルビン酸の残存率に大きな差は認められないが，90℃ではデヒドロアスコルビン酸の分解が進み総ビタミンC量が減少している。このことから，高温においてデヒドロアスコルビン酸の安定性が悪いことがわかる。

実際の野菜や果物では，調理する際に組織が破壊されると，細胞内に存在するア

1）足利千枝，小清水正子：調理による蔬菜中ビタミンB_1含有量の変化（第4報），ビタミン，4，110－113（1951）より作成

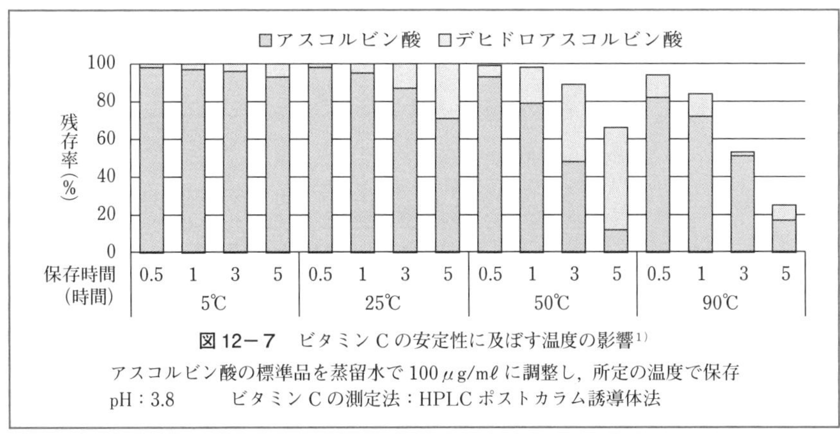

図 12－7　ビタミン C の安定性に及ぼす温度の影響[1)]

アスコルビン酸の標準品を蒸留水で 100 μg/mℓ に調整し，所定の温度で保存
pH：3.8　　ビタミン C の測定法：HPLC ポストカラム誘導体法

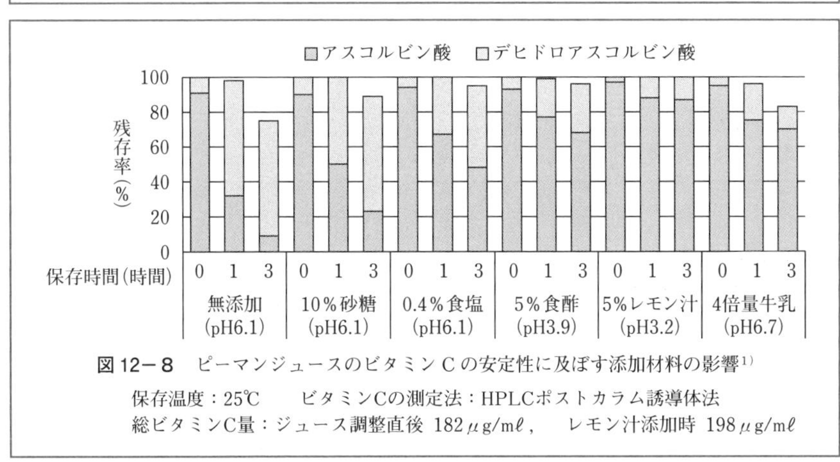

図 12－8　ピーマンジュースのビタミン C の安定性に及ぼす添加材料の影響[1)]

保存温度：25℃　　ビタミンCの測定法：HPLCポストカラム誘導体法
総ビタミンC量：ジュース調整直後 182 μg/mℓ，　レモン汁添加時 198 μg/mℓ

スコルビン酸酸化酵素であるアスコルビン酸オキシダーゼ（アスコルビナーゼ）によりビタミン C は急速に酸化される。ピーマンジュースの保存中のビタミン C 量の変化を図 12 － 8 に示す。25℃の保存でピーマンジュース（無添加）のアスコルビン酸および総ビタミン C の残存率は 1 時間で 32％および 98％，3 時間保存で 9％および 75％に低下する。アスコルビン酸の酸化を抑制し，総ビタミン C 量の低下を抑えるためには，食塩，食酢，レモン汁の添加が効果的であり，3 時間保存でも総ビタミン C の残存率は 95％以上になっている。とくにレモン汁の添加によるアスコルビン酸の酸化防止効果は高く，これはレモン汁によって pH が低下していることも関連しているが，レモン汁に含まれるクエン酸がアスコルビン酸オキシダーゼ活性を抑制し

1）分部麻希，村上千秋，丸山武紀，新谷勛：野菜ジュース調整時の還元型及び酸化型ビタミン C の変化，日本調理科学会誌，33，221 － 228（2000）より作成

表12－4　せん切りキャベツの切り方と水洗いおよび水浸漬による総ビタミンC量の変化[1]

	総ビタミンC量 （未処理を100とする）
未処理	100
2 mm 幅のせん切り後，水洗い	87
1 mm 幅のせん切り後，水洗い	76
2 mm 幅のせん切り後，30 分間水浸漬	77

水温 25℃。せん切りキャベツ 20g と 400mℓ の水道水使用
総ビタミン C 量は，2,4-ジニトロフェニルヒドラジン法で測定
（未処理の総ビタミン C 量は，100g 中 40.7 ± 0.2 mg）

たためと考えられる。牛乳にもアスコルビン酸の酸化を抑制する効果がみられる。

アスコルビン酸オキシダーゼの活性は野菜や果物の種類によって異なる。生食用野菜では貝割れだいこん，茎菜類ではセロリ，根菜類では新しょうがやにんじん，果菜類ではきゅうりやかぼちゃの酵素活性が高い[2]。これらの野菜をビタミンCを多く含む野菜と一緒に調理する場合には，アスコルビン酸の酸化が促進されるため，取扱いに注意を要する。食塩や食酢などを加えてから混ぜたり，供卓直前に調理をして混ぜるようにする。

調理操作におけるビタミンCの損失は水への溶出を原因とする場合も多い。表12－4にせん切りキャベツの切り方と水洗いおよび水浸漬における総ビタミンC量の変化を示す。細かくきざむほどビタミンCの損失が多く，浸漬した方が水洗いだけよりも減少している。なお，長時間（2時間）浸漬しても総ビタミンC量のさらなる減少は確認されず，切断面からの流出が主であると考えられている。

図12－9には，ほうれんそうをゆでた場合の総ビタミンCの残存率を示す。ゆで時間が短いほどビタミンCの残存率は高く，水よりも食塩水でゆでた方が残存率が高くなる。この結果では，ゆで水の量による影響は認められていないが，他の報告ではゆで水の量が少ない方がビタミンCの残存率が高いとする報告[3]もある。

調理方法の違いによるビタミンCの残存率を図12－10に示す。ゆでるよりも炒めた方が，ビタミンCの損失を抑えることができる。

さらにアスコルビン酸の分解は，微量の金属イオンによって促進される。とくに銅イオンの触媒作用によって酸化が急速に進行する[4]。したがって調理をする際の道具について金属製のものを使用する場合には注意が必要である。

1）大羽和子：野菜の切断・放置，生食調理に伴うビタミンC量およびアスコルビン酸オキシダーゼ活性の変化，日本家政学会誌，41，715－721（1990）より作成
2）大羽和子：新鮮野菜のアスコルビン酸オキシダーゼ，日本調理科学会誌，29，120－124（1996）
3）長谷川千鶴，丸山悦子：調理科学，調理科学研究会編，90，光生館（1984）
4）日本女子大学食物学教室：理論実際調理科学，30，朝倉書店（1963）

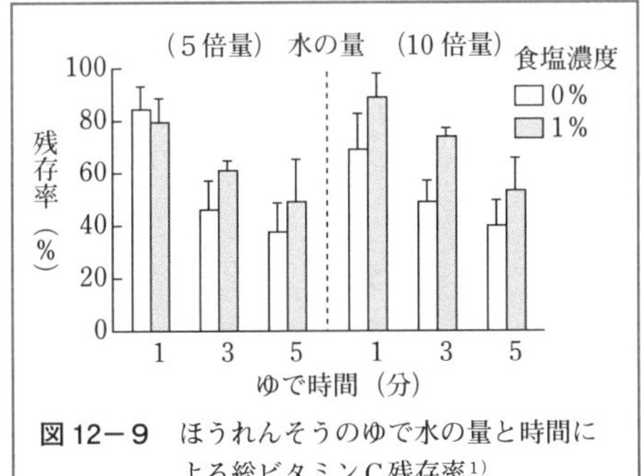

図 12－9　ほうれんそうのゆで水の量と時間による総ビタミンC残存率[1)]
測定法：2,4－ジニトロフェニルヒドラジン法

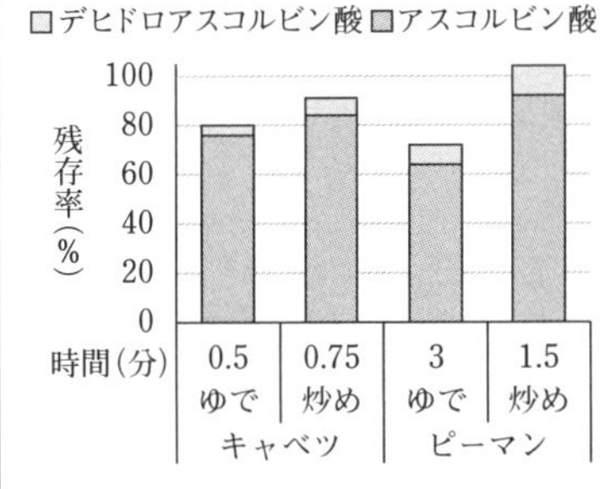

図 12－10　キャベツとピーマンの調理によるビタミンC残存率[2)]
測定法：HPLCポストカラム誘導体法
ゆで調理：0.5%食塩水沸騰後，加熱
炒め調理：サラダ油の温度が180℃に到達後，加熱

3．ミネラルの調理による変化

野菜に含まれるカルシウム，カリウムなどのミネラルは，水に溶出しやすく，洗浄，浸漬，ゆで加熱操作での損失は避けることができない。

野菜を振り洗いしたときのミネラルの溶出率については，はくさい，ほうれんそう，もやし，キャベツで調べられている[3)]。いずれの野菜においてもマグネシウム，ナトリウム，カルシウムの溶出率が高く，もやしは，鉄やカリウムについても溶出率が高い。振り洗いの方法（ため水法と流水法）による違いはほとんどないと報告されている。

図 12－11には，青果物を各種溶液に浸漬したときのミネラルの溶出率を示す。浸漬時間が長くなると少しずつ溶出率が増加する傾向が見られる。浸漬する溶液の影響は，食材およびミネラルによって異なるが，食塩水に浸漬することによって溶出が促進されることが多い。野菜や果物では，褐変防止やアク成分の除去，食味改善などを目的に浸漬操作を行うが，各種のミネラルの流出による損失に注意することが必要である。

図 12－12に調理による野菜のミネラルの変化を示す。水ゆで時間が長くなるとともにミネラルの残存率が減少する。電子レンジ加熱は水ゆで操作に比べ，ミネラルの残存率が高く，とくに水浸漬による冷却を行わないものの残存率が高い。

1）加藤征江，井口真寿美，林美津世：食品のビタミンC含量におよぼす調理条件の影響（第2報），富山大学教育学部紀要B（理科系），39，23－29（1991）より作成

2）大羽和子，藤江歩巳：油脂を熱媒体とした野菜の加熱調理とビタミンC残存量，名古屋女子大学紀要，50，35－43（2004）より作成

3）畑明美，南光美子：洗浄操作による野菜中無機成分の溶出の変化，調理科学，16，47－51（1983）

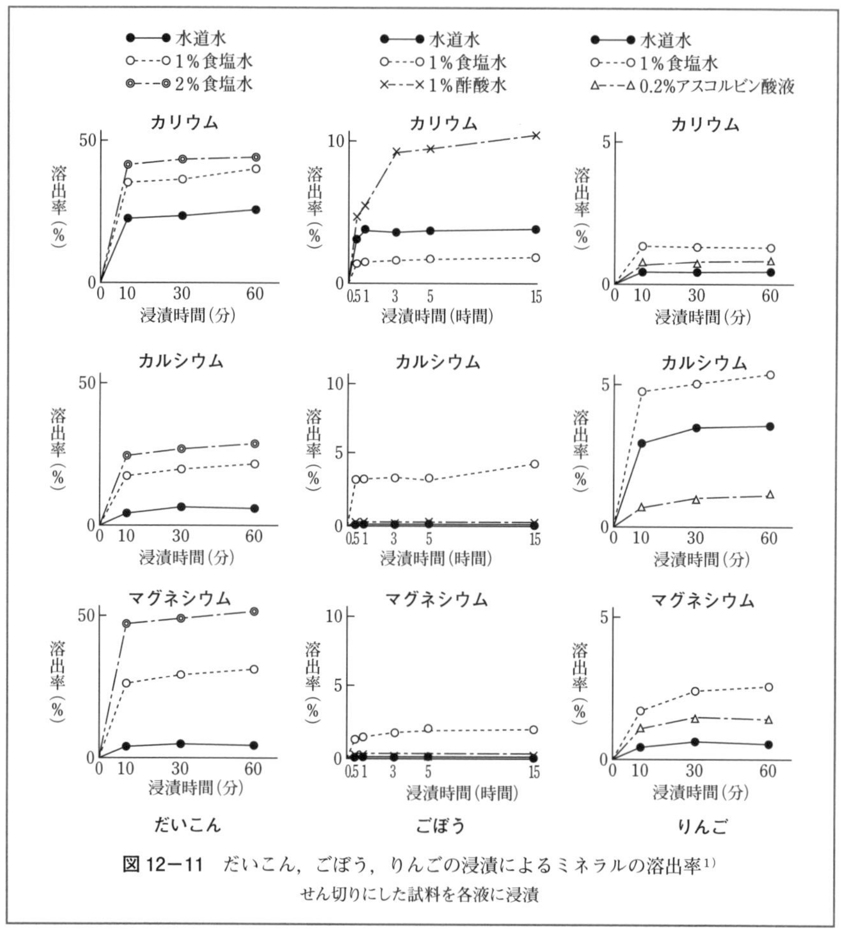

図12−11　だいこん，ごぼう，りんごの浸漬によるミネラルの溶出率[1)]
せん切りにした試料を各液に浸漬

4．アクの調理による変化

野菜類には，えぐ味，渋味，苦味などを与える物質を含むものがあり，一般に「アク」といわれている。アクの例を表12－5に示す。

アクの成分は，多くは水溶性成分であるため，水浸漬，加熱による溶出，あるいはアルカリ液浸漬で除去することができる。表12－6にアク抜きの方法とその適用例を示す。

1）畑明美，南光美子：浸漬処理による野菜，果実中無機成分の溶出の変化，調理科学，16，52－56（1983）

なお，アクは少量であれば食品特有の風味が付与されること，植物性食品に含まれるアクの多くがポリフェノールであり，抗酸化作用などが期待されていることから，必ずしも完全にアク抜きをする必要はない。適度にアク抜きをすることがよいと考えられる。

アク抜きの具体例とし

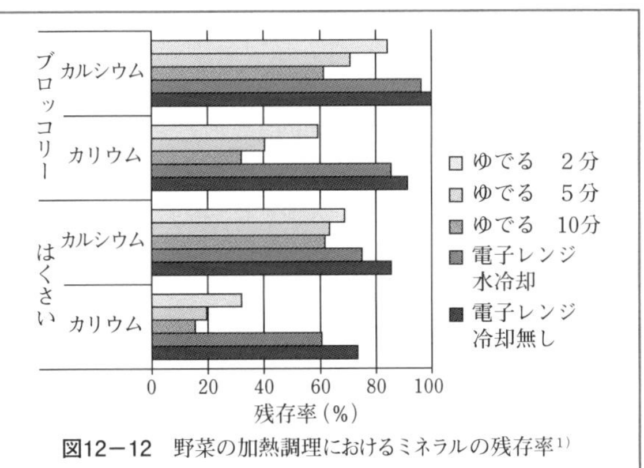

図12－12　野菜の加熱調理におけるミネラルの残存率[1)]

表12－5　アクの種類と成分[2)]

	アク成分	主な食品
えぐ味	ホモゲンチジン酸，配糖体，シュウ酸，シュウ酸塩類，無機塩類	たけのこ，わらび，ぜんまい，ふき，たで，さといも，こんにゃくいも，やつがしら，ずいき，アスパラガス，ほうれんそう，しゅんぎく，よもぎ，メロン
苦　味	アルカロイド，配糖体，タンニン，サポニン，無機および有機塩類，糖やペプチドの誘導体，テルペン，アミノ酸	ふきのとう，くわい，きゅうり，冷蔵にんじん，夏みかん （ビール，コーヒー，ココア，八丁味噌）
渋　味	タンニン類，アルデヒド，金属類	かき，くり，未熟な果実や種子 （茶，ワイン）

表12－6　アク抜きの方法

アク抜きの方法	食品例	作用
水につける	うど，ごぼう，れんこん，なす	無機塩類などの水溶性アク成分の溶出
熱湯でゆでる	ほうれんそう，しゅんぎく	シュウ酸やシュウ酸塩類，無機塩類などの水溶性アク成分の除去（組織が軟化し，細胞膜の半透過性が失われ，アク成分の流出を促進）
米のとぎ汁，ぬかや小麦粉を加えてゆでる	たけのこ，だいこん，カリフラワー	コロイドの吸着作用によるアク成分の除去
灰汁や重曹を用いてゆでる	ぜんまい，わらび	灰汁や重曹のアルカリ作用によって組織が軟化され，アク成分の溶出を促進

1）南廣子，鈴木妃佐子，安部公子：調理操作による野菜中無機8元素含有量の変化，調理科学，20，60－67（1987）より作成
2）長谷川千鶴，丸山悦子：調理科学，調理科学研究会編，91，光生館（1984）より改変

て，きゅうりとたけのこのアク抜きの方法を示す。

【きゅうりのアク抜き】

きゅうりの調理において，ヘタを切り落として，実の部分と切り口をこすり合わせる調理操作を行う場合がある。この操作は，維管束に存在する渋味の原因物質と考えられるギ酸が切り口から排出されるのを促進し，きゅうりの渋味を低下させるとされている[1)]。

【たけのこのアク抜き】

掘りたての新鮮なものは，やわらかく，うま味もあり，ゆでる必要はない。産地では，たけのこのさしみとして生食する。時間の経過とともに表12－7のように，シュウ酸含量が増え，えぐ味が出て，硬くなるのでゆでて用いる。

ゆで水は，ぬか水を用いる方が効果がある。普通，水2ℓにぬか約300mlを用いている。たけのこを図12－13のように切り，十分かぶるだけのぬか水を加え，40～50分煮沸してゆでる。そのまま放置して冷ましてから，皮をむき洗って用いる。可食部は約4％のぬか水でゆでると，表12－8のように，シュウ酸（えぐ味の一つ）がぬか水に移行するとともに，「ぬか」のでんぷん粒子が，たけのこの表面を包み，空気および水中の酸素との接触を防ぐので酸化を防止し，色よくゆで上がる。また「ぬか」の酵素が作用して，やわらかくなり甘味がでるともいわれている。

なお，たけのこを皮のままゆでるのは，たけのこの皮に還元性の亜硫酸塩が含まれており，これが繊維を軟化させるためといわれている[2)]。

表12－7　たけのこ放置中のシュウ酸含量の消長[3)]

部位／時間／含量	シュウ酸（mg%） 0 時間	24 時間
先端	43.89	70.32
中部	22.90	42.28
根元	18.00	54.41

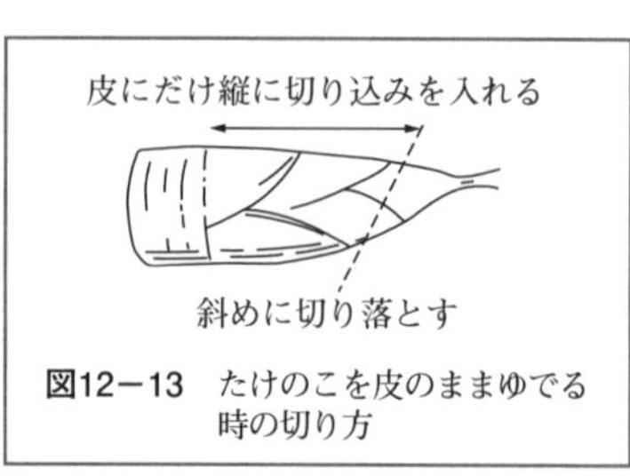
皮にだけ縦に切り込みを入れる
斜めに切り落とす

図12－13　たけのこを皮のままゆでる時の切り方

1）堀江秀樹，玉木有子：キュウリの渋味要因と調理操作による低減，日本調理科学会誌，41，378－382（2008）

2）岩狭与三郎：食物化学，154，共立出版（1952）

3）長谷川千鶴：料理における蓚酸と食味との関係，家政学雑誌，7，4－6（1956）

表12−8　たけのこの水および「ぬか水」処理によるシュウ酸含量の消長[1)]

処　理　法	シュウ酸（mg%）	備　考
水煮したたけのこ 同上煮汁	20.45 1.62	たけのこ 10g を水 50mℓ で 15 分間煮沸
「ぬか水」で煮たたけのこ 同上煮汁	10.11 24.20	たけのこ 10 g を水 50mℓ ＋ぬか 2 g の中で 15 分間煮沸
ぬ　か	12.51	ぬか 2 g 中のシュウ酸量

5．ペクチンの性質と変化

(1) ペクチン質

ペクチン質は，野菜や果物など植物中に存在している複合多糖類である。細胞レベルでは，植物細胞の細胞壁と中葉組織（細胞壁間をつなぐ組織）に偏在している(p.434，図 12 − 1 参照)。

一般にペクチン質と呼ばれるものは，表 12 − 9のように分類される。ペクチン質は，ガラクツロン酸が α -1,4 結合したポリガラクツロン酸が主成分である。ポリガラクツロン酸のカルボキシル基（-COOH）の一部がメチルエステル化され，メトキ

表12−9　ペクチン質

ペクチン質	果実中の状態	調理上の性質
プロトペクチン ↓	果実が未熟のとき，Ca，Mgの塩となってセルロースと結びつき,細胞の形や硬さを保っている。	水に不溶，ゲルをつくらない。熱水で処理するか，希酸と熱するとペクチニン酸(狭義のペクチン)になる。
ペクチニン酸 (狭義のペクチン) ↓	果実が成熟すると，酸素の作用でプロトペクチンが分解し,ペクチニン酸となるので,果物はやわらかくなる。	水溶性。アルコールを加えると沈澱するので含有量の見当がつく。高メトキシルペクチンは糖と有機酸の存在下でゲルをつくる。低メトキシルペクチンは金属イオンの存在によりゲルをつくる。
ペ ク チ ン 酸	果実の熟度がさらに進むとペクチナーゼによりペクチニン酸が分解されペクチン酸となる。	水に不溶。ゲルをつくらない。ペクチニン酸は加熱により，また酸によってペクチン酸になるので長時間の加熱はゲルを弱める。

1）長谷川千鶴：料理における蓚酸と食味との関係，家政学雑誌，7，4 − 6（1956）

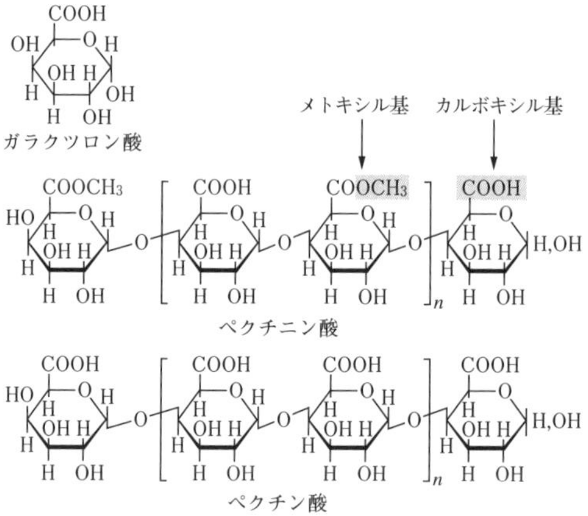

図 12−14　ペクチニン酸とペクチン酸の構造

ペクチニン酸：ごくわずかでもカルボキシル基がメチルエステル化されているもの

シル基（-OCH_3）がついたものがある。これをペクチニン酸，メチルエステル化されていないものをペクチン酸とよぶ（図 12 − 14)。カルボキシル基がすべてメチルエステル化されると 16.32％のメトキシル基を含むことになる。一般に，メトキシル基が約 7％以上のものを高メトキシルペクチン，それ以下のものを低メトキシルペクチンと呼んでいる。ペクチン質の状態は，熟度によって異なる。果物中のペクチン質の状態および調理上の性質を表 12 − 9 に示す。

（2）加熱による軟化・硬化

野菜は加熱すると軟化して食べやすくなる。これはペクチニン酸が分解して低分子となって可溶化し，細胞間の接着力がなくなるためと考えられている。野菜の加熱によるペクチニン酸の分解が起きる位置は，ゆで汁の性質によって異なる（図 12 − 15)。野菜を中性およびアルカリ性（pH 5以上）で加熱すると，トランスエリミネーション（β -脱離）により分解され，酸性（pH 3以下）では加水分解する。pH 4付近ではペクチン質の分解は起こりにくく，ごぼうやれんこんをゆでる際に食酢を加えて歯切れ良い仕上がりにするのは，このためである。

加熱によるペクチニン酸の分解は温度によっても影響を受ける。図 12 − 16 にだいこんとさといもの加熱温度と硬さの変化を示す。沸点に近い温度では，速やかに軟化が進行する。70 〜 90℃では加熱直後に一度硬くなってから軟化しており，65℃の加熱ではほとんど軟化しない。野菜の加熱においては軟化と同時に硬化が起こっており，高温域（90 〜 100℃）では主として軟化が，低温域（50 〜 60℃）では，

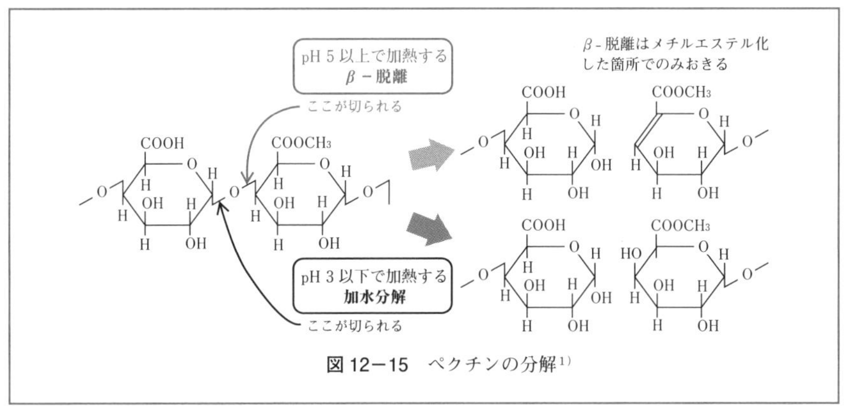

図 12－15　ペクチンの分解[1)]

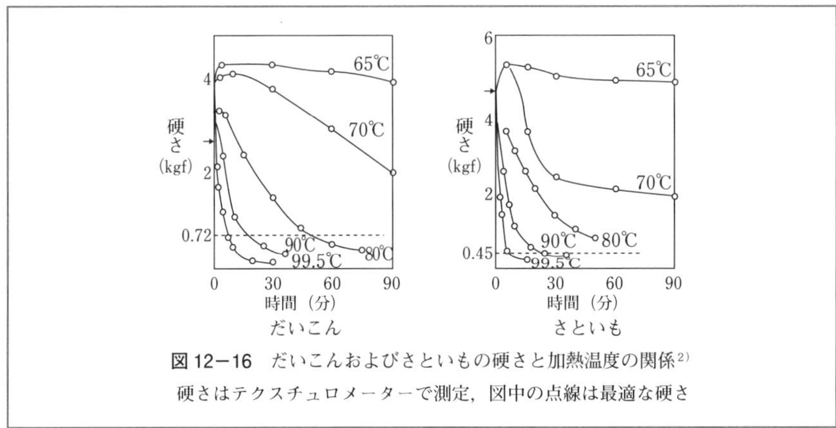

図 12－16　だいこんおよびさといもの硬さと加熱温度の関係[2)]

硬さはテクスチュロメーターで測定，図中の点線は最適な硬さ

主として硬化が起きていると考えられる。低温域では細胞壁に含まれる酵素（ペクチンエステラーゼ）が活性化され，ペクチニン酸のメチルエステル化されたカルボキシル基が脱エステル化され，その後細胞内のカルシウムやマグネシウムとイオン結合して架橋構造をつくり，ペクチン質が不溶化することが硬化の一因と考えられている。低温域で予備加熱した野菜を沸点付近で再加熱した時に軟化が抑制されるのもこのためである。この現象を利用して，水からゆっくりと野菜を加熱すると煮崩れを防止することもできる。

さらに，煮汁中に存在するミネラルも野菜の軟化に関与する。図 12 － 17 にだいこんを各種の塩化物溶液で加熱した結果を示す。ナトリウムイオンは軟化促進効果があり，カルシウムイオンやアルミニウムイオンは軟化抑制効果があることがわか

1）大石恭子：エスカベーシック食べ物と健康－調理学－，渋川祥子編，100，同文書院（2020）

2）松裏容子, 香西みどり, 畑江敬子, 島田淳子:野菜の最適加熱時間の予測, 日本食品工業学会誌, 36, 97−102(1989)

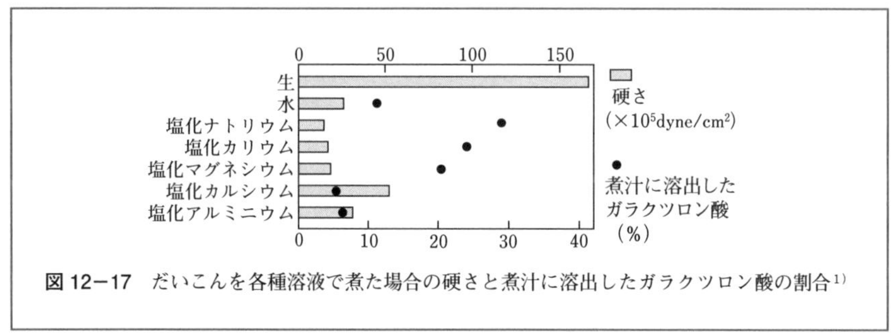

図 12−17　だいこんを各種溶液で煮た場合の硬さと煮汁に溶出したガラクツロン酸の割合[1)]

る。このことから，煮汁に牛乳やみょうばん（硫酸アルミニウムカリウム）を加えると煮崩れを防止することができる。

(3) ゲル化

果物の調理では，ペクチニン酸のゲル形成能を利用したものがある。果物に含まれる高メトキシルペクチンは，酸と糖の共存によってゲル化する。ジャムやマーマレードはこの性質を利用したものである。ゲル化のための条件を表 12 − 10 に示す。

ジャムやマーマレードなどをつくるときには，ペクチン質含量が高く，適度な酸を含む果物が適している。表 12 − 11 に 11 種類の果実について，新鮮物当たりのペクチン質含量の概略値を示す。果物に含まれるペクチン質は，熟度によって構成が異なる。未熟な果物はプロトペクチンが多く，過熟したものはペクチン酸含量が多くなるため，ゲル

表 12 − 10　ジャム・マーマレードなどにおけるペクチン質，糖，酸の割合

	割　合
ペクチン質	0.5 〜 1.0%
糖	55 〜 65%
有　機　酸	0.5 〜 1.0%
pH	3 前後

表 12 − 11　果物中のペクチン質含量（新鮮物当たり）[2)]

種　類	ペクチン質含量 (%)	種　類	ペクチン質含量 (%)
り　ん　ご	0.5 〜 1.6	レ　モ　ン	3.0 〜 4.0
あ　ん　ず	0.7 〜 1.3	な　　し	0.5 〜 0.7
バ　ナ　ナ	0.7 〜 1.2	ラズベリー	0.7 〜 1.0
さくらんぼ	0.2 〜 1.5	い　ち　ご	0.6 〜 0.7
ぶ　ど　う	0.2 〜 1.0	も　　も	0.6 〜 0.9
グレープフルーツ	3.3 〜 4.5		

1) 田村咲江：野菜の細胞壁と調理，日本調理科学会誌，28，274 − 282（1995）
2) 真部孝明：ペクチン，7，幸書房（2001）より作成

表12－12　果物の糖および有機酸の含量[1)]

種　類	全糖(%)	酸含量(%)	主要な有機酸
りんご	10～13	0.2～0.7	リンゴ酸（70～90%），クエン酸
日本なし	7～12	～0.2～	リンゴ酸（90%），クエン酸
西洋なし	10～12	0.2～0.4	リンゴ酸，クエン酸
もも	8～9	0.2～0.6	リンゴ酸，クエン酸
あんず	7～8	～2～	リンゴ酸（25～90%），クエン酸
うめ	～0.5～	4～5	クエン酸（40～80%以上），リンゴ酸
キウイフルーツ	7～10	1～2	キナ酸，クエン酸
バナナ	～23～	0.1～0.4	リンゴ酸（50%），クエン酸
ぶどう	12～20	～0.6～	酒石酸（40～60%），リンゴ酸
温州みかん	8～12	0.8～1.2	クエン酸（90%），リンゴ酸
夏みかん	～7～	1.5～2.0	クエン酸（60%以上），リンゴ酸
レモン	1～3	6～7	クエン酸（大部分），リンゴ酸
グレープフルーツ	6～8	～1～	クエン酸（90%），リンゴ酸
いちご	7～8	～1～	クエン酸（70%以上），リンゴ酸

化しにくくなる（p.443，表12－9）。したがって，使用する果物は適熟果が良い。ペクチン質が足りないときには，市販のペクチン（りんごや柑橘類から抽出）を加えるなどして調整する必要がある。

主な果物に含まれる糖および有機酸の含量を表12－12に示す。果物は10%前後の糖を含むものが多い。ゲル化に必要な糖度は図12－18のように65%前後が最適であるので，果物の重量とほぼ同量の砂糖を加えて煮詰める。砂糖を他の糖質に替えても同様なゲルを形成する。

果物に含まれる有機酸は一般に成熟するにつれて減少するが，ゲル化には酸の種類ではなく，酸度（pH）が関係する。ペクチンゼリーのpHと硬さの関係を図12－19に示す。果物のpHを表12－13に示す。酸度が足りないときには，クエン酸やレモン汁などを加えて調整する。

低メトキシルペクチンは，２価の金属イオン（Ca^{2+}，Mg^{2+}）が存在するとゲルを形成する。このゲルは広いpH領域でゲルを形成する。低糖ジャムや牛乳を加えてつくるゼリー類などに使用されている。

６．色素の種類と性質

野菜・果物には，種々の色素が含まれている。食品の色は食物を目で楽しむ大切な要素であるので，美しい色を有効に活用するためにその性質について理解しておく必要がある。

1）間苧谷徹，田中敬一：くだもののはたらき，83－84，日本園芸農業組合連合会（2003）より作成

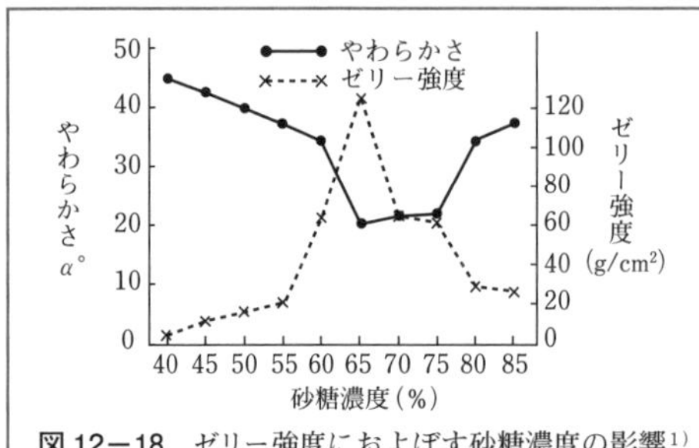

図 12−18　ゼリー強度におよぼす砂糖濃度の影響[1)]
やわらかさ：岡田式ゲルメーターで測定し，α 角で示される
ゼリー強度：カードメーターによる測定

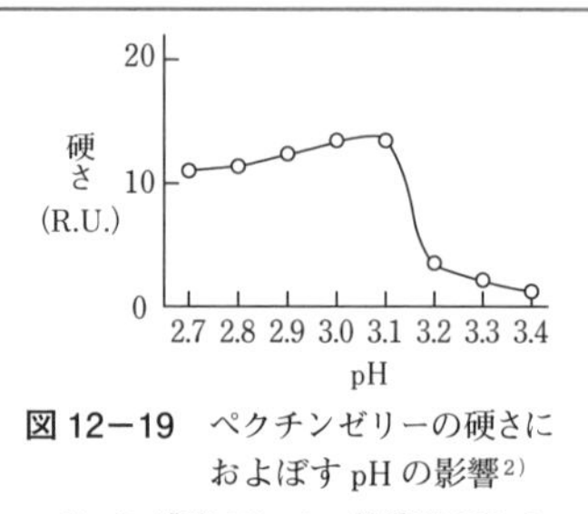

図 12−19　ペクチンゼリーの硬さにおよぼす pH の影響[2)]
ペクチン濃度 1%，ショ糖濃度 65%で pH を変えた場合
硬さ：レオロメーターによる測定

表 12 − 13　果物の pH[3)]

種　類	pH	種　類	pH
夏みかん	約2.5	ぶどう	3.2～3.8
温州みかん	3.5～3.9	あんず	3.2～3.3
はっさく，さんぽうかん	3.2～3.5	いちご	3.4
グレープフルーツ	3.1～3.4	いちじく	5.5～5.8
りんご（紅玉，国光）	3.5	もも	4.5～4.6
りんご（印度，スターキング）	4.5～4.7	レモン	2.3

（1）野菜・果物の色

野菜および果物の色素は，脂溶性色素と水溶性色素に分けられ，前者にはクロロフィル，カロテノイド，後者にはフラボノイド，アントシアニンがある。表 12 − 14 に野菜・果物に含まれる色素名とその所在食品を示す。

1）クロロフィル

緑色色素であるクロロフィルは，植物の細胞内に点在する葉緑体の中に含まれている。クロロフィルは図 12 − 20 のようにマグネシウムをもつポルフィリン構造にフィトールとメタノールの側鎖がついている。血液の色素の構造にきわめて近い構造をしている。水には溶解せず，脂溶性であるが，クロロフィルは生の組織中では，たんぱく質と結合して可溶状態となっているために，ゆで汁にも親水性物質に保護された

1）川端晶子：果実ペクチンの性状とそのゼリーの特性について，調理科学，50，70 − 79 (1972)
2）川端晶子，澤山茂，寿茂子：ペクチンゼリーのテクスチャーに及ぼす糖類と糖アルコール類の影響，栄養学雑誌，34，3 − 10 (1976)
3）近藤美千代：食品の性質と調理法　果実編，教育図書 (1969) より作成

表 12−14 色素名とその所在食品

	色素	色素名	所在	pHによる呈色	
				酸性	アルカリ性
脂溶性	chlorophyll クロロフィル	クロロフィル a	日光を受けて育った葉の緑色部に多い緑藍色	黄褐色	鮮緑色
		クロロフィル b	黄緑色		
	carotenoid カロテノイド A カロテン	α−カロテン	にんじん，茶葉，くり	—	—
		β−カロテン	緑葉, にんじん, とうがらし, 果皮		
		γ−カロテン	にんじん，あんず		
		リコピン	トマト，すいか，かき		
	B キサントフィル	ルテイン	緑葉，卵黄		
		ゼアキサンチン	黄色，とうもろこし，緑葉		
		クリプトキサンチン	ぽんかん，とうもろこし		
		リコキサンチン	トマト		
		カプサンチン	とうがらし		
		フコキサンチン	こんぶ，わかめ		
		クロセチン	くちなし，サフラン		
水溶性	flavonoide フラボノイド	ケルセチン	たまねぎの黄褐色の皮	白	黄色
		ルチン	そば，トマト		
		アピイン	パセリの葉		
		ヘスペリジン	みかん，だいだい，レモン，ネーブル（ビタミンPの1種）		
		ノビレチン	みかんの皮		
		ナリンギン	夏みかんの皮（苦味物質）		
		ダイジン	大豆		
	anthocyanin アントシアニン	ナスニン	なす	鮮赤紫色	青色
		シアニジン	赤かぶ，いちじく		
		シソニン	しその葉の赤紫色		
		オエニン	赤ぶどうの皮		
		フラガリン	オランダいちご		
		クリサンテミン	黒大豆の皮，くわの実		

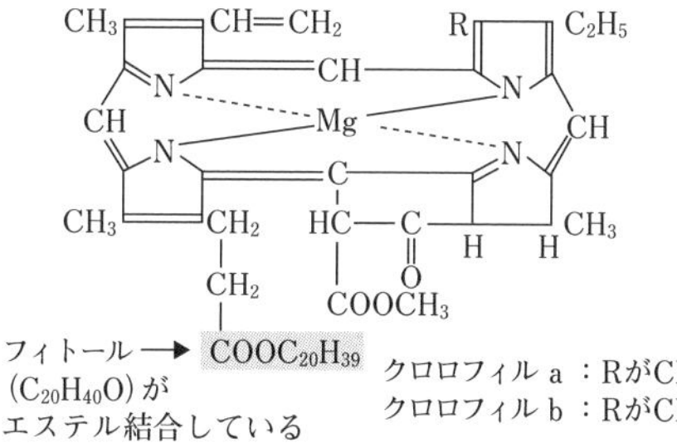

フィトール → $COOC_{20}H_{39}$
$(C_{20}H_{40}O)$ が
エステル結合している

クロロフィル a ：RがCH_3
クロロフィル b ：RがCHO

図 12−20 クロロフィルの構造

形でクロロフィルが溶出してくる。クロロフィルには，a（緑藍色）とb（黄緑色）があり，植物中には3：1の割合で含まれているので，美しい緑色をしている。

① 調理による変化

クロロフィルは調理によって変色しやすい。調理過程におけるクロロフィルの変化を図12－21に示す。クロロフィルは弱酸性の液に長くつけたり，その中で加熱したり，中性液でも長く加熱すると，分子中のマグネシウムが外れて2原子のHで置換されて黄褐色のフェオフィチン（pheophytin）となる。さらに分解が進むと，側鎖のフィトールが切れ，褐色のフェオフォルバイド（pheophorbide）になる。一方，クロロフィルはさっと熱湯に入れるなど葉緑体内に存在するクロロフィラーゼが反応するような条件で処理をするとフィトールが切れ，クロロフィリド（緑色）になり，アルカリ処理をするとフィトールとメタノールが除かれ，クロロフィリン（緑色）となる。クロロフィリドは，アルカリが存在したときには，その作用を受けてメタノールも外れクロロフィリンとなり[1]，酸性で処理をするとMgが外れフェオフォルバイドになる。

ほうれんそうをゆでた時のクロロフィルの変化を図12－22に示す。加熱することによって，クロ

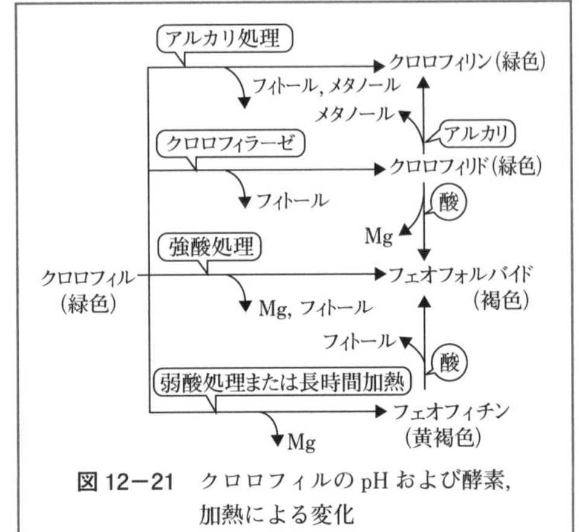

図12－21　クロロフィルのpHおよび酵素，加熱による変化

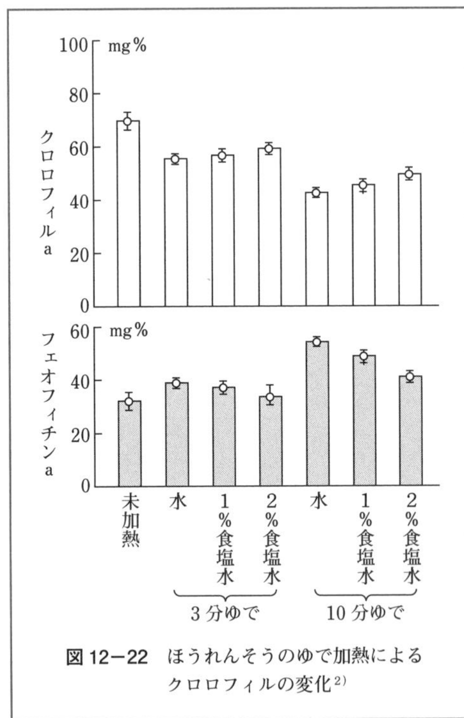

図12－22　ほうれんそうのゆで加熱によるクロロフィルの変化[2]

1）木村進，中林敏郎，加藤博通：食品の変色の化学，163，光琳（1995）

2）S.Shibukawa, N.Okamoto：Effect of salt on the stabilization of chlorophyll in green vegetables, 横浜国立大学理科紀要　第1類　数学・物理・化学，32，33－43（1985）

ロフィルが減少し，フェオフィチンが増加しており，加熱時間が長いほどその変化は大きくなる。したがって，緑色野菜の加熱はできるだけ短時間にし，加熱が終了したら，すぐに冷水に取るか，手早く冷まして高温状態が続かないようにする。さらに，ゆで水に食塩を加えることによってフェオフィチンへの変化を抑えることができる。これは，食塩の存在でクロロフィルと結合しているたんぱく質の変性が進むため，クロロフィルが保護されるのではないかと考えられる。

実際に食塩水でゆでたときの青菜の緑色は，食塩濃度が２％以上で変色を抑えることができる（表 12 − 15）。しかし，濃度がより低くなると，外観では識別できるほどの変化はない[1)]。このことから，ゆで水に少量の食塩を加えることは，緑色の保持ということよりも，ビタミンＣなどの水溶性成分の溶出を抑える効果が期待される（p.439，図 12 − 9）。ただし，ミネラルの溶出は促進されるものが多い（p.440，図 12 − 11）。

酸による影響は，表 12 − 16 に示すように pH が低いほど変色の度合いは大きくなる。醤油や味噌を加えた汁も酸性であるため，この中で沸騰を続けると，時間と共に色が悪くなる（表 12 − 15）。したがって，緑黄色野菜を用いる味噌汁やすまし汁などは供卓間際につくる方が良い。なお，醤油や味噌の汁でも，60℃以下であれば，緑黄色野菜（ゆでたもの）を入れても色はほとんど変わらない（表 12 − 17）。

緑黄色野菜を吸い物の椀種に用いる場合，あらかじめ，ゆでたものを椀に盛り付けてから熱い汁を注ぐ方法が行われるが，これは，盛りつけの美しさばかりではなく，盛りつけの際，汁の温度が 60 〜 70℃に下がるので，緑色野菜の変色を防ぐ上からも良い方法といえる。また，ふきの青煮などで，沸騰した煮汁の中でさっと加熱してから，すぐにふきを取り出し，ふきと煮汁を冷ましてから再度煮汁にもどして味

表 12 − 15　こまつなのゆで水の種類による緑色度の変化[2)]

種　類＼加熱時間	1分	3分	5分	10分	15分
0.3％重 曹（pH8.6）	100	100	100	100	100
2％食 塩（pH7.6）	100	91	87	83	83
1％食 塩（pH7.6）	100	83	71	67	63
水（pH7.6）	100	83	71	67	63
5％醤油（pH5.0）	91	63	50	33	−
10％味噌（pH5.6）	91	50	33	−	−

99±1℃で加熱。生の葉の緑色度を100とする。緑色度50以下は食用として好まれない。

表 12 − 16　こまつなのゆで水の pH による緑色度の変化[2)]

pH＼加熱時間	1分	3分	5分	10分	15分
7.8	100	100	100	100	100
6.9	100	91	89	83	83
6.0	100	83	71	67	63
5.0	83	63	50	33	−
4.2	71	50	33	−	−
3.4	63	33	−	−	−

99±1℃の緩衝液中で加熱。緑色度の測定法は表12−15と同じ。

1）児玉ひろみ，小川久惠：ホウレンソウの茹で湯に用いる食塩の効果，日本食生活学会誌，14，134−138（2003）
2）山崎清子：緑色野菜の調理による色の変化（第１報），家政学雑誌，4，279 − 282（1954）

表12－17　こまつなのゆで温度による緑色度の変化[1]

種　類	pH5.0 緩衝液				10%みそ汁			
温度＼加熱時間	3分	5分	10分	15分	3分	5分	10分	15分
50℃	83	83	80	80	83	83	83	83
60℃	83	80	77	73	83	83	83	83
70℃	83	78	70	63	81	80	77	74
80℃	80	75	65	55	79	77	68	60
90℃	80	73	60	45	77	73	61	50

熱湯で３分加熱したこまつなを各条件で加熱。
緑色度の測定方法は表12－15と同じ。

を浸透させるのも，緑色の変色を抑えるためである。

アルカリによる影響は，緑色野菜に重曹を加えた沸騰水でゆでると濃い緑色になることで確認できる（表12－15）。山菜などの加熱では，アクを抜き，やわらかくすると共に，鮮やかな色に仕上げることができる。ただし，ゆで汁はアルカリ性であるため，水溶性のビタミン類の破壊は大きくなる。

②　緑色の野菜を色鮮やかにゆでる方法

前項の内容を踏まえ，緑色の食材を色鮮やかにゆでるには，ゆで水を酸性にしないようにし，加熱時間をできるだけ短くするように注意する。そのためには，たっぷり（材料の５倍量くらい）の湯を用意し，沸騰してから材料を入れ，蓋をせずに強火でゆでる。たっぷりの湯を用意することで，材料を入れた時の温度低下を抑えるとともに，野菜から溶出した有機酸によりゆで汁のpHが低下するのを防ぐ。また，蓋をしないのは，野菜から溶出した有機酸が水蒸気と共に蒸発するのを邪魔しないためである。加熱終了後，冷水に浸けたり，ざるの上に広げて冷ましたりするのも，色の変化を抑えるためである。ただし，冷水に浸ける場合には，長く浸しておくと水溶性成分が溶出するので，温度が下がったら取り出すようにする。

2）カロテノイド

にんじんやかぼちゃの赤色や黄色の色素は，カロテノイド色素である。緑黄色野菜には，クロロフィルと共存しており（表12－18），一般に緑色の濃いものほどカロテノイドが多い。

カロテノイドにはカロテン類とキサントフィル類がある。このうち動物体内でビタミンＡに変わるものが数種あり，プロビタミンＡとしての栄養効果がある。

プロビタミンＡ効果のあるものは，いずれも分子内にビタミンＡと同様にβ-イオノン核（図12－23）を持つもので，β-カロテン，α-カロテン，γ-カロテン，クリプトキサンチンなどである。その他のカロテノイドも体内で抗酸化的な生理作

1）山崎清子：緑色野菜の調理による色の変化（第１報），家政学雑誌，4，279－282（1954）

表 12－18　陸上植物葉中の色素含量

色　　素　　名	生葉 1 kg 中	乾燥葉 1 kg 中
クロロフィル a	2.0g	6.3g
クロロフィル b	0.75	2.4
カロテン（α, β, γ）	0.17	0.5
キサントフィル（主にルテイン）	0.33	0.9

用を持つことが注目されている。

カロテノイドは，水に溶けないが脂質にはよく溶ける。にんじんなど油炒めにすると，油の方へ赤い色素が溶け出すのは，しばしば経験するところである。

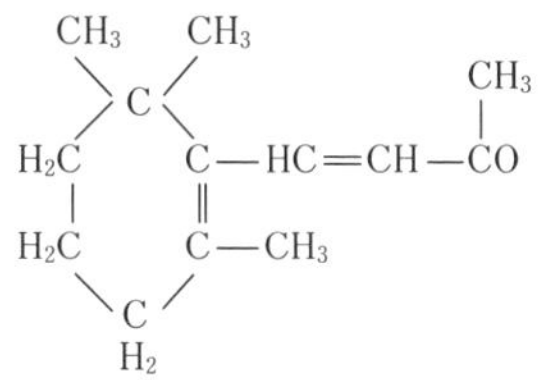

また，カロテノイドの分子中には二重結合が多いので，酸化されやすいが調理操作中に退色することはほとんどない。さらに，熱には比較的安定であるから，にんじんやかぼちゃは，煮ても揚げてもほとんど色は変わらない。

図 12－23　β-イオノン核の構造

3）フラボノイド

（広い意味で使われるときには，アントシアニンもタンニンの仲間も含める）

たまねぎ，小麦粉，柑橘類などに含まれる無色～淡黄色の水溶性色素は，フラボノイド色素である。酸性で白，アルカリ性で黄色に変化する。また，鉄やアルミニウムイオンと錯塩をつくり，黄色や青緑色に変化する。このため調理においては，カリフラワーなど淡色野菜をゆでる際に酢を加えるとより白く仕上がり，小麦粉に鹹水（かんすい）や重曹（炭酸水素ナトリウム）を加えると黄色く発色する（p.117，小麦粉の項参照）。たまねぎを鉄製の包丁で切断して放置すると変色するのもこのためである。

4）アントシアニン

いちごやぶどう，なすなどに含まれる赤紫や青色の水溶性色素は，アントシアニン色素である。100℃までの加熱では，酸性で赤色，アルカリ性で青色に変色する。不安定な色素で調理中に変色または退色しやすい。しかし，鉄やアルミニウムなどの金属イオンと反応して錯塩をつくると，色は安定化する。また，これらの金属イオンは，色素を加水分解する酵素アントシアナーゼの活性を阻害する[1]。

梅干しを漬けるときに紫色のシソを加えると梅の酸によって赤くなり，紫キャベツを酢に漬けると鮮やかな赤色になる。なすの漬物をつくる際に鉄釘やみょうばん（硫酸アルミニウムカリウム）を用いたり，黒豆を煮るときに鉄鍋を使ったり，鉄釘

1）岩狭与三郎：食物化学，156，共立出版（1953）

を入れるのも色を安定化するためである。

なすに含まれるナスニンは，油炒めや揚げ物など高温処理によって変色を抑えることができるため，炒め煮や揚げ煮という調理法が用いられる。

（2）褐変反応：酵素的褐変

野菜や果物は切ったり，ミキサーなどで磨砕したりすると褐変する。これは組織中のポリフェノール類（カテキン，クロロゲン酸，チロシンのような単体およびタンニンなどのような重合体など）が，ポリフェノールオキシダーゼ（銅を含む酵素）により酸化され，生じたキノンがさらに酸化重合し，褐色の色素（メラニン）を形成するためである（図12－24）。

表12－19に示すように，野菜や果物では酵素的褐変の起こりやすいものとほとんど褐変しないものがある。これは，基質になる物質や褐変酵素の量的，質的な差違に関係すると考えられる。その他，pH，温度，酸素濃度，還元剤の濃度などが影響する。

この褐変を防止するためには，次のような方法がある。

① 水につける：酸素との接触を遮断する。

② 酢水につける・酢を加える：pH 4以下にするとポリフェノールオキシダーゼの活性中心の銅が除かれ，酵素活性が抑制される。酸素との接触を遮断する。

③ 食塩水につける・食塩を加える：ポリフェノールオキシダーゼの銅イオンが塩素イオンに置き換わるために酵素活性が抑制される（図12－25）。

④ 加熱する：ポリフェノールオキシダーゼが60～70℃で失活する。しかし，40～50℃では反応が促進されるので，加熱途中で褐変が進行することがある。

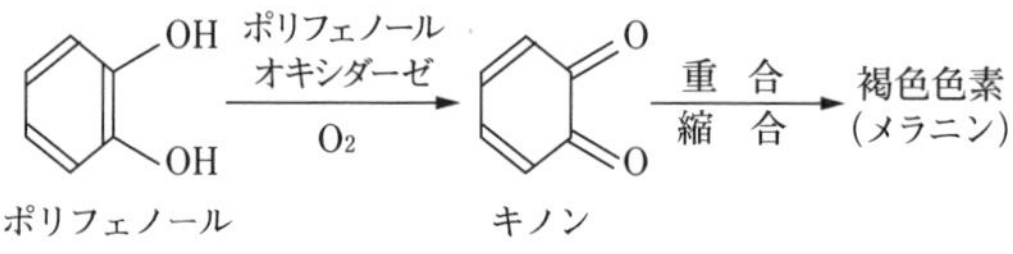

図12－24　ポリフェノール類の褐変

表12－19　野菜・果物の種類と酵素的褐変の強弱

褐変の強いもの	ごぼう，れんこん，なす，あんず，りんご，バナナ，なし
褐変の弱いもの	だいこん，にんじん，ねぎ類，葉菜類，きゅうり，トマト，すいか，柑橘類果実，パイナップル，いちご

⑤　還元剤を使用する：ビタミンC（アスコルビン酸）をかけたり，ビタミンC溶液につけたりすると，変色を防止することができる（図12－25）。これは，キノンが還元されるためと，pHを下げることにより酵素活性が抑制されるためと考えられている。アスコルビン酸が酸化されつくすと急速に褐変が起こるので，食塩と併用すると変色防止効果が高まる。

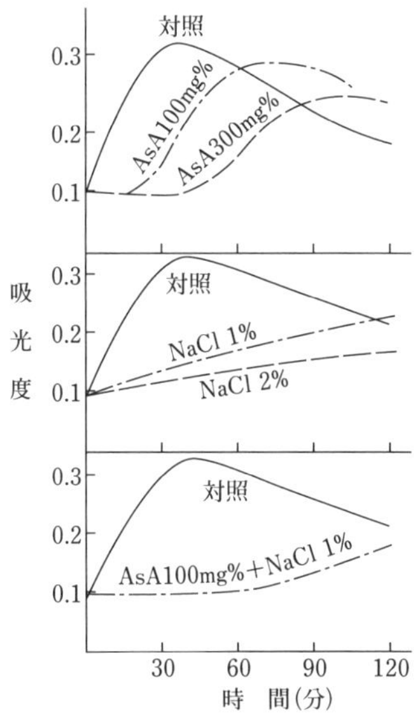

図12－25　もも果汁の褐変に及ぼすアスコルビン酸(AsA)と食塩の影響[1)]

吸光度：数値が大きいほど褐変していることを示している

第3節　野菜の調理

1．サラダ

生もしくはゆでたものにドレッシングやあんかけなどをかけて食べる料理。

(1) はくさいのサラダ

①　はくさいの葉柄の方を用いる場合は，縦4cmのせん切りにする。葉先を用いる場合は横にせん切り，または4cm角くらいに切る。いずれも水に入れてパリッとさせる。

材　　料	分　量（1人分）
は　く　さ　い	30g
み　か　ん	30g
干　し　ぶ　ど　う	10g
フレンチドレッシング	
酢	7mℓ　材料重量の10%
油	15mℓ　酢の2倍
塩	1g
こ　し　ょ　う	少々
サラダ菜またはレタス	1～2枚
みじん切りパセリ	少量

②　みかんは，袋から出す（袋の底を切って実を取り出すと崩れない），干しぶどうは，ぬるま湯で洗い少しやわらかくする。

③　サラダ菜またはレタスを敷き，①②を美しく盛り合わせ，フレンチドレッシングをかけ，みじん切りパセリをふりかける。

〔備考〕

はくさいと組み合わせる果物は，りんご，甘柿などもよい。

1)　中林敏郎・木村進・加藤博通：食品の変色とその化学，114，光琳書院（1967）

(2) せん切りだいこんのサラダ

材　料	分　量（1人分）
だ　い　こ　ん	30g（長さ4cmのもの）
セ　ロ　リ	10g
みじん切りパセリ	3g
フレンチドレッシング	15mℓ
または	
オーロラソース	
マヨネーズ	15mℓ
トマトケチャップ	3mℓ

① だいこんは，長さ4cmのせん切りにし，水につけて引き上げ，水をきる。
② セロリは，筋を取り，斜めに薄切りにし水につけ，水をきる。
③ ①と②を中高に盛り，みじん切りパセリをふりかけ，ソースを添える。

〔備考〕
（i）セロリの代わりに，うどのせん切りでもよい。果物などを取り合わせるのもよい。
（ii）水に浸漬する間に，ビタミンやミネラルが溶出するので，長く浸けすぎないように注意する（p.438～440参照）。

(3) だいこんの甘酢あんかけ

材　料	分　量（1人分）	
だいこん	80g	
塩	2g	だいこんの2%
ハムまたは焼き豚	20g	
甘酢あん		
酢	10mℓ	材料の10%
砂　糖	10g	同　上
醤　油	10mℓ	同　上
片栗粉	1.5g	
水	15mℓ	
しょうが	2g	
パ　セ　リ	少量	

① 鍋に甘酢あんの材料を入れ，かき混ぜながら弱火で熱し，甘酢あんをつくり，冷ましておく。
② だいこんはたんざく切りにし，塩2％をふり混ぜる。
③ しょうがはせん切りにし水に放し，水をきる。
④ ハムまたは焼き豚はせん切りにする。
⑤ だいこんを軽くもんでしなやかにし，水気をきって④と混ぜ，器に中高に盛り，しょうがのせん切りを上におく。
⑥ 甘酢をまわりに流しかけ，パセリをあしらい彩りを引き立てる。

〔備考〕
高齢者向きにはハムまたは焼き豚のかわりに蒸した鶏のささみを用いてもよい。また，カツオの生節なども適している。

2．漬物

(1) 青菜の塩漬け・ぬか漬け

材　料	分　量
青　菜	適　量
きょうな	
たかな	
からしな	
【塩　漬　け】	
当座漬け（一度漬け）	材料の重量の2.5～3%
保存漬け（二度漬け）	材料の重量の5%
	下漬け　3%
	本漬け　2%
【ぬ か 漬 け】	
ぬ　か	1kg
食　塩	200g
水	1.6ℓ

① 漬け込む容器を，きれいに洗う。木製のものを使う場合は，水を入れて木を膨張させ，水もれを防いでおく。

② 青菜の根と，いたんだ葉を取り，株のまま水でよく洗う。株の大きいものは，根つきの部分を二つ割りまたは四つ割りにして流し水でよく洗い，水をきっておく。

③ **【塩漬け（当座漬け）】** 容器の底に塩をふり，②の青菜の葉先と根の方を交互に並べて塩をふり，これを繰り返して，全部漬け終わったら，上面に塩をふり，押し蓋をして材料と同じくらいの重量の重しをおく（塩は，上にいくほど多くふるように，あらかじめ定量の塩を区切っておいて用いるとよい）。数日たって水が上がったら，重しの重量を半分にする。

④ **【塩漬け（保存漬け）】** 保存漬けにする場合は，③で水が上がったら，青菜をざるに上げて水をきる。容器の底に塩をふり，青菜の葉先と根を交互に密に並べて塩をふる。その上に，とうがらしや切ったこんぶをおく。これを繰り返して，全部漬け終わったら，押し蓋をして重しをおく。再び水が上がったら，重しを半分にする。

⑤ **【ぬか漬け】** ぬかを煎って，容器に入れ，塩水を加えてよくかき混ぜる。毎日1～2回くらいかき混ぜて1週間くらいたってから，②の野菜を漬ける。

〔備考〕

（i）青菜の脱水と塩漬け中の風味の生成については，p.434・435参照。

（ii）からしなは，熱湯の中をくぐらせてから水に取って冷まし，すぐ水をきって①～③と同様に漬けると，辛味と香りが出ておいしくなる。

（iii）たかなは，二度漬けして，色が変わったくらいのものが風味が出ておいしい。

（iv）ぬか味噌漬けの風味は，次のようにしてつくられる。微生物の働きによって，「ぬか」の中のでんぷんは糖に，たんぱく質の一部はアミノ酸に分解される。糖分は，乳酸菌の繁殖によって乳酸となる。酵母菌の繁殖によってできたアルコールは，酸と結合してエステルを生じ芳香のある独特の風味をつくる。この風味は，微生物によるものであるから，毎日，適度の撹拌をして，十分に酸素を供給して，好気性細菌の繁殖をうながすことが大切である。

（v）ぬか漬けで材料を漬けるときは，塩を補い，ときどき余分な水を取り除き，新しいいりぬかを補い，毎日撹拌すれば，ぬか床を良好な状態に保っておいしい漬物をつくることができる。

(2) きゅうりのピクルス

材　　料	分　量（4～5人分）		
きゅうり	500g		
塩	50g	きゅうりの重量の	10%
酢	250mℓ	〃	50%
砂　　糖	75～100g	〃	15～20%
香 辛 料	適量		

① 500mℓの水に塩を入れ，沸騰させてから冷ます。

② きゅうりを洗い，水をきって容器に入れ①を注ぎ，重しをして一晩漬けておく。

③ ②の水をふきとり，消毒した容器にきゅうりを縦にすきまなく詰める。

④ 酢，砂糖，香辛料を煮立てて冷やし，③の中に注ぎ入れる。

〔備考〕

保存する場合は清潔な容器を用意する。

(3) たまねぎの甘酢漬け

材　　料	分　量		材　　料	分　量
たまねぎ	200g	小なら8個 中なら2個	B 酢	200mℓ
甘　　酢	AまたはB		B 白 砂 糖	50g
A 酢	200mℓ	たまねぎと同重量	B 黒 砂 糖	10g
A 砂　　糖	60g	酢の30%	B 塩	6g
A 塩	6g	〃　3%	B とうがらし	1本
A とうがらし	1本		B カレー粉	1g
			B 肉桂粉(シナモン)	1g

① 小たまねぎは，上下を落として丸のまま，普通のたまねぎなら六～八つに縦割りにする。

② とうがらしは，縦に1か所切り目を入れて種を出し，二～三つに切る。

③ 甘酢の材料全部を合わせて煮立て，この中に①を入れて，再び沸騰したら10秒くらいで火をとめて，そのまま冷やしておく。

④ 冷えてから，そのまま食べてもよいし，肉料理のつけ合わせ，ビールのつまみ，

サンドイッチの材料などに用いる。

保存する場合は，翌日甘酢だけを1/2量に煮つめ，冷やし，再び漬け込んでおく。冷蔵庫に入れておけば夏でも２～３週間くらいは保存できる。

〔備考〕

ピクルスとしてつくる場合は，きゅうり，青トマト（収穫の終わるころの）とともに，一夜塩漬け（５％塩）にしてから水分を除き，甘酢につける。

３．あえ物・酢の物

（1）ほうれんそうのお浸し・ごまあえ・辛子あえ

材　料	分　量（１人分）
ほうれんそう	50g
【お浸し】	
醤　油	4mℓ　材料の重量の 8%
だし汁	5mℓ　材料の重量の 10%
かつお節	少量
【ごまあえ】	
ご　ま	5g　材料の重量の 10%
砂　糖	1.5～2.5g　材料の重量の 3～5%
醤　油	4mℓ　材料の重量の 8%
【辛子あえ】	
粉辛子	0.5g　材料の重量の 1%
湯	少量
醤　油	4mℓ　材料の重量の 8%

①　ほうれんそうをよく洗って，根元の太い場合は，包丁で十字に切り目を入れ，火を通しやすくする。

②　①を熱湯の中に入れて１～２分ゆでたら水に入れて，すぐ，ざるに引き上げ，根元をそろえて軽く絞り（約80％になる），長さ４～５cmに切る。

③　【お浸し】②を器に盛り，醤油にだし汁を合わせてかけて，その上にかつお節をのせる。

④　【ごまあえ】ごまを弱火で焦がさないように煎って，乾いたすり鉢に入れて，油がにじみ出るまでよくすり，調味料を加える。②をごま醤油であえて，器に盛る。

⑤　【辛子あえ】粉辛子を，同量の湯で溶いて（ねり辛子を用いてもよい）しばらくおき醤油を加える。好みにより砂糖を少量加えてもよい。②を，辛子醤油であえて，器に盛る。

〔備考〕

（i）ほうれんそうのシュウ酸量は657.1mg％で，はくさい0.0mg％，しゅんぎく92.6mg％，こまつな3.3mg％に比べて多い[1)]。このシュウ酸のために，カルシウムの利用率が悪くなるといわれるが，シュウ酸の妨害作用は，シュウ酸の多いほうれんそう

1）大川博徳：ガスクロマトグラフィーによる食品中のシュウ酸の定量，三重大学教育学部紀要，自然科学，50，79－87（1999）

で約1kg程度食べると，はじめて起こるので，普通の食事ではほとんど害はなく，むしろ鉄，ビタミンC，カロテン，葉酸の給源として栄養価値の高いものである[1)]。ほうれんそうは，ゆでるとシュウ酸や無機塩類が流失し，同時にいわゆる「アク」がなくなり，繊維はやわらかくなって食味がよくなる。

（ii）ごまあえは，つるな，さやいんげん，キャベツ，もやし，ずいき，なすなどいろいろな材料に応用できる。白ごまを用いるときは，醤油の代わりに塩を材料の1.5％くらい用いてもよい。あえ衣が硬ければだし汁を少し加える。

（iii）ごまの代わりに，落花生をきざんで，すり鉢ですって用いてもよい。

（iv）辛子あえには，こまつな，きょうな，からしな，みつばなどもよく合う。

（2）グリーンアスパラガスの黄身酢かけ

材　料	分　量（1人分）		
グリーンアスパラガス	60g（中3本）		
食塩水	適量		
黄身酢			
酢	6mℓ	材料の重量の	10%
塩	1g	〃	2%
砂糖	3g	〃	5%
卵黄	6g	〃	10%
片栗粉	0.6g	〃	1%
水	6mℓ		

① アスパラガスは，根元に近い部分の皮をむき，２％の食塩水を沸騰させた中で約２分ゆでる。水にさらし，水をきり，長さ３cmに切る。

② 黄身酢（p.60，表１－37参照）の材料を全部合わせて鍋に入れ，湯せんにして，かき混ぜながら，とろりとするまで煮る（煮る前に卵黄膜などを除くために裏ごしを通すとよりよい）。

③ 器に，アスパラガスを盛り，手前半分に黄身酢をかける。または，黄身酢を敷いた上にアスパラガスを盛る。

（3）にんじんの白あえ

① にんじんとこんにゃくは，長さ３cmくらいのひょうし木，または，たんざく切りにする。

② さやいんげんは，筋を取って，食塩水で色よくゆでる。こんにゃくは，熱湯を通す。

③ にんじんとこんにゃくに，だし汁，塩，砂糖，醤油を加えて煮る。あえる前に汁をきる。

1）稲垣長典：食品250種の栄養事典，113，婦人之友社（1960）

材料	分量（1人分）	材料	分量（1人分）
にんじん	20g	あえ衣	
こんにゃく	30g	豆腐	30g 材料の重量の50％
さやいんげん	6g	白ごま	6g 〃 10％
下煮用 だし汁	20mℓ	塩	0.3g 材料の重量の2％
下煮用 塩	0.2g	醤油	0.5mℓ 材料の重量の2％
下煮用 醤油	1mℓ	砂糖	3g
下煮用 砂糖	1.5g		

④　さやいんげんを，斜めに細く切って③の残り汁に浸す。

⑤　豆腐は，崩して沸騰した湯で10秒くらいゆでて布きんにとり，水気を絞る。白ごまを，弱火で焦がさないように煎り，すり鉢に入れてよくする。これに豆腐，塩，砂糖，醤油を入れてすり合わせる。

⑥　冷めた材料を⑤の衣であえる。

（4）たけのこの木の芽あえ

材料	分量（1人分）	
ゆでたけのこの先端に近いところ	40g	
だし汁	20mℓ	材料の重量の 50％
砂糖	0.8g	〃 2％
醤油	2mℓ	〃 5％
あえ衣		
白味噌	8g	〃 20％
砂糖	3g	
だし汁	5mℓ	
木の芽	2g	
ほうれんそう	5g	

①　ゆでたけのこの先端の方を乱切りにしてだし汁，砂糖，醤油で薄味をつける。

②　ほうれんそうの葉先だけをつみ取り，ゆでて裏ごしする。

③　木の芽は，熱湯をかけて美しく色の出たところを冷水で冷やし水をきり，すり鉢でよくすりつぶす。その中に白味噌，砂糖，だし汁を加えて，②を適量入れてよくすり混ぜる。

④　③に①を加えて混ぜ，器に盛る。

〔備考〕

(ⅰ) 材料は，たけのこばかりでなく，イカをさっと湯引きして，たけのこの1/2量加えてもおいしい。

(ⅱ) 味噌は，白味噌でなくてもよいが，辛い味噌は，分量を減らし砂糖の量を増やす。

(ⅲ) 生のたけのこを使用する場合のゆで方は，p.442を参照。

(5) 五色なます

材　料	分　量（1人分）		材　料	分　量（1人分）
だいこん	50g	100g	しょうが	1g
にんじん	10g		ゆず皮	少量
塩	1.2g		**ごま酢**	
油揚げ	10g		酢	10mℓ　材料の10%
しらたき	20g		白ごま	8g（大さじ1）〃 8%
干ししいたけ	1枚		砂糖	6g　〃 6%
しいたけの戻し汁	15mℓ		塩	1g　〃 1%
砂糖	2g			
塩	0.4g			

① だいこん，にんじんは，皮をむき，長さ4cmのせん切りにし，別々に2％の塩をふり30分おく。だいこんとにんじんはあえる直前に混ぜる（にんじんの酵素活性が高いため。p.438参照）。
② 油揚げとしらたきに熱湯をかける。干ししいたけは，ぬるま湯で戻しておく。これらを長さ4cmくらいのせん切りにし，しいたけの戻し汁に砂糖，塩を加えた中でさっと煮て下味をつける。
③ しょうがをせん切りにし水に入れておく。ゆずの皮もせん切りにする。
④ 白ごまをすり鉢で十分にすって砂糖，塩，酢を加えて，とろりとするくらいにしておく。
⑤ ①をさっと水洗いして絞り，②とせん切りのしょうがとともにごま酢であえる。
⑥ 小鉢に盛り，ゆずの皮を上におく。

(6) たたきごぼうのごま酢あえ

材　料	分　量（1人分）
ごぼう	40g
ごま酢	
白ごま	10g（大さじ1）ごぼうの重量の約20%
酢	4mℓ　〃　10%
砂糖	4g　〃　10%
塩	1g　〃　2%
だし汁	4mℓ　〃　10%

① ごぼうの皮をこそげ取り，水でやわらかくゆでて，3cmに切る。
② 白ごまを煎ってすり，調味料とだし汁でのばし，とろりとしたごま酢をつくる。
③ ごぼうを，すりこぎでたたき，適当にやわらかくなったら，②の中につける。

〔備考〕
黒ごまを用いる場合は，塩の代わりに

醤油を5mℓ用いる。

(7) 菊花かぶ

材　料	分　量（1人分）
小かぶ	30g（1個）
2％食塩水	適量
甘酢	
酢	5mℓ　かぶの15％
砂糖	3g　かぶの10％
菊の葉	1枚
とうがらし	少々

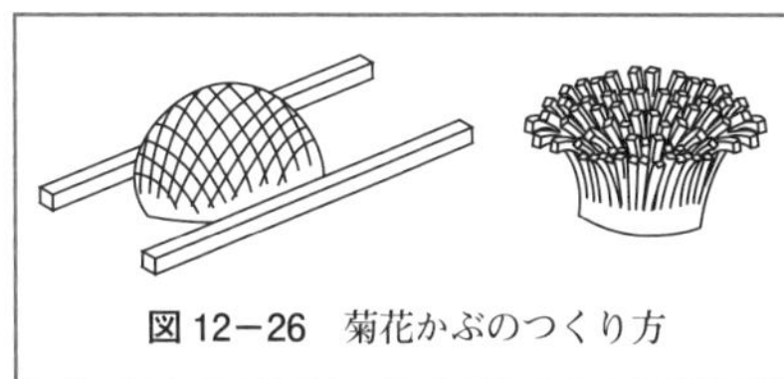

図12－26　菊花かぶのつくり方

① 小かぶは皮をむき，箸2本の間におき，2～3mmの間隔に縦，横に切り目を入れる（図12－26）。
② 2％の食塩水に20分浸漬する。
③ 酢と砂糖を混ぜ合わせ甘酢をつくり，しなやかになったかぶの水気をしぼり，甘酢につけておく。
④ とうがらしは，種子を出して洗って輪切りにする。
⑤ 甘酢につけたかぶの水気をしぼり，皿の上で花型に開き，芯にとうがらしをのせ，菊の葉を添える。

〔備考〕
焼き魚の前盛りや口取りなどに用いる。

(8) きゅうり・うど・しいたけの白酢あえ

材　料	分　量（1人分）		材　料	分　量（1人分）
きゅうり	30g	70g	**白酢**	
うど	30g		白ごま	5g
干ししいたけ	中1枚戻して10g		豆腐	20g　材料の30％
砂糖	0.3g		塩	1.5g　〃　2％
醤油	0.5mℓ		砂糖	3g　〃　5％
			酢	7mℓ　〃　10％

① きゅうりは，小口から薄切りにして1％くらいの塩をふりそのままおく。
② うどは，長さ約3cmに切り，皮をむき，せん切りにして塩と酢を入れた水にさらしておく。
③ 干ししいたけは，ぬるま湯で戻し，せん切りにしてひたひたの汁（戻し汁）に少量の砂糖，醤油を加えて加熱し，冷ましておく。
④ 豆腐は，崩して沸騰した湯で10秒くらいゆでて布きんに取り，水気を絞る。

⑤　白ごまを煎ってすり鉢ですり，その中に④の豆腐を加え，塩，砂糖，酢とともにすり混ぜる。
⑥　⑤の中に①，②，③の下ごしらえした材料の水気を絞って入れあえる。

〔備考〕

（i）きゅうりの放水量と塩の使用量の関係についてはp.434，図12－3参照。

（ii）きゅうりは，アスコルビン酸オキシダーゼ（アスコルビナーゼ）を多く含むので，ビタミンCを含む野菜と混ぜて料理するときは，取り扱いに注意を要する（p.438参照）。

（9）もやしの酢の物

材　　料	分　量（1人分）
も　や　し	50g
鶏肉または豚もも肉のかたまり	20g
塩	1％の塩水をつくる
か　け　汁	
酢	5mℓ
醤　　油	5mℓ
砂　　糖	1g
ね　り　辛　子	小1/5
ご　ま　油	4～5滴
う ま 味 調 味 料	少々
しょうがのせん切り	0.5g

①　鶏肉，または豚もも肉は，塩を入れた沸騰水に入れてゆで，冷めてから，せん切りにする。
②　もやしは，根を取り，鍋でから煎りする。またはそのままでさっとゆでて，水をきってもよい。
③　①と②を混ぜて器に盛り，かけ汁をつくってかける。しょうがのせん切りを上におく。

〔備考〕

材料には，ハム，カニ，油揚げなどを使ってもよい。

4．煮物

（1）煮浸し

野菜の緑色の変色を抑えるために，ゆでてから煮汁で短時間煮たもの。煮汁を冷ましてから浸して味を含ませるとよい。

1）青菜の煮浸し

①　青菜をゆでて水に取って絞り，長さ3～4cmに切る。
②　だし汁に，醤油，砂糖を入れて煮立てた中に①の青菜を入れて，再び沸騰したら火をとめる。
③　すぐ器に取って残り汁をかける。

材　料	分　量（1人分）
青　菜	80g
だし汁	20mℓ
醤　油	6mℓ
砂　糖	0.3g

〔備考〕

（i）青菜には，ほうれんそう，こまつな，みつばなどを使用する。

（ii）醤油が酸性であるから，この中で長く煮ると青菜の色が悪くなる。色をより美しく仕上げたい時には，加熱後野菜を取り出し，煮汁を冷ましてから浸して味をつける（p.451参照）。

2）ふきの青煮

材　料	分　量（1人分）		
ふ　き	50g		
だし汁	75mℓ	材料の1.5倍	
塩	1.5g	材料とだし汁の1.2%	
醤　油	3mℓ	〃	2.5%
みりん	4mℓ	〃	3%
糸削り節	少々		

①　ふきは鍋に入るくらいの長さに切り，沸騰した1％の食塩水でゆでる。水にさらして皮をむき，3cmの長さに切って水をきる。

②　だし汁に調味料を入れて煮たて，この中に①のふきを入れて加熱する。再び煮たったらふきを取り出し手早く冷ます。

③　煮汁も別に冷まして，取り出したふきをつけてしばらくおき味を含ませる。

④　器に盛って汁をかけ，糸削り節をのせる。

〔備考〕

（i）いんげんやさやえんどうなども同様にする。

（ii）炊き合わせとして，別の鍋で煮た食材と一つの器に盛り合わせてもよい。

（2）にんじんのバター煮

材　料	分　量（1人分）		
にんじん	40g		
水	30mℓ		
バターまたは油	4g	材料の	10%
塩	0.3g	〃	0.9%
砂　糖	0.8g	〃	2%

①　にんじんは，乱切り，または，長さ3～4cmに切り，縦に四つ割りか六つ割りにし面取りをする（面を取らない場合もある）。

②　にんじんに，水，バター（油），砂糖，塩を加えて，落とし蓋，または紙蓋をして静かに煮る。

③　やわらかくなったら，蓋をとって汁を蒸発させ，器に盛る。

(3) トマトと若鶏の煮物

材　　料	分　量（1人分）	材　　料	分　量（1人分）
鶏　　肉	50g	にんじん	10g
塩	0.5g	たまねぎ	40g
こしょう	少々	セロリ	10g
小　麦　粉	5g	塩	2.5g
サラダ油	10mℓ	こしょう	少々
トマト	50g	ストック	150mℓ

① 鶏肉をひと口大に切り，塩，こしょうをふり，小麦粉をまぶす。油を熱し少し焦げ目がつくくらいまで炒める。

② トマトは，皮をむき輪切りにして種を除いてからきざむ。にんじんとたまねぎは，一口大に切る。セロリは，筋を取り，斜め切りにする。

③ にんじんとたまねぎを，軽く炒めて，ストックを加え，塩，こしょうで調味し，やわらかく煮る。①とトマトとセロリを加え，10 分くらい煮て味を整えて火をとめる。

〔備考〕

トマトの酸味が強すぎる場合は，砂糖を用いて調整する。

(4) かぼちゃの丸煮

材　　料	分　量（4人分）
かぼちゃ（日本かぼちゃ）	1 個(300 ～ 400g)
だし汁	200mℓ
砂　　糖	15 ～ 20g
塩	0.6 ～ 0.8g
醤　　油	10 ～ 15mℓ
鶏ひき肉	60 ～ 70g
片　栗　粉	5g
しょうが	少量

① かぼちゃのつるづきのまわりを，包丁の先を縦に使って切り取り，中の種とわたをスプーンですくい出して，中をきれいにする。

② かぼちゃが，ちょうど入るくらいの鍋に，くり抜いた方を下にしてかぼちゃを入れる。だし汁に砂糖，塩，醤油を合わせた汁を入れて火にかけ，沸騰したら，中火にして煮る。15 分くらいたったら，かぼちゃを上下に返して，中にも煮汁を入れて，弱火でゆっくり煮含める。

③ かぼちゃを取り出して，残りの煮汁の中に鶏のひき肉とみじん切りのしょうがを入れて，かき混ぜながら煮る。水溶き片栗粉を加えて加熱し，とろみをつける。これをかぼちゃの中に入れて皿に盛る。

〔備考〕
（i）中に入れる材料は，ひき肉に限らず，たけのこ，にんじん，しいたけのせん切りを炒めて加えてもよい。
（ii）かぼちゃに詰め物をするには次の方法もある。かぼちゃを，生のまま塩水につけて，全体に塩味をつけてから，布きんを敷いた蒸し器に入れて蒸す。蒸せたら布きんの四すみを持って取り出し，皿に盛る。たまねぎのみじん切りと，ひき肉を炒めて塩，こしょうをして，かぼちゃに詰め，上からホワイトソースをかけてもよい。
（iii）中身の材料に味をつけてから，かぼちゃに詰めて蒸す場合もある。

（5）ロールキャベツ （p.268 参照）

（6）玻璃白菜（ボリバイツァイ／bə li bái cài）（はくさいのあんかけ）

材　料	分　量（4～5人分）
はくさい	1株
湯（タン）（ストック）	はくさいがかぶるだけ
酒	15mℓ
塩	約2g
ハム	20g（薄切り2枚）
干ししいたけ	小2枚
片栗粉	約5g　汁の4%

①　はくさいは，外側の葉を2～3枚取り除き，根元を切り，1株を縦に二つ割りにする。
②　はくさいが，そのまま入る大きさの鍋に①を並べて入れ，湯（タン）（ストック）をかぶるくらい加え，酒も入れ，とろ火ではくさいがやわらかくなるまで煮て，塩で味をつける。
③　干ししいたけは，ぬるま湯で戻し，はくさいの中に入れてひと煮立ちしたら取り出し，せん切りにする。ハムもせん切りにする。
④　深い器を温めて，はくさいを形を崩さないように取り出して盛り，食べやすいように，四つ切りにし，残り汁に片栗粉の水溶きを入れて濃度をつけ，上からかけ，せん切りのしいたけとハムを飾る。

〔備考〕
（i）玻璃とはガラスのことであるから，醤油を用いず透明に仕上げる。
（ii）若い人向きには，鶏のぶつ切りなどを入れて煮るとよい。

（7）たけのこの粉かつお煮（土佐煮）

材　料	分　量（1人分）
ゆでたけのこ	100g
だし汁	40mℓ
砂糖	4～5g　たけのこの4～5%
醤油	10mℓ
削り節	3g

①　ゆでたけのこは，一口で食べられるくらいの乱切りにする。
②　①にだし汁を加えて煮立て，砂糖，醤油を加えて，中火で汁がなくなるまでゆっくり煮る。
③　削り節を紙に包み，もんで粉にして，

煮上がったたけのこにふりかけ，10分くらい蒸らしてから盛りつける。

〔備考〕

生のたけのこを使用する場合のゆで方は，p.442を参照。

(8) たまねぎの肉詰め煮

材　　料	分　量（1人分）
たまねぎ	中1個（120g内外）
合いびき肉	30g
塩	1.5g 肉とたまねぎの1%
こしょう	少々
小麦粉	少々
サラダ油	5mℓ
ストック	100～150mℓ
塩	1～1.5g
こしょう	少々
ソース	
バター	2g
小麦粉	2g
ストック	20mℓ
トマトピューレー	5g

① たまねぎの上下を切り落とし，外側を2～3枚残して中を取り出す。切り落としや取り出した中側をみじん切りにする。

② 合いびき肉にみじん切りのたまねぎを混ぜ，塩，こしょうで味を整えてたまねぎの中に詰める。上下に小麦粉をつけて，フライパンに油を熱して上下を焼きつける。

③ ②を鍋に入れ，ストックを入れて塩，こしょうで味をつけて，やわらかくなるまで弱火で煮る。

④ ブラウンルー（p.159参照）をつくり，ストックと③の煮汁の残り，トマトピューレーを加えて味を整えソースをつくる。

⑤ 皿に③を盛り，ソースをかけて供する。

〔備考〕

さやいんげん，にんじんなどのソテーをつけ合わせにする。

(9) ふろふきだいこん（p.216参照）

(10) おでん

① だいこんは輪切りにして面を取り，さっとゆでておく。

② さといもは皮をむき，塩水で5分くらいゆで，ぬめりを洗い落としておく。

③ こんにゃくは三角形に切り，塩もみしてから熱湯に通す。

④ ちくわは1本を三つに斜め切りにし，焼き豆腐は角切りにする。

⑤ さつま揚げは熱湯をかけて油抜きをする。

⑥ 卵はかたゆでにして，殻をむいておく。

⑦ だし汁を鍋に入れ火にかけ，こんぶを入れ，沸騰と同時にこんぶを取り出し，他の調味料を加え，焼き豆腐とゆで卵を除いた他の材料を入れて煮る。こんぶも結んで入れる。約40分煮続けるが，途中で焼き豆腐を入れ，ゆで卵は温まる程度

材　料	分　量（1人分）	
だいこん	50～100g	材料合計 250～300g
さといも	50g	
こんにゃく	50g	
ちくわ	30g（約1/3本）	
さつま揚げ		
魚団子など	30～50g	
焼き豆腐	30～50g	
卵	1個	
だし汁	200～250mℓ	
塩	2～2.5g	汁の1%
醤油	10～18mℓ	汁の5～7%
みりん	10mℓ	汁の5%
こんぶ	5g	
ねり辛子	少量	

でよいので盛りつける5分前くらいに入れる。

⑧　ねり辛子を添えて供する。

〔備考〕その他おでんに向く材料

<野　菜>　やつがしら，にんじん，ごぼう

<ねり製品>　はんぺん，かまぼこ

<包み物>　ふくさ包み（油揚げの袋に肉類，野菜のせん切り，しいたけ，ぎんなんなどを包んだもの），キャベツ巻き（キャベツに同様の材料を包んだもの）

（11）かぶのクリーム煮

材　料	分　量（1人分）		材　料	分　量（1人分）	
かぶ	60g（小2個）	130g	塩	2g	
たまねぎ	30g		こしょう	少々	
鶏肉	40g		**ホワイトソース**		
塩	0.4g		バター	7g	ストックの7%
こしょう	少々		小麦粉	7g	〃　7%
サラダ油	5mℓ		牛乳	40mℓ	
白ワイン	5mℓ		きざみパセリ	少量	
ストック	100mℓ	材料の重量の80%			

①　かぶは二つに切り，たまねぎはくし形に切る。

②　鶏肉は二つに切り，塩，こしょうをふり4～5分おき，鍋にサラダ油を熱し色のつかないように炒める。次に白ワインを注ぎかけ，ストックを入れて煮はじめる。

③　これに①を加え，野菜がやわらかくなるまで煮る。

④　ホワイトソース（p.157参照）をつくり③に加えたあと，塩，こしょうで味を整える。

⑤　深めの器に盛り，きざみパセリをふりかける。

(12) れんこんの酢煮

材　料	分　量（1人分）
れんこん	50g
酢	10mℓ　れんこんの20%
砂　糖	5〜8g　〃　10〜15%
塩	1g　〃　2%
だし汁	10mℓ　酢と同量

① れんこんの皮をむき，目的に応じた形に切る（あえ物は，薄切り，焼き物のつけ合わせや煮物は厚目に切る）。酢を2〜3％加えた水につけ，変色を防ぎ，水が濁らなくなるまで水洗いする。

② 鍋に調味料とだし汁を加えて煮立てる。①を入れて半透明になるまで煮て（厚さにより時間は異なり，薄切りは2〜3分，厚切りは5分くらい）火をとめる。

〔備考〕

酢を加えて短時間煮ると，歯切れがよくなる。p.444参照。

5．汁物

(1) ポタージュ

野菜を裏ごしまたはミキサーにかけ，なめらかなペースト状にしたものにとろみをつけた濁ったスープ。

1）ほうれんそうのポタージュ

材　料	分　量（1人分）
ほうれんそう	50g
たまねぎ	10g
バター	1g
ストック	100mℓ
バター	6g
小麦粉	8g
牛　乳	100mℓ
塩	2g
こしょう	少量
クルトン(食パン)	15g

① ほうれんそうは，葉先を取り，熱湯の中で約3分ゆでる。

② たまねぎを，みじん切りにしてバターで炒める。ストックとほうれんそうの葉柄を入れて，やわらかくなるまで煮て，①を入れてミキサーにかける。裏ごししてもよい。

③ ホワイトルー（p.157参照）をつくり，火からおろして，②を少しずつ加えて混ぜ，さらに牛乳を加えて混ぜ，調味料を加える。再び，火にかけて濃度がついたらすぐ火からおろし，温めたスープ皿に盛り，クルトンを添えて供する。

〔備考〕

（ⅰ）ほうれんそうは，長く加熱すると色が悪くなるから，必要以上の加熱を避ける。

（ⅱ）最後に生クリームを 15 ～ 20mℓ 加えると一層おいしくなる。

（ⅲ）クルトンは，さいの目切りのパンを炒めたもの，または揚げたものであり，スープに浮かして出すこともあるが，小皿に添えた方が歯ごたえが良い。

（ⅳ）むきえんどうやそらまめ，白いんげん豆を用いても同様に作ることができる。

2）トマトスープ

材　料	分　量（1人分）
トマト	100g
たまねぎ	20g
にんじん	10g
バター	10g
小麦粉	8g
スープの素	1人分
水	200mℓ
香草	適量
塩	少々
生クリーム	15 ～ 20mℓ
クルトン	適量

①　トマトの皮を湯むきにする。輪切りにし種を除いてきざむ。たまねぎ，にんじんは薄く切る。

②　鍋にバターを熱し①を入れて 3 分くらい炒め，小麦粉を加えて薄茶色になるまで炒める。この中に，スープの素を水で溶いて加え，香草（セロリ，パセリの軸，ローリエなど）を入れ，中火で煮立て，浮く泡を除きながら 30 分くらい煮る（香草は途中で除く）。

③　②をミキサーにかけ，鍋に戻す（野菜をすくい上げ，裏ごしにしてもよい）。味を整え，おろしぎわに生クリームを加える。

④　クルトンを添えて供する。

〔備考〕

（ⅰ）湯むきのしかたは，熱湯に 2 ～ 3 秒くぐらせ，直ちに冷やし，へたの方からむく。

（ⅱ）小麦粉で濃度をつける代わりに，米 10g をいっしょに煮る方法もある。

（ⅲ）酸味が強いトマトの場合は，砂糖を加えて調整する。

（2）ロシア風のスープ（ボルシチ）

①　キャベツは，丸のままを四つ切りか六つ切りにする（小さいものや外側を用いた残りの芯などは二つ切りでよい）。にんじんは大きく切り，10cm 位の長さの三寸にんじんなら縦二つ割りにする。じゃがいもは，小さいものは皮をむいて丸のまま，大きいものは二つ割りにする。たまねぎは，四つ割り，ベーコンは長さ 4 cm に切り，トマトは輪切りにする。

②　トマトだけ残して材料全部を鍋に入れ，鶏がらストックを加えて弱火で材料がやわらかくなるまで煮続け，塩，こしょうで味をつけ，トマトを加えて火をとめる。

材　料	分　量（4～5人分）
キャベツ	300g（小1個）
にんじん	100g
じゃがいも	250g
たまねぎ	200g
ベーコン	50g
トマト	250g
鶏がらストック	1,500mℓ
塩	8g内外
こしょう	少々

〔備考〕

（i）この調理は，野菜を一口大の大きさで無造作に切り，たっぷりとした感じに仕上げ，材料そのもののうま味を残しながらやわらかく煮るのをねらいにする。材料の持ち味が，汁の中で溶け合って，汁も豊かな味にでき上がる。パン食や冬の調理に適している。

（ii）トマトのない季節には，トマトピューレーを加える。

（iii）若い人向きには，この材料の他に牛のすね肉400g，大切りソーセージ，チーズ入りのすいとん（小麦粉60g＋粉チーズ大さじ1，塩1g），生クリーム大さじ3などを加えるとよい。生クリームは盛りつけてから加える。

（3）はくさいのそぼろ汁

材　料	分　量（1人分）
はくさい	100g
ひき肉	20g
醤油	1mℓ
しょうがのみじん切り	0.5g
水	150mℓ
塩	1.5g
醤油	3mℓ
片栗粉	4g
パセリまたは ねぎのみじん切り	少々

① ひき肉に，しょうがのみじん切りと醤油を混ぜる。

② はくさいは，細いせん切りにする。

③ 鍋に，水と塩を加えて煮立て，②を入れてやわらかくなるまで煮る。この中に①を入れて調味料で味を整える。

④ 片栗粉の水溶きを加えて，とろみをつける。

⑤ 器に盛り，パセリまたはねぎのみじん切りを散らす。

〔備考〕

しいたけを浮かすのもよい。若い人向きには，はくさいを炒め，カレー粉を加えるのもよい。

（4）若　竹　汁

① 乾燥わかめを洗って水につけて塩抜きし，筋を除き長さ2cmくらいに切る。

② ゆでたけのこの先端部を，薄く縦に切る。

③ だし汁に塩，醤油で味をつけ，その中から30mℓを取って，①②をざっと煮て椀に盛る。

第12章　野菜・果物の調理

材　　料	分　量（1人分）
ゆでたけのこの先端部	20g
乾燥わかめ	1g
だし汁	180mℓ
塩	1g
醤油	1mℓ
木の芽	1葉

④　汁を煮立てて，注ぎ，木の芽を添える。

〔備考〕

（i）ゆでたけのこの部位と用い方（図12－27）。

A. 根　元：硬いので繊維に直角に薄切りにし，またはすりおろしてまとめて揚げる。

B. 中　央：煮物，焼き物，炒め物，揚げ物

C. 穂　先：椀種，サラダ，あえ物，たけのこ飯

D. 絹皮（姫皮）：椀種，酢の物，あえ物

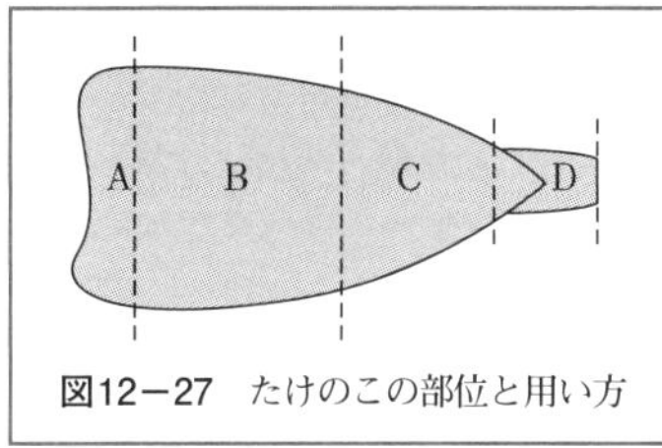

図12－27　たけのこの部位と用い方

（ii）昔からこんぶ，わかめなどの海藻とたけのこをいっしょに煮ると，やわらかく，うま味も増すといわれている。これはこれらの海藻に含まれるアルギン酸が，たけのこの繊維を軟化するのに役立ち，軟化した部分からうま味成分であるグルタミン酸ナトリウムが浸入するからであろうといわれている。

（iii）生のたけのこを使用する場合のゆで方は，p.442を参照。

（iv）乾燥したカットわかめを使用する場合は，汁にそのまま加えてもよい。

（5）ルーマニア風たまねぎスープ

材　　料	分　量（1人分）
たまねぎ	50g
バター	10g
小麦粉	10g
ストックまたはスープの素＋水	200mℓ
バーミセル	20g
牛乳または生クリーム	50mℓ
卵黄	1/3個分
塩	2g
こしょう	少々
食パンまたはフランスパン	薄切り20g
おろしチーズ	5g(大さじ1強)

①　たまねぎを薄いせん切りにする。スープ鍋にバターを入れて溶かし，たまねぎを加え，薄茶色になるまで約8分くらい炒める。次に小麦粉を加えて少し色づくまで炒める。

②　①にストックを加え，約10分間煮る。その間に，バーミセルをゆで，長さ10cmくらいに切る。

③　パンの両面を焼く（クルート croûte）。

④　スープにバーミセルを加え，次に牛乳と卵黄を混ぜてスープに加え，手早く塩，こしょうで味を整える。

⑤　クルートとおろしチーズを別皿に添えて供する。

〔備考〕
（ⅰ）バーミセルは細いスパゲッティのようなパスタで，スープの実に用いられる。
（ⅱ）クルートとは，小形のパンを薄切りにして，オーブンで焼くかトーストにしたものである。また，焼いたパンの上に具をのせたもの。
（ⅲ）たまねぎには独特の刺激臭と辛味があり，これらは同一物質で，硫化アリル類がその主体である。硫化アリル類には，ビタミンB_1の吸収促進効果，活性酸素除去作用，抗血栓作用などがあるとされている。

たまねぎは加熱すると刺激臭と辛味を失い，甘味を生じる。この甘味については，辛味成分が分解して生成されるプロピルメルカプタンに起因すると考えられていたが，この説は否定・訂正されている。加熱調理により遊離糖は増加しないことから，水分蒸発による糖濃度の上昇，加熱による組織の破壊や軟化による糖の溶出，甘味をマスクしていた生たまねぎの刺激臭成分の分解・揮散，さらには加熱によって生成されるフラン類の甘いにおいなどが味に影響していると考えられている[1)]

6．焼き物

（1）ごぼうの八幡巻き

材　料	分　量（4～5人分）	材　料	分　量（4～5人分）
ごぼう	160g	醤油	15mℓ 豚肉の重量の10％弱
だし汁	50mℓ ごぼうの重量の30％	みりん	15mℓ 〃
砂糖	5g 〃 3％	青のり または けしの実	少量
醤油	10mℓ 〃 7％		
豚もも肉（薄切り）	160g		

① ごぼうの皮をこそげ取り，長さ13cm内外に切り，太いものは二～四つ割りにして，水でやわらかくゆで，だし汁に調味料を加えて，汁がなくなるまで煮る。
② 豚もも肉は，薄く広く切ったものを準備し，醤油とみりんを混ぜた汁に10分つける。
③ ①を②で巻いて，ようじでとめ，金串を刺して豚肉に火が通るまであぶり焼きにし，1～2度つけ汁をかけて焼き上げる。
④ 長さ2～3cmに切り，切り口を見せて盛りつけ，青のり，または煎ったけしの実をふりかける。

1）時友裕紀子：タマネギのにおいと調理，日本調理科学会誌，36，321－328（2003）

(2) ピーマンの肉詰め焼き

材　　料	分 量 (1人分)
ピ ー マ ン	50g (2個)
ひ き 肉	50g
た ま ね ぎ	15g
食パンまたは パ ン 粉	5g
水	5mℓ
塩	0.8g
こ し ょ う	少量
油	適量
ね り 辛 子	少量

① ピーマンの「へた」を，蓋にするように薄く切って種を取り出して中を洗う。切り口を下にして水をきる。
② たまねぎを，みじん切りにして油で炒め，ひき肉を加えてさらに炒めて塩，こしょうをする。パンをちぎって水でしめらせて加え，これらをよく混ぜる。
③ ①に②を詰めて，蓋をする。
④ フライパンに油を入れてピーマンをころがしながら炒め焼きにする。
⑤ 焼けたら器に盛ってねり辛子を添える。

〔備考〕
(i) 中身の材料を，生のまま詰めて煮たり，蒸したり，焼いたりする場合もある。色は，かなり変色するのでホワイトソースなどをかけるとよい。
(ii) この作り方では，中身が加熱されているので，ピーマンを炒めるだけで，色良くでき上がる。

(3) グラタン

1) カリフラワーのグラタン (Cauliflower gratin)

材　　料	分 量 (1人分)
カリフラワー	50g (中1/4個)
バ タ ー	3g
塩	0.4g
こ し ょ う	少々
ホワイトソース	仕上がり70mℓ
バ タ ー	6g　仕上がりの8%
小 麦 粉	6g
牛 乳	90mℓ
塩	0.7g　仕上がりの1%
こ し ょ う	少々
粉 チ ー ズ	3g
バ タ ー	5g
生 パ ン 粉	5g

① ゆで水に1%の塩，少量の小麦粉と酢を加えて煮立て，一口くらいの大きさの房に切りはなしたカリフラワー (図12－28) を5～7分ゆで，水をきる。
② ①をバターで軽く炒め，塩，こしょうで味をつける。
③ ホワイトソース (p.157参照) をつくる。
④ グラタン皿にバターを塗り，②を並べて上にホワイトソースをかけ，粉チーズ，生パン粉，小さく切ったバターをのせ，190℃くらいのオーブ

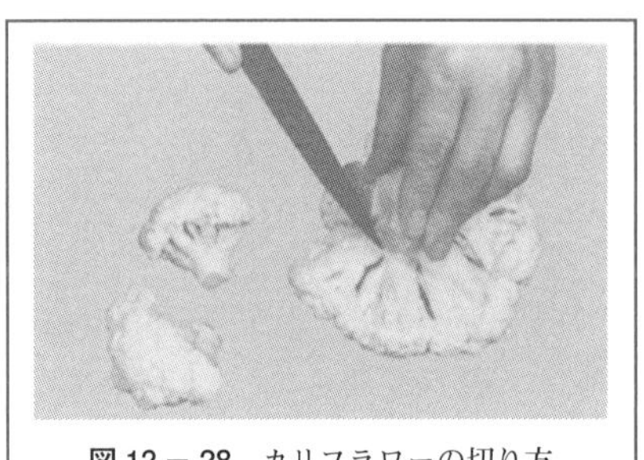
図12－28　カリフラワーの切り方

ンで7～8分焼き，焦げ目をつける。

〔備考〕

（ｉ）材料は加熱調理されているので，オーブンで焼くのは，焦げ目をつけるのが主目的である。パン粉は，焦げ色と香ばしい焦げの香りをつける目的に使用されるものである。長時間焼くと，全体の水分を失うから，温度は内部が温まり上面は焦げ目のつくように調整する。

ホワイトソースをかけ，きざみパセリをふりかけるだけでもよい。エビ，カキ，貝柱，鶏肉，生しいたけなどと取り合わせると一層おいしい。

（ⅱ）カリフラワーは，純白で硬く締まったものを選ぶ。

（ⅲ）ゆで水に酢を加えると，フラボノイド色素は，一層白くでき上がる。小麦粉は，たけのこをゆでる場合のぬかと同じ作用をする（p.441，表12－6参照）。

7．炒め物

（1）鹹（ツイエン xián）菜（ツアイ cài）炒（チャオ chào）肉（ロウ ròu）鬆（ソン sōng）（塩漬け菜とひき肉の油炒め）

材　料	分　量（1人分）
塩漬け菜（きょうな／たかな／からしな）	50g
豚ひき肉	50g
ねぎ	5g
しょうが	1g
油	10mℓ
醤油	4mℓ
砂糖	2g
酒	3mℓ

① 塩漬け菜を洗って細かくきざむ。ねぎとしょうがをみじん切りにする。

② 鍋を熱し，塩漬け菜の水気を取るためにから煎りをして別の器に取る。

③ 鍋をきれいにふきとって油を入れて熱しねぎとしょうがを炒め，豚ひき肉を入れてさらに炒め，肉の色が変わったら，②を入れて炒め，醤油，砂糖，酒を加える。菜の塩加減で調味は加減する。

〔備考〕

塩漬け菜は漬物として食べるほか炒め物にしてもおいしいものである。だいこん葉なども利用するとよい。

（2）なすとピーマンのなべしぎ（味噌炒め）（p.217参照）

(3) 青椒炒肉絲（チンヂァオチャオロウス / qìng jiāò chàvo ròu sì）（ピーマンと牛肉の炒め煮）(p.252 参照)

(4) 炒豆芽菜（チャオドウヤツアイ / chǎo dòu yà cài）（豆もやしの炒め物）

材　　料	分　量（１人分）
豆もやし	100g
豚　　肉	30g
醤　　油	2mℓ
酒	2mℓ
片　栗　粉	2g
にんにく	1g
しょうが	2g
油	10～15mℓ
塩	1g強
湯（タン）（ストック）	30mℓ
片　栗　粉	1.5g

①　豆もやしは，根を取り，水洗いして水をきる。
②　豚肉は，せん切りにして，醤油，酒をふりかけ，片栗粉をまぶす。
③　にんにくはすりおろし，しょうがは，せん切りにする。
④　中華鍋に油の一部を熱し，にんにく，しょうが，もやしを炒め，塩で味をつけ別の器に取る。
⑤　鍋に残りの油を熱し，②を入れてパラパラになったときに，④のもやしを入れ，直ちに湯（タン）（ストック）を加えてひと煮立ちしたら，片栗粉の水溶きを入れて混ぜ，火を通したら皿に盛る。

〔備考〕
にんにくを用いると，もやしの臭味が取れる。炒めすぎないように注意する。

(5) 炒め煮

1) 蕃茄炒肉片（ファンチェチャオロウピェン / fān qiè chǎo ròu pià）（トマトと豚肉の炒め煮）

材　　料	分　量（１人分）	材　　料	分　量（１人分）
豚肉薄切り	30g	たまねぎ	20g
塩	0.3g	油	15mℓ
酒	3mℓ	塩	1g
片　栗　粉	2g	湯（タン）（ストック）*	30mℓ
ト　マ　ト	50g	しょうが	1g
干ししいたけ	1枚	片　栗　粉	2g
きゅうり	20g		

*チキンスープの素を用いてもよい。

①　豚肉を３～４cm幅に切り，塩と酒，片栗粉を加えて混ぜておく。

② トマトは，皮と種を除き3cmの角切りにする。干ししいたけは，戻して四つ切りにする。きゅうりは，厚さ2cmの斜め切り，たまねぎは，厚さ3cmのくし形に切る。

③ 鍋に半量の油を入れて熱し，きゅうりをさっと炒め，塩を少々ふって味をつけて取り出す。次にたまねぎを炒めながら塩をふり，少しやわらかくなったら，たまねぎは歯ごたえを残すために，炒めすぎないようにする。しいたけを加えて炒め，取り出す。

④ 最後に残りの油を入れて熱し，豚肉を入れ，みじん切りにしたしょうがを加え，肉がバラバラに離れるまで炒め，湯(タン)(ストック)としいたけ，たまねぎを入れて混ぜ，トマトときゅうりを加え，片栗粉の水溶きを加えて，とろみをつける。

2）かぼちゃの炒め煮

材料	分量（1人分）	
かぼちゃ	100g	
油	5mℓ	
だし汁	70mℓ	
みりん	5mℓ	材料の重量の5%
醤油	7mℓ	〃　7%
さやいんげん	1～2本	

① かぼちゃは約3cm角に切り，面取りして（角があると煮崩れる），ところどころ皮をむく。

② 鍋に油を熱し，水気をよく切ったかぼちゃを入れて，木じゃくしで混ぜながら炒める。

③ だし汁，みりんを加え，紙蓋をして中火で10～20分煮る。次に醤油を加えてやわらかくなるまでゆっくり煮る。

④ さやいんげんを塩ゆでして，3cmくらいに切り，盛りつけた上にちらす。

3）白(バイ/bài)菜(ツアイ/cài)炒(チヤオ/chǎo)肉(ロウ/ròu)片(ピエン/piàn)（はくさいと豚薄切り肉の炒め煮）

材料	分量（1人分）	材料	分量（1人分）
はくさい	120g	油	15mℓ
油	10mℓ	しょうがみじん切り	0.5g
塩	0.5g	ねぎみじん切り	0.5g
{ 豚肉薄切り	40g	{ 干ししいたけ	小1枚
塩	0.4g	醤油 }	2～3滴
酒	5mℓ	湯(タン)（ストック）	40mℓ
片栗粉 }	2g	塩	1g
		片栗粉	約3g

① はくさいは，葉柄と葉を別々に一口大に切る。
② 干ししいたけは，戻して四～六つ割りにする。
③ 豚肉も，一口大に切り調味料と片栗粉をまぶしておく。
④ 鍋に油（10mℓ）を熱し，はくさいの葉柄を焦がさぬように炒め，やわらかくなったら葉先を加えて炒め，塩（0.5g）を加えて取り出す。
⑤ しいたけを炒め，醤油をふる。
⑥ 鍋に油（15mℓ）を熱し，しょうが，ねぎのみじん切りとともに豚肉を炒める。はくさい，しいたけ，湯（タン）（ストック）を加えて少し加熱し，塩（1g）を加え，片栗粉の水溶きを加えて火を通す。

4）たけのこと鶏肉の炒め煮

材料	分量（1人分）	
ゆでたけのこ	40g	約100g
鶏肉	50g	
片栗粉	2g	
干ししいたけ	1枚	
さやえんどう	5枚	
油	15mℓ	
しょうがのみじん切り	少量	
にんにくのみじん切り	〃	
だし汁	50mℓ	材料の重量の約50%
塩	1g	
砂糖	1g	
酒	1mℓ	
しょうが汁	少々	
うま味調味料	少々	
片栗粉	2g	

① ゆでたけのこは，厚さ0.4cmのいちょう切りにする。干ししいたけは，ぬるま湯でもどし，四つに切る。さやえんどうは，筋を取る。鶏肉はそぎ切りにする。
② 鍋に油を熱し，さやえんどうを強火で炒めて，別器に取り出す。次にたけのこを炒めて取り出す。その後に，鶏肉に片栗粉をまぶして入れ，さっと炒めて取り出す。
③ 鍋に，みじん切りのしょうがとにんにくを入れ，炒めて香りを出し，たけのこ，しいたけ，鶏肉を入れて炒め，だし汁と調味料を加えて5分くらい加熱し，片栗粉の水溶きを加え，さやえんどうを加えて火をとめる。

〔備考〕
たけのこの煮物の表面が白くなったり，水煮の汁に白い沈殿があるのは，たけのこに含まれるアミノ酸の一種のチロシンである。ゆでてから水さらしの不十分な場合に多く沈殿する。また成分中のでんぷんの老化したものも含まれるという[1)]。

1）岩田久敬：食品化学，400，養賢堂（1955）

5）きんぴらごぼう

材　料	分　量（1人分）		
ごぼう	50g		
油	3mℓ	ごぼうの重量の7%	
砂糖	2.5g	〃	5%
醤油	7.5mℓ		
水	5mℓ		
とうがらし	少々		

① ごぼうの皮をこそげ取り，細いせん切り，または，ささがきにし，水につけて褐変を防ぎ，2～3度水を取り替えて洗う。とうがらしは種を除いて小口切りにする。

② 鍋に油を熱し，ごぼうを入れてよく炒める。砂糖，醤油を加えて，炒めながら味をしみ込ませる（ごぼうが硬い場合には水を入れて少し煮る）。最後にとうがらしを加える。

〔備考〕

歯ざわりの硬いのを好む場合は，切り方を大きくする。好みによりにんじんなどと組み合わせたり，ごま，ひき肉などを加えるのもよい。

6）茶せんなすの炒め煮（揚げ煮）

材　料	分　量（5人分）		
なす	約60gのもの5個		
だし汁	180mℓ	材料の60%	
醤油	25mℓ	〃	8%
砂糖	10g	〃	3%
さやいんげん	80～100g		
だし汁	50mℓ		
塩	1.5g		
醤油	1～2滴		
油	適量		

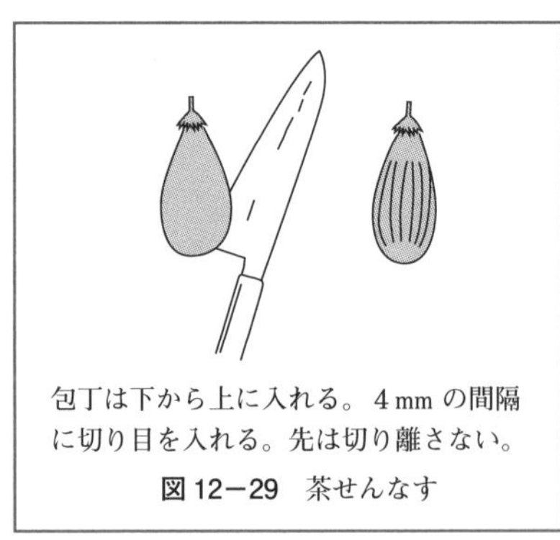
包丁は下から上に入れる。4 mmの間隔に切り目を入れる。先は切り離さない。

図12－29　茶せんなす

① なすは，へた先を取り，図12－29のように茶せんの形に切り込みを入れ，水につけてアクを抜き，水をきる。20～30秒油で揚げるか，炒める（油で揚げるとなすの色が固定し，煮ても色が悪くならない）。または，たっぷりの湯でゆでる（色が悪くなる）。

② だし汁に醤油，砂糖を加えた中で①のなすを弱火で汁がなくなるまで煮る。油で揚げた場合は，煮る前に熱湯をかけて油抜きをする。

③ さやいんげんは，筋を取って1％の食塩水でゆで，だし汁に塩，醤油を加えて煮立った中で20秒くらい煮て，さやいんげんを取り出し，煮汁を冷やした後，その汁につけて味を含ませる。

④ なすを深皿にねじるように盛り，青く煮上がったいんげんの形を整えて盛り添える。

〔備考〕

なすの色は，食品中でも数少ない濃紫色で，この色の美しさを楽しみたい。アントシアニンの調理による変色については，p.453・454 参照。

7）青豆鶏丁（青えんどうのくず煮）

qing dou ji ding

材　料	分　量（1人分）		材　料	分　量（1人分）
むきえんどう	40g	100 g	干ししいたけ	1枚
鶏　肉	30g		油	10g
塩	0.3g		湯（タン）（ストック）*	30mℓ
しょうが汁	1mℓ		塩	1.5g
酒	2mℓ		砂　糖	2g
片栗粉	3g		酒	5mℓ
ゆでたけのこ	10g		片栗粉	2g弱
にんじん	10g			

*チキンスープの素を溶かして用いてもよい。

① むきえんどうを，食塩１％の熱湯でゆでる。
② 鶏肉は，１cm 角に切り，塩，しょうが汁，酒をかけておく。
③ 干ししいたけはもどして１cm 角に切り，たけのこ，にんじんも１cm 角に切る。
④ 湯（タン）（ストック）と調味料全部を合わせておく。
⑤ 鍋に油を熱し，鶏肉に片栗粉をまぶして入れ，ざっと炒めて取り出す。そのあとに，たけのこ，にんじん，しいたけを入れて炒め，④を加えて蓋をして，にんじんがやわらかくなるまで煮る。次に炒めた鶏肉と，ゆでたえんどうを加え，水溶きの片栗粉を加えてとろみをつける。

8．蒸し物

(1) 清燉菜心（チンドンツアイシン）（キャベツ蒸し煮）

qing dùn cài xin

① キャベツをやわらかくゆで，食べやすい大きさに切り，塩をふる。
② ベーコンを，長いままどんぶりの底に放射状に並べ，その上に①を詰め湯（タン）（ストック※キャベツのゆで汁でもよい）を注ぎ入れ，約 20 分蒸す。
③ 汁だけ別器に移す。中身を，深めの器にさかさまにしてあけ，取り分けた汁の味を確認してから，味を整え，蒸し煮にかけて供する。

材　　料	分　量（4人分）
キャベツ	大5枚
塩	キャベツの1％
ベーコン	50g
湯（タン）（ストック）	600mℓ

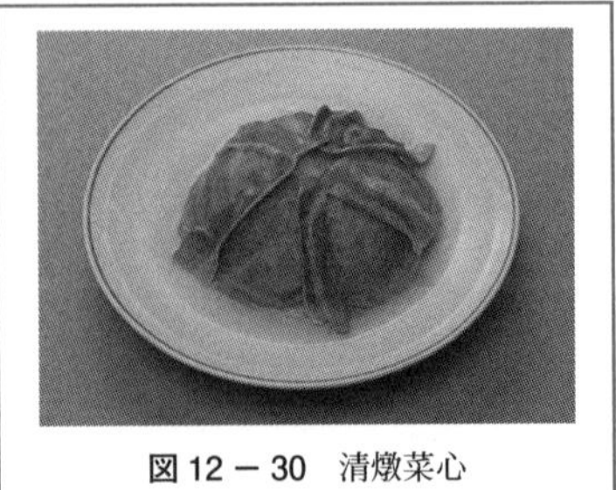

図12－30　清燉菜心

9．揚げ物

（1）なすのはさみ揚げ

材　料	分　量（1人分）
なす	約60g（中1個）
合いびき肉	20g
たまねぎ	10g
塩	0.3g
こしょう	少々
小麦粉	10g
卵	1/4個分
パン粉	3g
油	適量

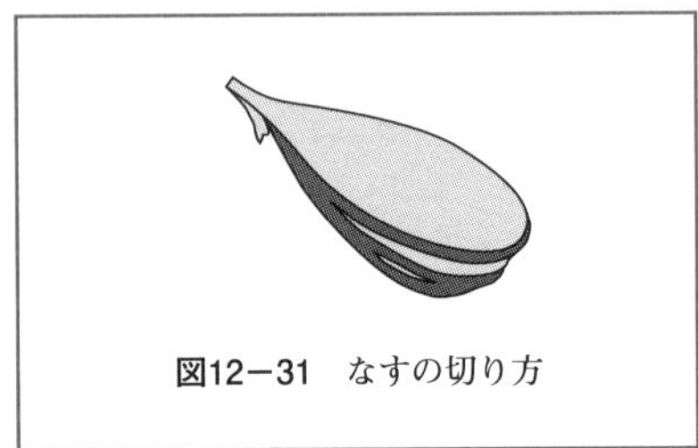

図12－31　なすの切り方

① なすは，柄を少し残してへたの先を切り落とし，縦二つに切り，図12－31のように切れ目を入れ，水につけてアクを抜き，水をきる。
② ひき肉の中に，たまねぎをすりおろして加え，塩，こしょうで味をつける。
③ なすの切れ目に小麦粉をふり，②を丸めてはさみ，押さえていっぱいに広げ，小麦粉，水で薄めた卵，パン粉をつける。
④ 油を熱し，170℃くらいで揚げる。
⑤ 皿に盛りパセリなどを添える。

〔備考〕

（i）中にはさむ材料は，ベーコン，ハム，塩鮭，魚肉缶詰などもおいしい。

（ii）揚げなす

大きいものは，1人分1個を2～3個に切り，小なすなら1人分2個を丸のまま揚げる。なすは，加熱されやすく，短時間に内部温度が100℃以上に達する。これはあえ物や煮物にもに用いられる。

<おろしかけ>　醤油で味つけしただいこんおろしをかける。
<おろしあえ>　三杯酢で味付けしただいこんおろしをかける。

(2) 天ぷら (p.323 参照)

第4節　果物の調理

1．フルーツパンチ (Fruits punch)

材　　料	分　量（1人分）
りんご	正味100g
みかん	〃
バナナ	〃
シロップ	
砂糖	20g（水とあわせて約30gに煮つめる）
水	20mℓ
ワイン	5mℓ

① 砂糖に水を加えて，約30gになるまで煮つめて（砂糖濃度約65％，沸騰点103～104℃となる。p.184，表4－2参照）冷やす。

② 果物は，それぞれ皮をむき，好みの形に切って器に盛り，直ちに，シロップに洋酒を混ぜてかける。

〔備考〕

（i）Punchとは，レモン汁，砂糖，ワインが土台になった混合飲料のことである。混合飲料に，果物を入れたものをFruits punchという。

（ii）果物の褐変については，p.454 参照。

2．フルーツサラダ (Fruit salad)

材　　料	分　量（1人分）
りんご	約150g（りんご・みかん・バナナ・パイナップル計）
みかん	
バナナ	
パイナップル(缶詰)	
さくらんぼ	1～2個
クリームマヨネーズ	
マヨネーズ	30g（大さじ2）
砂糖	1g
生クリーム	5mℓ
レタス	1～2枚

① みかんを袋から出し，パイナップルは適当の大きさに切る。りんごは六つ割りにし，芯と皮を除いて適当に切り，食塩水（1％）をくぐらせて水をきる。バナナは小口切りにする。

② マヨネーズに砂糖，泡立てた生クリームを混ぜる。

③ ①を②であえ，レタスを敷いた皿に盛り，さくらんぼを上に飾る。

〔備考〕

（i）ソースに，洋酒やレモン汁などを加えるのも良い。材料は季節によって適当なものを選ぶ。盛りつけは果物の皮などを器として利用するとおもしろい。

（ii）ビタミンCは，酸化酵素の作用を抑える作用があるので，柑橘類の汁を絞って他の果物にかけると他の果物の褐変防止に役立つ（p.454 参照）。また，果物缶詰のシロップにはビタミンCが加えられているので，このシロップも褐変防止に利用できる。

3．果物のおろしあえ

材　　料	分　量（1人分）
りんご	20g　季節のもの 50g
かき	30g
だいこん	50g
酢	10mℓ　材料全体の　10%
砂糖	5〜10g　〃　5〜10%
塩	1.5g　〃　1.5% （醤油を少量加えてもよい）

① りんごとかきは，四〜六つに割り，芯を取り適当に切る（りんごは，直ちにあえない場合には食塩水（1%）につけて褐変を防ぐ）。

② だいこんをおろし，調味料を加え，①をあえる。おろしは，水分の多いまま用いるが，水の多いのを好まない場合は，裏ごしの上にすりおろし，少し水分を除くこともある。この場合は，調味料の割合を少なくする。

〔備考〕

（i）だいこんおろしのビタミンCは，ほとんど汁の方に含まれる。

（ii）だいこんおろしに食塩や酢を加えることでビタミンCの酸化を抑制することができる（p.437 参照）。

4．焼きりんご（Pommes à la bonne femme 仏）

（ポンム アラ ボンヌ フアム）

材　　料	分　量（1人分）
りんご(紅玉)	1個（中〜大）
バター	7g
砂糖	約20g
シナモン	少々

① りんごは，芯抜き器，またはペティナイフなどで底を抜かないように芯を抜く。

② バターと砂糖，シナモンをねり合わせ，りんごの穴に詰め，水少量を入れた天板に並べオーブンに入れ 180℃くらいで 35〜50分，やわらかくなるまで焼く。

③ 熱いうちに皿にのせて供する。または，冷えてから供する。好みによりホイップクリーム，メレンゲ(p.371 参照)などをかける。

〔備考〕

（i）焼きりんごには酸味の強い紅玉が適している。

（ii）鍋で作る方法：鍋に水少量（りんごの約20%）を入れ，②のりんごを並べ 10〜20分（りんごの品種により異なる）蒸し煮にする。煮汁に洋酒を加え，ソースにしてもよい。

5. 洋なしのコンポート（砂糖煮）

材　　料	分　量（4人分）
洋 な し	2個
砂　　糖	洋なしの重量の 20%
水	洋なしの重量の 30%
レ モ ン	1/2 個

① 洋なしの皮をむき，縦に4つまたは6つに切り，芯を取る。水につけて変色を防ぐ。

② 鍋に砂糖，水を入れて火にかけ，沸騰したら，レモンの薄切りと洋なしを入れる。

③ 紙の落とし蓋をして，弱火でやわらかくなるまで煮る。

④ 落とし蓋をしたまま，常温で冷ます。

〔備考〕

（i）洋なしの他，もも，いちじく，りんご，プラム類が適している。ジャムと比べると糖度が低いので長期保存はできないが，果物の本来の味や香りを楽しむことができる。

（ii）シロップに白ワイン，赤ワイン，バニラ，シナモンなどを加えてもよい。

6. いちごジャム

材　　料	分　　量
い ち ご	適量
砂　　糖	いちごの重量の80%〜100%

① いちごは，中粒で鮮紅色，甘味と酸味の強いものが良い。水洗いして「へた」を除き，鍋に入れる。鍋は，ホウロウ引きなど酸に強い材質のものが良い。

② ①に砂糖の 1/2 を加えて，少し砂糖が溶けたところで火をかけ，ゆり動かしながら砂糖を溶かし，次に残りの砂糖を加え，木しゃくしで形を崩さないように混ぜながら約 20 分間煮る。

③ 沸騰点 103 〜 104℃（砂糖濃度 65％内外）に達したら火をとめる。熱いうちに加熱殺菌したビンに詰める。

〔備考〕

（i）ジャム（Jam）は，ペクチン，酸を多く含む果物や野菜（p.446・447 参照）に糖質を加えて加熱し，ゼリー化させたもの。酸味が不足のときはクエン酸やレモン汁を加える。

（ii）原料の粒を残したものを，プレザーブ（preserve）という。りんごジャムなども，裏ごししないで，木しゃくしでつぶしたものの方が趣があって良い。

（iii）でき上がりの程度を，沸騰点で見ない場合は，いちご＋砂糖の重量の 70 〜 75％まで煮つめるとだいたい砂糖濃度が 65％になる。また，コップに水を入れた中にたらして，底までかたまりが溶けずに落ちる程度までとするコップ法という方法もある。

（iv）ジャムのような，砂糖濃度の高いものでも「ビン」の蓋をあけておくと，砂糖は，吸湿性が強いので表面の砂糖濃度が下がり，保存性が低下することがある（p.183 参照）。また，砂糖の一部は，果汁の有機酸で分解してブドウ糖および果糖（転化糖）となっているので，低温になっても結晶化しにくい（ペクチンの保護作用もある）。

7．マーマレード（Marmalade）

材料	分量
夏みかん	1個
砂糖	夏みかんの重量の80～100％

① 夏みかんを洗い，皮だけに十文字の切り目を入れて皮をむく。皮を長さ約4cmの薄切りにする。

② ①を3％の食塩水に一晩（10～15時間）つけて苦味（主としてナリンギン）を抜き，水を取り替えて1時間くらい浸して塩分を除く。または，皮を20分くらいゆでて（組織をやわらかくするため）3～4回水を取り替えて苦味を抜く（ペクチンは，冷水には溶けないが，熱水に溶けるので長時間加熱はペクチンの損失となる）。

③ ホウロウ引き鍋に②を入れ，袋（じょうのう）から実を出して加え（汁だけを加えてもよい），皮＋実と同量の水を入れて，皮がやわらかくなるまで煮る。砂糖を2～3回に分けて加え，浮いてくる泡を除きながら30分くらいで煮上げる。そのときの沸騰点は，103～104℃（でき上がり糖度約65％）である。

④ 80℃くらいまで冷やし，加熱殺菌したビンに詰める。

〔備考〕

（i）マーマレード（Marmalade）は，果汁を絞ってつくったゼリーに，果肉，または，果皮の薄片を混入したもので，硬さはジャムよりやわらかい。わが国では夏みかんを主として用いる。

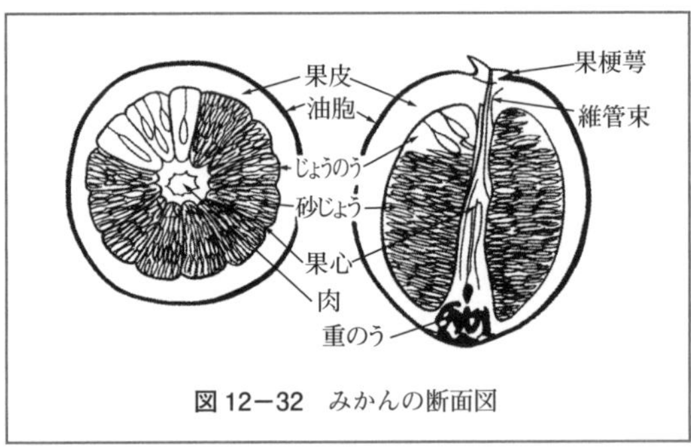

図12－32　みかんの断面図

（ii）みかん類のペクチンは，酸を加えると溶けやすくなるので，果汁とともに煮る。クエン酸を材料の0.5～1％加えて煮ることもある。

（iii）ペクチンは，あまり長く加熱すると分解が進み，ペクチン酸となりゲル化しにくくなる（p.446 参照）。

（iv）夏みかん，だいだいにおけるペクチンの分布は，外皮（果皮）56.8％，じょうのう（袋）19.2％，果肉（砂じょう）19.7％，種4.2％合計99.9％である[1)]。

1）高木和男，児玉定子：調理学（上），38，柴田書店（1959）

第 13 章　寒天・ゼラチン・カラギーナンの調理

第１節　寒天・ゼラチン・カラギーナンの成分と調理性

第２節　寒天・ゼラチン・カラギーナンの調理

第13章　寒天・ゼラチン・カラギーナンの調理

第1節　寒天・ゼラチン・カラギーナンの成分と調理性

寒天とカラギーナンは海藻から抽出される多糖類であり，ゼラチンは動物の結合組織から抽出されるたんぱく質である。これらは，水の中で膨潤させた後，加熱溶解するとゾル（sol, コロイド溶液）になり，ある濃度以上のゾルは，冷却すると固まって固体状のゲル（gel）になる。これは，それぞれの分子が水溶液中において，高温では自由度の高いランダムコイル状で分散しているが，温度が低下すると三次元の架橋構造（網目構造）を形成し，ゲル化するためと考えられている。いずれのゲルも加熱により再溶解され，冷却するとゲルになる熱可逆性を持つ。

寒天やゼラチン，カラギーナンはこれらの性質から，凝固剤（ゲル化剤）として調理に利用されることが多い。果汁や牛乳などの液体に凝固剤を分散させたゾルを容器に入れて固めたものを「ゼリー（jelly）」と呼び，他の材料を一緒に固めたものを「寄せ物」（p.59）という。

凝固剤の種類によって，扱いやすさやゲルの物性が異なる（p.512，表13－17参照）。市販品のゼリーなどでは，カラギーナンの使用が増えている。

1．寒天の種類と化学的組成[1)]

寒天は，紅藻類のてんぐさ科，おごのり科，いぎす科などの海藻に含まれる細胞間物質を，熱水で抽出・濃縮し，冷却・凝固，凍結した後，融解・乾燥した多糖類である。凍結する前の状態は，ところてん（心太）として食べられている。寒天には，粉末，粒状，フレーク状，糸状，角（棒）状，めん状，フィルム状，錠剤など用途に合わせてさまざまな形態がある。角寒天と糸寒天は自然の寒気を利用してつくられる天然寒天であり，他の寒天は工場で生産される工業寒天である。市販されている寒天は，扱いやすさから粉寒天が主流となっている。

寒天（角寒天）は，水分が20.5％，たんぱく質2.4％，灰分2.8％，食物繊維74.1％と大部分が食物繊維である。寒天の化学的組成は，ガラクトースを基本骨格とする直鎖の多糖類で，アガロースとアガロペクチンの２成分からなっている。アガロースは，図13－１のようにD-ガラクトースと3,6-アンヒドロ-L-ガラクトースが１：１で結合した二糖類・アガロビオースが基本の反復単位となっており，中性多糖類である。アガロペクチンは，アガロースと同じ結合様式の骨格に，部分的

1）松橋鐵治郎：寒天・ところてん読本，農山漁村文化協会（2008）

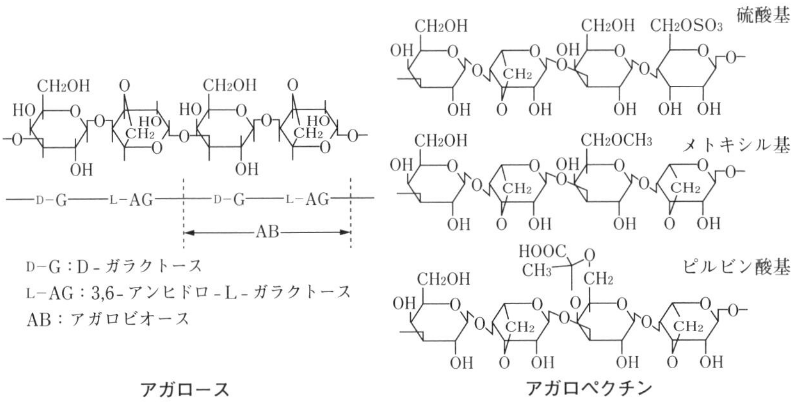

D-G：D-ガラクトース
L-AG：3,6-アンヒドロ-L-ガラクトース
AB：アガロビオース

アガロース　　アガロペクチン

図13－1　寒天の構成成分の構造

に硫酸基，ピルビン酸基，メトキシル基などのイオン基を含む酸性多糖類の総称である[1]。アガロースはゲル化力が強く，アガロペクチンはゲル化力が弱く，前者は寒天の強度を，後者は寒天の粘弾性を左右する。アガロースとアガロペクチンの割合は，原藻の種類によって異なり，てんぐさ科の海藻から作られる糸寒天はアガロース約70%，アガロペクチン約30%，てんぐさ科の海藻におごのりなど多種類の海藻を加えて作られる角寒天は，糸寒天よりもアガロペクチンの割合が多い。粉寒天などの工業寒天は，おごのりにアルカリ処理を施して酸性多糖類を中和させることでゲル化力を強化させたものであり，大部分がアガロースである。そのため，寒天の種類によってゲルの性質は異なる。

人間の体内には寒天を消化する酵素がなく，腸内細菌によってわずかに分解されるのみである。したがって，エネルギー源にはならないが，腸のぜん動を高め便秘を防ぐ効果など，食物繊維としての効果がある。アガロペクチンのコレステロール値低下作用なども確認されている。低カロリー食品として，糸寒天を溶解せずに，水や湯で戻してサラダやスープの具材としてそのままの形態で利用されることも増えている。

2．寒天の調理性

(1) 吸水・膨潤

寒天は，水に浸漬して吸水・膨潤してから加熱溶解する。寒天は，親水性の高分

1) 埋橋祐二，滝ちづる：寒天の種類・特性と使用方法，日本調理科学会誌，38，292－297（2005）

子物質であるため，水に浸漬すると親水基（-OH，-CHO）に水の分子がひきつけられ膨潤する。

吸水・膨潤は，寒天の種類，水質・水温，浸漬時間によって異なる。水温20℃における，吸水率の変化を図13－2に示す。角寒天は，乾燥重量の約20倍，粒状寒天では約10倍の水を吸収する。粒状寒天の吸水は速く，浸漬約5分で最大吸水量の80％を吸収する。水質では，中性の水が最大の膨潤度を示し，アルカリ水がこれに続き，酸性水では最小となる。

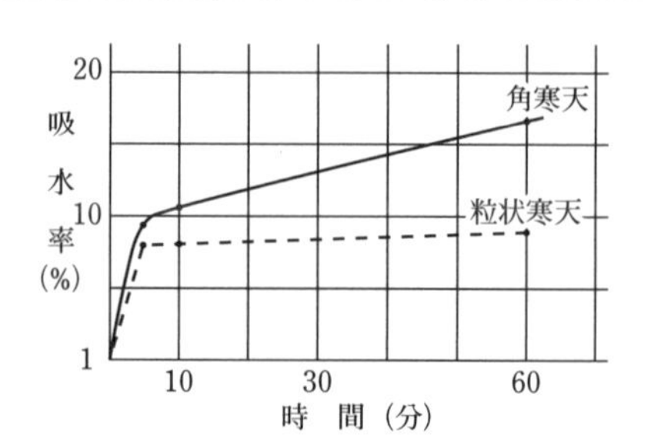

図13－2　寒天の吸水膨潤度[1)]
乾物を1としたときの重量比。水温20℃。寒天の品種によって多少異なる。

（2）加熱・溶解

吸水膨潤した寒天は，水を加えて加熱すると溶解する。角寒天は，表面部の皮や耳は溶けにくく，内部の方が溶けやすい。また，浸漬時間の長い方が膨潤度が大きいので溶けやすい。粒状寒天や粉寒天は，浸漬時間が長くても膨潤度は図13－2のようにあまり増加しないので，水に加えてそのまま加熱する。沸騰状態を数分保つことで完全に溶解させる。

溶解度は浸漬時間よりも寒天濃度が影響し，寒天の種類を問わず寒天濃度が低いほど溶けやすい。2％以上になると溶けにくいので，寒天濃度ははじめ1％位になるように水を加えてよく煮溶かしてから所定の濃度まで煮つめるとよい。

従来の粉寒天に対して，溶解性を上げた粉寒天（即溶性寒天）が開発されている。即溶性寒天は，60℃前後より溶解が始まり，80℃でほぼ溶解する[2)]。

（3）凝固・融解

寒天ゾルを冷却すると，表13－1のように40℃で急速にゾルの粘度が増し，ついに流動性を失ってゲル化する。寒天のゲル形成過程は次のように考えられている。

高温では寒天の分子は自由度の高いランダムコイルとして存在し，冷却すると多糖類の水酸基（-OH）が水素結合により安定な二重らせんを形成し，さらにこれらの二重らせん分子が会合して架橋構造が形成され，三次元の網目構造のゲルとなる（図13－3）。寒天ゲル中には，寒天分子に水素結合によって強く結びついた水分子（結

1）山崎清子：応用調理学（調理科学講座4），145，朝倉書店（1962）
2）埋橋祐二，滝ちづる：寒天の種類・特性と使用方法，日本調理科学会誌，38，292－297（2005）

表 13－1　寒天ゾルの温度と粘度[1]　　（寒天濃度１％）

寒天ゾルの温度（℃）	90	80	70	60	50	40
20℃の恒温水槽における経過時間（分）	2	5.5	10	15	27	55
寒天ゾルの粘度（c.p.）	12	12.5	13.5	37.5	80	300

c.p.：centi poise（$\frac{1}{100}$ poise）の略。poise は粘性率の cgs 単位。回転粘度計による測定。

合水）と，寒天の網目構造の中に閉じこめられて弱く水素結合された水分子（自由水）が存在する。

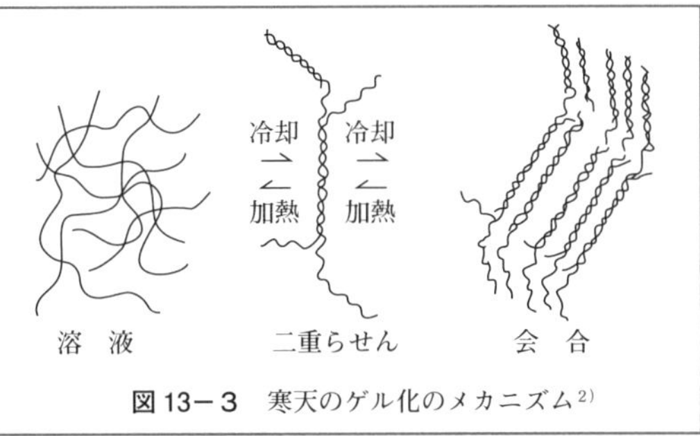

図 13－3　寒天のゲル化のメカニズム[2]

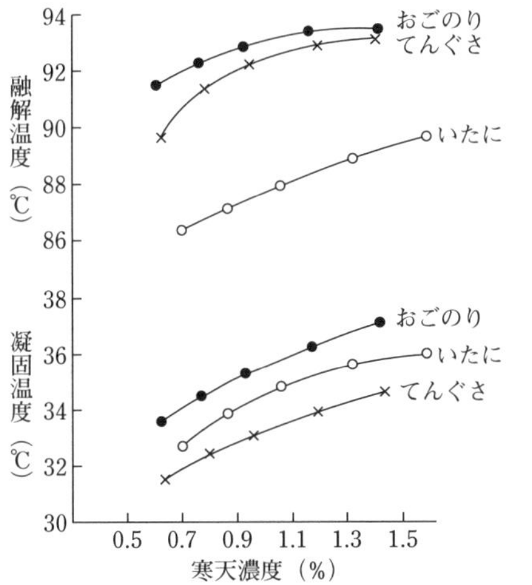

寒天ゾルの凝固温度は，寒天の原料や濃度によって異なる（図 13－4）。一般におごのりから抽出された寒天の凝固温度は高く，てんぐさによるものは低い。寒天濃度が増加するほど，架橋をつくる機会が増えるため，凝固温度は高く凝固しやすい。凝固温度が高いので，夏季を除いては室温においても固まる。

図 13－4　原料海藻の異なる寒天の凝固温度および融解温度の濃度による変化[3]

ゲルの物性は，寒天濃度によって変化する。ゲルの硬さ，ゼリー強度は，寒天濃度の増加とともに増大する（図 13－5）。これは，寒天分子の増加により構造が密になったこと，寒天に対する水和水の増加により網目構造中の自由水が減少して流動しにくくなったためと考えられる。一方，ゲルの弾性は 1.5 ～ 2.0％で極大値を示し，その後減少する。これは，寒天濃

1）山崎清子：寒天調理に関する研究（第６報），家政学雑誌，14，339 － 344（1963）
2）埋橋祐二，滝ちづる：寒天の種類・特性と使用方法，日本調理科学会誌，38，292－297（2005）
3）Matsuhashi,T：Food gels (Elsevier Applied Food Science Series)，21，Elsevier Applied Science, U.S.A.（1990）

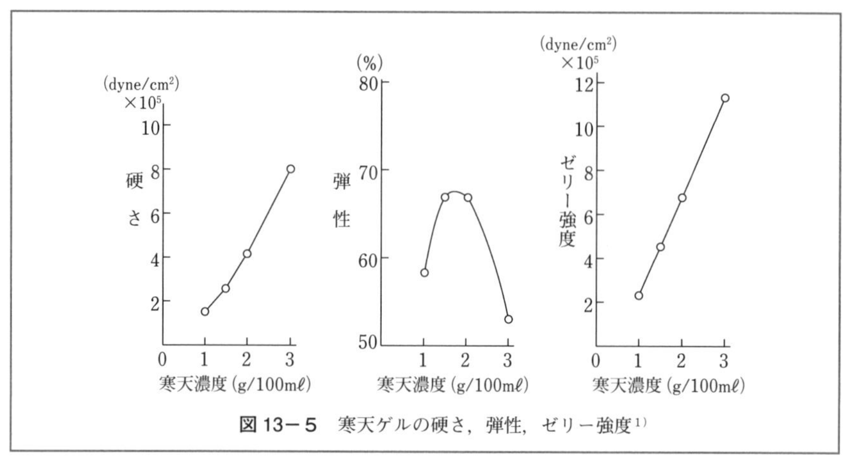

図13－5 寒天ゲルの硬さ，弾性，ゼリー強度[1)]

度が増加しても架橋の数がそれに伴って増加しないためであると考えられる。

角寒天の凝固能力の限界は，ゼリー強度の高いもので水溶液で0.35％，普通は0.4～0.45％で，調理における濃度はでき上がり重量の0.5～2％の範囲である。寒天でゼラチンゼリーのようなやわらかい口ざわりのものをつくるには，混合物や砂糖濃度によって一律ではないが，0.5～0.7％の濃度で低い方が口ざわりが良い。また，寒天の種類によってゼリー強度は異なり，角寒天の使用量を1とすると糸寒天は0.8～0.9，粉寒天は0.5倍量使用するとほぼ同じ硬さのゲルが得られる。

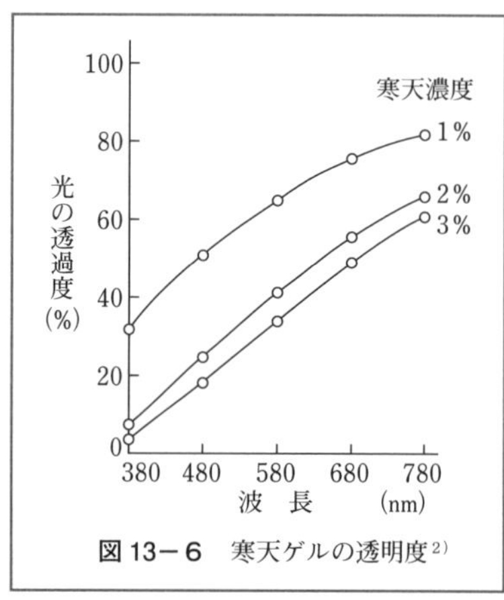

図13－6 寒天ゲルの透明度[2)]

ゲルの透明度については，寒天濃度の増加とともに透過度が小さくなり，透明度が低くなる（図13－6）。

寒天ゲルを加熱すると融解してゾルとなり，寒天は熱可逆性をもつ。寒天に特徴的なことは，融解温度と凝固温度との差が50～60℃とかなり大きく（図13－4），一度ゲルになった状態から，再度ゾルにするためには，より高い温度まで上げる必要がある。

1） 中浜信子：寒天ゲルのレオロジー的研究，家政学雑誌，17，197－202（1966）
2） 中浜信子：寒天ゲルの凝固温度と透明度，家政学雑誌，17，203－206（1966）

(4) 離漿(りしょう) (syneresis)

離漿とは，時間が経つにつれて網目の骨組が収縮するために，その間に含まれている自由水が押し出されてくる現象と考えられている。

寒天濃度と加熱時間を変えて離漿量を測定した結果，寒天濃度の高い方が，また加熱時間の長い方が離漿量が少ない（図13－7）。これは，寒天分子の水和が良くなり，自由水が減少するためと考えられる。

ゼリーを型に入れたままおくと保存時間の長い方がゼリー強度は高くなり，離漿は少なくなる。また保存温度も低温の方が離漿は少ない。

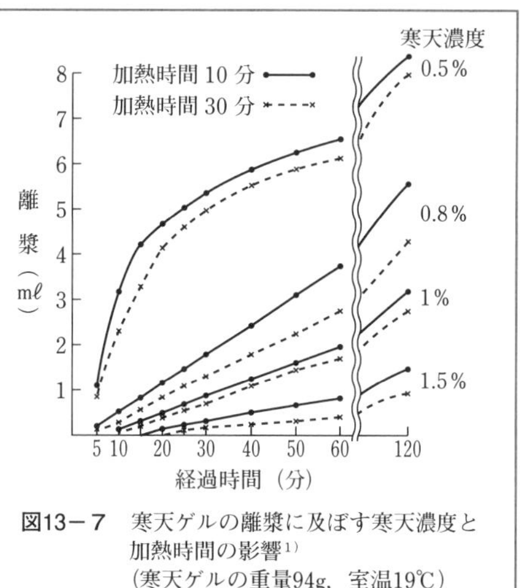

図13－7　寒天ゲルの離漿に及ぼす寒天濃度と加熱時間の影響[1]
（寒天ゲルの重量94g，室温19℃）

(5) 添加物の影響

1) 砂　糖

寒天ゼリーにはほとんど共通して砂糖を添加する。寒天を加熱溶解する時に，砂糖は寒天が溶けてから加える。これは，砂糖は親水性が強いために，寒天が溶解するための水が不足して溶解しにくくなるためである。

寒天も砂糖も親水性物質であるから，寒天分子と水が水素結合するほかに，砂糖分子も水と水素結合するため，系内の自由水は減少する。砂糖濃度が高いほど各分子相互間の水素結合は強化される。その結果，砂糖濃度が高いほど凝固温度は高くなり，ゲルの融解温度も高くなり，凝固しやすく，融解しにくいゲルになる（表13－2）。

ゼリー強度は表13－3のように砂糖濃度が高いほど強まる。しかし，さらに砂糖濃度を高く（75%）するとゼリー強度は弱くなり，やわらかくなる。砂糖濃度が60%を超えるとゼリー強度が弱くなるという報告[2]もあり，砂糖濃度が高濃度になると，溶液の粘性は急に増大し，寒天ゾル中の寒天分子が溶媒の粘性のためにブラウン運動を妨げられ架橋をつくる機会が減り，架橋がまばらになった結果だと推察されている。ゼリー強度については，砂糖の量だけでなく，砂糖を加えてからの加熱時間も影響する。最初から砂糖を加え，定量になるまで長く加熱した方がゼリー強度は強くなる（表13－3のB）。

1）山崎清子，加藤悦：寒天調理に関する研究（第1報），家政学雑誌，8，172 － 175（1957）
2）中浜信子：寒天ゲルのレオロジー的研究，家政学雑誌，17，197 － 202（1966）

表13－2　寒天に砂糖を加えたゼリーの凝固温度[1]と融解温度[2]

寒天濃度(%)	砂糖濃度(%)	凝固温度(℃)	融解温度(℃)	寒天濃度(%)	砂糖濃度(%)	凝固温度(℃)	融解温度(℃)
0.5	0	28.0	77.7	1.5	0	34.1	80.5
	10	28.0	78.5		10	35.0	83.0
	30	29.6	81.3		30	36.0	84.5
	60	32.5	90.3		60	40.0	93.7
1.0	0	32.5	78.7	2.0	0	35.0	81.3
	10	32.8	80.5		10	36.0	83.5
	30	34.1	82.5		30	37.7	86.0
	60	38.5	91.3		60	40.7	96.2

表13－3　砂糖の加熱時間とゼリー強度[3]

砂糖濃度 %	ゼリー強度（g / cm^2） A	B
0	203	203
10	212	—
20	247	265
30	289	314
40	357	388
50	422	459
60	498	530
70	606	647

寒天は粒状寒天，寒天濃度は１％，Aは寒天に水を加えて25分加熱溶解し，砂糖を加えて５分加熱。Bは寒天と水に最初から砂糖を加えて30分加熱。

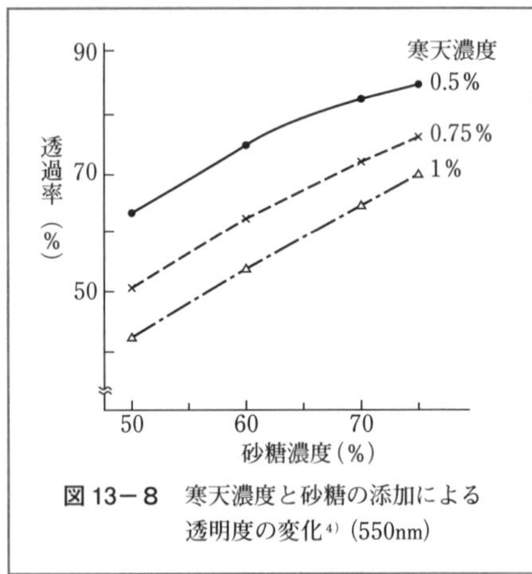

図13－8　寒天濃度と砂糖の添加による透明度の変化[4]（550nm）

ゲルの透過率は，図13－8のように砂糖濃度が増加するほど高くなり，透明度が増す。これは，ゲル中で寒天分子の規則正しい配列の部分が砂糖分子の介在により減少し，ゼリー全体として密度のゆらぎが減り，均一化して光の透過率が高くなるものと考えられる。

離漿は砂糖濃度の増加とともに減少し（図13－9），砂糖濃度が60％以上になるとまったく離漿しなくなる。

2）酸（pH）

寒天に有機酸液を加えると混合時の温度が高いほどゲル形成能が低下する[5]。これを加熱すれば，寒天分子は加水分解して低分子物質となり，ゲル形成能が失われ

1）2）4）山崎清子：寒天調理に関する研究，家政学雑誌　※1）（第６報），14，339－344（1963）
　2）（第７報），14，345－349（1963）　4）（第８報），16，66－69（1965）より作成
3）5）山崎清子，加藤悦：寒天調理に関する研究　※3）（第１報），家政学雑誌，8，172－175（1957）
　5）（Ⅲ），東京学芸大学研究報告，9，241－249（1958）

る。寒天溶液の温度が70℃以下では，寒天の分解は起きず，ゼリー強度の低下は見られないので，果汁など酸味の強い液を加える場合には，寒天液の温度を下げてから加えるようにする。

常温の果汁を多く添加する場合には，寒天液が100℃であっても混合液の温度は低下するので，ゲル形成能が低下することはない。果汁かんの場合も寒天・砂糖液を火からおろして果汁を加えれば十分ゲル化するが，果汁の風味を保ち，ビタミンCの減少を防ぐ点から，寒天液は60～70℃に冷ましてから，果汁を加える方が良い。しかし，このような温度においてもゼリー強度がやや低下することがある。これは，有機酸による加水分解ではなく，果汁中の果肉などの細かい粒子の存在が寒天のゲル構造を弱めるためである[2]。

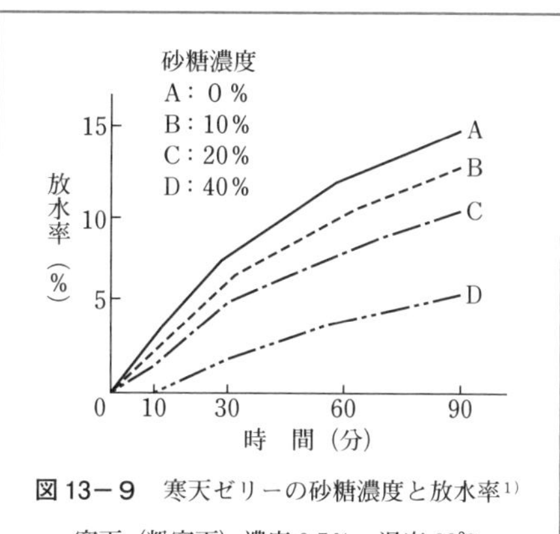

図13－9　寒天ゼリーの砂糖濃度と放水率[1]

寒天（粉寒天）濃度0.5％　温度23℃

3）食　塩

寒天に食塩を加えて加熱すると，調理の実用濃度2％くらいまでは食塩濃度を増やすにしたがい，ゼリー強度は増す（表13－4）。しかし，寄せ物の調理で食塩と醤油で調味をする場合には，醤油を加えて長く加熱すると，ゼリー強度は醤油のpHの影響を受けて低下する。寒天を加熱溶解した後，醤油を加えてから1分の加熱であれば，醤油濃度2.5～10％の範囲では，食塩の影響の方が強く，ゼリー強度は増す。このことから，醤油を加えてからの加熱は短時間に抑えるようにするとよい。

表13－4　寒天ゾルに食塩，醤油を加えて加熱した場合のゼリー強度（g/cm^2）[3]

食塩濃度（％）	食塩を加えて30分加熱	醤油濃度（％）	醤油を加えて30分加熱	寒天のみ加熱溶解後醤油を加えて1分加熱
0	203	0	201	198
0.5	230	2.5	193	227
1.0	244	5.0	184	225
1.5	256	7.5	170	227
2.0	265	10.0	148	226

著者実験

1）武恒子，木寺博子，右田節子，石川寛子：食と調理学，179，弘学出版（1984）

2）安田武，奥野温子：寒天のゲル化に関する知見，家政学雑誌，32，81－86（1981）

3）山崎清子の実験

4）牛　乳

奶豆腐（ナイドウフ）（牛乳かん）をつくる際に，牛乳添加量が増加するとゼリー強度が低下する。これは，牛乳中の脂肪，カゼイン，乳糖が寒天ゲルの構造を阻害するためである[1]。一方，ゲルからの離漿量は，牛乳添加量が多いほど減少することが報告されている（図13－10）。この実験では，ゲルの凝集性が増加することも確認されている。このことは，牛乳の添加によって寒天ゼリーを変形させるのに必要な力は小さくてすむが，牛乳かんの形を構成する内部的結合に必要な力は強くなり，安定したゼリーになることを示すものである。

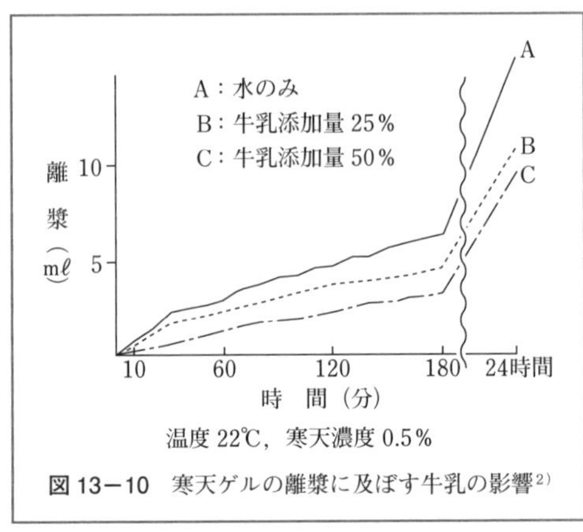

図13－10　寒天ゲルの離漿に及ぼす牛乳の影響[2]

5）あん（比重の大きいものを混ぜた場合の影響）

水ようかんは，寒天，砂糖，あんの混合ゾルがゲル化したものであるが，あんは比重が大きいので適温で型に流さないと分離する。寒天濃度は0.8％一定とし，あんと砂糖の濃度を，それぞれ20，30，40％として，型に流すときの温度を変えた実験結果を表13－5に示す。あんと砂糖の濃度が高いと，寒天，砂糖，あんの混合ゾルを型に流すときの温度が低いほど，分離量が少なく均質化しやすくなる。これは，温度の低下とともに混合ゾルの粘度が増加し，生あんの粒子は分散したままで沈殿しにくくなるためである。

表13－5　水ようかんの均質化におよぼす温度，あん，砂糖濃度の影響[3]
水ようかんの分離　寒天濃度　0.8％，室温（29～31℃）

温度	80℃			60℃			40℃		
あん濃度／砂糖濃度	20％	30％	40％	20％	30％	40％	20％	30％	40％
20　％	13	10	2	7	7	0	3.3	0	0
30	8	7	0	5	3	0	3.3	0	0
40	5	3	0	3	2	0	3	0	0

単位：％（あんを加えた寒天・砂糖ゾルの体積に対する上層に分離した寒天・砂糖ゾルの割合）
あんの水分62％

1）山崎清子，加藤悦：寒天に関する研究（第4報），家政学会誌，10，3－7（1959）
2）白木まさ子，貝沼やす子：牛乳羹に及ぼす牛乳の影響について，家政学雑誌，28(8)，13－20(1977)
3）山崎清子：寒天調理に関する研究（第6報），家政学雑誌，14，339－344（1963）より作成

表 13－6　水ようかんの均質化におよぼす加熱時間，撹拌度の影響とゼリー強度[1)]

加熱時間の影響			撹拌度の影響		
あん添加後の加熱時間（分）	分離上澄み量（mℓ）	ゼリー強度（g/cm²）	あん添加後の加熱・撹拌時間(分)	分離上澄み量（mℓ）	ゼリー強度（g/cm²）
2	27.0	116	2	24.0	116
5	23.0	110	5	21.0	108
10	22.5	103	10	19.5	100
15	21.5	90	15	16.0	70

寒天 0.8％，砂糖 20％，あん 20％，はじめの体積 100mℓ，70℃の恒温槽に 30 分放置して，上層に分離してきた寒天・砂糖ゾルの体積を沈降分離上澄み量とした。

また，生あんに寒天・砂糖ゾルを加えてから適度に加熱することによって，寒天・砂糖ゾルとあんがよく混合し，あん粒子は撹拌によりいくらか粉砕され，細胞内のでんぷんが流れ出て水和する。そのため，あんの沈降速度が減少し，分離しにくくなる。しかし，加熱や撹拌時間が長くなると，でんぷんが流れ出る量が増え，ゲル形成能は減少し，ゼリー強度が低下して，こしの弱いゲルとなる。あんを加えてからの加熱，撹拌時間は５～10 分くらいにとどめた方がよい（表 13 －6）。

あんや砂糖濃度が比較的低い寒天，砂糖，あんの混合ゾルの場合は，でんぷんを 0.5 ～ 1.0％加えると濃厚なコロイド溶液になり，あん粒子が分散して安定しているので高温で型に流しても分離しない。しかし，でんぷん濃度が増すにしたがい，ゲル形成能は減少し，ゼリー強度は低下する。

６）卵白（比重の小さいものを混ぜた場合の影響）

あわ雪かんは，泡立てた卵白（比重 0.1737）と寒天・砂糖ゾルを混合してつくるが，比重の違いによって卵白の泡と寒天液が分離しやすい。砂糖の一部を残して泡立てた卵白に混ぜておくと分離しにくい。表 13 － 7 は，寒天・砂糖ゾルが 70℃になったときに卵白５％を加え，所定の温度になるまで電動泡立て器で撹拌し，あわ雪かんの分離量を調べた結果である。混合ゾルの温度を 40℃に下げると粘度が増し，泡と混合しても泡が上昇しないために均質に混ざり分離しない。しかし，温度だけでなく，寒天濃度や砂糖濃度が高いと混合ゲルの凝固温度が高くなるため，混合するときの温度は，やや高くても分離しない。

寒天濃度や砂糖濃度の高いものは 40℃まで下げると，流し入れる際ゲル化し始める場合もあるので，45℃くらいで流し入れた方がよい。

あらかじめ泡立てておいた卵白と寒天・砂糖ゾルを混合し，40℃になるまで撹拌を続けたあと型に流すという調整方法において，混合開始温度を 45，65，90℃と変

1）山崎清子：寒天調理に関する研究（第６報），家政学雑誌，14，339 － 344（1963）

表 13−7　あわ雪かんの均質化におよぼす温度，寒天，砂糖濃度の影響[1)]
（あわ雪かんの分離，室温 20 ～ 30℃）

寒天濃度＼温度・砂糖濃度	50℃			45℃			40℃		
	10%	30%	60%	10%	30%	60%	10%	30%	60%
1　%	56	53	3	16	13	0 ◎	0	0	0
1.5	38	34	0 ◎	13	9	0 ◎	0	0 ◎	0 ◎
2	25	20	0 ×	4	3	0 ×	0	0 ◎	0 ×

単位：%（はじめの寒天・砂糖ゾルの体積に対する下層に分離した寒天・砂糖ゾルの割合）
0 は均質化してまったく分離しないことを示す。
◎：品質がよい　　×：実用価値が低い

えて，あわ雪かんの物性と食味を調べた結果が報告[2)]されている。これによると，90℃での混合を開始したあわ雪かんは，比重が小さく舌ざわりが軽く，離漿が少ない安定性の高いものになる。これは，型に流すまでの撹拌時間が長くなることによって，緻密な卵白・寒天ゲルの網目構造が形成されて不動化された水で満たされるためであると考えられる。なお，砂糖無添加の寒天液を卵白泡に混合すると，混合開始温度が 70 ～ 90℃で卵白たんぱく質は熱変性を起こすが，砂糖濃度が 20%以上の場合には，90℃で混合しても卵白たんぱく質の熱変性は認められないことが確認されている[3)]。

3．ゼラチンの種類と化学的組成

ゼラチン原料は主に動物の骨，牛皮，豚皮などである。骨や皮は不純物を除くための前処理をして基質たんぱく質であるコラーゲンの純度を高くする。これを一般に60～100℃の温度で数時間水中加熱抽出する。低温で抽出されたゼラチンはゼリー強度が高く良質とされている[4)]。

前処理の方法は，原料コラーゲンにより異なり，酸処理法またはアルカリ処理法が行われる。前者は主として骨コラーゲン，牛皮コラーゲンに対して用いられ，後者は豚皮のように架橋の少ないコラーゲン原料に対して用いられる。

抽出されたゼラチン溶液は濃縮，冷却，細切，熱風乾燥，粉砕されて製品となる。ゼラチンには板状，粒状，粉状のものがある。

1) 山崎清子：寒天調理に関する研究（第6報），家政学雑誌，14，339 − 344（1963）
2) 桜井映子，伊東清枝：淡雪かんに関する研究（第1報），東京学芸大学紀要6部門，35，71 − 78（1983）
3) 桜井映子，朝倉富美子，伊東清枝：淡雪かんについて（第2報），家政学雑誌，36，689−695（1985）
4) 白井邦郎：食用ゼラチン，調理科学，11，23 − 30（1978）

ゼラチンの成分は，日本食品標準成分表（八訂）増補2023年によると，たんぱく質87.6％，水分11.3％，灰分0.8％，脂質0.3％である。ゼラチンは，コラーゲンの変性による誘導たんぱく質でアミノ酸組成は原料コラーゲンとほぼ等しく，トリプトファン，シスチンを欠くため栄養価は劣る。しかし穀類たんぱく質に不足するリジンのほか，わずかながらも必須アミノ酸を含んでおり，消化吸収も良い。

４．ゼラチンの調理性

（１）吸水・膨潤

ゼラチンは，水に浸漬して吸水・膨潤させてから加熱溶解する。あらかじめ浸漬しなかったり，浸漬しても乾物の部分が残っている場合は，熱い湯の中に入れると溶解が困難になる。

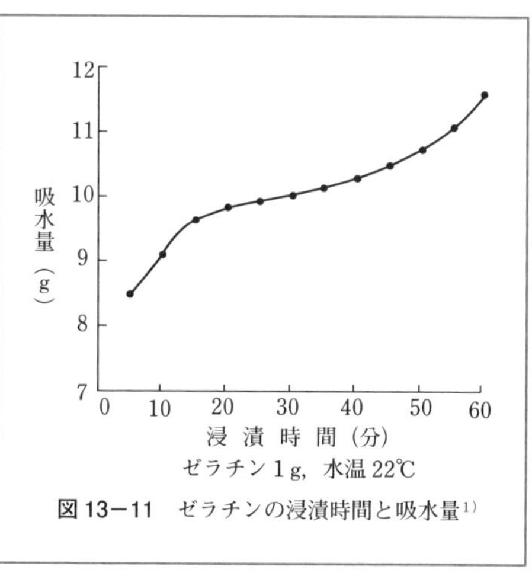

図13−11　ゼラチンの浸漬時間と吸水量[1)]

吸水・膨潤は，浸漬時間，水質，温度，ゼラチンの種類などによって異なる。吸水量は浸漬20～30分でゼラチン１gに対して約10gである（図13－11）。したがってゼラチン重量の10倍の水に浸漬すればよい。ゼラチンゼリーはゼラチン濃度が２～４％であるから，浸漬水量は使用する水の20～40％となる。ゼラチン濃度が高い場合は，浸漬水量を４～５倍に減らし，よくかき混ぜ，乾燥部分が残らないようにすることが大切である。

粒状や粉状のゼラチンは，板状ゼラチンに比べ表面積が大きいので吸水速度が速い。また，水温は高いと吸水が速く膨潤度が高い。浸漬水が少ない場合は，部分的に膨潤してむらができやすいので，粒状や粉状のものは水の方へ振り入れるようにするとよい。

（２）加熱・溶解

吸水・膨潤したゼラチンは次のような方法で加熱・溶解する。

加熱法には直火法と湯煎法があり，調整法には全液法（ゼラチンに水を加えて，

1）新野サツエ，板橋文代，大司トシ子：ゼラチン調理に関する一考察（第１報），大妻女子大学紀要，4，41－48（1963）

所定の濃度にする）と希釈法（ゼラチンに10倍の水を加えて加熱溶解し，あとで水を加えて所定の濃度にする）とがある。

調整法について検討した結果[1]，次のように考えられている。湯煎法は直火法に比べて過熱，蒸発が抑えられ，操作と管理がしやすく，湯煎の温度50℃，ゼラチンゾルの温度35℃がもっとも安定した硬度が得られる。希釈法は全液法よりもゼラチンの溶解程度が判別しやすく，過熱が避けられ，調整最終のゾル温度が低いためゲル化が早くなり，高温加熱を避けたい副材料を混合するのに有利である。このことから，加熱法と調整法を組み合わせる場合には，直火法には全液法が容易であるが，湯煎法では希釈法の方が優れている。

（3）凝固・融解

ゼラチン溶液（ゼラチンゾル）を冷却するとゲルになる。ゼラチンのゲル形成過程は次のように考えられている（図13－12）。

ゼラチンの原料であるコラーゲンは，３本のポリペプチド鎖が三重らせんをとった繊維状のたんぱく質である。ゼラチンは，コラーゲンを熱水処理して三重らせんを不可逆的に解いたもので，分子量約10万の水溶性たんぱく質である。ゼラチン溶液を冷却すると，ポリペプチド中のNH基とCO基の間の水素結合により，部分的に三重らせんが再生され，これが架橋構造（ネットワーク）を形成し，溶液全体の流動性が失われる。

一般に使用されるゼラチンゼリーの濃度は２～４％であり，寒天ゼリーの濃度より高いが，凝固温度ははるかに低い（図13－13）。ゼラチン濃度が低い場合は，凝固温度も低い。13℃以上の水温では凝固しにくいので，冬季以外は氷水を用いるか，冷蔵庫に入れて冷却しなければならない。

同じ濃度でも冷却時間，冷却温度によってゼリー強度が異なり，冷却時間が長く，

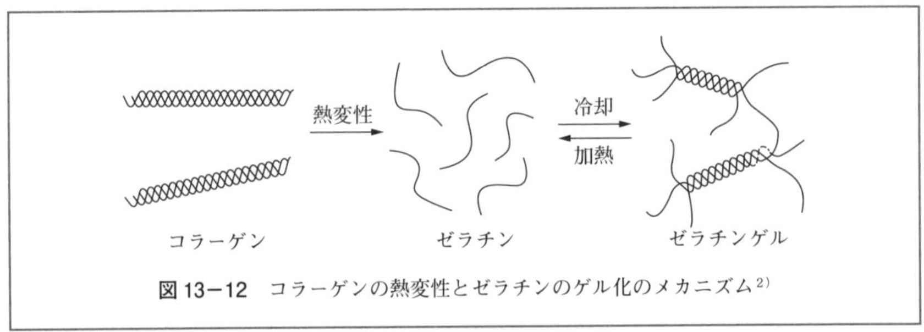

図13−12　コラーゲンの熱変性とゼラチンのゲル化のメカニズム[2]

1）新野サツエ，板橋文代，大司トシ子：ゼラチン調理に関する一考察（第１報），大妻女子大学紀要，４，41－48（1963）

2）長田義仁，梶原莞爾 監修：ゲルハンドブック，エヌ・ティー・エス，64（1997）

冷却温度が低いほどゼリー強度は強くなる（表13－8）。これは，ゼラチン分子が配向したり，分子間にネットワークが形成される反応は比較的遅い速度で進行し，ゼラチン溶液を冷却してゲルが形成された後も，その内部では分子間のネットワーク形成が進行しているためである。ゲルの組織を顕微鏡で観察した結果，ゲル中には水素結合による網目構造が存在し，冷却時間が長くなると，新たな水素結合が加わって，網目が密になっていることが確認されている[3)]。

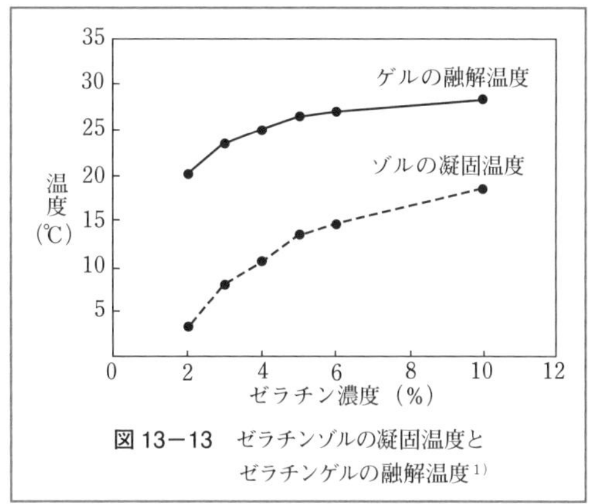

図13－13　ゼラチンゾルの凝固温度とゼラチンゲルの融解温度[1)]

表13－8　ゼラチンゲルのゼリー強度と冷却温度および時間[2)]

冷却時間＼冷却温度	0～1℃	10℃
1　時間	108g/cm^2	69g/cm^2
3　〃	120	80
5　〃	135	98
20　〃	150	－

同一温度でも初期の冷却速度によって，ゼリーの強度は異なる。40℃のゼラチンゾルから作成した10℃のゼラチンゲルの破断応力は，緩慢冷却（約2時間一定速度で冷却）の方が急速冷却（5℃の水浴中で約15分冷却）より高い値となる[3)]。急速冷却では，ゼラチン分子が配向する時間的余裕がなく分子間にランダムにネットワークが形成され，凝固する。一方，ゆっくり冷却した場合には，分子がある程度配向しながらネットワークが形成され，時間とともにネットワークの網目の内部に新たな水素結合が形成されるため，急速冷却し短時間で凝固したゲルよりも強度の強いゲルになると考えられる[4)]。

以上のようにゼリー強度の時間依存性が高いことは，ゼラチンゲルが他のゲルと異なる点である。

ゼラチンゼリーの架橋は寒天ゼリーに比べて非常に弱いので，熱や機械的撹拌によってゲルは崩壊しやすい。ゼラチンゲルの融解温度を図13－13に示したが，寒天ゼリーに比べると，ゲルの融解温度が低く，凝固温度と融解温度の差が約10～15℃と小さい。室温が高いときには，できるだけ供卓まぎわに冷蔵庫から出し，型

1）2）山崎清子：応用調理学（調理科学講座4），朝倉書店（1962）　※1）153，2）154
3）日野出恭子，河村フジ子：ゼラチンゾルの冷却条件がゲルのレオロジー的特性に及ぼす影響，日本家政学会誌，45，131－136（1994）
4）白井邦郎：食用ゼラチン，調理科学，11，23－30（1978）

表13－9　ゼラチン濃度と砂糖添加の場合の崩壊量[1]　(単位 cm^3)

時間(分)＼ゼラチン濃度	4%	5%	6%	7%	4%		
	2 時間冷蔵				24時間冷蔵	砂糖10%添加	砂糖20%添加
15	3.97	1.43	1.00	0.64	1.32	1.59	0.95
30	5.24	2.22	1.59	1.27	2.86	4.77	2.38
45	9.38	4.93	2.22	2.07	6.67	8.58	3.34
60	19.23	7.95	3.81	2.86	12.08	13.98	4.13
75	－	11.12	6.36	4.13	21.45	16.68	6.67
90	－	15.10	8.90	4.93	－	－	7.63
105	－	17.80	10.17	7.31	－	－	8.42
120	－	18.07	11.60	9.22	－	－	9.38

25℃の恒温水槽に放置　砂糖添加試料は2時間冷蔵

から取り出したら，すぐに食べないと時間の経過とともに崩壊しやすくなる（表13－9）。

ゼラチンゼリーの融解温度は，体温より低いので，口の中に入れただけで溶けることが利点でもある。また，ゼリー型に入れる際必要以上に冷えて固まりかけたときは，温めればすぐに溶けるので，失敗した場合でも簡単に目的のゼリーにつくりなおすことができる。なお，ゲル化したゼラチンを溶かしたゾルを次にゲル化させるときは，初めより短時間でゲルになる。

ゼラチンゲルは，寒天に比べて非常に透明度が高く，付着性が強い。この性質から，色づけした層を重ねてつくる2色ゼリーやリボンゼリーをつくりやすい。

（4）離　漿

ゼラチンゼリーは寒天ゲルに比較すると離漿は少ない。そのため，寒天とゼラチンの混合ゼリーは，寒天単独のゼリーよりも離漿を抑制することができる（p.513参照）。

（5）添加物の影響

1）砂　糖

砂糖は，ゼラチンゼリーにほとんど共通して添加されるものであるが，ゼラチンゼリーは口に入れるとすぐ溶けるので，寒天ゼリーより甘味を感じやすい。そのため砂糖の分量は比較的少なくてよい。13～20%で十分である。

1）竹林やゑ子，幅玲子：ゼラチンゼリーに関する実験的考察，家政学雑誌，12，107－110（1961）より作成

砂糖は，ゼラチンゾルの凝固温度，ゲルの融解温度，透過率，硬さ，粘稠度（流動変形に対する抵抗）を高める（表13－10，図13－14）。これは，糖の脱水効果によるものと考えられている。

表13－10　ゼラチンゼリーの凝固温度・融解温度・透過率[1]

試　　料	凝固温度(℃)	融解温度(℃)	透過率(%)
ゼラチン濃度3%	16.4	29.0	91.3
ゼラチン濃度3% 砂糖濃度20%	18.4	31.0	93.3

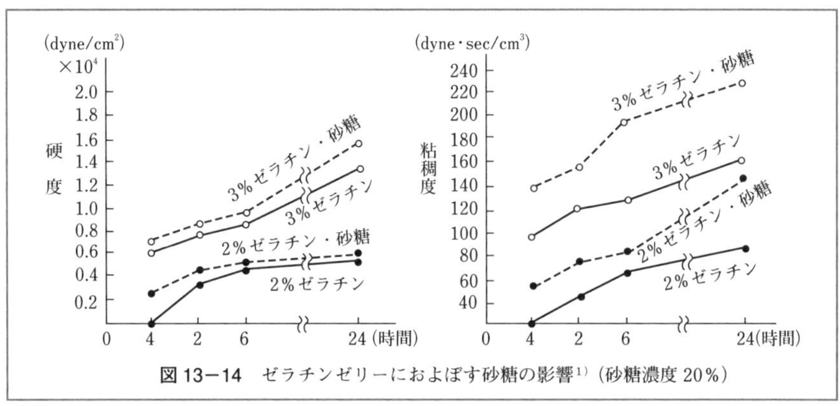

図13－14　ゼラチンゼリーにおよぼす砂糖の影響[1]（砂糖濃度20%）

2）酸（pH），果汁

ゼラチンは水中で加熱を続けるとペプチド鎖の加水分解によって低分子化する。この反応は，中性付近で遅く，酸性，アルカリ性で速やかに進行する。40～98℃のゼラチンゾルに10%のクエン酸を加えた場合には，ゲルの硬さは変わらないが，膨潤ゼラチンに同量の酸を加えて加熱した場合には，80℃以上になるとゲル化は阻害される[2]。

果汁を使った実験では，50℃の湯せんによる調整法においても，酸味のある果汁を加えるとゼリー硬度は低くなることが報告されている（図13－15）。ゼラチンゾルとゲルの特性はpHによって異なる（表13－11）。pH5以下では，pHが低いほどゾルの凝固温度は低く，ゲルはやわらかく溶けやすくなる。この実験に用いられたゼラチンはアルカリ処理法により得られたものであり，等電点はpH4.8～5.0である。ゲルのpHは，分子の電荷を規定し，結果的に分子間のけん引力を左右するので，

1）福田敬子，池畑和子，鈴木京子：ゼラチンゼリーの性状に及ぼすマルチットシロップの影響，靖淵（大妻女子大学家政学会），22，51－59（1979）より作成

2）河村フジ子，中島茂代，森清美：ゼラチンゲルの特性におよぼす要因について（第1報），家政学雑誌，27，329－334（1976）

ゼラチンの等電点から離れたpH領域ほど，ゲルは凝固しにくくなったと考えられる。

ゼラチンゾルにパイナップル，キウイフルーツ，パパイヤなどのたんぱく質分解酵素を含む果汁を添加すると，ゼラチンが分解しゲルは形成されなくなる。これらの果汁でゼラチンゼリーをつくりたい場合には，あらかじめ果汁を短時間加熱して，酵素を失活させたものを使用する。または，缶詰やビン詰など調理済みのものを使用する方法もある。

3）牛　乳

牛乳は加える量が少ないと硬度は低下するが，量が多くなると硬度は高くなる（図13－15）。これは，牛乳中の塩類の影響による。

図13－15の牛乳ゼリーの官能検査では，おいしさの点から牛乳濃度が77％のゼリーが好まれたが，硬さの点からはもっとも硬いため，ゼラチン濃度を2.5％

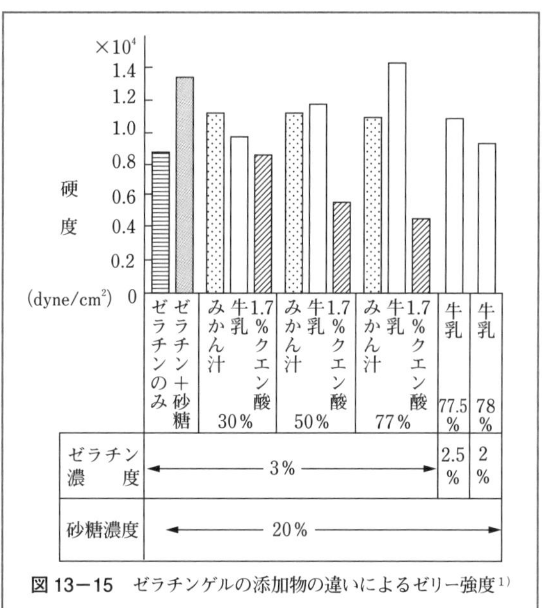

図13−15　ゼラチンゲルの添加物の違いによるゼリー強度[1)]

表13－11　pHの異なるゼラチンゾルとゲルの特性[2)]

実験項目＼ゾルのpH		2.5	3	4	5	6
ゾル	泡立ち(mℓ)	7.0	7.7	10.6	11.3	9.8
	粘度(t/t°)	5.06	4.69	3.84	3.77	4.38
	凝固温度(℃)	5.7	7.3	8.4	11.3	10.2
ゲル	融解温度(℃)	22.5	25.5	26.6	27.0	26.5
	硬さ(g)	177	316	498	532	467

粘　度：オストワルド粘度計，30℃における水との比粘度
硬　さ：レオロメーター

1）福田敬子，長沢美恵子：ゼラチン調理の問題点について，靖淵（大妻女子大学家政学会），22，44－50（1979）

2）河村フジ子，中島茂代，森清美：ゼラチンゲルの特性におよぼす要因について（第1報），家政学雑誌，27，329－334（1976）

または2%に下げると食感が良くなる。

4）卵白，生クリーム

ババロアはゼラチンゾルに泡立てた卵白もしくは生クリームを混合し，ゲル化したものである。泡立てた卵白や生クリームは比重が小さいために分離しやすく，調整中に気泡が破壊されやすい。

泡立てた卵白の場合[1]には，ゼラチンゾルの温度が25℃以下になると分散度が急速に高まり，ゼラチンゾルの粘度が低い場合には，ゼラチンゾルと卵白に砂糖を加えた方が分散度が高くなり，ゼラチンゾルの粘度が高い場合には，砂糖全量を卵白に加えた方が分散度が高くなる。また，泡立てた卵白を50℃のゼラチンゾルに加えて泡立てつつ温度を降下させるとゾルの体積増加率が高くなる。

泡立てた生クリームの場合[2]には，６分立ての生クリームと18℃および16℃のゼラチンゾルを混合した場合に，もっとも均質なババロアが得られる。これは，６分立ての生クリームの最大応力および粘度が，18℃および16℃のゼラチンゾルの両者の値に近く，均一に分散しやすいためと考えられている。この温度よりも低くなると，ゼラチンゾルのゲル形成がかなり進行し，泡立てた生クリームが分散しにくくなる。

卵白または生クリームの気泡を含んだゲルは，気泡を含まないゲル（対照）と比較すると，融解温度が高くて溶けにくく，やわらかく，凝集性，付着性の高いゲルを形成する（表13－12）。

表13－12　気泡混合ゼラチンゲルの特性[3]

ゲルの種類 / 特性	対照	気泡卵白ゲル	気泡クリームゲル
融解温度（℃）	29.5	32.5	31.0
硬さ（R.U.）	7.83	3.10	5.78
凝集性	0.429	0.616	0.656
付着性（R.U.）	0	1.12	1.09

ゼラチン濃度４%，ゲルは20℃ゾルを５℃で30分冷蔵
硬さ・凝集性・付着性：レオロメーターで測定

5．カラギーナンの種類と化学的組成

カラギーナンは，紅藻類のきりんさい属，つのまた属，すぎのり属の海藻から抽

1）河村フジ子，中島茂代：気泡卵白混合ゼラチンゾルの調整法に関する研究，家政学雑誌，30，731－735（1979）
2）宮下朋子，長尾慶子：ババロアの物性に及ぼす起泡生クリームの性状とゼラチンゾルの混合時温度の影響，日本家政学会誌，57，469－475（2006）
3）河村フジ子：ゼラチンゾルとゲルの特性に関する要因について，食品の物性第７集，11－22，食品資材研究会（1981）

出される多糖類である。寒天やゼラチンと異なり，共存する金属塩やたんぱく質によって物性を大きく変化させることや，他の多糖類と混合することにより新たな物性を発現できることから，増粘安定剤やゲル化剤として広く利用されている。そのため，市販ゼリーのゲル化剤はカラギーナンが主流となっているが，原材料名表示ではゲル化剤（増粘多糖類）と表示されている。

原料とする海藻の種類や製法によって化学構造が異なる。カラギーナンは，D-ガラクトース，3,6-アンヒドロ-D-ガラクトースを主とする直鎖の多糖類である。同じ紅藻類から抽出される寒天と構造が似ているが，硫酸基（$-OSO_3$）の含有量が多い点が異なっている。3,6-アンヒドロ-D-ガラクトースの存在の有無，硫酸基の数，硫酸基の結合位置により複数のタイプが存在するが，主に利用されているのは，カッパ（κ）型，イオタ（ι）型，ラムダ（λ）型の３タイプである（図13－16)。それぞれの性質は表13－13に示す。業務用のカラギーナンは使用する目的に合わせて３種の組み合わせ方やその比率が工夫されている。

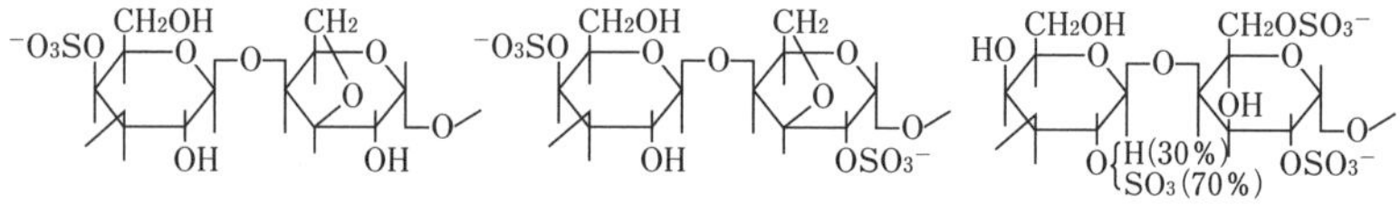

図13－16　カラギーナンの構造

表13－13　カラギーナンの種類と特性[1)]

	κ（カッパー）型	ι（イオタ）型	λ（ラムダ）型
ゲル化の条件	ミネラル（カリウム，カルシウム，マグネシウムなど）またはたんぱく質によるゲル化。	ミネラル（主としてカルシウム）によりゲル化。	水に溶かすと，強い粘性を示す液体になるが，ゲル化はしない。保水性が高い。
ゲルの特性	硬くてもろい。	粘性，弾性にすぐれ，離水が少なく，凍結しても同じ状態に戻る。	—
使用例	ゼリー，プリン（ゲル化） 冷菓(乳しょう分離防止) ハム，ソーセージ（結着）	ゼリー，プリン（少量添加で離水防止） パン用クリーム(保型性向上) ドレッシング（不溶性物質の分散安定）	インスタント飲料 インスタントスープ (増粘，食感改良)

1）ハウス食品：新家庭料理ガイドブック③ペクチンとカラギーナン，16（1998)

6．カラギーナンの調理性

(1) 加熱・溶解

カラギーナンは粉末状で，水に溶かす前に砂糖と混合することによってだまの生成を防止することができる。κ-カラギーナンとι-カラギーナンは，冷水には溶けない（ナトリウム塩は冷水可溶）が，60℃以上の温水や70℃以上の温牛乳には溶ける。λ-カラギーナンは硫酸基の数が多く，3,6-アンヒドロ-D-ガラクトースが存在しないために溶解性が高く，冷水にも溶ける。

(2) 凝固・融解

κ-カラギーナンおよびι-カラギーナンの溶液は，冷却するとゲルを形成する。カラギーナンのゲル形成過程は次のように考えられている。

寒天と同様にカラギーナン分子は冷却されると二重らせんを形成する。κ-カラギーナンでは，寒天と同様にその二重らせん分子が会合して強固でもろいゲルを形成するが，ι-カラギーナンは，3,6-アンヒドロ-D-ガラクトースの2硫酸基が会合を妨げるため，弾力性のあるやわらかいゲルを形成する（図13－17）。λ-カラギーナンは硫酸基がさらに多いために網目構造をつくることができず，ゲル化せず，水溶液は高い粘性を示す。

ゲル化するために必要な濃度は，κ-カラギーナンの方がι-カラギーナンよりも低い。添加材料によってカラギーナンの至適濃度は異なるが，0.5～1.5％程度である。カラギーナンゾルは，35～45℃で凝固し，ゲルを加熱すると50～65℃で融解する。このため，寒天と同様に室温で凝固し，夏に室温に置いてもやわらかくなったり，崩れたりすることはない。しかし，寒天ゲルよりも融解温度が低いため，口ざわりがなめらかである。

ゲルのテクスチャーを寒天ゲルと比較した結果を図13－18に示す。図中のカラギーナンⅠゲルとカラギーナンⅡゲルは，いずれもκ-カラギーナンであるが製品番号の異なるものを使ったゲルである。カラギーナンの製品の種類によってテクス

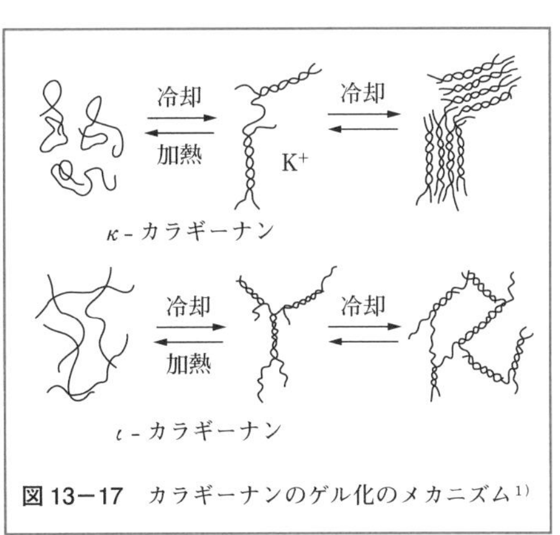

図13－17　カラギーナンのゲル化のメカニズム[1]

1）村上篤子：カラギーナンゼリー，調理科学，25，353－359（1992）

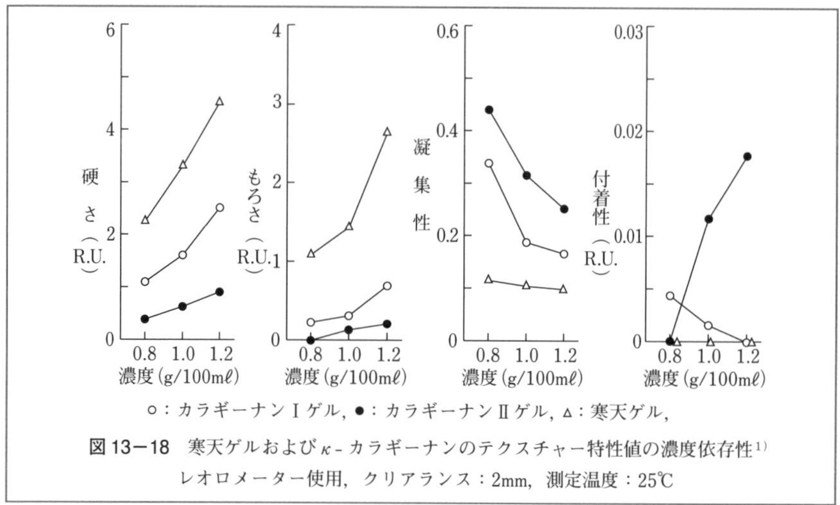

図13－18　寒天ゲルおよびκ-カラギーナンのテクスチャー特性値の濃度依存性[1)]
レオロメーター使用，クリアランス：2mm，測定温度：25℃

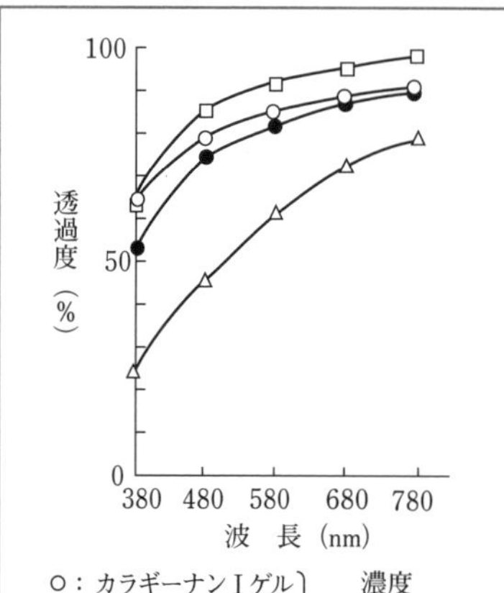

図13－19　寒天ゲル，κ-カラギーナンおよびゼラチンゲルの光の透過度[2)]

チャーは異なるが，カラギーナンゲルは同濃度の寒天ゲルに比べやわらかく，もろさが小さく，凝集性は大きいことから，やわらかいが壊れにくいゲルであることが示された。さらに，破断特性を調べた結果，カラギーナンゲルは寒天ゲルに比べ破断には弱いがしなやかなゲルであることがわかっている。

ゲルの光の透過度を寒天ゲルおよびゼラチンゲルと比較した結果を図13－19に示す。カラギーナンゲルは，透明度の高いゼラチンゲルに近い値を示し，かなり透明感の良いゲルになる。

さらにカラギーナンは凍結解凍に対しても安定であるため，冷凍食品やアイスクリームの安定剤などにも使われている。

1）小林三智子，小倉文子，中浜信子：カラギーナンゲルのレオロジー的性質について，家政学雑誌，36，392－398（1985）
2）大賀稔子，加藤美由紀，藤井（粂野）恵子，中濱信子：寒天ゲルおよびκ-カラギ―ナンゲルのレオロジー的性質に及ぼすショ糖の影響，日本家政学会誌，47，321－328（1996）

(3) 離　漿

κ-カラギーナンのゲルは離漿しやすいが，ι-カラギーナンのゲルは保水性が高く，離漿は少ない。この保水性の違いは，2種のカラギーナンのゲル化のメカニズム（図13－17）の違いによる。

(4) 添加物の影響

1) 砂　糖

砂糖を添加すると，ゲルの粘弾性が増し，ゲルの融解温度は上昇し，光の透過度が高くなる[1)]。また,砂糖の添加量が多くなるとκ-カラギーナンの離漿は減少する[2)]。

2) 酸

酸によりカラギーナンは加水分解し，ゲル強度は低下するが，pH，温度，時間に影響される。pH9でもっとも安定しており，pHを9以下に下げると安定性は悪くなる。しかし,pH6以上であれば，130℃で加熱してもゼリー強度は低下しない。70℃以上でカラギーナンを溶解させることを考えると，pH3.5以下での処理はすべきではない（図13－20)。

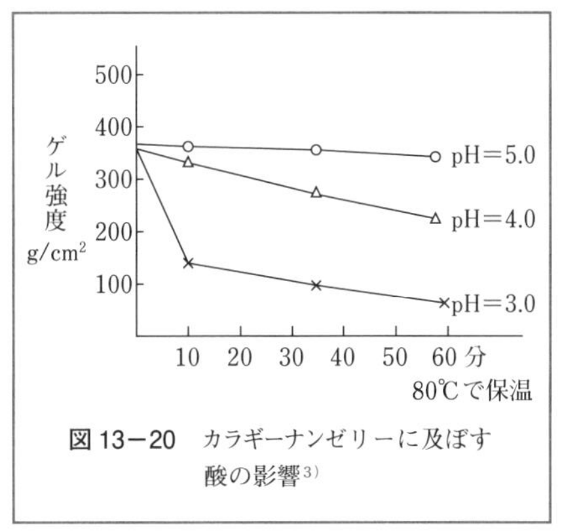

図13－20　カラギーナンゼリーに及ぼす酸の影響[3)]

3) 塩　類

カラギーナンの物性は共存する金属塩に大きく影響される。とくに，κ-カラギーナンはカリウムイオン，ι-カラギーナンはカルシウムイオンにゲル形成促進効果がある[4〜6)]。

4) 牛　乳

カラギーナンはたんぱく質，とくにミルクカゼインと反応して均一なゲルを形成する。ι－カラギーナンの濃度と破断応力の関係に添加物が与える影響を調べた結

1) 大賀稔子，加藤美由紀，藤井（粂野）恵子，中濱信子：寒天ゲルおよびκ-カラギ―ナンゲルのレオロジー的性質に及ぼすショ糖の影響，日本家政学会誌，47，321－328（1996）
2) 村山篤子，松下恭子，山田早苗，川端晶子：κ-カラギーナンゲルの凍結・解凍における糖類添加の影響，日本家政学会誌，39，217－224（1988）
3) 佐野征男：調理と糊料（その2），調理科学，15，139－147（1982）
4) 村山篤子，松下恭子，川端晶子：κ－カラギーナンのゲル形成に及ぼす無機塩類（NaCl，KCl）の影響，日本家政学会誌，38，483－489（1987）
5) Murayama, A.,Osako, S. and Kawabata, A：Effect of cations on rheological and thermal properties of κ-carrageenan gels., J.Home Econ. Jpn.，39，1249－1254，1988
6) 池田新矢：カラギーナン，FFI Journal，208，801－807（2003）

果を図13－21に示す。牛乳に含まれるたんぱく質とカルシウムにより，顕著にゲル形成が促進されることがわかる。また，ι－カラギーナンが有する海藻臭についても，牛乳を用いるとそのマスキング効果によって改善することが確認され，少量のカラギーナン使用量で好ましいゼリーが得られるとしている。

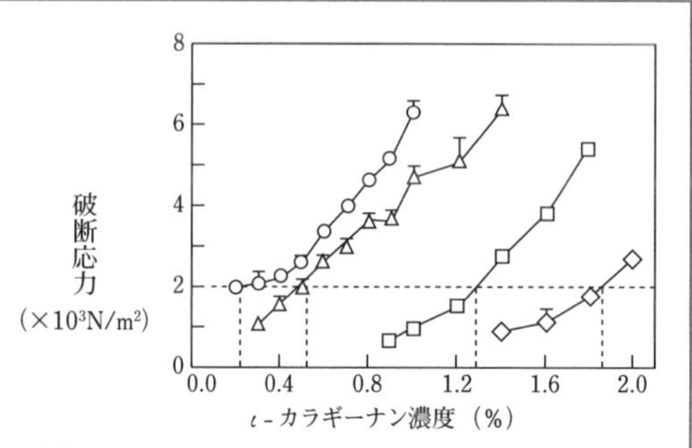

図13－21　ι－カラギーナンの濃度と破断応力の関係に牛乳と砂糖が与える影響[1)]

点線は官能的にι－カラギーナンゲルとして好まれる硬さ
○：砂糖と牛乳添加，△：牛乳添加，□：砂糖添加，◇：水のみ

5）その他

κ－カラギーナンはローカストビンガムとの併用により，ゲル強度は上昇し，粘弾性が増加し，離漿が減少する。ローカストビンガムは，マンノース主鎖（直鎖）にガラクトース側鎖のついたガラクトマンナンであり，カラギーナンと混合すると，マンノースの部分がκ－カラギーナンの二重らせんの部分に結合し，ι－カラギーナンに似た網目構造をつくる（図13－22）。その結果，ゲル強度，弾力性が増し，保水性も改善され離漿は抑制される。

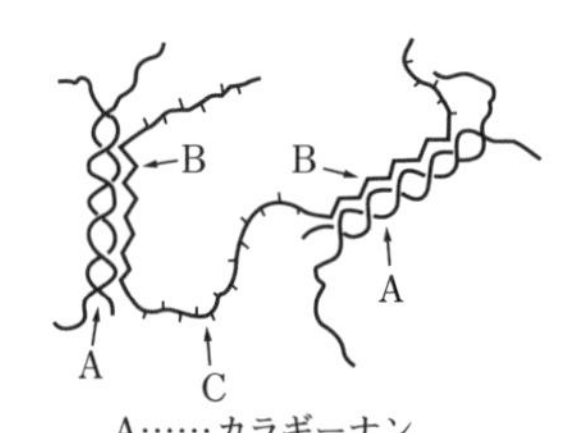

図13－22　カラギーナンに対するローカストビンガムの作用[2)]

市販されているカラギーナン製品は，一般にローカストビンガム（まめ科の種子から抽出される多糖類）との混合物が多い。市販されているカラギーナン使用のゲル化剤の成分例を表13－14に示す。

表13－14　市販カラギーナン使用ゲル化剤の表示成分例

	A	B
κ－カラギーナン	20%	7%
ローカストビンガム	7%	8%
リン酸二水素カリウム	3%	2%
ブドウ糖	70%	83%

使用量：Aは2.5～3%，Bは3%

1）河野（菊嶋）和菜，市川朝子，下村道子：ι－カラギーナンのゲル物性に及ぼす副材料等の影響，日本調理科学会誌，41，370－377（2008）
2）佐野征男：調理と糊料（その2），調理科学，15，139－147（1982）

7．3種のゲル化剤の比較

寒天，ゼラチン，カラギーナンの特徴を表13－15にまとめた。

表13－15 寒天・ゼラチン・カラギーナンの特徴

	寒　天	ゼラチン	カラギーナン
原　料	紅藻類（てんぐさ，おごのり他）	動物の骨や皮（コラーゲン）	紅藻類（きりんさい，つのまた他）
成　分	多糖類（ガラクタン）	たんぱく質	多糖類（ガラクタン）
ゲル化濃度	0.5～1.5％	2～4％	0.5～1.5％
溶解温度	80～100℃	40～50℃	70～80℃
ゲル化温度	25～35℃	3～10℃	35～45℃
ゲルの融解温度	68～84℃	20～25℃	50～65℃
物　性	もろい	付着性がある	しなやか
透明度	低　い	高　い	高　い
離　漿	あ　る	ほとんどない	κ：ある　ι：少ない

8．混合ゼリーの調理性

寒天，ゼラチン，カラギーナンは前節に示したような特徴を持っている。それぞれの特徴を生かし，混合したゼリーの特性について検討されている。

（1）ゼラチンと寒天の混合ゼリー

ゼラチンと寒天の混合ゼリーの調理性に関する研究は，新谷ら[1)2)]が砂糖の影響，井上ら[3)]および吉岡ら[4)～6)]は，糖，酸，牛乳の影響をゼラチンや寒天の濃度を変化させて調べている。ここでは，ゼラチンと寒天の濃度範囲がより広い，新谷らの報告を中心にまとめる。

1）混合液のつくり方

ゼラチンは重量の10倍の水に振り入れ，10分間膨潤させた後，60℃の湯煎にし液温50℃で溶解させる。

1）新谷寿美子，堀裕子，山内知子，山崎清子：ゼラチン・アガーゼリーの性状について，家政学雑誌，26，271－276（1975）
2）新谷寿美子，本田待子，有馬恵子：ゼラチン・アガーゼリーの性状について－砂糖を添加した場合－，大妻女子大学家政学部紀要，13，59－71（1977）
3）井上雅子，吉岡慶子：寒天・ゼラチン混合ゼリーのテクスチャーについて（第1報），中村学園研究紀要，4，149－153（1971）
4）～6）吉岡慶子，井上雅子：寒天・ゼラチン混合ゼリーの特性について，中村学園研究紀要　※4）（第2報）6，123－129（1974），5）（第3報）7，121－126（1975），6）（第4報）11，127－133（1978）

寒天は，仕上がり重量からゼラチンと水の重量を差し引いた残りの水に蒸発量を加えて煮溶かす。これをそのまま放置し50℃になったら，液温50℃のゼラチン液に加え，よく混合する。

2）凝固温度と融解温度

寒天ゾル，ゼラチンゾル，ゼラチン・寒天混合ゾルの凝固温度および融解温度を表13－16，表13－17に示す。ゼラチン濃度3％以下の混合ゾルの凝固温度および融解温度は，寒天ゾルの温度とほとんど変わらず，寒天の影響が大きい。ゼラチン濃度4％では，混合ゾルの凝固温度および融解温度は，寒天ゾルよりもやや低下する。

安松ら[1]は，混合ゼリーの融けやすさは，ゼラチン液と寒天液を混合するときの温度が影響し，混合温度が低いほど融けやすくなるとしている。

表13－16　寒天ゾル，ゼラチンゾルおよびゼラチン・寒天混合ゾルの凝固温度[2]（単位℃）

寒天＼ゼラチン	0％	1％	2％	3％	4％
0％	－	3.0以下	14.0	16.5	18.5
0.3％	17.0	16.5	17.0	17.0	18.5
0.5％	30.0	30.0	30.0	30.0	25.5
0.7％	33.0	34.0	33.5	34.0	30.0
0.9％	35.0	35.0	35.0	35.0	31.0

くり返し実験の平均値

表13－17　寒天ゲル，ゼラチンゲルおよびゼラチン・寒天混合ゲルの融解温度[2]（単位℃）

寒天＼ゼラチン	0％	1％	2％	3％	4％
0％	－	24.5	28.0	29.0	30.0
0.3％	77.0	76.5	77.0	77.0	75.5
0.5％	79.0	78.5	79.0	79.0	78.5
0.7％	79.8	80.0	79.5	80.0	78.5
0.9％	80.0	80.5	81.0	79.5	77.5

くり返し実験の平均値

3）硬さと透過率，離漿率

混合ゼリーの硬さを調べた結果を図13－23に示す。ゼリーには，ほとんど砂糖が用いられるので，**5）**の食味の評価（P.514）で普通，ややおいしい，おいしいと

1）安松克治，藤田栄一郎：ゼラチンゲルに関する研究（Ⅰ），栄養と食糧，18，263－266（1965）
2）新谷寿美子，堀裕子，山内知子，山崎清子：ゼラチン・アガーゼリーの性状について，家政学雑誌，26，271－276（1975）より作成

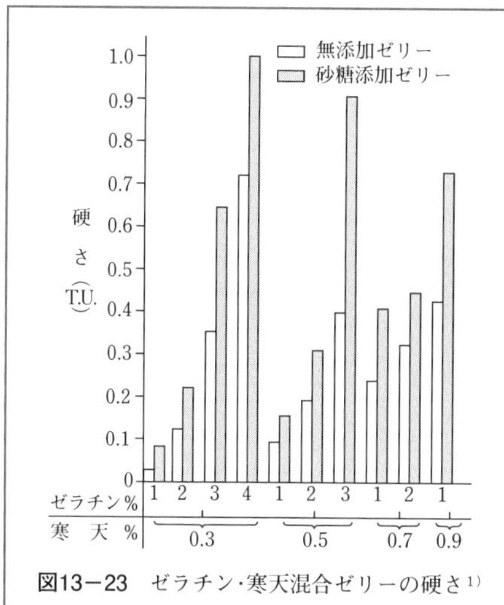

図13－23　ゼラチン・寒天混合ゼリーの硬さ[1)]

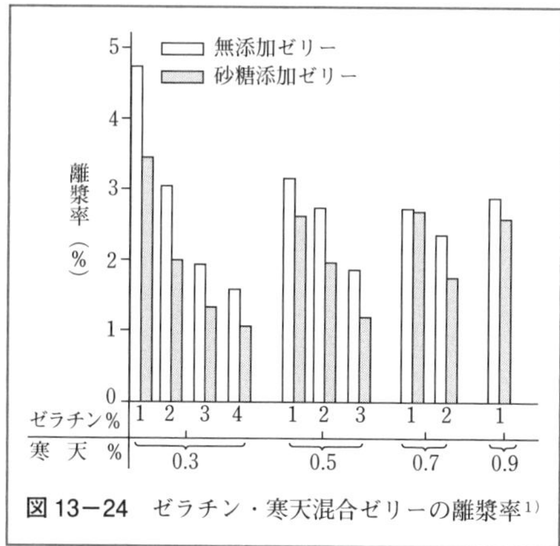

図13－24　ゼラチン・寒天混合ゼリーの離漿率[1)]

された寒天とゼラチンの配合に砂糖を仕上がり重量の20％（官能検査によりおいしいとされた砂糖濃度）を加えた。

テクスチュロメーターにより測定した硬さでは寒天とゼラチンの濃度が高くなるほど硬くなり，濃度間の差が認められた。砂糖の有無では，砂糖を入れた方が硬くなる。

なお，付着性，もろさは各寒天濃度において，ゼラチン濃度の増加とともに大きくなり，砂糖を加えたものの方が高い値を示した。

混合ゼリーの透過率は，ゼラチンまたは寒天のみのゼリーの透過率より減少する[2)]。砂糖を添加すると透過率は増加する[1)]。

前処理の異なるゼラチンでの実験では，アルカリ処理ゼラチンゲルでは上記と同様の結果が得られるが，酸処理ゼラチンと寒天の混合ゼリーでは破断応力が大きくなり，白濁して透明度が低下する[3)]。これは，寒天中のマイナスイオンである硫酸基とゼラチン分子がイオン結合して白濁，沈殿するためと考えられている。

離漿率は，ゼラチンと寒天の濃度が高くなるほど低下し，砂糖添加によっても低下した(図13－24)。なお，寒天単独ゼリーの離漿率に比べると，混合ゼリーでは顕著に離漿が抑制される[2)]。

4）ゲルの安定性

混合ゼリーの形状変化を表13－18に示す。砂糖添加によって変形が抑制されて

1）新谷寿美子，本田待子，有馬恵子：ゼラチン・アガーゼリーの性状について－砂糖を添加した場合－，大妻女子大学家政学部紀要，13，59－71（1977）

2）新谷寿美子，堀裕子，山内知子，山崎清子：ゼラチン・アガーゼリーの性状について，家政学雑誌，26，271－34（1975）

3）宮下朋子，河村フジ子：寒天混合ゼラチンゾルのゲルへの変換とゲルのレオロジー的特性，調理科学，27，105－110（1994）

表 13 − 18　ゼラチン・寒天混合ゼリーの形状変化[1)]

ゼラチン濃度		1%		2%		3%		4%	
寒天濃度	放置時間	砂糖無	砂糖有	砂糖無	砂糖有	砂糖無	砂糖有	砂糖無	砂糖有
0.3%	1 時間	崩壊	○	○	○	○	◎	○	◎
	12 時間	—	○	崩壊	○	△	○	△	○
	18 時間	—	△	—	○	—	○	—	○
0.5%	1 時間	○	◎	◎	◎	◎	◎		
	12 時間	△	◎	◎	◎	◎	◎		
	18 時間	—	○	—	◎	—	◎		
0.7%	1 時間	◎	◎	◎	◎				
	12 時間	◎	◎	◎	◎				
	18 時間	—	◎	—	◎				
0.9%	1 時間	◎	◎						
	12 時間	◎	◎						
	18 時間	—	◎						

放置温度　30 ± 1℃
◎　安定した状態
○　変形しやすい状態
△　崩壊寸前の状態
—　水様化

いることがわかる。砂糖添加ゼリーでは，18 時間後も寒天濃度 0.3%，ゼラチン濃度 1%のゼリーは崩壊直前でかろうじて形を保ち，寒天濃度 0.3%でゼラチン濃度 2 ～ 4%，寒天濃度 0.5%でゼラチン濃度 1%のゼリーは変形しやすい状態でようやく形を保っていたが，その他のゼリーは変形しなかった。

以上のようにゼラチンと寒天の混合ゼリーはそれぞれの濃度の組み合わせにより，ゼリーの性状，食味が多少違うが，適当な配合にして砂糖を添加すれば，一層凝固しやすく，長く形を保ち離漿も少なく，良い混合ゼリーが得られる。

5）食味の評価

混合ゼリーの食味の評価を行った結果を表 13 − 19 に示す。表 13 − 18 に示したゼリーの形状変化の「砂糖無」の状態と見合わせると，実用的な混合ゼリーの寒天とゼラチンの濃度は表 13 − 19 太枠内の配合が良いと判断されている。

井上らの報告[2)]においては，砂糖無添加，砂糖添加のいずれにおいても寒天 0.75% ゼラチン 1%が好まれている。

1) 新谷寿美子，本田待子，有馬恵子：ゼラチン・アガーゼリーの性状について－砂糖を添加した場合－，大妻女子大学家政学部紀要，13，59 − 71（1977）より作成
2) 井上雅子，吉岡慶子：寒天・ゼラチン混合ゼリーのテクスチャーについて（第 1 報），中村学園研究紀要，4，149 − 153（1971）

表 13−19　ゼラチン・寒天混合ゼリーの食味の評価[1)]

寒天＼ゼラチン	1%	2%	3%	4%
0.3%	3○	5○△	5△	4△
0.5%	3○	5○△	4○△	2○△
0.7%	4○	3○△	2○△	1○△
0.9%	3○	2○	1○△	1○△

1　まずい
2　ややまずい
3　普　通
4　ややおいしい
5　おいしい
○　寒天の味
△　ゼラチンの味
○△　寒天・ゼラチンの中間的味

（2）ゼラチンとカラギーナンの混合ゼリー

カラギーナンについては，一般にゼリー用として市販されているものは，κ - カラギーナンにローカストビンガムなどが混合されている（表 13 − 14）。そのため，ここでは，市販品であるカラギーナンを含むゲル化剤とゼラチンとの混合ゼリーについての実験結果[2) 3)]についてとりあげる。

κ - カラギーナンおよび ι - カラギーナンなど純粋なカラギーナンとゼラチンとの混合ゼリーの特性については，下記文献 4）～ 8）を参照されたい。

1）混合液のつくり方

ゼラチン，カラギーナン製品（カラギーナン８％含有ゲル化剤）それぞれに重量の 10 倍の水を加えて 30 分間膨潤させた後，カラギーナンに水を追加して 85 ± 1℃で 10 分間攪拌しながら加熱溶解し，砂糖（仕上がりの 20％）を加えて溶解させ，膨潤ゼラチンを加えて全量を一定量に調整する。

1）新谷寿美子，堀裕子，山内知子，山崎清子：ゼラチン・アガーゼリーの性状について，家政学雑誌，26，271 − 276（1975）

2）3）河村フジ子，高柳茂代：カラギーナン混合ゼラチンゾルとゲルの特性，調理科学，22（1989）※ 2）（第１報），147 − 151，3）（第２報）299 − 304

4）高柳茂代，大野智子，河村フジ子：カラギーナン混合ゼラチンゾルとゲルの特性（第４報），調理科学，27，121 − 125（1994）

5）Shimada,R., Kumeno,K. and Akabane,H.:Gelation and melting of a mixed carrageenan-gelatin gel. J.Home Econ. Jpn. 44, 999 − 1005（1993）

6）Ichikawa,Y.,Kumeno,K. and Akabane,H.:Properties of a mixed carrageenan-gelatin gel., J.Home Econ. Jpn. 45, 203 − 210（1994）

7）栗本公恵，森高初恵，藤井恵子，大越ひろ，中濱信子：κ−カラギーナン−ゼラチン混合ゲルの熱および力学特性，日本家政学会誌，48，885 − 892（1997）

8）Moritaka,H., Ogoshi,H., Kurimoto,K., Fujii,K.and Nakahama,N. :Effect of sucrose on the thermal and rheological properties of mixed κ − carrageenan and gelatin gels., J. Home Econ. Jpn., 51, 691 − 698（2000）

2）凝固温度とゼリーのテクスチャーと食味評価

ゼラチンとカラギーナン製品の混合比を４：０，３：１，２：２，１：３，０：４として混合全量が４％になるようにして実験を行った結果を表 13 − 20 に示す。カラギーナン製品の混合割合が増えるほど凝固温度は高くなった。ゼラチンゲルはカラギーナンゲルよりも硬く，凝集性が高く，付着性があり，カラギーナン製品の混合比が高くなるほど，やわらかくなり，凝集性と付着性ともに低下する。３：１のゲルは３％ゼラチンゲルよりもやわらかく，１：３のゲルは３％カラギーナンゲルと同程度のやわらかさであることが確認されている。また，官能検査の結果，２：２のゲルがもっとも好まれた[1)]。

表 13 − 20　ゼラチン・カラギーナンゾルの凝固温度とゲルのテクスチャー特性値*[1)]

試　料**	４：０	３：１	２：２	１：３	０：４
凝固温度（℃）	17.0	17.5	17.5	26.5	41.0
硬　さ（g）	793	422	269	165	276
凝 集 性	0.48	0.42	0.31	0.23	0.16
付 着 性（T.U.）	18.8	17.9	14.5	13.5	7.6

* クリープメーター（山電製レオナー RE − 3305）による測定

** ゼラチン：カラギーナンの比　混合全量が４％

3）ゲルの硬さ変化と崩壊率

冷却中のゲルの硬さの変化については，ゼラチンゲルは冷却保持時間の経過にともない，硬さは増していくが，カラギーナン混合ゲルは冷却２時間で硬さがほぼ平衡状態に達する（図 13 − 25）。

混合ゲルの室温における安定性をみるために，ゲルを 30 〜 80℃の各温度で 10 分保持して，ゲルからゾルへと変化した割合（重量比）を求め崩壊率とした結果を表 13 − 21 に示す。ゼラチンゲルに比べてカラギーナンの混合割合が増えるほど崩壊しにくいゲルになることがわかる。

（3）寒天とカラギーナンの混合ゼリー

寒天とカラギーナン製品（κ - カラギーナン含有ゲル化剤）を混合したゼリーについても，その物性および食味について実験が行われている[2)]。粉末寒天を使用し，

1）河村フジ子，高柳茂代：カラギーナン混合ゼラチンゾルとゲルの特性（第２報），調理科学，22，299 − 304（1989）

2）中村秀子，佐々木恵美：寒天混合カラギーナンゲルの特性と嗜好性，北海道教育大学紀要（第２部 C），43(2)，45 − 53（1993）

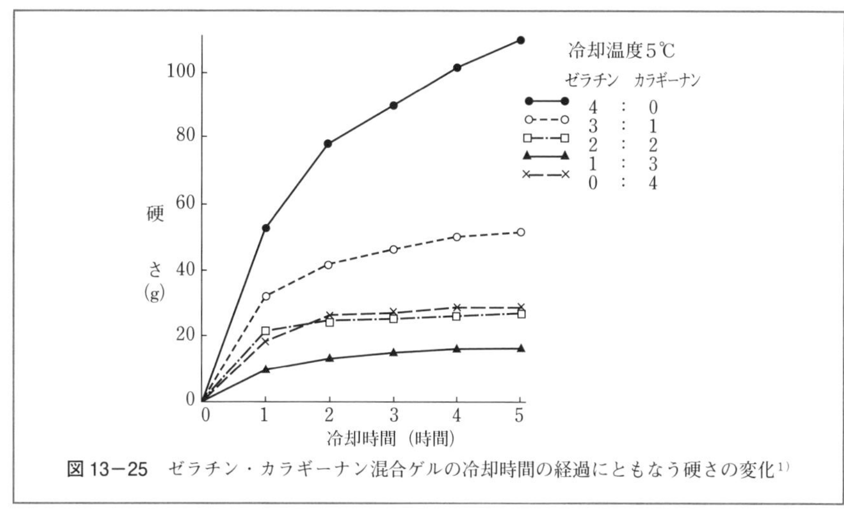

図13－25　ゼラチン・カラギーナン混合ゲルの冷却時間の経過にともなう硬さの変化[1)]

表13－21　ゼラチン・カラギーナン混合ゲルの温度変化にともなう崩壊率[1)]　(%)

試料* 温度(℃)	4：0	3：1	2：2	1：3	0：4
80	100	100	100	100	100
75	100	100	100	83.2	75.5
70	100	100	100	49.1	34.2
65	100	100	100	43.0	28.5
60	100	100	100	37.3	23.5
55	100	100	99.6	15.6	1.3
50	100	100	45.6	0	0
45	92.8	81.6	32.0	0	0
40	78.3	53.4	24.6	0	0
35	49.0	41.0	2.4	0	0
30	15.4	4.0	0	0	0

*ゼラチン：カラギーナンの比（混合全量が4％）

カラギーナン：寒天の混合比を3.4：0.1，3.35：0.15，3.3：0.2，3.25：0.25の4種類とした結果，カラギーナン単独3.5％ゲルよりも硬さ，破断力ともに上昇し，官能検査では，単独で調整したものよりも寒天混合カラギーナンゲルの方が高い評価となり，混合比3.4：0.1で調整した混合ゲルがもっとも好ましいとされている。

1）河村フジ子，高柳茂代：カラギーナン混合ゼラチンゾルとゲルの特性（第1報），調理科学，22，147－151（1989）

第2節　寒天・ゼラチン・カラギーナンの調理

1．寒天の調理

調理例はすべて角寒天で示している。粉寒天を使用する場合には，使用量を0.5倍とし，浸漬操作を省くことができる。また，粉寒天は角寒天よりも加熱溶解しやすいので，最初に加える水の分量を少し減らしてもよい。

（1）液体を混ぜたゼリー

1）果汁かん

材　料	分　量（5～6個分）			
寒天（角）	4g	でき上がりの0.8％	煮つめ終わり 350g	でき上がり 500g
水	350mℓ	〃　70％		
砂　糖	100～125g	でき上がりの20～25％		
果　汁	150g	〃　30％		

① 寒天を水に浸しておく。
② みかんの皮をむいて，汁を絞る。
③ 寒天を絞り，細かくちぎって鍋に入れ，水を加えて火にかける。寒天が溶けたら，砂糖を入れて静かに煮る。
④ 寒天・砂糖液を350gになるまで煮つめたら，火からおろす。60℃くらいになったら，果汁を加えてよく混ぜ，水でぬらしたゼリー型に入れ，冷やし固める。供卓前にゼリー型から抜き出して器に盛る。

〔備考〕寒天のゲル形成における酸の影響については，p.494参照。

2）奶豆腐（ナイドウフ，nǎi dòu fǔ）（牛乳かん）

① 寒天を水に浸しておく。膨潤したら水を絞って細かくちぎり，水を加えて火にかける。寒天が溶けたら砂糖を加えて200gまで煮つめ，火からおろす。これに40℃くらいに温めた牛乳を加えて混ぜ合わせ，食卓に供する器（体積600～800mℓ）に流し入れ，泡があったら，すくい取ってから固める。
② シロップは鍋に砂糖と水を入れて火にかけ，100gに煮つめて冷ます。
③ 奶豆腐が固まったら，包丁で切り目を入れる。器の縁から静かにシロップを流

材　料	分　量（4～5人分）
寒天（角）	3g ⎫
水	250mℓ ⎬ 200g ⎫
砂糖	30g ⎭ ⎬ でき上がり 400g
牛乳（エッセンス）	200mℓ ⎭
シロップ	
（砂糖	40～50g ⎫ でき上がり100g
水）	100mℓ ⎭

し入れて器をゆり動かすと，奶豆腐が浮かんで切り目が目立つようになる。

〔備考〕

（i）寒天ゾルに牛乳を加えて長く加熱すると細かい固まりができるため，寒天を煮溶かし，定量になったら火からおろして牛乳を混ぜる方がよい。牛乳はでき上がりの最大50％とし，残り50％に蒸発量を加えた水で寒天を煮溶かすようにする。

（ii）牛乳かんに及ぼす牛乳の影響については，p.496 参照。

（iii）この調理は奶豆腐とシロップの比重の差を利用したものである。奶豆腐の比重が小さいので浮き上がるため,切り目にすき間ができて幾何模様になる。これらの比重は，表13－22のようである。奶豆腐の器は，上の口径が広がった形のものでないと切り目にすき間ができない。また寒天ゼリーの砂糖の用い方について官能検査をした結果,表13－23のように，砂糖20％の場合，10％をシロップとして用いた方が甘い汁が舌に直接触れるために甘味を強く感じ有効である。シロップの砂糖濃度は好みにより加減するとよい。

表13－22　奶豆腐とシロップの比重[1)]

種　類	砂糖濃度	比　重
奶豆腐	10％	1.093
（寒天濃度0.8％	20	1.100
牛乳濃度50％）	30	1.160
シロップ	50	1.294

表13－23　官能検査（順位法）の結果[2)]

種類／順位	A：砂糖20％寒天ゼリー／シロップなし	B：無糖寒天ゼリー／砂糖20％相当のシロップ	C：砂糖10％寒天ゼリー／砂糖10％相当のシロップ
1	8人	9人	17人
2	9人	13人	12人
3	17人	12人	5人

検定の結果危険率１％で有意にCが好まれた　　パネル34人

1）山崎清子の実験

2）山崎清子，加藤悦：寒天調理に関する研究（Ⅲ），東京学芸大学研究報告，9，241－249（1958）

（iv）牛乳豆腐にアーモンドエッセンスを加えるとアーモンド（杏仁）の風味がでるので，これを杏仁豆腐（シンレンドウフ）という。また，杏仁豆腐は杏仁霜（杏仁の粉）でつくる方法もある。
（v）パイナップルを切ったものや，チェリーなど好みの果物を牛乳豆腐や杏仁豆腐の上に飾ってもよい。

（2）比重の大きいものを混ぜたゼリー

1）水ようかん

材　料	分　量（10個分）	
寒　天（角）	4g	でき上がりの0.8%
水	300mℓ	
砂　糖	150g	でき上がり500g
生　あ　ん	150g	
（小豆では）	（75g）	
桜　の　葉	10枚	

① 生あんをつくる（p.219，あんの項参照）。
② 寒天は水に浸してやわらかくなったら，細かくちぎって，定量の水を加えて火にかける。寒天が溶けたら砂糖を加え，およそ400gに煮つめる。
③ 生あんに②の液を徐々に加えてよく混ぜ，再び火にかけて500gになるまで煮つめる。これを45℃くらいに冷まして，流し型に流し入れて固める。
④ 桜の葉をよく洗い，水気をふいて葉柄の太いところは薄くそぎ取って，葉の表にのせて包む。

〔備考〕寒天液にあんなど比重の大きいものを混ぜた場合の影響はp.496参照。

（3）比重の小さいものを混ぜたゼリー

1）あわ雪かん

材　料	分　量（5人分）	
寒　天（角）	4.5g	でき上がりの1.5%
水	300mℓ	でき上がり300g
砂　糖	90g	
卵　白	30g	（1個分）
香　料（バニラエッセンス）	少量	

① 寒天を水に浸してやわらかくなったら細かくちぎって，定量の水を加えて火にかける。寒天が溶けたら砂糖を加えて300gまで煮つめ火からおろす。
② 寒天・砂糖液をきれいに洗ったボウルにあけ，60℃になったら，卵白をそのまま入れて，泡立て器またはハンドミキサーで撹拌する。温度が下がるにしたがい，泡が細かくなってくる。途中でエッセンスを入れる。40℃になったら，水でぬらしたゼリー型，または流し型に入れて固める。

【別　　法】

寒天・砂糖（60g）液を40℃まで冷まし，泡立てた卵白・砂糖（30g）の中に徐々に加え，混ぜ合わせて型に流す。

〔備考〕

（ⅰ）寒天液に泡立てた卵白など比重の小さいものを混ぜた場合の影響はp.497参照。

（ⅱ）あわ雪かんは，泡のために体積が増すので，寒天濃度は1.5％ぐらいにする。しかし砂糖濃度を60％位にする場合にはゼリー強度が強くなるから，寒天濃度は1～1.2％くらい下げてもよい。

（ⅲ）砂糖濃度30％のあわ雪かんより60％のあわ雪かんの方がきめ細かくなり，多少保存がきく。即席のものならば砂糖濃度30％でよい。

（4）二層にするゼリー

1）二色かん

	材　料	分　量（6～7個）		
A	寒　天（角）	4g	でき上がりの1％300g	でき上がり400g
	水	300mℓ		
	砂　糖	80g		
	パイナップルジュース	100mℓ		
	ペパーミント	10mℓ		
B	寒　天（角）	2g	でき上がりの1.3％	
	水	150mℓ	〃　150g	
	砂　糖	45g		
	卵　白	12～15g（1/2個）		
	バニラエッセンス	少量		

① 寒天をA，B別々に水につけて膨潤させる。

② Aの寒天を絞って，細かくちぎって鍋に入れ，水を加えて火にかける。寒天が溶けたら砂糖を加え，300gになるまで煮つめ，火からおろして，60℃くらいまでさまして，パイナップルジュースとペパーミントを加え，すぐ流し型に流す。

③ Bの寒天をAと同様に溶かして砂糖を加え，150gまで煮つめる（別の鍋でAと並行にするとよい）。

④ ③の寒天・砂糖液をボウルに入れ，55～60℃になったら，卵白を加えて液とともに泡立てる。38～40℃になって分離しなくなったら，バニラエッセンスを加えてよく混ぜながら，②の流し型のAの寒天ゼリーの上に流し入れる。AとBの寒天ゼリーは比重が違うのでAが十分固まらないうちに流しても二層の間が混じり合うことはなく，かえって接着が良い。もしAが固まってしまったら表面に金串またはフォークで，縦横に，筋をつけてからBを流す。

⑤ 固まったら流し型から出して，あわ雪かん（B）が上になるようにして適当に切っ

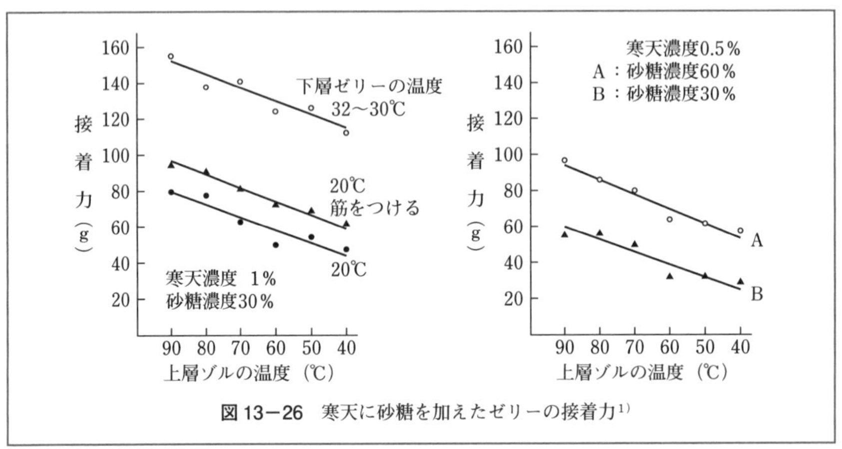

図13−26　寒天に砂糖を加えたゼリーの接着力[1)]

て器に盛る。

〔備考〕

二色かんは，二層が混ざり合って，きれいな層にならなかったり，型から出したときに二層が離れることがある。二層の接着に関する実験結果によると図13－26のようである。

（ⅰ）二色かんの接着は，下層ゼリーが半流動状態で，ゼリー表面の周辺部はゲル化しているが，中心部はまだ，ややゾル状態に見え，温度は凝固温度に近いところが良い。実際調理の場合は温度をはかるよりも状態を見て，上層ゾルを流した方が操作が容易である。

上層ゾルは，なるべく高い温度のときに流し入れる方が接着しやすい。これは接触面で上下両層のゲル化した部分の物理的なかみ合わせとともに，下層ゲルの寒天分子は上層ゲルの寒天分子と，部分的に水素結合を起こしてゲル化し，接着しやすくなるためである。

（ⅱ）下層ゾルが完全にゲル化した場合は，たとえ80℃以上の温度の上層ゾルを流し入れても，接触面では5～10℃は下がるので，寒天に砂糖を加えたゼリーの融解温度（表13－2）からみて，下層ゼリーの表面は溶けるということはない。したがって二層間の寒天分子の水素結合はなく，不連続層になってゲル化するので，型から出すときの，わずかな外力によって簡単に離れる。この場合下層ゼリーの表面に，筋をつけてから上層ゾルを流し入れると，接触面はかみ合って摩擦が大きくなるので，流し型から出したとき，上層ゼリーがすべり落ちるようなことはない。

（ⅲ）寒天に加える砂糖濃度の高い方が接着力は強い。下層ゼリーが半流動状態の場合

1）山崎清子：寒天調理に関する研究（第7報），家政学会誌，14，345－349（1963）

は寒天分子のほかに砂糖分子の水素結合もあるためである。しかし下層が完全にゲル化してしまえば，砂糖の粘着効果はまったくなくなる。

（iv）二層の一方をあわ雪かんにする場合は，下層がゾル状態のとき上層にあわ雪のゾルを流し入れても比重が小さいので下層ゾルと混ざることはない。両者ともゾル状態にあるので二層の接触面は均一な網目構造をつくりやすく接着が強くなる。

（5）その他

1）凍鶏（ドンヂー dòng ji）（鶏肉の寄せ物）

材料	分量（4人分）	
鶏の胸肉（固まり）	50g	
シバエビ	8尾	
干ししいたけ	4g	
グリーンピース	12g	
ストック（ゆで汁）	230mℓ	でき上がり200g
寒天（角）	3g	
塩	2g	
醤油	2mℓ	
きゅうりまたはレタス	50g 3～4枚	
ねり辛子	少量	
醤油	30mℓ	
酢	30mℓ	

① 寒天は水につけておく。

② 鶏の胸肉は，大きいまま鍋に入れ，水を加えて火にかける。煮立ったら弱火にして20分ゆでる。鶏肉を取り出して1.5～2cm幅に切る。

③ シバエビは，背わたを取って塩1％を入れた熱湯でゆでて，殻を取る。

④ 干ししいたけは水で戻して，柄を取り，四つ割りまたはせん切りにする。戻した汁に醤油と砂糖を少量入れてしいたけを煮る。

⑤ 寒天の水を絞って細かくちぎり，鶏肉のゆで汁に入れる。火にかけて溶けたらでき上がり200gにして，塩と醤油を加えすぐ火からおろす。

⑥ グリーンピースに熱湯をかける。鶏肉，シバエビ，しいたけ，グリーンピースを水でぬらした器の底に美しく並べる。寒天液を45℃くらいにさまして器に材料の高さまで流し入れ，底に入れた材料がおちついたら，残りの材料を適当に入れて寒天液を流すことを繰り返して，そのまま固める。

⑦ 寒天寄せを皿にあけ，周囲にきゅうりの薄切りまたはレタスを飾り，ねり辛子と酢醤油を添えて供する。

〔備考〕

寒天のゲル形成における食塩の影響については，p.495参照。

2）みつ豆

① 赤えんどうは，重曹1％溶液に12～15時間つけておく。これを，ざるに上げ

材　料	分　量（1人分）
寒　天（角）	1g }でき上がり 80g
水	100mℓ }
赤えんどう	10g（大さじ1弱）
重曹1％溶液	100mℓ
塩	0.2g
白　玉　粉	10g
水	8mℓ 白玉粉の80〜85％
食　紅	少々
果　物	みかんの缶詰 20g
シロップ	
砂　糖	20g }でき上がり 40g
水	25mℓ }

て水をきり，蒸気のたった蒸し器に布きんを敷いて豆を入れ40分くらい蒸す。これを，鍋に移して水を加え火にかける。沸騰したら弱火にして約10分煮てざるに上げ，熱いうちに豆の重量の0.8％の塩をふり，上下を返してまんべんなく塩味をつける。

② 寒天は，水につけて膨潤させてから弱火にかけ，でき上がり80gに煮つめる（寒天濃度は1.3％前後が良い)。これを流し型に入れて固める。

③ 白玉粉に水を加えてやわらかく，なめらかになるまでこねる（半分に分けて，一方に溶いた食紅を少量加えて，薄いピンク色にしてもよい)。これを梅干し大に丸めて，火の通りやすいように手のひらで押してへん平にして，熱湯の中に入れてゆでる。浮き上がったら，さらに1〜2分加熱した後，すくって水の中で冷やす。

④ シロップは鍋に砂糖と水を入れて火にかけ，でき上がり40gに煮つめて冷ます。砂糖濃度は50％になる。

⑤ 寒天が固まったら流し型から出して，1〜1.5cmのさいの目に切り，赤えんどう，白玉団子と混ぜながら器に入れ，缶詰のみかんを上に散らす。供卓の直前にシロップをかける。

〔備考〕

（i）赤えんどうは，皮が破れないように，しかもやわらかくするために蒸すが，次のようにしてもよい。浸し水のまま火にかけて沸騰したら，5〜6分煮てざるに取り，水洗いしてアルカリ分を除く。これを鍋に入れて水を加えて火にかける。沸騰したら弱火にしてやわらかくなるまで約30分煮る。

（ii）白玉団子の代わりに，ぎゅうひを用いてもよい。

2．ゼラチンの調理

調理例はすべて粉ゼラチンで示している。板ゼラチンを使用する場合には，使用量は粉ゼラチンと同量とし，板ゼラチンが十分浸る程度の冷水に浸して，やわらかくなったら水分を絞り，適量の温水（約60℃）に入れて溶かす。

(1) いちごゼリー

材　料	分　量(5~6個)		
粉ゼラチン	10~20g	でき上がりの 2~4%	でき上がり 約500g
水	280mℓ		
砂　糖	60~80g	でき上がりの 12~16%	
いちご汁	150mℓ	〃　30%	

① 50mℓの水に粉ゼラチンを振り入れて膨潤させる。

② いちごは洗って，へたを取り，裏ごしにかけて汁を取る。

③ 210~230mℓの水に砂糖を加えて火にかけ，砂糖が溶けたら①を加えて火からおろして混ぜながらゼラチンを溶かす。

④ 50℃以下に冷めたら，いちご汁を加えて混ぜ合わせ，ゼリー型に入れて冷蔵庫または氷水中で冷やし固める。

⑤ 供卓まぎわに型から抜いて，皿に移す。

〔備考〕

(i) ゼラチンゼリーは，付着性が強いから，ゼリー型に新しいサラダ油を薄く塗っておくと，型から抜き出しやすい。

(ii) 油を塗らないで直接ゼラチンゾルを流した場合は，ゼリーを型のまま45~50℃の湯に数秒入れて周囲が動く程度に溶かして型から抜き出す。

(iii) いちごは裏ごしにかけると約70%の汁が取れる。

(iv) 十分に冷やす場合にはゼラチンの濃度は薄くてよい。

(2) 三色ゼリー

① 50mℓの水に粉ゼラチン6gを振り入れて膨潤させる。

② 水180mℓに砂糖と①のゼラチンを加えて火にかけ，ゼラチンが溶けたら火からおろす。これを2等分して一方に赤ワインを加え透明な器に流す。氷水の中で冷やし固める(赤)。一方は固まらないように，そのままにしておく。

③ 水15mℓに粉ゼラチン3gを振り入れて膨潤させる。

④ 牛乳に砂糖と③のゼラチンを加えて火にかけ，軽く混ぜながら温度を上げ，ゼラチンが溶けたら火からおろし，バニラエッセンスを加えて冷ます。②が固まったら，④を25~30℃くらいに冷まして，その上に流す(白)。これを氷水の中で冷やし固める。

⑤ ②の一方のゼラチン液にペパーミントと水を加えて混ぜ合わせ，25~30℃に冷ます(緑)。④のミルクゼリーの上に流し入れて固める。

⑥ 生クリームをボウルに入れ，氷水で冷やしながら静かに泡立てる。次にふるった砂糖を少しずつ，ぱらぱらとふりまくように入れて泡立てていく。

絞り出せるくらいの硬さになったら，絞り出し袋に入れてゼリーに飾る。

材　料	分　量（4人分）		
粉ゼラチン	6g	でき上がりの2%	約270g
水	230mℓ		
砂　糖	40g	でき上がりの13%	
赤ワイン	15mℓ		
ペパーミント	100mℓ		
水	5mℓ		
粉ゼラチン	3g	でき上がりの2%	約150g
水	15mℓ		
牛　乳	115mℓ		
砂　糖	20g	でき上がりの13%	
バニラエッセンス	少々		
ホイップクリーム			
生クリーム	50mℓ		
砂　糖	8g		
バニラエッセンス	少々		

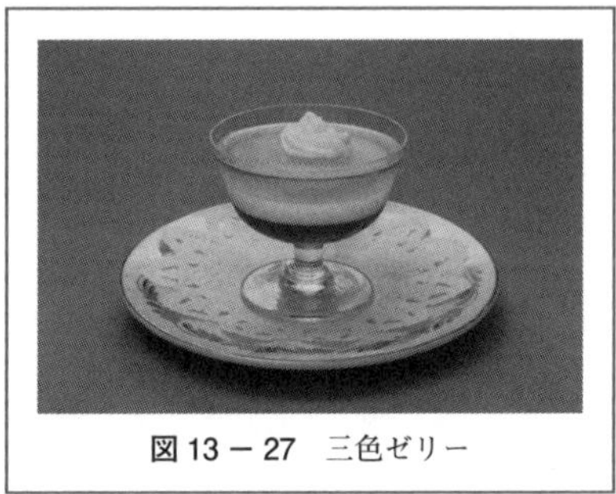

図13－27　三色ゼリー

〔備考〕

（i）ゼラチンゼリーは粘着力があるので層にした場合，比較的接着しやすい。ゼリー表面温度と粘着力の関係を実験した結果によると，いずれのゼリーも表面温度の低い方が粘着力は強くなっている（表13－24）。

（ii）ゼリーを層にする場合は，下層ゼリーの表面温度20℃では，上層にどんな温度のゼラチンを注いでも二層の界面は上下入り乱れて一直線の界面にならない。上層のゼラチンゾルは21℃では底および周辺がゲル化しはじめるので，上層に注ぐゼラチンゾルの最低温度は21℃である。なお，この実験に用いたゼラチンゾルはゼラチン濃度4％，砂糖濃度25％である。

下層ゼリーの温度と上層ゼラチンゾルの温度の関係は表13－25のようで，下層ゼ

表13－24　各種ゼリーの温度と粘着力の関係[1]　（単位 g）

温　度　℃	普通ゼリー	レモン汁入りゼリー	牛乳ゼリー
10.0	19.59	20.00	18.31
12.5	15.44	16.58	16.94
15.0	11.84	13.25	15.27
17.5	8.42	8.74	13.39
20.0	4.44	4.09	9.42
	ゼラチン　4％ 砂　糖　25％ 水　71％	ゼラチン　4％ 砂　糖　25％ レモン汁　7.5％ 水　63.5％	ゼラチン　4％ 砂　糖　25％ 牛　乳　71％

1）竹林やゑ子，幅玲子：ゼラチンゼリーに関する実験的考察，家政学雑誌，12，107－110（1961）

表 13－25 二色ゼリーの接合する場合の下層と上層の温度関係[1]

（単位℃）

下層ゼリー表面温度	上層ゾル		上層ゾル（レモン汁入り）	
	最低温度	最高温度	最低温度	最高温度
10.0	25.0	75.0	21.0	52.5
12.5	22.5	72.5	21.0	40.0
15.0	21.0	57.5	21.0	37.5
17.5	21.0	52.5	21.0	30.0

ゼラチン 4% 砂糖 25%

リーの温度10℃では上層ゾルの温度は25～75℃で，75℃以上になると下層ゼリーを溶かして，二層の界面が上下乱れて一直線にならない。下層ゼリーの温度が17.5℃のとき上層ゾルの温度が21～52.5℃だと，よく接着する。レモン汁入りの場合は接着可能な温度範囲は狭くなる。下層ゼリーの温度が10～17℃の範囲ではいずれの場合も上層ゾルの温度が30℃ならば，二層の界面は一直線に接着する。

（3）ババロア（Bavarois 仏）

材 料	分 量（4人分）
粉ゼラチン	10g でき上がりの2.2%
水	50mℓ （水＋牛乳の4%）
砂 糖	60g でき上がりの13%
卵 黄	30g（2個分）
牛 乳	200mℓ
生クリーム	100mℓ
バニラエッセンス	少々
ホイップクリーム	
生クリーム	80mℓ
砂 糖	10g
バニラエッセンス	少々

（粉ゼラチン～生クリーム：でき上がり約450g）

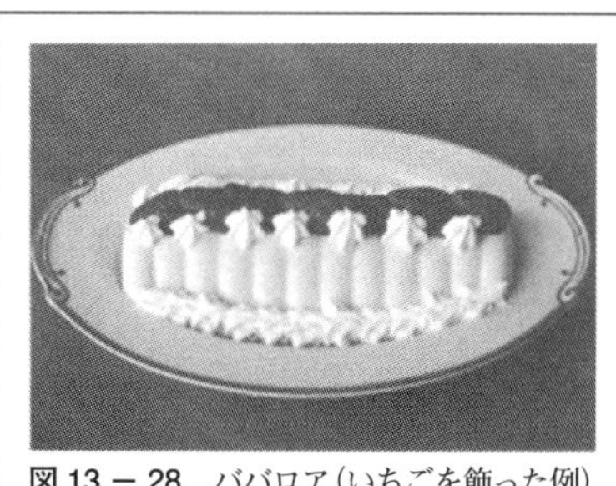

図 13－28 ババロア（いちごを飾った例）

① 水50mℓに粉ゼラチンを振り入れて10分以上膨潤させる。

② 鍋に砂糖と卵黄を入れて混ぜ，①を入れて，さらにかき混ぜる。

③ 別の鍋で牛乳を温めてから，②に徐々に加えて弱火にかけ，絶えずかき混ぜな

1）竹林やゑ子，幅玲子：ゼラチンゼリーに関する実験的考察，家政学雑誌，12，107－110（1961）

がら卵黄に火が通ったら（ゼラチンは溶ける）火からおろす。これをこしてバニラエッセンスを加えてとろみがつくまで冷やす。

④　冷たいボウルに生クリームを入れて，室温が13℃以上のときは下に氷水をあてて生クリームの温度を5～10℃に保って静かに泡立てる。

⑤　生クリームがしだいに硬くなってきたら，③を加えて手早く混ぜ合わせる。

⑥　ゼリー型の内側にサラダ油を薄く塗って，⑤を流し入れて冷やし固める。

⑦　固まったら，器に抜き出す。

⑧　生クリームを泡立て，硬くなる前に砂糖を加えてさらに泡立て，バニラエッセンスを加える。これを絞り出し袋に入れて絞り出し，ババロアを飾る。

〔備考〕

（i）ゼラチンゾルに泡立てた生クリームを加えた場合の影響はp.505参照。

（ii）ワインソースを用いる場合，ワインソースは鍋に砂糖12gと水40mℓを入れて火にかけ，コーンスターチ1gを水溶きして加え，火が通ったら火からおろして冷まし，赤ワイン12mℓを加えて冷やす。これをババロアにかけて供する。

（iii）ドイツ南部のババリア地方で16世紀のころ，領主の料理人であったフランス人がこのようなゼリーを考えたので，その土地の名をとって，フランス風にババロアと名づけたといわれる。

（4）ババロア（別法）

材　料	分　量（4人分）
粉ゼラチン	8g　できあがりの2.2%（牛乳＋水の3.2%）
水	50mℓ
牛乳	200mℓ　（できあがり約350g）
卵白	50g(1個)
卵黄	
砂糖	50g
バニラエッセンス	少々
いちごソース	
いちご	50g
砂糖	20g
水	20mℓ
洋酒（ラム，ブランデー，シェリー，リキュールなど）	10mℓ

①　50mℓの水に粉ゼラチンを振り入れて膨潤させる。

②　鍋に砂糖30gと卵黄を入れて混ぜ，①を入れてさらにかき混ぜる。

③　別の鍋で牛乳を温めてから②に徐々に加えて弱火にかけ，混ぜながら卵黄に火が通ったら火からおろし，バニラエッセンスを加えて，とろみがつくまで冷やす。

④　卵白を硬く泡立て砂糖20gを加えてさらに泡立てる。これに③を徐々に加えて混ぜ合わせる。

⑤　サラダ油を薄く塗ったゼリー型に④を流し入れる。

⑥　水に砂糖を加えて煮溶かし，冷ましておく。

⑦　いちごを洗って裏ごしにして，⑥のシロップと洋酒を入れていちごソースをつ

くる。

⑧　ババロアを型から抜いていちごソースをかける。

〔備考〕ゼラチンゾルに泡立てた卵白を加えた場合の影響はp.505 参照。

3．カラギーナンの調理

寒天やゼラチンを使用する調理（果汁かん，牛乳かん，ゼリーなど）にカラギーナン利用することができる。ただし，使用量や溶解方法，ゾルやゲルの温度管理は異なり，でき上がったゲルのテクスチャーも異なるものとなる。

使用濃度は，カラギーナンの種類や，他の添加物によって変わるが，１～４％程度使用する。溶解の方法は，砂糖とカラギーナンの粉末を混ぜ，水を加えて煮溶かす。市販のカラギーナンを含むゲル化剤（例えば表 13 － 16）を使用する場合は，使用量はその説明書を参考にするとよい。

（1）オレンジゼリー

材　料	分量（5～6個）
カラギーナン含有ゲル化剤	15g
砂糖	50g
水	200mℓ
100％オレンジ果汁	250mℓ

①　鍋に砂糖とカラギーナン含有ゲル化剤を入れて混ぜ，水を少しずつ加えてさらに混ぜる。

②　鍋を火にかけ，80℃程度まで加熱して煮溶かす。

③　鍋を火からおろして，少し温めておいたオレンジ果汁を加えて混ぜる。

④　ゼリー型に流し入れて冷やして固める。

〔備考〕冷たいオレンジジュースを入れると鍋の中で凝固が始まってしまうため，果汁を 50℃程度まで温めておくとよい。

第14章　海藻・きのこ類の調理

第14章　海藻・きのこ類の調理

第1節　海藻・きのこ類の成分と調理性

1．海藻の種類と成分

海藻とは海産の藻類をいう。日本周辺海域は暖流と寒流の影響が入り交じるとともに岩場が多いことが格好の藻場となり，多種類の海藻が生息しており，日本は世界一の海藻利用国である。食用になる海藻は，緑藻類（あおさ，あおのりなど，浅いところに生える藻類），紅藻類（いわのり，てんぐさなど，深いところに生える），褐藻類（こんぶ，わかめなど，その中間に生える）に分けられる。

生の海藻の成分は，90％前後が水分である。乾製品の水分は10～15％，焼きのり，味つけのりで3％程度である。炭水化物は乾製品で40～60％であるが，そのうちの半分以上が食物繊維であるため，エネルギー量は低いが，ミネラルの含有量は，食品中でもっとも多い。それは，海藻が海水中に含まれる約45種類のミネラル成分から特定のものを選んで取り込むという性質をもっているからである。鉄，ヨウ素，マンガン，亜鉛，カルシウム，カリウムなど，人間が必要とするすべてのミネラルを含んでいる。とくに海産物の摂取量の多い日本人には，ヨウ素欠乏症はないとされていたが，ヨウ素の摂取量は海藻の摂取量によって大きく左右される。ビタミン類も多く含まれており，ビタミンA効力をもつβ-カロテン含有量が高く，他にビタミンB群，ビタミンC，ナイアシンなどを多く含む。また，こんぶやわかめ，もずく，あかもく[1)]などの褐藻類のぬるぬるした成分に含まれるアルギン酸やフコイダンは，機能性成分としても注目されている。

海藻のうま味はグルタミン酸や遊離のアミノ酸，5'-イノシン酸や5'-グアニル酸などの核酸関連物質による。あさくさのりのうま味成分はグルタミン酸ナトリウム，アラニン，タウリン，5'-イノシン酸，5'-グアニル酸などであり，海藻の中でもっとも味が良い。こんぶのうま味成分は，グルタミン酸ナトリウムであり，だし汁の材料として使われる（p.34・35，こんぶの項参照）。

1）村上香：海藻アカモクの特徴と食品利用，広島工業大学紀要研究編，45，263－270（2011）

2．海藻の調理性

（1）海藻の利用法

食用海藻の種類とその利用法を表14－1に示す。生のまま食べたり，乾燥，塩漬けしたものを調理したり，てんぐさやつのまた，きりんさいなどは，寒天やカラギーナンの原料として利用されている（p.488，寒天の項参照）。食用の藻類には，この他に淡水産の藍藻類であるすいぜんじのりなどもある。

表14－1　主な食用海藻の特性・加工・調理法[1)]

分類	主要色素	種類	藻類の加工・調理法
緑藻類	クロロフィル	あおのり	素乾品。青のり，汁物，酢の物，佃煮。
	β－カロテン	あおさ	素乾品や抄製。ふりかけ，汁物，雑炊，酢の物，佃煮。
	キサントフィル	ひとえぐさ	のり佃煮。
褐藻類	クロロフィル β－カロテン フコキサンチン	こんぶ	素乾品。だし汁材料，塩こんぶ，細工こんぶ，菓子こんぶ，佃煮，煮こんぶ，こんぶ巻，おぼろ，とろろこんぶ，切りこんぶ。
		わかめ	乾製品（素干し，灰干し，カットわかめ），塩蔵品。汁物，煮物，酢の物，あえ物，サラダ，ふりかけ。
		めかぶ	細切り乾燥か湯通し冷凍。粕漬け，味噌漬け，汁物，酢の物，めかぶとろろ。
		ひじき	水煮または蒸煮してから乾燥。煮物，炒め物，白あえ，ひじき飯。
		もずく	海水洗浄して袋詰めか塩蔵。酢の物，汁物。
		まつも	抄製品か塩蔵。つまみ，汁物，酢の物。
		あらめ	乾製品。粕漬け，味噌漬け，汁物，煮物，酢の物，ふりかけ，とろろ飯。
		あかもく	水煮か水煮後乾燥。汁物，酢の物，天ぷら，サラダ，ふりかけ。
紅藻類	クロロフィル	あさくさのり	乾燥抄製品。乾のり，焼きのり，味つけのり。
	β－カロテン	てんぐさ	ところてん，凍結乾燥後寒天。
	キサントフィル フィコビリン （色素たんぱく質）	つのまた きりんさい おごのり	乾燥後，熱水でカラギーナンを抽出し濃縮後粉末。ゲル化剤，増粘安定剤，結合剤，乳化安定剤。
		いぎす	いぎす豆腐，おきゅうと，汁物，さしみのつま，酢の物，あえ物，サラダ，ふりかけ。
		ふのり	汁物，さしみのつま，酢の物，サラダ，ふりかけ。

（2）水戻しなど下処理における吸水とミネラルなど成分の溶出

海藻は塩蔵品もしくは乾製品のものが多い。いずれも水に戻してから使用する。わかめは，原藻をそのまま洗って干した「素干しわかめ」，草木灰（現在は活性炭

1）奥田弘枝：海藻の調理，調理科学，28，50－58（1995）より作成

を使用）をまぶして乾燥させた「灰干しわかめ」，大量の塩で塩蔵加工した「生塩蔵わかめ」が利用されていたが，現在では原藻をさっと湯通ししてから塩蔵した「湯通し塩蔵わかめ」が主となっている。さらに湯通し塩蔵わかめを洗浄してから塩抜きをし，裁断し乾燥したものが「カットわかめ」として利用されている。塩蔵わかめは，塩分を水で洗い流し，10 分ほど水に浸漬すると約 3 倍に重量が増え，カットわかめは 5 分ほど水に浸漬すると 10 ～ 12 倍に重量が増加する。わかめの種類（素干し，灰干しなど）によって，水戻しに時間のかかるものもある。ひじきは，収穫後天日乾燥したものが加工場に運搬され，水戻し・水洗いし，蒸し煮をしてから乾燥したもの（流通しているひじきの 80％以上），収穫後に蒸し煮または煮熟してから乾燥したものがある。乾燥ひじきを 30 分ほど水に浸漬すると約 8 ～ 10 倍に重量が増加する。わかめもひじきも水温が高いほど吸水速度が増し，膨潤度も高くなる。

吸水を目的に水に浸漬するが，同時にミネラルなど成分の溶出が起こる。塩蔵わかめを水温 8 ℃で 10 分間浸漬すると，ナトリウムとカリウムの溶出率が多く約 70％，マグネシウムが約 40％，ヨウ素が約 30％，カルシウムとリンは約 20％溶出すると報告されている[1)]。

ひじきでは，水戻しなどの下処理の方法を変えた場合の鉄分などの含有量の変化が調べられている。約 20℃の水に 30 分浸漬したもの（水戻し），約 20℃の水に入れて加熱し沸騰後 5 分間ゆでたもの（ゆで戻し），水戻ししてから熱湯を加え沸騰後 5 分間ゆでたもの（ゆでこぼし），それぞれの鉄分，カルシウム，食物繊維，ヒ素の含有量の変化は図 14 － 1 の通りである。いずれの方法でも鉄分は 7 割以上，食物繊維は 8 割以上が残存している。カルシウムは水道水中に含まれるカルシウムの影響で調理後の含有量が 100％を超えたものと推察されている。ヒ素については，ひじきには比較的高濃度の無機ヒ素が含まれているため，下処理によって含有量を減らすことが期待されており，水戻し後にゆでることで 9 割程度溶出することができる。

（3）色の変化

1）わかめ

わかめは褐色であるが，熱湯を通すと鮮やかな緑色となる。これは，わかめが緑色色素であるクロロフィルと，カロテノイド色素の一種であるフコキサンチンを含有しているからである。フコキサンチンは橙黄色の色素であるが，わかめ中ではたんぱく質と結合して存在するため赤色を呈している。つまり，緑色と赤色が混ざることにより，わかめは褐色に見えている。そのわかめに熱を加えると，たんぱく質と結合していたフコキサンチンが遊離し，橙黄色に戻る。クロロフィルは少しの熱では変色しないため，緑色と橙黄色が共存し，全体として鮮やかな緑色を呈するよ

1）関本邦敏，遠藤昭夫，片峯伸一郎：素干し，灰干しおよび塩蔵ワカメの水戻し処理による 6 種のミネラル類溶出の比較，日本栄養・食糧学会誌，39，67 － 70（1986）

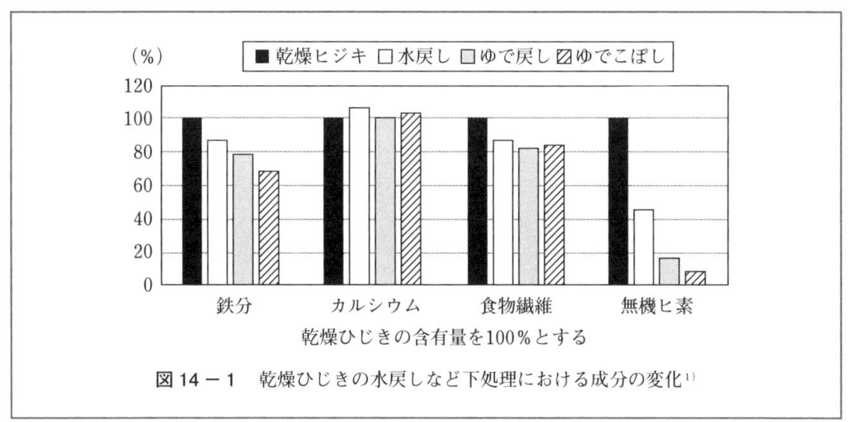

図14－1　乾燥ひじきの水戻しなど下処理における成分の変化[1)]

うになる。

2）ひじき

ひじきもわかめと同じ褐藻類であるため褐色であるが，タンニンによる渋味を取り除くために数時間水煮しなくてはならない。わかめと同様に加熱によって一度鮮やかな緑色になるが，長時間加熱をするとクロロフィルも分解し，黒色になる。

3）乾のり

乾のりの色は黒色であるが，紅藻類であるあさくさのり，すさびのりなどが原藻として用いられており，現在では養殖のすさびのりが主である。のりの色は，原藻の種類やその生育環境などによって異なる。色素としては，クロロフィルとカロテノイドに加え，フィコビリン（紅紫色のフィコエリスリンと青色のフィコシアニンが主）が含まれている。乾のりの品質は，色素の含有量と関連しており，高級品ほどフィコビリンの含有量が高く，黒味が強い。

この乾のりをあぶると緑色がかった色に変わる（表14－2）。これは，色素が細胞中ではたんぱく質と結合しており，クロロフィルとカロテノイドは加熱すると解離はするが色素は変化しない。一方，フィコビリンとたんぱく質の結合は強く，加熱によってたんぱく質が変性すると色素としての性質を維持できずに退色するためである。ただし，あぶりが十分でないのりを用いたのり巻きは紅変する。これは，変性していないフィコビリン色素が酸性下で紅紫色に発色するためであるといわれており，十分にあぶったものは，酸につけても変色しない。現在では，焼き加工が施された焼きのりが一般的になっている。

のりの色は貯蔵方法によっても変化する。直射日光にあてると，クロロフィルは日光によって破壊され，紅色となる。また，湿度の高い環境で保存すると，クロロ

1）農林水産省（2019/03/29）：乾燥ヒジキのヒ素を減らす調理法の調査結果より作成
https://www.maff.go.jp/j/syouan/tikusui/gyokai/g_kenko/busitu/pdf/chousa.pdf（2020/09/21）

表14－2　のりの色素含量と「焼」による変化（%）[1)]

	葉緑素	カロテノイド	紅藻素	藍藻素	
	緑	橙	紅	藍	
乾のり	0.55	0.16	3.78	2.60	黒紫色
	(100)	(100)	(100)	(100)	
焼きのり	0.52	0.15	0.34	0.48	青緑色
	(96)	(99)	(9)	(18)	

注1）紅藻素はフィコエリスリン，藍藻素はフィコシアニンが主。
　2）現在の焼きのりは，青緑色というより黒緑色のものが多い。

フィルがフェオフィチンに変化する。いずれの場合も，保存によって変質したのりは，焼いても緑色にはならない。

乾のりをあぶる操作は，色の変化だけではなく香りも良くなる。

（4）調味による物性変化

乾燥こんぶは，加工・調理において風味づけと組織の軟化のために，各種の調味料や添加物を加えて煮熟味つけする。調味成分がこんぶの硬さに与える影響について，食塩，ショ糖，グルコース，酢酸，乳酸，グルタミン酸ナトリウムを用いた浸漬液を使って調べられている。その結果，有機酸（酢酸，乳酸）と食塩では軟化が促進され，グルタミン酸ナトリウムはコントロール（水煮）とほぼ類似しており，糖類（ショ糖，グルコース）ではコントロールよりも軟化しにくかった（図14－2）。

こんぶやわかめ，ひじきなどの褐藻類の細胞壁には，アルギン酸が含まれている。遊離あるいはカルシウムの結合したアルギン酸は不溶性食物繊維であり，藻体を保持する役目を果たす多糖類である。有機酸による軟化は，アルギン酸の調味液への溶出量が多く，アルギン酸の重合度・吸水能の低下が著しく，カルシウムの離脱量が多いことによって生じる。一方，食塩による軟化は，アルギン酸カルシウムのCaと食塩のNaが置換して水溶性のアルギン酸ナトリウムになるために水和力が増し，組織が膨潤するためと考えられている[2)]。糖類による軟化の抑制は，藻体の水分がコントロールより少ないため，相対的に組織の膨潤が抑制されているからではないかと考えられている。

3．きのこの種類と成分

きのこの種類は，わが国だけでも4,000～5,000種類あるといわれている。その

1）大房剛：海苔，調理科学，13，44－51（1980）
2）中川禎人，奥田弘枝：乾燥コンブのアルギン酸の性状に及ぼす調味成分の影響，調理科学，24，108－112（1991）

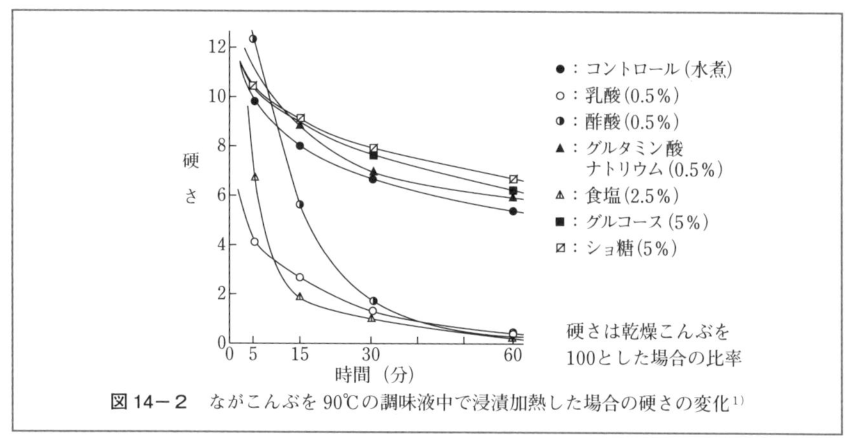

図 14－2　ながこんぶを 90℃の調味液中で浸漬加熱した場合の硬さの変化[1)]

中で食用とされているのは，約 100 種類である。日常使用量も少なく，エネルギー量も栄養素含有量も低く，栄養的な価値よりも，そのテクスチャーや風味を楽しむ嗜好食品に近い物である。

日本食品標準成分表（八訂）増補 2023 年には，生鮮きのこ類として，18 種類のきのこの成分値が示されている。生では水分が 90％前後あり，脂肪，たんぱく質が少なく野菜類に似ているが，ビタミン D の母体であるエルゴステリンの含量が比較的多いことが特徴である。また，多数の酵素を多く含むために変質しやすい。そのため，乾物や缶詰・ビン詰にしたものも出回っている。きのこの種類によっては，冷凍保存することもできる（p.541 参照）。

秋に生育するものが多いが，栽培技術の開発により，多くのきのこの周年栽培が可能となった。しかし，まつたけの栽培はまだ成功していない。

きのこはうま味成分として，グルタミン酸ナトリウム，ロイシン，アラニンなどのアミノ酸類，トレハロース，5'‐グアニル酸などを含む。きのこの毒成分には熱に不安定で調理により分解するものが多いが，生で食べたり加熱が不十分だと吐き気，嘔吐，腹痛，下痢などの胃腸障害を起こすので注意が必要である[2)]。

1）奥田弘枝，中川禎人：乾燥コンブの軟化度に及ぼす調味成分の影響（第 1 報），調理科学，20，314 － 346（1987）より作成

2）山浦由郎：キノコ中毒における最近の動向と今後の課題，食品衛生学雑誌，51，319 － 324（2010）

4．きのこの調理性

（1）きのこの特徴と用途

食用としてよく用いられるきのこを表14－3に示した。きのこのおいしさは，種類によって異なり，まつたけやトリュフは主に香りを，しいたけやしめじは味を，きくらげは歯ざわりを，なめこはぬるぬるした食感を味わう。調理の際には，①水

表14－3　きのこの特徴と用途

名　称	特　徴	調　理
まつたけ	天然きのこである。選ぶときには，6分開きのもの，柄が太く短く弾力に富む，香り高く，傘の肉が厚く，色の鮮明なもの，銀白色で汚点や虫害のないもの，香気は桂皮酸メチルとマツタケオールの混ざったもの。	紙包み焼，吸い物，土ビン蒸し，鍋物，まつたけ飯，中国・西洋料理
しいたけ	全国的に生産されている。干ししいたけは傘が開ききらないうちに収穫した肉厚で丸みを帯びたものを冬菇，傘が全体的に開いた肉が薄いものを香信という。	多くの調理に用いられ，とくに中国料理には欠かせない。
えのきたけ	暗室で菌床栽培された白くて長いえのきたけが出回っている。野生種と掛け合わせた茶色いえのきたけもある。	吸い物，鍋物，卵寄せ
しめじ	ほんしめじ，ぶなしめじ，はたけしめじなどがある。“香りまつたけ，味しめじ”といわれる美味なしめじは，ほんしめじのこと。	きのこ飯，吸い物，あえ物
なめこ	粘質物の多いきのこを総括した呼び名。生なめこ，水煮缶詰とともに市販され歯切もよい。	吸い物，あえ物，そばの具
マッシュルーム	世界で最も生産量の多いきのこ。肉厚で弾力があり，歯触りがよい。ホワイト種とブラウン種などがあり，ブラウン種は香りが強い。生と水煮缶詰が市販されている。	西洋料理のスープ，ソース
きくらげ	生よりも乾物が多い。黒いものをきくらげ，白いものを白きくらげと呼ぶ。国内で栽培されているきくらげの大部分はあらげきくらげ。コリコリとした食感が特徴。	バター炒め，中国料理，あえ物，すしの具
まいたけ	色が茶褐色で独特の香りのまいたけと，白く香りが弱い白まいたけがある。耐熱性たんぱく質分解酵素を含んでいる。	鍋物，炊き込み飯，天ぷら
ひらたけ	英名はオイスターマッシュルーム。以前はしめじとして流通していたことがある。香りがよく歯ごたえがある。	鍋物，きのこ飯，天ぷら，パスタ
エリンギ	ヨーロッパや中央アジア，北アフリカに自生。日本では栽培種。歯ごたえがあり，まつたけに似た食感であるが，香りに乏しい。	フランス料理，イタリア料理，炊き込み飯
トリュフ	かし，ならなどの木の根元に自生。西洋しょうろともいう。白と黒の2種類がある。地表に出てこないため，豚や犬を使って採取する。味よりも香りを楽しむ。	フランス料理

分を失わないように処理する，②適度の歯ごたえのある調理にする，③香気を失わないように取り扱うなどが要点となる。

（2）干しきのこ（干ししいたけ）の水戻し

干ししいたけは，調理前に水戻しをする必要がある。水戻し時の吸水量の変化の結果を図 14 − 3 に示す。浸漬開始直後に急速に吸水し，単位重量当たりの吸水量は，浸漬水の温度が高くなるほど小さくなる傾向が見られた。とくに 60℃では明らかに吸水量が減少していた。これは，干ししいたけ組織の熱変性による保水力の低下によるものと推察されている。この水戻し時の吸水量は，調理加熱後の膨潤の程度に影響を与え，吸水量が多い干ししいたけほど，調理加熱後の膨潤程度は大きく，やわらかくなる[2)]。

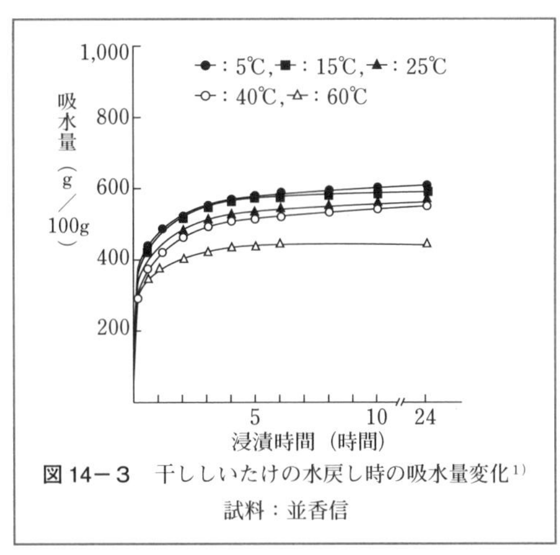

図 14－3　干ししいたけの水戻し時の吸水量変化[1)]
試料：並香信

水戻しにおけるつけ汁中へのミネラルと糖の溶出率を調べた結果を次ページの図 14 − 4 および図 14 − 5 に示す。水温が高いほどカリウム，マグネシウム，鉄の溶出が促進されることが認められた。糖の溶出については，20℃では５％以下であるが，50℃では時間の経過に伴って溶出率の増大傾向が続いていた。

水戻しの温度が，その後の加熱におけるうま味成分，5’ - グアニル酸の生成量に及ぼす影響について，調べた結果を図 14 − 6 に示す。低温で戻したものの方が，水戻し後の加熱によるうま味成分の増加が多くなる。

これらのことから，できるだけ低い温度での水戻しが望ましいが，時間がない場合には，40℃程度またはそれ以下のぬるま湯が適当であると考えられる。

（3）加熱調理過程におけるうま味物質の変化

しいたけのうま味成分である 5’ - グアニル酸は，もともと生および干ししいたけ中にそのままの形で存在しているわけではない。しいたけの加熱調理過程においてうま味物質の 5’ - グアニル酸を含む 5’ - ヌクレオチド類が生成・蓄積される。この

1）青柳康夫，菅原龍幸：干し椎茸の水もどしに関する一考察，日本食品工業学会誌，33，244 − 249（1986）
2）遠藤金次：シイタケを煮る，調理科学，22，58 − 62（1989）

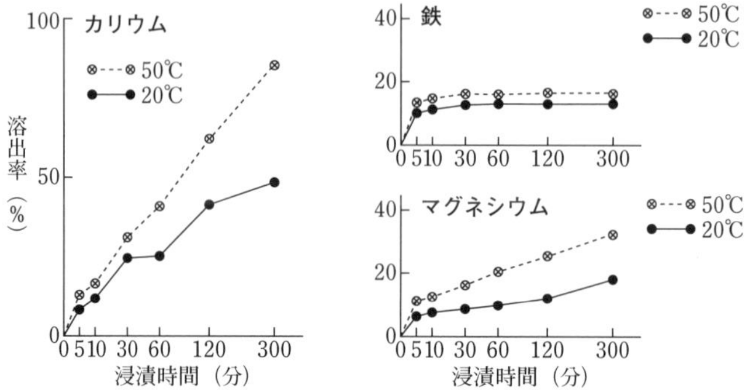

図14－4　干ししいたけのカリウム，鉄，マグネシウムの溶出率の変化[1)]

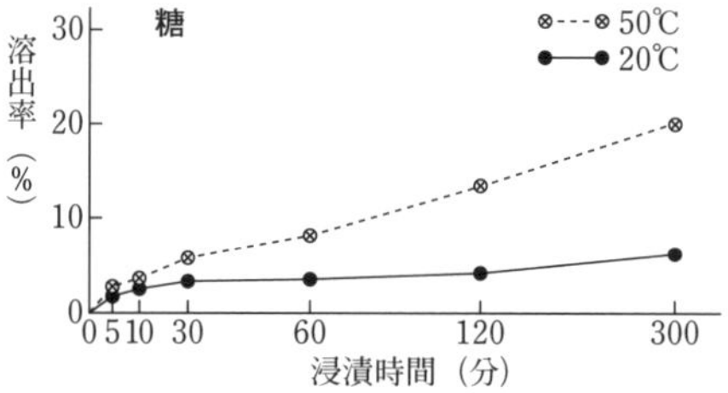

図14－5　干ししいたけの糖の溶出率の変化[1)]

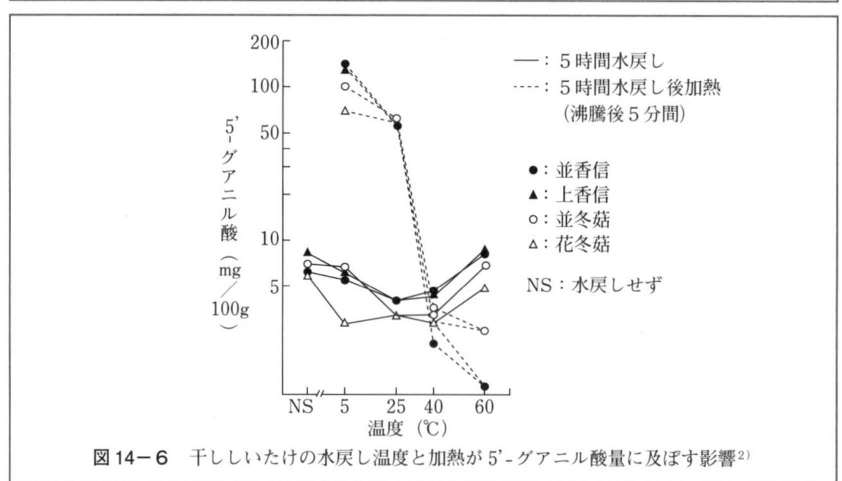

図14－6　干ししいたけの水戻し温度と加熱が5'-グアニル酸量に及ぼす影響[2)]

1）畑明美，南光美子：調理における“つける”操作過程での食品の吸水および保水率ならびに無機成分溶出率の変化，京都府立大学学術報告（理学・生活科学），32，7－14（1981）
2）青柳康夫，菅原龍幸：干し椎茸の水もどしに関する一考察，日本食品工業学会誌，33，244－249（1986）

生成・蓄積には，しいたけ中に存在する核酸分解酵素であるヌクレアーゼと，その作用により生じた5'-ヌクレオチド類を分解するホスファターゼが関与し，リボ核酸からうま味を持つ5'-ヌクレオチド類が生成したり，一度生成した5'-ヌクレオチド類がうま味を持たない5'-ヌクレオシド類に分解されたりする。したがって，両酵素の働きを制御することでうま味成分の生成量を増やすことができる。図14－7に示すように，5'-ヌクレオチド類は50℃まではほとんど蓄積せず，50～70℃で急速に増加し，70℃以上では変化しない。このことから，干ししいたけを用いて50～70℃の温度域を通過する時間を変えて5'-ヌクレオチド類の蓄積量が検討された結果，4℃／分前後の温度上昇速度でこの温度帯を通過するように煮ることでヌクレオチドがもっとも多量に蓄積したことが報告されている[1)]。

しいたけ以外のきのこ10種についても，加熱前と加熱調理（昇温速度4.5℃／分）後で5'-ヌクレオチド類の蓄積量を測定した結果，きくらげを除いて加熱調理によって5'-ヌクレオチド類は顕著に増加することが確認されている（図14－8）。

さらに，加熱前の冷凍によるうま味物質の変化に与える影響についても調べられている。冷凍してから水で加熱すると，冷凍せずに加熱したものに比べて5'-グアニル酸の生成量が増加することが報告されている[2)]。冷凍しただけでは5'-グアニル酸の増加はわずかであることから，細胞組織の破壊によって自己消化が促進されることとその後の加熱が原因と考えられている。ただし，冷凍することで色が濃くなり，硬さがやわらかくなることや，きのこの種類によって，遊離アミノ酸や5'-グアニル酸の変化が異なることから，きのこの種類や調理法を選択する必要があるとされている[4)]。例えば，ぶなしめじは，冷凍することで苦味となるアミノ酸類がやや増加し，5'-グアニル酸の増加は他のきのこ（なめこ，えのきたけ）よりも少なく，テクスチャー（歯ごたえ）が嗜好に及ぼす影響が強いので，冷凍したものが

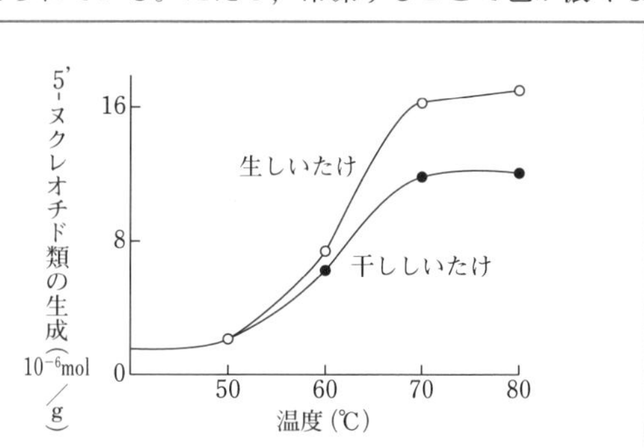

図14－7　しいたけ加熱過程での5'-ヌクレオチド類の生成[3)]

生しいたけまたは水に戻した干ししいたけを倍量の水と加熱し，しいたけの中心温度が各温度に到達した点での5'－ヌクレオチド類の量を測定した。

1）澤田崇子：きのこの調理－シイタケを中心に－，日本調理科学会誌，36，344－350（2003）
2）春日敦子，藤原しのぶ，菅原龍幸，青柳康夫：生椎茸に異なる熱付加，組織損傷を与えた際の5'-ヌクレオチドの挙動，日本調理科学会誌，29，202－206（1996）
3）遠藤金次：シイタケを煮る，調理科学，22，58－62（1989）
4）甲山恵美，青柳康夫：キノコは冷凍に適しているか，日本食生活学会誌，26，11－19（2015）

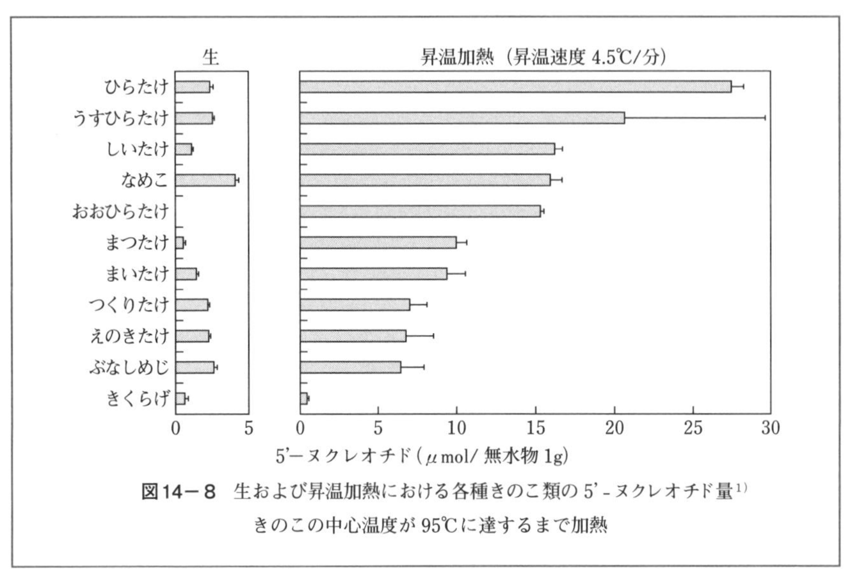

図14－8　生および昇温加熱における各種きのこ類の5'-ヌクレオチド量[1)]
きのこの中心温度が95℃に達するまで加熱

好まれなかったと考えられている。

第2節　海藻・きのこ類の調理

1．海藻の調理

（1）わかめとしらすの酢の物

材　料	分　量（1人分）	材　料	分　量（1人分）
乾燥わかめ	2g（もどすと約20g）	合わせ酢	
または塩わかめ	(20g)	酢	10mℓ　材料の20%
きゅうり	30g　｝55g	だし汁	10mℓ　〃　20%
しらす干し	5g（大さじ1）	砂糖	5g　〃　10%
		醤油	6mℓ　〃　12%
		しょうが	2g

1）澤田崇子，遠藤金次：市販キノコ類の加熱調理過程における核酸関連物質の生成および分解について，日本家政学会誌，48，145－151（1997）

① 乾燥わかめを水につけてもどし，筋を取り除き(ないものもある)長さ3cmくらいに切る。塩蔵わかめの場合は，洗って水につけて塩抜きしてから切る。
② きゅうりは，塩をつけてこすり，洗って小口切りにし1％の塩をしておく。
③ しらす干しは，熱湯をかけ水気をきる。
④ しょうがをせん切りにし，水にさらす。
⑤ ②のきゅうりを押さえて水を軽くきり，①，③と合わせる。
⑥ 合わせ酢をつくってかけ，器に盛り，しょうがのせん切りを上におく。

〔備考〕

わかめ，しらす干しなどのように吸水性のある材料の場合は，合わせ酢はだし汁で薄めたほうがよい。

(2) ひじきと油揚げの煮つけ

材　料	分　量 (1人分)
ひじき	2g (もどすと 8～10倍) } 25g
油揚げ	5g
しょうが	2g
だし汁	5mℓ
砂　糖	2g 材料の10%
醤　油	5mℓ 〃 20%

① ひじきを，水または50℃くらいの湯につけて，やわらかくする。
② 油揚げは，長さ約4cmのせん切りにし，しょうがもせん切りにする。
③ ひじきの水を切り，②を混ぜ，だし汁と調味料を加えて汁がなくなるまで弱火で煮る。

〔備考〕

(i) 油揚げを用いない場合は，ひじきを油炒めにして煮るのがよい。

(ii) 普通用いられるひじきは，水分9％の乾物が多い。芽ひじきと長ひじきがあり，芽ひじきの方がやわらかく，長ひじきよりも早く水戻しができる。

(3) こぶ巻き

材　料	分　量 (15～20本分)
煮こんぶ	100g (15～20本分)
干　魚	15～20尾
かんぴょう	2m
水	800mℓ
砂　糖	60g
醤　油	40mℓ
酒	30mℓ

① 煮こんぶを，ざっと洗い，長さ8～10cmに切る（巻き込む干し魚によって，長さを決める)。
② かんぴょうもざっと水洗いをする。
③ こんぶに干し魚を巻き込み，かんぴょうを2回まわして結ぶ。
④ 鍋にこぶ巻きを並べ，かぶるくらいの水（上面に1cmくらいの水がある程度）と酒を加え弱火で30分くらい煮続ける。やわらかくなったら砂糖

を加え，20 分くらい煮たあとで，醤油を加え，煮汁がわずかに残るくらいまでゆっくりと煮る。または，煮汁が 1/3 くらい残るまで煮て，そのまま含ませておいてもよい。

〔備考〕

（ｉ）煮こんぶとしては，みついしこんぶが適している。みついしこんぶは煮るとやわらかく味も良い。

（ii）干魚には，焼きワカサギ，ハゼ，煮干し，干しニシンなどを使うことができる。ニシンやタラの干物を用いる場合は，渋味があるので，アク抜きをした方がよい（p.316 参照）。煮干しを用いる場合は，頭とはらわたを除いた方が，苦味がなくてよい。

（iii）こんぶの表面にある白い粉は，マンニット（炭水化物）で水によく溶け，ショ糖の 60％程度の甘味を有する。

（iv）こんぶは，酢液（酢 1：水 4）に浸して吸水させたあと，半乾きにしてから巻く方法もある。こんぶの組織に対する酢液の作用は加熱の場合（p.536 参照）だけでなく，酢こんぶ，とろろこんぶなどの加工の場合にも酢液に浸すだけであるが，こんぶはやわらかくなる。

（4）こんぶのつくだ煮

材料	分量（1 人分）	
こんぶ	10g	でき上がり約4倍
水	90mℓ	こんぶの重量の10倍
酢	10mℓ	
醤油	15mℓ	〃　1.5倍
砂糖	1.5g	〃　15%

①　こんぶは乾いた布きんで砂を落として，2 cm 角またはたんざくに切る。

②　鍋にこんぶと水，酢を入れ，約 10 分間煮てから調味料を加え，弱火で汁がなくなるまで煮る。

〔備考〕

（ｉ）こんぶの質は生育場所，種類，採集後の処理方法などによって差異があり，また部位によって厚さも異なる。したがって加熱時間，でき上がりの量，味なども一様でない。

（ii）こんぶを煮る場合に酢を加える理由は，酸性の液で煮ると繊維の一部が溶解し，組織がやわらかくなるからである（p.536 参照）。

こんぶの組織に対する酢液の作用は加熱の場合だけでなく，酢こんぶ，とろろこんぶなどの加工の場合には酢液に浸すだけであるが，こんぶはやわらかくなる。

(iii) だしをとった後のこんぶを使ってつくだ煮をつくることもできる。その場合には，そのこんぶを 1 人分として 40g 使用する。

2. きのこの調理

(1) まつたけの土びん蒸し

材　料	分　量 (1人分)
まつたけ	30g
鶏のささみ	20g
醤　油	1mℓ
シバエビ	10g (2尾)
塩	0.1g
みつば	4～5本
だし汁	100mℓ (器の大きさで異なる)
酒	3mℓ
塩	0.8g
醤　油	1mℓ弱
ゆ　ず	1/4個

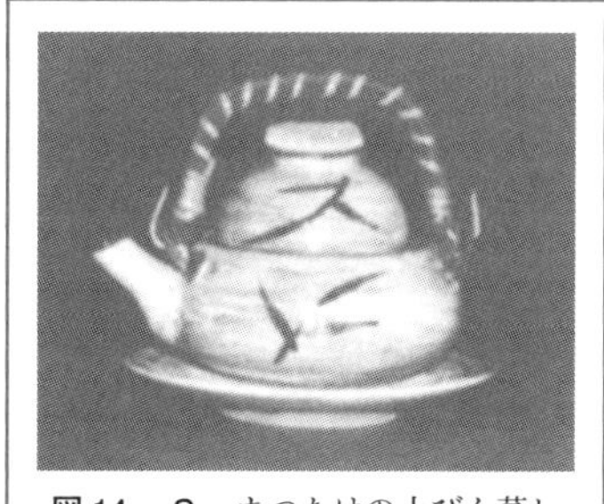

図14－9　まつたけの土びん蒸し

① まつたけは，石づきをけずり，塩水で洗い，小さいものは，縦に四つ割りにし，大きいものは，長さを二つに切ってから，四～六つに割る。
② 鶏のささみはすじを取って薄切りにし，醤油をからませておく。
③ シバエビは，塩水（約２％）で洗い，皮をむき，背わたを取り，塩で薄味をつける。
④ みつばは長さ4cmに切る。
⑤ だし汁に，調味料を合わせておく。
⑥ 土びんに材料を入れ，⑤を注ぎ，蓋をして直接火にかけ，一煮立ちしたら，みつばを入れて火をとめる。または蒸し器に入れて蒸してもよい。
⑦ 蓋の上にくし形に切ったゆずをのせて供する。土びんの蓋を取り，ゆずの汁を土びんに絞り込み，蓋を吸い物碗のかわりに用いながら食べる。

〔備考〕

（i）蒸し茶椀を用いてつくってもよい。

（ii）材料には，タイ，ヒラメ，ハモなどの白身の魚をよく用いる。ぎんなんを加えるのもよい。

(2) まつたけのホイル焼き

材　料	分　量(1人分)
まつたけ	30g
塩	0.3g
シバエビ	15g　(3尾)
塩	少々　エビの1%
酒	2mℓ
ぎんなん	3個
みつば	4～5本
アルミ箔	13×15cm
ゆずまたはレモン	適量

① まつたけは調理（1）と同様に下ごしらえをして１％の塩をふる。

② シバエビは，皮を除き背わたを取り，塩と酒をふって５分くらいおく。

③ ぎんなんは，殻をむき，ゆでるか炒(い)るかして薄皮を取る。

④ みつばは，長さ４cm に切る。

⑤ アルミ箔に材料を並べ，包んでフライパンに入れ蓋をして中火で約７～８分焼く。または，オーブントースターで焼いてもよい。

⑥ ⑤を皿にのせて，ゆずまたは，レモンを添えて熱いところを供する。

〔備考〕

(ⅰ) まつたけの香気成分は，桂皮酸メチルエステル，および高級アルコールのマツタケオール(オクテノール)である。ホイル焼きは，芳香を包み込み水分の蒸発を防ぐので，まつたけ，生しいたけなどを焼くのに適している。

(ⅱ) アルミ箔（アルミホイル）は，メーカーにより厚さに多少差がある。薄い場合には，底を二重にするとよい。

(3) 生しいたけのつけ焼き

材　料	分量（１人分）
生しいたけ	5個　約50g
醤　油	5mℓ
酒	3mℓ
砂　糖	1g
油	適量
レモン	1/8個

① 生しいたけはさっと洗い，水気をふき取り柄を切る。

② 調味料を合わせた汁に，５分くらいつける。

③ 金網，または，フライパンに油をひき，裏の方から先に焼き，表を焼く。

④ レモン汁などをかけて，熱いうちに食べる。

（4）生しいたけの肉詰め焼き

材　　料	分　量（1人分）
生しいたけ	大2個　小なら3個
塩	0.3g
ひ　き　肉	50g
たまねぎ	25g　肉の重量の1/2
油	3g
塩	0.7g　肉とたまねぎの1%
こ　しょ　う	少々
小　麦　粉	15g
油	20g
ソ　ー　ス	好みのもの適量

① 生しいたけはさっと洗って水気をふき，柄を切りとる。
② たまねぎをみじん切りにして油で８分くらい炒め，冷やしてからひき肉に混ぜ，塩，こしょうで味をつける。
③ ①に塩をふり，裏がわに小麦粉を少量ふりかけてから②を詰める。
④ フライパンに油を熱し，③に小麦粉をまぶして，裏の方から先に焼き，焦げ目がついたら表の方を焼く。
⑤ ソースはトマトソース，醤油，トマトケチャップなど好みのものを用いる。

〔備考〕
肉詰めした生しいたけは，衣揚げにしてもよい。衣は天ぷらの衣（分量・つくり方はp.387参照）でも，または卵白を泡立てて加えたフリッターの衣（p.324参照）でもよい。２枚のしいたけの間にひき肉をはさんで揚げてもおいしい。

（5）干ししいたけの煮しめ

材　　料	分　量（1人分）
干ししいたけ	3g　　（もどすと約15g）
しいたけもどし汁	30mℓ
醤　　油	1.5mℓ　もどした重量の10%
砂　　糖	0.6g　もどした重量の4%
み　り　ん	0.9mℓ　もどした重量の6%

① 干ししいたけはもどして柄を取り，もどし汁を加えて火にかける。
② 沸騰したらアクをすくい，火を弱めて３～４分煮て，砂糖，みりんを加える。
③ さらに，５分ほど煮て醤油を加えて煮汁がほとんどなくなるまで煮る。

〔備考〕
炊き合わせ材料として，あるいはつけ合わせとして用いる。

第 15 章　飲み物の調理

第 1 節　茶

第 2 節　コーヒー

第 3 節　ココア

第15章　飲み物の調理

飲み物は，食欲増進や疲労回復，水分，ビタミンの補給など，生理的な効果があるばかりでなく，気分をさわやかにし，食事の雰囲気を楽しくするためにも，欠くことのできないものである。飲み物には種類が多く，アルコール飲料，アルカロイド飲料（緑茶，紅茶，コーヒー，ココア，コーラ飲料など），果汁類，炭酸飲料，酸乳飲料，その他いろいろあるが，ここでは家庭で調理するものについて取り上げる。

第1節　茶

わが国で，日常用いる茶には，緑茶，紅茶，ウーロン茶などがある。これらは発酵度の違いにより，図15－1のように分類される。茶葉をつみ取り，これに含まれる酸化酵素を，蒸す，煎る（いる）などの方法で失活させる。蒸し製法の玉露，煎茶，番茶などと，釜煎り製法の嬉野茶や四国の玉緑茶，中国・東南アジアの緑茶があり，これらは緑色の茶である。酸化酵素を働かせて，特有の香気をつけるものに，前発酵茶の紅茶，ウーロン茶があり，微生物を作用させて発酵させる後発酵茶に，阿波番茶，碁石茶などがある。飲み物に含まれるタンニンとカフェイン量を表15－1に示す。　緑茶，紅茶，コーヒーはこれらに含まれる水溶性成分を浸出して用いるので，水質，器具，浸出温度，浸出時間などがそれらの味，香気，水色（煎汁の色）に影響する。

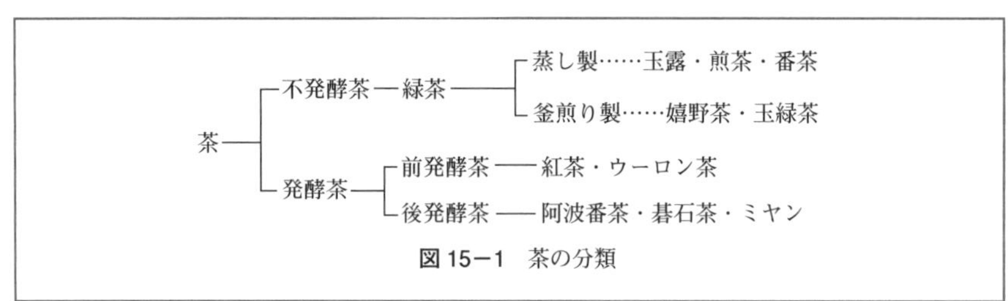

図15−1　茶の分類

1．緑　茶

（1）水の硬度と茶のおいしさ

水質は軟水がよく，硬水は風味を害する。ことにCaは，茶のおいしさをそこなう。

表 15－1　飲み物に含まれるタンニンとカフェイン[3)]

飲み物	種　類	タンニン	カフェイン	備　考
		(g/100g)		
玉　露	茶　葉	10.0	3.5	
	浸出液	0.23	0.16	浸出法：茶10g/60℃60mℓ，2.5分
抹　茶		10.0	3.2	
煎　茶	茶　葉	13.0	2.3	
	浸出液	0.07	0.02	浸出法：茶10g/90℃430mℓ，1分
ウーロン茶	茶　葉	12.5～16.3	2.3	
	浸出液	0.03	0.02	浸出法：茶15g/90℃650mℓ，0.5分
紅　茶	茶　葉	11.0	2.9	
	浸出液	0.10	0.03	浸出法：茶5g/熱湯360mℓ，1.5～4分
コーヒー	浸出液	0.25	0.06	浸出法：コーヒー粉末10g/熱湯150mℓ，1.5～4分
ココア	ピュアココア	4.1	0.2	

硫酸カルシウムを含む水では，タンニンの溶出量を減じ，水色，香気ともに悪くなる。アルカリは水色を濃くし，酸は薄くする。水道水は消毒剤の臭いが強いため，近年は飲用水として販売されている水を使うことも多く，市販の水にはミネラルウォーターも多い。静岡お茶の水研究会によると[1)]，各種のお茶で硬度による違いを検討した結果，煎茶では硬度 50 ～ 100 の水が最適であった。紅茶も軟水における評価が高く，硬水では色が悪くなる。硬水で浸出した茶汁には白色の沈殿が生じることがあるが，これはシュウ酸カルシウムといわれている[2)]。

〔備考〕水の硬度

水に含まれるカルシウム，マグネシウムなどミネラルの割合で表す。水 100mℓ 中に酸化カルシウム 1 mg の塩が含まれるとき，硬度 1 度という。通常 20 度以上を硬水（200mg/1ℓ），10 度以下を軟水（100mg/1ℓ）という。

（2）茶のおいしさと金属イオン

水道管や湯沸かしなどから金属イオンが溶出すると，これが茶の味や香りに影響する。たとえば，水道管や器具から溶出した亜鉛は，茶わん 1 杯量当たり 0.2ppm で苦味を感じるといわれる。また，ニッケルや鉛，クロムなどは，酸味や収斂(しゅうれん)味を感じるという。

1）小泊重洋：茶の世界，13，8 － 10，お茶料理研究会編（1998）
2）堀江秀樹ほか：緑茶の硬水浸出液に生じる白色沈殿，日本食品科学工学会誌，45，364 － 367（1998）
3）日本食品標準成分表（八訂）増補 2023 年（2023）

（3）湯の温度および浸出時間と溶出成分

表15－2　成分の煎汁中への溶出割合（茶葉中の含有量に対する％）[1)]

湯の温度		カフェイン	タンニン	可溶性成分	灰　分
50℃	第一煎	14.6％	15.9％	5.3％	17.1％
	第二煎	12.0	14.4	4.7	14.4
	第三煎	12.3	13.9	3.6	4.9
計		38.9	44.2	13.6	36.4
100℃		40.1	36.8	16.1	36.1

煎茶90g+50℃の湯500mℓで３回と沸騰蒸留水で２分

表15－３　煎茶のビタミンの溶出割合[1)]

ビタミン	第一煎	第二煎	第三煎
B_1	57～65％	21～22％	11～13％
B_2	70～80	20～29	4～8
C	81～85	10～12	3～5

茶葉に含まれる成分の煎汁中への溶出割合は，第一煎にもっとも濃厚な煎汁が溶出する（表15－2）。カフェインは湯の温度が高いとよく浸出される。したがって，湯の温度が高いと苦味が溶出される。また，煎茶から煎汁中へのビタミン類の溶出については表15－3の通りである。

茶のビタミンCは，第三煎までに，ほとんど全部が浸出される。B_1，B_2もCよりは浸出速度は遅いが，他の成分よりは速く，しかも大部分が浸出される。なお，茶浸出液中のビタミンCは非常に安定で，普通の飲用条件ではCの破壊は考慮する必要はない。これは，茶浸出液には強力なビタミンCの酸化防止効果のある有効成

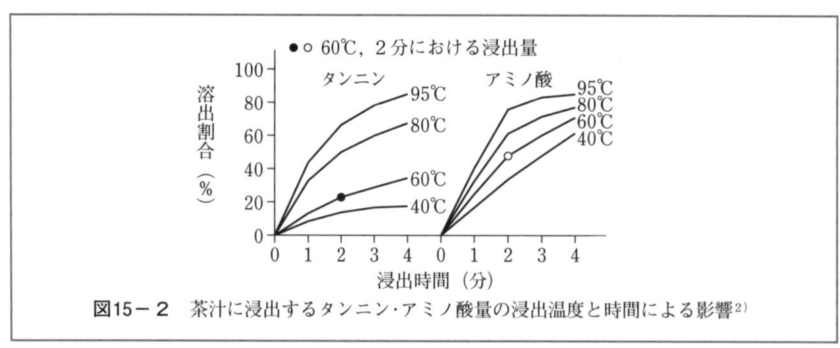

図15－２　茶汁に浸出するタンニン･アミノ酸量の浸出温度と時間による影響[2)]

1）鳥井秀一：応用調理学，調理科学講座４（下田吉人編），111～113，朝倉書店（1962）一部改変
2）下村道子，和田淑子共編書：調理学実験書，110，光生館（2000）

分（タンニン，糖類，アスパラギン酸など）のためであろうといわれている[1)]。

茶汁に溶出するタンニンとアミノ酸の浸出温度と時間による影響を図 15 − 2 に示した。浸出液の温度を比較的低め（60℃）にすると，浸出液中のアミノ酸の味が感じやすくなる。

（4）緑茶の入れ方

緑茶の入れ方は，種類によって浸出成分が異なるので，表 15 − 4 に示す方法を基準として，好みにより加減する。各々の緑茶を入れる茶器を図 15 − 3 に示す。

表 15 − 4　緑茶の入れ方

茶　種	分量（1 人分）	湯の量	湯の温度	浸出時間
玉　露	2g	50mℓ	50 ～ 60℃	2 ～ 3 分
煎　茶	2 ～ 3g	80mℓ	80℃	約 1 分
番　茶（ほうじ茶）	2g	100mℓ	100℃	30 秒

①　玉　露

急須と茶わんを温めておく。急須に茶を入れ 50 ～ 60℃に冷ました湯を注ぎ，2 ～ 3 分おき，最後の 1 滴まで残さないようにゆっくりと茶わんに注ぐ。

②　煎　茶

急須と茶わんを温めておく（茶わんに熱湯を注げば，湯の温度は 80 ～ 85℃に下がる）。急須に茶を入れ，80 ～ 85℃の湯を注ぎ 1 分後に茶わんに注ぐ。数人分を一度に用意するときは，濃さが平均するようにつぎ分け，急須の中に茶液を残さないようにする。二煎，三煎は，湯の温度を高くする。

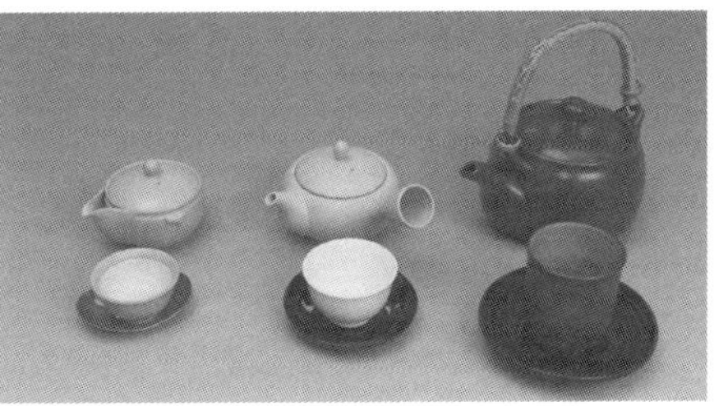

①玉露用　　②煎茶用　　③番茶用

図 15 − 3　茶　器

③　番茶（ほうじ茶）

急須に茶を入れ，熱湯を注ぎ，30 秒くらいして茶わんに注ぐ。これを一煎という。二煎は，同様にして 1 分くらい浸出する。茶わんは厚手のものが良い。

〔備考〕

（i）茶は入れたら直ちに飲用する。茶わんに注ぎ，茶液をそのまま放置するとタンニン（ポリフェノール）が酸化して褐色になる。また，温度が下がると濁りを生じる。

1）広部里う：緑茶浸出液のビタミン C 酸化抑制作用について（第 2 報），栄養と食糧，9，24 − 27（1957）
　　　　　：緑茶浸出液のビタミン C 酸化抑制作用について（第 3 報），栄養と食糧，9，28 − 30（1957）

これは，タンニンとカフェインとが結合したものであり，温度の関係で濁り物質となる。
（ⅱ）急須の中に浸出液を残しておくと，タンニンが溶出するので渋味の強い液となり，飲用に耐えないばかりでなく茶葉の用い方としても好ましくない。
（ⅲ）番茶のような，生長した葉で製したものは，高温短時間で浸出させる。浸出時間が長くなると渋味がでる。

2．紅　茶

紅茶を産地により分類し，その特徴を示すとインド（アッサム：くせがなく，強い味と芳醇な香り，ミルクとの相性が抜群，ダージリン：マスカットフレーバーと評されるさわやかな芳香），スリランカ（ウヴァ：独特の強い香りと芳醇な味，美しい水色，ヌワラエリア：清々しい香り，明るい水色），中国（キーモン：世界最古の紅茶産地として知られ，蘭の花を思わせる香り），インドネシア（ジャワ：セイロン茶に似たマイルドな香味，明るい水色）などである。茶の栽培に適した地理的気象条件を備えたアジアを中心に生産されている。また，茶葉のグレードは，使用している葉の部位と大きさにより分類される。

表15－5　茶葉のグレードとその特徴

	グレード		特　徴
フルリーフ	FOP	フラワリー・オレンジペコー	葉の部位を示す名称で先端部の新芽を「チップ」といい，チップを多く用いた茶葉をFOPと呼ぶ。チップが多いほど上質。
	OP	オレンジペコー	葉の部位を示す名称としては，チップの次に若い芽。これを細長くねじった茶葉をOPと呼ぶ。
	P	ペコー	葉の部位を示す名称としてはOPの下にある葉を指す。チップは含まれない。
	PS	ペコスーチョン	葉の部位を示す名称としてはPの下にある葉を指す。これをねじったPSタイプの茶葉は太く短めなのが特徴。
	S	スーチョン	葉の部位を示す名称としてはPSの下にある葉を指す。
ブロークン	BOP	ブロークン・オレンジペコー	細かくカットした茶葉をブロークン(B)という。OPを細かくカットしたもの。
	BP	ブロークン・ペコー	Pリーフをカットしたもの。浸出時間は短くてよい。
	BPS	ブロークン・ペコスーチョン	PSリーフを細かくカットしたもの。BPよりやや大きめの茶葉。
	D	ダスト	茶葉のグレードとして最小のもの。抽出時間はきわめて短い。ティーバッグに多く用いられる。

CTC製法：茶葉を1～2mmの粒状に丸める特殊な製法のよび名。
Crush押しつぶす，Tear引き裂く，Curl丸めるの手段で調整され，茶葉の細胞組織が破壊されることで，ごく短時間に成分は抽出される。

(1) 可溶性成分の溶出

茶汁中へのタンニンと可溶性成分の溶出は，湯の温度が高く，浸出時間が長く，品質の良いものほど多い（表 15 － 6）。

表15－6　紅茶のタンニンおよび可溶性成分の溶出量（100mℓ 中のmg）[1]

浸出温度(℃)	品質	タンニン				可溶性成分			
		1	2	3	5(分)	1	2	3	5(分)
70	下	22	30	11	52	157	229	265	299
	中	30	42	56	79	189	247	305	355
	上	42	63	81	98	252	332	365	440
80	下	29	39	52	59	202	256	274	319
	中	42	60	74	88	232	297	374	390
	上	61	84	100	124	285	370	419	499
90	下	34	55	64	76	260	344	384	421
	中	52	72	85	101	289	360	407	457
	上	66	94	109	131	338	413	467	516
100	下	60	73	80	94	319	358	419	461
	中	72	103	106	119	349	424	473	500
	上	93	118	139	156	452	488	578	598

また，紅茶は放冷すると緑茶より混濁がはなはだしい。クリームをいれたような外観を呈することから「クリームダウン」という。これは，カフェインとタンニンの化合物が液の温度低下によって析出するためである。これが生じるものは味が良いものとされている[2]。

アイスティーをつくる場合は，濃く入れた紅茶を氷の上から流しかけて急冷する。

(2) 紅茶の水の色

浸出液の水の色は茶葉の種類によって，紅色からオレンジ色までさまざまである。また，浸出温度が低いと品質の差が水色にはっきり出るが，高温で浸出すると品質の違いが水色にあらわれる差は少ない。良質の紅茶はカップの周縁に沿ってコロナ（＝ゴールデンリング）と称する黄色の輪がみえることもある。

紅茶にレモンを入れると水色が薄くなる。これは紅茶浸出液に次のような変化が

1）鳥井秀一：応用調理学，調理科学講座 4（下田吉人編），112，朝倉書店（1962）
2）山西　貞：新調理科学講座，6，169，朝倉書店（1972）

起こるためである。紅茶は発酵によってタンニンが黄赤橙色の美しい重合物をつくる。浸出液中の色素は,

{ テアフラビン（赤　色　系）…液の酸性度による変化はない
　テアルビジン（橙褐色系）…液の酸性が強くなると薄くなる

これにフラボン類が加わり美しい色調を示す。

レモンティーにはテアルビジン含量の比較的少ない上質の紅茶が良い。紅茶の香気成分には，レモン，オレンジの香気成分と同一のものが含まれているので，レモンとよく合う。

（3）紅茶の入れ方

材　料	分量（1 人分）
紅　茶 熱　湯	2 g～3 g（茶葉の大きさによる） 150mℓ

① ポットを熱湯で温めて，その湯は捨てる。
② 紅茶を入れ，定量の熱湯を注ぎ，蓋をして一定の時間（茶葉の種類・大小による）そのままおく。温めた茶わんに，茶をこしながら注ぐ。

3．中国茶

主な種類と特徴を表 15 － 7 に示した。中国茶は製造方法や発酵度によって性質が異なり種類は多い。その主成分はポリフェノール，カフェイン，テアニン，ビタミン類で，いろいろな機能性を有する（表 15 － 8）。

中国茶の入れ方

茶に使う水は軟水が良い。緑茶（リュイチャ）以外のお湯は一般に熱湯を用いる。茶葉の種類，湯量，蒸らし時間などによって，1 人分の茶葉量は 4 ～ 7 g である。
① 急須，茶器はあらかじめ熱湯で十分に温め，湯を捨てる。
② 適量の茶葉を急須に直接入れ，茶葉に適した温度の湯を適量注ぐ。
③ 茶葉の種類により 30 秒～ 2 分，蓋をして蒸らす。
④ 温めた茶碗に，茶を最後の一滴まで残さず均等に出し切る。

このような入れ方で，中国茶は一煎から四煎くらいまでおいしく入れることができる。

表15－7　主な中国茶の種類と特徴

	特　徴
青茶（チンチャ）	半発酵茶をまとめて青茶という。烏龍茶も青茶の一つ。茶葉は暗緑色。芳醇な味と香りが特徴。
緑茶（リュイチャ）	中国での生産量がもっとも多い釜煎り茶。70 ～ 80℃の湯でいれる。日本の緑茶に比べ，淡い緑の水色，渋味が少なくさっぱりしている。
黒茶（ヘイチャ）	茶葉，水色とも黒っぽい茶。工程過程で繁殖する麹菌の働きによる。普洱茶（プアールチャ）がある。
黄茶（ホアンチャ）	黄色の茶葉，黄色い水色。代表的なもので君山銀針。グラスに湯を入れると茶葉が浮き沈みする。生産量は少ない。緑茶に近いさわやかな味。
紅茶（ホンチャ）	完全発酵茶。世界三大紅茶の一つ。紅茶の項を参照。
白茶（バイチャ）	新芽に白毛が多い品種の茶葉を用いる。白毫銀針は代表例。淡香淡味，金黄色の水色でほのかな甘い香り。

その他，花茶（ホアヂャ）といい，茶葉に花の香りを移した茶もある。代表例：ジャスミンの香りがする茉莉花茶（モーリーホアヂャ）

〔備考〕茶の機能性（三次機能）成分の特性一覧

茶は嗜好性により一般に好まれている。さらに，茶に含まれている成分が体に対して生理的効果を与えることが明らかにされている。代表的なものをまとめたのが表 15 －8 である。

表15－8　茶の成分と主な生理機能性

成　分	含量(%)(乾物中)	生理作用	用　途
カテキン類(酸化物を含む)	10～18	抗酸化, 血圧･血糖上昇抑制, 抗がん, 抗菌, 消臭，虫歯予防，抗アレルギーなど	酸化防止剤, 抗菌剤, 脱臭剤，抗う蝕剤
フラボノール	0.6～0.7	毛細血管抵抗性増強，抗酸化，消臭，血圧降下	脱臭剤
カフェイン	2～4	中枢神経興奮, 眠気防止, 利尿, 代謝亢進, 強心，抗喘息	感冒薬，強心剤，眠気防止剤
ビタミン類(C, E, β－カロテン)	0.2～0.5	抗酸化，がん予防，免疫反応増強など	酸化防止剤
γ－アミノ酪酸	0.2(窒素処理後)	血圧上昇抑制	ギャバロン茶
フッ素（新茶）（古茶）	30～350ppm 1,000～1,800ppm	虫歯予防	

第 2 節　コーヒー

コーヒー豆は，赤道をはさむ南北 25 度間の温暖多湿な，「コーヒーベルト」と呼ばれる地域で生産されている。コーヒーの主成分は，カフェイン（苦味）とクロロゲン酸（タンニン酸，苦渋味）で，生産地，焙煎方法などにより風味が異なる。代表的な産地別風味の特徴を表 15 － 9 に示した。また，コーヒー豆の焙煎程度によって風味が変化し，「浅煎り」では香りが高く酸味を伴い，時間をかけた「深煎り」では酸味が消え，苦味と香ばしさが強くなる。これらのことから，コーヒーは豆の種類に適した最適条件で焙煎し，その後にブレンドされる方法も用いられる。カフェインは大脳皮質の中枢神経を刺激させ，眠気や疲労感を取り去る効果がある。クロロゲン酸はコーヒーに含まれるポリフェノールの一種で，抗酸化作用があり，動脈硬化予防などの効果があるとされる。

コーヒーの入れ方

1 人分 { 水　80 ～ 140mℓ
　　　　コーヒー　水の 5 ～ 10％（好みによる）

表15－９　コーヒーの産地別風味の特徴

銘　柄	生産国	風　味	備　考
ブラジル	ブラジル	標準（酸味が少なく香りが高い）	生産量世界第一位
コロンビア	コロンビア	標準（香り，酸味共に優れる）	生産量世界第二位
マンデリン	インドネシア	適度な苦味	
グァテマラ	グァテマラ	コクがある	
キリマンジェロ	タンザニア，アフリカ	酸味が強く，香りの高い，コクがある	ストレート用高級品
モ　カ	イエメン，エチオピア	適度な酸味	
ブルーマウンテン	ジャマイカ	苦味，酸味，コクの適度な融合	品質がよく希少価値

【方 法】

1）熱浸法

コーヒー沸かし器に水を沸騰させ，コーヒーの粉末を入れてかきまわし，再び沸騰し始めたら火を止め，蓋をして 1 ～ 2 分蒸らす。ネルの袋でコーヒーポットにこし，飲み加減に温めて，温めたカップに注ぐ。砂糖，牛乳，クリームなど好みに応じて加える。

2）透過法

粉末コーヒーをネルのこし袋（あるいはコーヒーフィルター）に入れ，85 ～ 95℃の熱湯を静かにまわしかけながら，温めたカップに入れる。2 分くらいで定量の熱湯を全部かけ終わるように浸出する。湯の温度が高すぎても，浸出時間が長すぎても苦味が増す。

〔備考〕

（i）コーヒーサイフォンについて（図15－4）。

これは熱浸法と透過法を組み合わせたような方法で，上部にコーヒーを入れ，下部に分量の水を入れて加熱する。水は沸騰してサイフォンを伝わり上部に昇り，コーヒーを浸す。水がすべて上部に移行したら火を消す。下部が冷えて圧力が下がると，浸出液はこし布でこされて下に落ちる。上部をはずして，カップに浸出液を注ぐ。

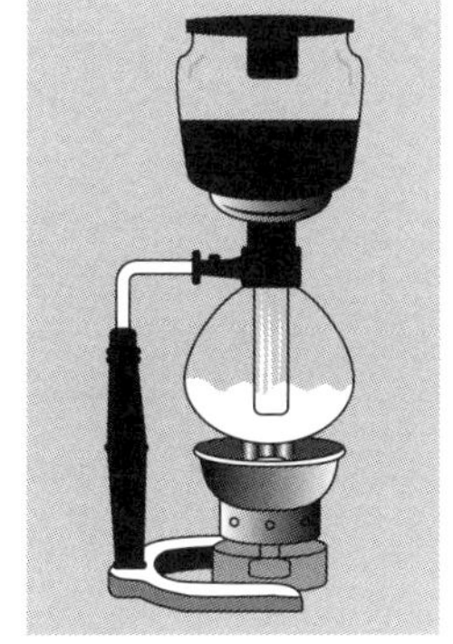

図15－4　コーヒーサイフォン

（ii）コーヒーは，豆の煎りたてを飲む直前に入れる。清澄な茶褐色で，香り高く入れる。

（iii）用器は，金属製よりもガラス，磁器，ホウロウ引きが良い。

（iv）苦味は砂糖で，酸味はミルクで好みに合わせて調整する。

（v）コーヒーの香りはおよそ300種以上の成分が複雑に調和して形成されており，主な香気成分として2,3－ブタンジオン，フラネオール，アルデヒド類(アセトアルデヒド，ノナナール)，ピラジン系化合物（2－メチルピラジン，エチルピラジン），フラン系化合物（フルフラール，メチルフラン，ヒドロキシメチルフラン）などがあげられる。

第3節　ココア

原料の豆はカカオと呼ばれ，果実の核果を取り出し，水洗いし乾燥する。180℃位で焙煎し，種皮，胚芽などを除去後，摩砕して固め（＝カカオマス），さらに脂肪(＝カカオバター）の一部を圧搾除去（20～25％に調整）した後に微粉砕したものが飲用ココア粉末（＝ピュアココア）である。ココアには苦味成分であるテオブロミン（約1.8％）と少量のカフェイン（約0.2％）が含まれ，穏やかな刺激と興奮作用を有する。ココア粉末に熱湯を加えてペースト状にねり，砂糖，牛乳を加えて飲用にする。ピュアココアの成分を表15－10に示した。

カカオ脂（カカオバター）は，融点がひとの体温に近く，口に入れると溶ける性質を利用して，チョコレートに加工されている。

〔備考〕

（i）ココアには，何も混ぜていないピュアココア，粉乳や砂糖を混ぜたミルクココア，溶けやすく加工したインスタントココアなどの種類がある。

（ii）ココアに含まれるポリフェノール類や食物繊維には，各々抗酸化作用や抗がん作用などの生理機能があるとされている。

表15－10　ピュアココアの成分[1)]

	単　位	粉末100 g 中	飲用1杯分(4g使用)
エネルギー	kcal	386	15
水　分	g	4.0	－
たんぱく質	g	18.5	0.5
脂　質	g	21.6	0.7
炭水化物	g	42.4	1.4
灰　分	g	7.5	0.2
カルシウム	mg	140	4.2
マグネシウム	mg	440	13.2
鉄	mg	14	0.41
食物繊維	g	23.9	0.9
ポリフェノール	g	4.1	0.2

1）日本食品標準成分表（八訂）増補 2023 年（2023）他

NEW 調理と理論

索　　引

英数字

あ

い

う

え

す

せ

そ

た

ち

つ

て

著者略歴

Kiyoko Yamazaki
＜山 崎 清 子＞

昭和２年３月　東京女子高等師範学校家事科卒業，東京女子高等師範学校教諭，東京第二師範学校教授，東京第三師範学校教授，東京学芸大学助教授，東京学芸大学教授，東京学芸大学名誉教授，大妻女子大学教授，昭和 55 年 3 月退職

平成 14 年 12 月　逝去

Shoko Shibukawa
＜渋 川 祥 子＞

昭和 34 年３月　お茶の水女子大学家政学部食物学科卒業，鹿児島女子短期大学講師，横浜国立大学教育学部（現, 教育人間科学部）講師，助教授，横浜国立大学教育人間科学部教授，横浜国立大学名誉教授，聖徳大学教授，農学博士（東京大学）

Tomoko Ichikawa
＜市 川 朝 子＞

昭和 44 年３月　お茶の水女子大学家政学部食物学科卒業，お茶の水女子大学大学院家政学研究科修士課程修了，湊川女子短期大学講師，松蔭女子短期大学講師，大妻女子大学家政学部講師，助教授，教授，大妻女子大学名誉教授, 博士(学術)（お茶の水女子大学）

Chie Yoneda
＜米 田 千 恵＞

平成６年３月　お茶の水女子大学家政学部食物学科卒業，お茶の水女子大学大学院家政学研究科修士課程修了，東京大学大学院農学生命科学研究科博士後期課程修了(博士(農学))，千葉大学教育学部講師，助教授，准教授，教授

Kimie Shimada
＜島 田 キ ミ エ＞

昭和３年３月　東京女子高等師範学校家事科卒業，新潟県長岡女子師範学校教諭，神奈川県女子師範学校教授，横浜国立大学学芸学部助教授，横浜国立大学教育学部教授，神奈川県立栄養短期大学講師，昭和 55 年 3 月退職

平成 13 年１月　逝去

Michiko Shimomura
＜下 村 道 子＞

昭和 36 年３月　お茶の水女子大学家政学部食物学科卒業，お茶の水女子大学大学院家政学研究科修士課程修了，東京都立高等学校教諭，大妻女子大学家政学部講師，助教授，教授，大妻女子大学名誉教授，理学博士（上智大学）

Kuniko Sugiyama
＜杉 山 久 仁 子＞

昭和 60 年３月　横浜国立大学教育学部卒業，横浜国立大学大学院教育学研究科修士課程修了，東京大学大学院農学研究科博士課程修了（農学博士），関東学院女子短期大学講師，横浜国立大学教育人間科学部准教授，横浜国立大学教育学部教授

Kyoko Ohishi
＜大 石 恭 子＞

平成 10 年３月　お茶の水女子大学生活科学部卒業，お茶の水女子大学大学院人間文化研究科博士後期課程修了，博士（学術），聖徳大学助教，和洋女子大学家政学部助教，准教授，教授

（発行歴）

調理と理論

著者　山崎清子　島田キミエ

昭和42年２月25日　第一版　　第１刷発行
昭和48年３月20日　第一版 増補 第１刷発行
昭和50年３月30日　第一版 改訂 第１刷発行
昭和58年５月３日　第二版　　第１刷発行

新版　調理と理論

著者　山崎清子　島田キミエ　渋川祥子　下村道子

平成15年５月１日　第一版第１刷発行

NEW　調理と理論

2011年４月20日　第一版第１刷発行
2016年４月１日　第一版第６刷発行
2021年４月５日　第二版第１刷発行
2024年４月１日　第二版第４刷発行

著　　者　山崎　清子，島田　キミエ
　　　　　渋川　祥子，下村　道子
　　　　　市川　朝子，杉山　久仁子
　　　　　米田　千恵，大石　恭子
発 行 者　宇野　文博
発 行 所　株式会社　同文書院
　　　　　〒112-0002　東京都文京区小石川 5-24-3
　　　　　TEL(03)3812-7777　FAX(03)3812-7792
　　　　　振替　00100-4-1316
D T P　美研プリンティング株式会社
印刷・製本　中央精版印刷株式会社

Printed in Japan　ISBN978-4-8103-1507-3